식단 혁명

신진대사를 바로잡는
궁극의 식사

식단 혁명

신진대사를
바로잡는
궁극의 식사

조지아 에데 지음
김성수·김아라 옮김

메디치

◆

전문적인 솜씨로 이 책의 삽화를 그려주고,
연구, 편집, 집필 과정을 나와 함께해준
훌륭한 파트너 수지 스미스에게 감사하다.
나무를 넘어 숲을 볼 수 있게 도와준 당신의 능력이 없었다면
이 원고는 그저 나에게만 흥미로울 뿐
다른 사람들은 전혀 관심 갖지 않는 물질들을 미화해
나열한 것에 지나지 않았을 것이다.

그리고 이미 모든 것을 다 시도해봤다고 생각하는 여러분에게.
포기하지 마세요.
한 번 더 시도할 준비가 되었다면,
당신 앞에 희망이 있습니다.

이 책에 쏟아진 찬사

신체와 더불어 뇌와 감정을 건강하게 유지하는 데 필수적인 식단 지침을 의학적 근거를 담아 제시하는 책이다. 반갑고 기쁘기 그지없다.

― 고성규(경희한의대 학장, MRC 센터장)

몸과 마음 건강에 접근하는 완전히 새로운 방향. 정신과 의사로 평생 살아왔기에 저자가 지적하는 현대 정신과 치료의 문제점에 깊이 공감한다. 학계의 모순되는 수많은 주장들 사이에서, 저자는 실제적 근거와 합리적 논리로 우리에게 큰 도움을 준다.

― 김영우(정신건강 의학과 전문의, 미국 소피아 대학 교수)

우리는 먹어야 산다. 당연한 말이다. 그러나 무엇을 어떻게 먹는가에 따라 '마음과 정신'도 바뀐다는 사실은 알지 못한다. 이 책이 소개하는 바람직한 음식과 생활습관은 어떤 음식을 먹어야 행복할 수 있을지 생각해볼 계기를 제공한다.

― 김재범(서울대 생명과학부 교수, 천주교 생명의 신비상, 경암상 수상)

식단의 작은 변화가 우리 몸뿐만 아니라 감정과 생각을 형성하는 방식에 큰 변화를 일으킬 수 있음을 명확히 보여주는 책이다.

― 류동렬(광주과학기술원 의생명공학과 교수)

평생 건강한 마음을 유지하는 방법을 알려주는 책. 특히 불안과 우울을 개선하고 기억력을 보호하는 실용적인 접근법을 제공하여 삶에 긍정적인 변화를 가져올 강력한 도구가 되어준다.

— 마대원(내과전문의, 연세마내과의원 원장)

초고령화 사회의 공통 관심사는 항노화와 뇌건강 유지법이다. 저자는 공격받는 뇌를 구하는 가장 강력한 방법이 음식임을 알리고 뇌건강에 좋은 식단을 제시한다. 뇌과학과 생화학을 접목시키면서도 아주 쉽게 건강의 비결을 설명한 본 저서는 생활의 활력을 찾아줄 지침서가 될 것이다.

— 묵인희(서울의대 교수, 치매극복연구개발사업단 단장)

건강한 삶을 유지하기 위해서는 꾸준한 운동, 스트레스 관리, 그리고 무엇보다도 좋은 음식을 선택해야 한다. 이 책은 "어떤 음식을 어떻게 먹어야 하는가?"라는 질문에 대한 좋은 길라잡이다.

— 박병현(카이스트 의과학대학원 교수)

우리가 먹고 마시고 운동하는 모든 신체 활동은 필연적으로 활성산소 생성으로 이어지고 이는 만병의 근원이 된다. 따라서 음식이 정신적·신체적 건강에 중요하다는 생각은 아주 자연스럽고, 저탄수화물 식이요법이라는 귀결은 당연하다. 저자의 말을 빌려 이 책을 추천하고자 한다. "포기하지 마세요. 한 번 더 시도할 준비가 되었다면, 당신 앞에 희망이 있습니다."

— 박영민(세종대 교수, 국가신약개발사업단장, 전 건국의대 MRC 센터장)

긴 진화의 서사 속에 정신의학과 영양학을 과학적으로 교차시키며, 현대인의 정신건강을 위한 실질적 조언을 제시하는 필독서.

— 박한선(서울대 진화인류학 교수, 신경정신과 전문의, 《인간의 자리》, 《진화인류학 강의》 저자)

이 책의 지혜를 따르면 노년에도 건강하고 아름답게 살 수 있다. 질병에서의 회복뿐만 아니라 인간 삶의 질을 크게 향상시킬 수 있는 지식을 담고 있어 권장 도서로 적극 추천한다.

— 신문호(시인, 부산 경희병원 원장)

우리가 매일 섭취하는 식단을 새로운 관점으로 바라보게 하는 책이다. 의학 교육에서 가장 소외되지만 실제 진료실에서 가장 많은 질문이 들어오는 영역인 식단 교육 지침으로서 의료진들에게는 훌륭한 참고서가 될 것이다.

— 우정택(경희대 의료기관 의과학 문명원장, 전 당뇨병학회 회장)

저자는 오랫동안 약물을 사용하여 우울증과 같은 뇌건강 문제를 다뤄온 정신과 의사다. 약물 치료 전문가였던 그는 음식이 불안이나 기억력 등 뇌건강에도 중요한 영향을 미친다는 새로운 시각을 다양한 전문 지식 및 데이터로 제시한다. 의료 현장의 의사, 의과학 연구자, 의과대학생뿐만 아니라 식단 조절을 통해 더욱 건강해지고자 하는 모든 이에게 도움이 될 책이다.

— 이병헌(경북의대 교수, MRC 센터장)

막연한 고정관념과 상식을 넘어, 고령시대에 건강하게 살아가는 지혜를 과학적이고 구체적으로 제시한 가이드북이다.

— 이봉용(넥스트젠 바이오사이언스 대표이사)

약물이 아닌 음식을 조절해서 마음의 병을 치료할 수 있을까? 저자는 한번 해볼 만한 도전이라고 말한다. 최고의 책이다.

— 조인호(이화의대 명예교수, 범부처재생의료기술개발사업단 단장)

우리가 매일 먹는 음식이 뇌와 감정을 어떻게 변화시키는지 명쾌하게 풀어낸 책. 건강을 넘어 더 행복하고 풍요로운 삶을 위한 지혜와 비밀을 발견해보자. 바로 지금!

— 한진(인제의대 심혈관대사질환센터장, 제20회 화이자의학상 수상)

현대의학은 아직 완벽하지 않다. 이 책은 기존 의학적 치료와 단점을 극복할 새로운 접근법으로 희망의 빛을 비춘다. 오랫동안 현대의학의 한계에 좌절했던 분들에게 권하고 싶다.

— 한희철(한국의학교육평가원 이사장, 전 고려의대 학장)

현대 사회에서 심각해지고 있는 정신건강 문제에 대해 혁신적이며 과학적인 접근 방식을 제안하는 책. 단순히 이론적 설명에 그치지 않고 실제 사례를 보여주며 새로운 치료의 가능성을 명확히 보여준다. 뇌건강 개선과 영양학에 관심이 있는 사람들에게 적극 추천한다.

— 허영범(경희의대 학장)

조지아 에데 박사는 음식, 뇌 대사, 정신건강 사이의 중요한 연관성을 이해하고 전문가와 일반 대중 모두가 참여하고 접근할 수 있는 방식으로 설명할 수 있는 몇 안 되는 정신과 의사 중 한 명이다.

— 제이슨 펑(《비만코드》 저자)

정신건강 관리는 패러다임의 변화를 겪고 있고, 에데 박사는 그 선도자다. 이 책은 정신건강 장애를 치료할 때 가장 먼저 손을 뻗는 도구가 되어야 한다.

— 켄 베리(의사, 구독자 330만 유튜버)

이 책은 식이요법 선택과 기분 개선, 뇌 기능을 포함한 전반적인 건강 사이의 강력한 연관성을 밝혀낸다. 독특하고 과학적으로 검증된 주장은 더 나은 건강으로 향하는 관문을 열어 독자들이 충분한 정보에 입각해 영양에 관한 결정을 내릴 수 있도록 돕는다. 저자는 몇몇 일반적인 생각에 부드럽게 도전하고, 신중한 음식 선택이 우리 삶에 얼마나 큰 영향을 미칠 수 있는지 소개한다. 이 책은 사려 깊은 영양 정보를 통해 건강과 삶을 향상시키고자 하는 모든 사람에게 귀중한 자료이자 지침이 될 것이다.

— 데이비드 펄머터(의학박사, 《그레인 브레인》 저자)

나는 이 책을 좋아한다. 이 책은 건조하거나 지루하지 않으면서 복잡한 뇌와 정신건강 과학을 깊이 연구한다. 신뢰할 수 있고 매력적인 저자는 건강한 뇌를 위해 지방과 단백질을 많이 함유한 진짜 음식의 역할이 얼마나 중요한지 반박할 수 없는 근거를 제시한다. 건강이나 영양과 관련된 모든 사람이 꼭 읽어야 할 책이다.

― 니콜렛 한 니먼(《소고기를 위한 변론》 저자)

저자는 복잡한 생각들을 생생하고 독창적이며 직접적으로 묘사하는 기술을 가진 정말 특출한 의사소통자다. 철저히 연구된 이 책은 더 나은 건강을 추구하는 사람들에게 영양의 모든 측면을 보여주는 좋은 자료가 될 것이다. 따뜻하고 매력적인 저자는 영양 혼란의 덤불을 헤쳐나가는 똑똑하고 신뢰할 수 있는 안내자다. 이보다 더 강력히 추천할 수는 없다.

― 니나 타이숄스(《지방의 역설》 저자, 언론인)

굉장하다! 정신건강 문제에 직면하지 않은 사람들까지 포함해 많은 사람에게 유익할 책이다. 식단의 신화를 깨는 것은 주요한 도전이며, 에데 박사는 이를 훌륭하게 해냈다.

― 스티븐 쿠난(의학박사, 프랑스 셔브룩 대학 국립의학아카데미 회원)

차례

한국 독자들에게

이 책을 통해 한국 독자들과 만날 수 있어 매우 감사하게 생각합니다. 저는 여러분을 포함한 모든 한국인이 행복하고 건강한 미래를 누릴 수 있다고 굳게 믿습니다. 이러한 혁신적인 정보를 나눌 수 있는 기회를 얻어 매우 감사하고 기쁩니다.

우리는 지난 수십 년 동안 잘못된 영양 정보를 받아왔고, 뇌에 제대로 영양을 공급하지 못했습니다. 이로 인해 많은 사람이 감정 기복, 집중력 저하, 기억력 감퇴 같은 정신적 문제를 겪게 되었습니다. 이 책에서 제시하는 영양 및 대사 치료법은 여러분의 기분, 집중력, 기억력을 획기적으로 개선할 잠재력을 가지고 있으며 그 효과는 몇 주 안에 빠르게 나타날 것입니다. 또한 이 방법은 전반적인 건강을 개선하고 보호하며 비만, 제2형 당뇨병, 심혈관 질환, 암과 같은 현대 사회의 만성 질환 위험을 크게 줄여줄 것입니다.

한국의 의료 시스템은 품질, 효율성, 기술, 경제성 면에서 뛰어난 명성을 자랑하며 그 어떤 나라에도 뒤지지 않습니다. 그러나 이런 의료적 기반에도 불구하고 한국 사람들은 전 세계에 확산된 대사 및 정신 질환으로부터 보호받지 못하고 있습니다.

한국 성인의 60% 이상이 인슐린 저항성(일명 '당뇨 전단계') 또는 제2형 당뇨병을 앓고 있습니다. 심지어 한국 청소년들 사이에서도 비만과 인슐린 저항성 비율이 점점 증가하고 있습니다. 한국 성인의 최소 25%가 일생 동안 한 번 이상 정신건강 문제를 경험했으며 이 상황은 지금도 급격히 악화되고 있습니다. 2022년에는 64%의 한국인이 정신건강 문제로 고통받았고 2024년 그 수치는 무려 74%로 올랐습니다.

더욱 안타까운 사실은 세계 최고의 의료 시스템에 쉽게 접근할 수 있음에도 정신건강 문제로 고통받는 한국인 10명 중 9명이 전문가의 도움을 구하지 않는다는 점입니다. 정신과 진단이 공식적으로 기록되었을 때 발생할 수 있는 차별이나 취업 제한과 같은 사회적 위험을 두려워하기 때문입니다.

눈앞에 펼쳐진 상황은 심각하지만 이제 우리에게는 희망이 있습니다. 수십 년간 정체되었던 정신의학 분야가 큰 도약을 하고 있기 때문입니다. 최근에 밝혀진 중요한 사실은 많은 정신건강 문제가 대사건강의 불균형에서 비롯된다는 점입니다. 올바른 정보만 있다면 비교적 간단한 과정을 통해 튼튼한 대사 기능을 회복할 수 있습니다.

여러분은 정신적(그리고 신체적) 건강을 여러분이 생각하는 것보다 훨씬 잘 통제할 수 있습니다. 이 사실을 꼭 알아두셨으면 합니다. 영양정신의학과 대사정신의학이라는 혁신적인 분야는 ADHD와 불안 장애부터 우울증, 양극성 장애, 조현병, 알츠하이머병까지 다양한 정신적 문제에 획기적인 해결책을 제시합니다.

선구적인 과학 연구들과 임상 시험은 식단을 바꾸는 것이 강력한 정신건강 치료법이 될 수 있다고 말합니다. 식단은 약물이 해결하지 못하는 부분까지도 바꿀 수 있습니다. 핵심은 식단을 어떻게 바꿔야 하는지 아는 것입니다. 그 방향은 그동안 흔히 들어왔던 내용과는 정반대입니다.

현재 정신건강 문제를 겪고 있거나 대사정신의학의 과학과 실무에 관심이 있는 전문가라면 이 책이 몸과 마음을 치유하는 영양의 힘에 호기심을 불러일으키는 계기가 되기를 바랍니다. 그리고 이 새로운 과학적 접근이 주는 희망을 다른 사람들과 나눌 수 있기를 바랍니다.

한국에 계신 모든 분의 건강과 행복을 기원합니다.

2024년 10월 보스턴에서

조지아 에데

서문

2019년 12월 23일 밤, 칼은 갑작스러운 불안이 자신을 덮쳐오는 느낌에 깊은 잠에서 깨어났다.

"헤드라이트 속의 사슴이 된 기분이었어요."

평소와 달리 이완이나 호흡 기법으로도 불안한 마음이 진정되지 않았다. 결국 밤거리로 나섰지만 13km 가까이 걸어도 소용이 없었다. "놀란 기분이 계속 사라지지 않았어요." 그날 밤 이후로 이런 불안한 감정은 계속해서 찾아왔다. 하루나 이틀 평화롭게 잘 지내다가도 어김없이 다시 반복되어 최대 24시간까지 괴롭히며 잠을 방해했다. 40km를 걸어도 안도감이 들지 않아 괴로웠다.

2020년 2월 초순, 그는 주치의에게 도움을 요청했다. 주치의는 신체와 혈액 검사 결과는 모두 정상이라며 불면증 치료를 위해 멜라토닌 보충제를 추천했다. 수면에는 어느 정도 도움이 되었지만 여전히 새벽이면 불안감이 그를 덮치곤 했다.

상황은 감당할 수 없을 정도로 악화되었다. 칼은 무언가 해야 한다는 것을 알았지만 정신과 약물 치료는 완강히 거부했다. 약 15년 전 그는 기분과 주의력 문제로 사설 전문 병원에서 정교한 뇌 영상을 촬영하고 정신과적 평가를 받은 적이 있었다. 많은 돈을 지불한 끝에 세 번의 진단과 3개의 처방전을 받았다. 우울증 치료제인 이펙사, 불안증 치료제인 클로노핀, ADHD 치료제인 애더럴이었다. 이 약물들을 낮은 용량으로 복용하기 시작한 그는 "초인처럼 집중력이 아주 뛰어나고 에너지가 넘치는" 느낌을 받았고, 전과 달리 거만하고 외향적으로 변했다. 이런 불편한 조증 부작용을 치료하기 위해 마리화나를 추가하자 행동은 더욱 악화되었다. 결국 그는 이혼 위기에 놓였다.

이런 힘든 상황 속에서 한 정신과 의사는 칼에게 제2형 양극성 장애 진단을 내리고 안정제 복용을 권했다. 그러나 그는 세 가지 약을 모두 중단하기로 결정하고 익명의 마리화나 중독자 모임에 가입했으며, 아내와 함께 자신의 행동을 모니터링하고 다시 조증 징후가 나타날 때 기분 안정제를 처방해줄 다른 의사를 찾기로 결정했다. 그때부터 칼은 인지 행동 기술*을 연습하고 매주 자전거로 160km씩 달리는 일에 전념했다. 스스로를 위한 '치료이자 약물'이었다. 이 계획은 10년 넘게 그의 기분을 관리하는 데 도움이 되었지만, 2019년 12월에 다시 그를 강타한 불안에는 전혀 통하지 않았다.

---

* 인지 행동 기술은 인지를 변화시켜 감정과 행동에 변화를 주고자 하는 심리 치료로, 우울증 치료를 위해 흔히 쓰인다.

새로운 방법이 필요했던 칼은 인터넷을 검색하다 정신건강 문제를 조절하기 위한 저탄수화물 식이요법을 발견했다. 그리고 2020년 3월 영양정신의학적 평가를 받기 위해 나에게 연락해왔다.

칼은 일평생 가공식품이 포함된 '표준 미국식 식단'을 먹었다. 이는 정제된 탄수화물(설탕, 밀가루, 가공된 시리얼 등)과 정제된 식물성 기름을 대량 섭취하고 있음을 의미했기에 개선의 여지가 많았다. 몇 가지 식이 전략을 고려해볼 수 있었다. ①고기, 해산물, 가금류, 과일, 채소, 견과류와 씨앗으로 구성된 팔레오 식단. ②저탄수화물 자연식품 식단. ③식물을 전혀 포함하지 않아 탄수화물이 거의 없는 육식 식단. 칼은 최대한 빠른 완화를 기대하며 육식 식단을 선택했다.

그 시점에 그는 우울증선별검사인 PHQ-9에서 0~27점 중 15점(27점이 가장 심각함)을 받았고, 불안증선별검사인 GAD-7 점수는 0~21점 중 17점(21점이 가장 심각함)이었다.

식단으로 우울증을 극복한 사례

새로운 식단을 시작한 지 39일 만에 그의 PHQ-9와 GAD-7 점수는 모두 0으로 떨어졌다. 그는 나에게 이런 메시지를 보냈다. "또 멋진 한 주가 찾아왔네요. 불안, 동요, 우울 증상 없이 보낸 지 벌써 6주가 지났어요. 이제는 그런 감정이 전혀 느껴지지 않아요! 전반적으로 제 인생에서 이렇게 계속 좋은 기분을 느낀 적은 없었습니다."

칼의 말처럼 정신과 약물은 이렇게 거의 모든 증상을 제거하거나 자신감 넘치는 기쁨을 만들어내지 못했다. 평생 고수했던 표준 미국식 식단을 떠나 소고기, 돼지고기, 달걀, 치즈로만 구성된 식단으로 바꾸자 그의 기분 장애는 완전히 회복된 것처럼 보였다. 아이러니하게도 그가 직면한 유일한 문제는 지방이 많은 동물성 식품을 매일 1~2kg씩 먹었음에도 정신적 불안을 겪었던 지난 3개월 동안 빠져버린 4.5kg을 회복할 수 없었다는 점이다. 나는 그가 건강한 체중을 회복하고, 운동 능력을 키우고, 다양한 식품을 즐길 수 있도록 매일 약 100g의 탄수화물을 자연식품으로 섭취하라고 조언했다. 이에 따라 식단에 플레인 요구르트와 감자 같은 뿌리채소가 추가되었다. 1년 넘게 이 계획을 철저히 유지한 그는 더 다양한 자연식품을 포함하며 식단을 넓히기 시작했다. 지난 1년 동안 그는 정제된 탄수화물과 가공식품을 피하고 운동하지 않는 날에는 탄수화물 섭취를 줄이면서 건강을 유지했다. 이렇게 간단한 식사만으로도 잘 지낼 수 있게 되자 그는 이 식단에 만족하게 되었고, 3년이 지난 지금도 아무런 증상 없이 잘 지내고 있다.

이 놀라운 이야기는 오직 칼에게만 일어난 독특한 경험일까? 아니면 다른 사람에게도 적용되어 의학적으로 더 큰 의미를 가질 수 있을까? 답이 어느 쪽이든, 이 이야기는 확실히 정신의학과 영양학, 그리고 두 분야의 관계에 도전적이고 새로운 질문을 던지게 만든다.

- 일부 정신 질환은 부분적으로 혹은 전적으로 식이요법에서 비롯되는 것일까?

- '표준 미국식 식단'에 정신건강에 해로운 영향을 미칠 수 있는 요인이 있다면 무엇일까?
- 식단을 바꿈으로써 정신과 약물의 필요성을 줄이거나 없앨 수 있는 환자는 얼마나 될까?

영양학 공부를 시작한 정신과 의사

나는 20년 넘게 정신과 의사로 일해왔기 때문에 약물 중심 치료의 단점을 너무 잘 알고 있다. 정신과 약물을 처방하는 치료법은 21세기에도 여전히 잠재적인 합병증이 발생할 수 있는 실망스러운 시행착오 과정이다. 약물 반응은 예측 불가능하고 혼란스러우며, 때로는 위험할 수도 있다. 특히 한 번에 두 가지 이상의 약물을 동시에 사용하거나 새로운 약물로 전환하는 중에 서로 다른 약물이 겹치는 경우, 부작용을 줄이거나 잔여 증상을 해결하기 위해 약물을 추가하는 경우, 약물을 너무 빨리 중단하는 경우에 부작용이 나타날 확률이 높다. 물론 사려 깊게 잘 사용하면 몇몇 환자의 삶의 질을 향상하고 입원, 부상이나 자살을 어느 정도 예방할 수 있다. 그러나 졸음, 성 기능 장애, 체중 증가, 무감동,* 고혈당 같은 부작용도 심심치 않게 발생한다.

우리는 더 나은 방법을 찾을 수 있고 찾아야 한다. 나는 현대 영양정신의학이 앞으로 한 발 나아가는 중이라고 확신한다.

---

* 알츠하이머병 환자에서 가장 흔하게 나타나는 신경정신병적 증상 중 하나로, 일상적인 활동이나 개인위생, 대인관계 등에 관심이 없어지고 감정변화도 사라진다.

이런 확신은 자연스럽게 생기지 않았다. 만약 당신이 25년 전 나에게 영양정신의학을 전공하라고 말했다면 당신을 마치 머리 셋 달린 괴물처럼 바라봤을 것이다. 나는 생화학, 생리학, 약리학 같은 '엄격한 의과학'을 좋아했고, 약을 처방하는 능력이야말로 '진정한 의사'의 특징이라고 믿었다. 나는 영양 전문가나 생활방식 개선에 집중하는 치료자들을 아주 회의적인 시각으로 바라봤다.

나중에 나는 이런 오만한 태도가 순전히 무지에 뿌리를 두고 있었음을 깨달았다.

영양학 수업은 생물학 학사 학위를 취득하기 위한 필수 과목이 아니었다. 의과대학 4년 동안 영양학 교육은 몇 시간밖에 받지 못했고, 4년간의 정신과 레지던트 수련 중에도 영양학이 언급된 적은 한 번도 없었다. 우리는 정신 질환의 생물학적 근원이 뇌 화학물질, 즉 세로토닌이나 도파민 같은 신경전달물질의 불균형에 있다고 배웠다. 그래서 나는 뇌를 '약물로 조작할 수 있는 신경전달물질 주머니'로 생각하며 레지던트 과정을 마쳤고, 코드곶의 고풍스러운 마을인 우즈홀로 갔다.

오해하진 마라. 운 좋게도 나는 현장 최고의 정신과 의사들에게서 강력한 심리 치료 기술을 배웠다. 코드곶에서 보낸 처음 몇 년 동안 내 일에 온 마음과 영혼을 쏟았고, 도움을 청하러 왔던 수백 명의 사람들에게서 귀중한 교훈을 얻었다. 그러나 시간이 지나면서 진정한 치유와 완전한 회복은 극히 드물다는 사실을 고통스러울 정도로 분명히 깨달았다.

주위를 둘러보니 수십 년 동안 실무에 종사해온 명망 있는 동료와 멘토들도 똑같은 고통을 겪고 있었다. 병원은 늘 나아지지 않는 환자들로 가득했다. 우리는 환자들을 만나 격려하고, 처방전을 써주고, 희망을 심어주려고 노력했지만 한편으로는 정신 질환이 만성적이고 불가사의하며 치료가 불가능하다는 사실을 조용히 받아들이고 있었다.

음식이 정신건강에 중요할 수 있다는 생각은 한 번도 해본 적이 없었다. 많은 여성처럼 나도 음식 선택을 단순히 체중 조절을 위한 수단으로 여겼다. 나는 주로 껍질을 벗긴 닭가슴살, 생선, 채소, 통곡물 시리얼, 두유, 후무스, 무지방 요구르트, 다이어트 콜라로 구성된 저지방, 고섬유질 식단을 먹었다. 칼로리가 얼마인지 계산하고 꾸준히 운동했다. 그런데 40대 초반이 되자 편두통, 피로, 복부 팽만감, 몸살, 복통 등 여러 가지 당혹스러운 새 증상들이 찾아왔다. 전문가 여러 명이 붙어 노력했지만 아무 이상을 발견하지 못했고 의료 검사 결과도 모두 정상이었다. 의사들 중 누구도 내가 무엇을 먹는지 묻지 않았다. 그저 이미 먹고 있던 저지방, 고섬유질 식단을 따르라는 일반적인 조언과 약 처방전을 받아들고 진료실에서 나왔다.

이 증상을 나의 뉴노멀로 받아들이고 싶지 않아서 본능적으로 식단을 실험하기 시작했다. 음식과 증상 일지를 쓰며 패턴을 찾았다. 약 6개월간의 시행착오 끝에 아주 특이한 육식 식단에 이르렀고, 내 인생 그 어느 때보다 기분이 좋아졌다. 통증과 피로가 사라졌을 뿐 아니라 기분, 집중력, 생산성도 좋아졌다. 내가 이 분야 전문가라고 생각해본 적은 없었지만 이 파격적인 식습관이 뇌에 좋다는 사실은 의심의 여지가 없었다.

정신과 의사로서 나는 음식과 뇌건강의 관계에 깊은 호기심을 갖게 되었고, 식습관 변화가 내 환자들에게도 도움이 될 수 있을지 궁금해졌다. 한편으로는 중년을 맞은 여성으로서 육식 위주의 이상하고 새로운 식단이 나를 죽이지는 않을까 걱정도 했다. 내 건강을 회복시켜준 식단은 동물성 단백질과 동물성 지방이 많고, 식물성 식품은 크게 문제가 되지 않을 것 같은 몇 가지만 소량 포함했다. 내 머릿속은 새로운 의문으로 가득 찼다. 채소나 섬유질을 충분히 섭취하지 않으면 정말 암에 걸릴까? 특정 과일과 채소는 다른 종류보다 더 좋을까, 아니면 최대한 다양하게 섭취해야 할까? 붉은 고기의 어떤 성분이 흰 고기보다 더 위험할까? 콜레스테롤과 포화지방은 어떻게 심장과 뇌에 손상을 줄까?

이 질문들의 답을 찾기 위해 영양학 공부를 시작했다. 하버드 공중보건대학에서 인체 영양학 대학원 과정을 이수하며 1차 연구 자료조사를 위해 도서관 데이터베이스를 샅샅이 뒤졌고, 영양소, 소화, 신진대사 같은 주제뿐 아니라 식물학, 인류학, 독성학, 축산, 농업에 관한 기사도 탐독했다. 나는 **영양에 관해 내가 알고 있다고 생각했던 거의 모든 것이 틀렸다**는 사실을 발견했다.

뇌건강을 향상시키는 식단의 진실

식물성 식단, 균형 잡힌 식단, 고섬유질 식단, 저콜레스테롤 식단, 통곡물과 저지방 유제품을 포함한 식단, 과일과 채소로 구성된 무지개색 식단을 권장하는 소위 전문가들의 조언은 모두 비과학적 (또는 비논리적)이었다. 이를 깨닫고 진심으로 충격받았다. 이런 아이디어는 기껏해야 비과학적인 식습관 설문지에 기초해 만들어진 엉터리 추측일 뿐이었고, 최악의 경우 공중보건은 무시한 채 전문가들의 직업적 평판을 보호하거나 정치적, 상업적 이익을 얻기 위해 고안된 의도적인 사실 왜곡이기도 했다.

영양에 관한 진실은 이렇다. 고기는 위험하지 않으며, 완전채식은 건강하지 않고, 항산화제는 정답이 아니다. 그렇다면 우리는 어디서 답을 찾을 수 있을까?

좋은 소식은 영양학의 편향되고 혼란스러운 추측의 산 아래에 명확하고 우아하며 설득력 있는 과학적 원리가 숨어 있다는 것이다. 그 원리는 직관적으로 이해되고, 임상적으로 적용 가능하며, 시간이 지나도 변하지 않는다. 아직 원하는 모든 정보를 알아내지는 못했지만, 지금 가진 정보만으로도 뇌건강을 실질적으로 향상시키기에 충분하다.

우리는 대부분 평생 뇌에 부적절하게 영양을 공급해왔다. 그래서 올바르게 식사하면 상황이 얼마나 더 나아질 수 있는지, 우리 자신에게 얼마나 더 많은 것을 기대할 수 있는지 전혀 모른다.

영양과 정신건강에 관한 대부분의 책은 식물성 슈퍼푸드(효과 없음)와 보충제(나에게는 종종 도움이 됨)에 희망을 걸게 만들지만, 매일 먹는 식단에서 영양의 질을 전반적으로 개선하는 방법은 알려주지 않는다. 이런 책들은 최적의 뇌건강을 위해 지중해식 식단이나 식물성 식단을 택하라고 조언하면서 그 식단의 현실적인 위험성은 설명하지 않는다. 많은 사람이 건강한 음식을 고르기 위해 열심히 노력한다. 그러나 자신의 선택이 나쁜 정보에 기반을 두고 있다는 사실을, 그래서 시간이 흐를수록 뇌를 더 손상시켜 기분과 기억에 심각한 문제를 일으킬 수 있다는 사실을 모른다. 그런 모습을 볼 때마다 가슴이 아팠다. 우리는 올바른 자연식품을 섭취하고 대사 요구에 따라 탄수화물 섭취를 조절해야 한다. 민감성을 일으키는 식품도 제거해야 한다. 이렇게 하면 정신건강뿐만 아니라 신체 건강도 크게 향상시킬 수 있다.

나는 좋은 영양분을 섭취하면 우리가 가진 많은 감정적·인지적 문제를 예방하고, 완화하고, 개선할 수 있다고 믿는다. 약을 복용하고 싶지 않거나 약에서 아무 효과도 얻지 못한 경우, 부작용이 너무 심하거나 약에 접근할 수 없는 경우 당신이 새롭게 시도해볼 혁신적인 식이 전략이 있다. 이는 약효가 더 잘 들게 만들고 특정 약물의 부작용(체중 증가 등)을 줄여줄 것이다. 경우에 따라서는 정신과 약물의 필요성을 줄이거나 완전히 끊게 만들 수도 있다.

내가 이 책을 쓰는 목표는 영양학이 일으킨 혼란을 없애고 그 자리를 과학과 단순성, 상식으로 채우는 것이다. 당신은 음식에 대해 스스로 생각하는 방법을 배우고 바른 정보에 입각해 무엇을 먹을지 선택할 수 있다. 그 결과로 당신과 가족에게 가장 적합한 음식이 무엇인지 찾을 수 있게 될 것이다.

우리가 가야 할 길

이 책은 네 부분으로 나뉜다.

1부에서는 엉성하고 비과학적인 연구 방법들이 얼마나 엉뚱하게 언론의 헤드라인을 장식하고 비논리적인 지침을 제공했는지 살펴볼 것이다. 우리가 무엇을 먹어야 하는지 대혼란을 초래한 주범 말이다. 두뇌식품 연구자는 대부분 '외부'에서 시작해 '내부'로 영양을 연구한다는 문제점이 있다. 사람들에게 질문지를 내밀어 식습관이 어떤지 묻고, 그를 토대로 음식 선택이 정신건강에 어떤 영향을 미치는지 추측한다. 이렇게 결함 있는 접근 방식으로 도출한 연구 결과를 보고 우리는 충실하게 아침 오트밀에 블루베리를 얹고, 식물성 패티가 들어간 햄버거를 선택하며, 몇 가지 보충제를 입에 털어넣은 후 케일 스무디와 함께 꿀꺽 삼키려 한다. 이런 식습관이 두뇌를 보호한다고 흔히 들어왔지만 실제로 이 전략은 도움이 되지 않을 뿐만 아니라 우리에게 해를 끼칠 수도 있다. 이 책에서는 다른 식품 연구와는 반대로 '내부에서 외부로' 향하는 연구 방법을 사용할 것이다. 먼저 우리 뇌가 무엇으로 어떻게 만들어졌는지 알아보고, 그에 맞춰 뇌에 좋은 식단의 기초를 닦고자 한다.

2부에서는 세계적인 정신건강 위기를 초래한 나쁜 식습관의 뿌리를 살펴볼 것이다. 현대의 초가공 식단이 어떻게 뇌 염증과 호르몬 불균형, 신경전달물질 불균형, 정서적 불안정, 우울증이나 치매를 불러오는지, 그리고 올바른 자연식품을 선택하고 탄수화물 섭취를 줄이는 것이 어떻게 뇌 내부 조화를 회복하고 최상의 상태를 얻게 만드는지 다룰 것이다. 더 많은 지식을 원하는 독자들을 위해 케토제닉 식단의 정신 장애 치료 효과를 다루는 장도 준비했다.

3부는 당신을 매혹적인 음식의 세계로 안내하는 가이드 여행이다. 여기서 우리는 다양한 식품군의 위험과 이점을 평가하고, 그것이 뇌에 어떤 영향을 미치는지 살펴 어떤 것이 필수이고 어떤 것이 선택 사항인지 분류해볼 것이다. 이 과정을 마치면 당신은 충분한 정보에 입각해 무엇을 먹을지 직접 선택할 수 있게 될 것이다. 최적의 뇌 기능과 영양에 해를 끼칠 수 있는 곡물, 콩류, 가지류나 다른 식물성 식품에 숨어 있는 해로운 천연화학물질도 소개한다. 당신의 몸에 더 잘 맞는 친절한 식물성 식품을 찾고 최적의 음식 목록을 작성할 기회가 될 것이다.

4부에서는 이전 장에서 살펴본 모든 정보를 요약해 **세 가지 식이요법 전략**을 제시한다. 평소의 음식 선호도, 건강 상황, 개인적인 목표에 따라 이 전략을 맞춤화할 수 있다. 식습관을 바꾸는 일은 정말 어렵기 때문에 각 식단에 맞는 식사 계획과 요리법, 성공을 돕는 다양한 팁과 도구들을 찾아볼 수 있도록 꾸몄다. 나는 영양학 전문가로서 모두가 진정으로 식사를 즐길 수 있길 바란다. 당신이 어떤 식사를 선호하든, 그 식단을 더 나은 정신건강을 위해 최적화하는 데 필요한 정보를 아낌없이 제공하고자 한다.

이 책이 음식과 뇌건강에 호기심을 불러일으킬 수 있으면 좋겠다. 그리고 당신과 가족들이 더 행복하고 건강한 삶을 사는 데 도움이 되길, 당신의 마음에 평화가 찾아오길 바란다.

1부

두뇌식품
다시 생각하기

1장

정신건강 문제의 원인은 무엇일까

∴

알고 보면 모든 문제에 대한 답은 간단하다.
그러나 답을 찾기까지가 어렵다.

— 데릭 랜디Derek Landy, 《해골탐정Skulduggery Pleasant》

우리는 세계적인 정신건강 위기에 처해 있다.

전 세계 어린이나 청소년 5명 중 1명을 포함해 약 10억 명의 사람이 정신건강 장애를 안고 살고 있다.[1,2] 매년 70만 명이 스스로 목숨을 끊고, 자살은 10대와 20대 사망 원인 2위를 차지한다. 우울증과 불안증만으로도 세계 경제는 매일 30억 달러에 가까운 손실을 입는다.[3] 이 숫자에는 뇌 흐림 증상brain fog, 과민성, 무감동처럼 가벼운 정신건강 문제를 겪는 수많은 사람은 포함되지 않았다. 정신의학 문제가 종류에 상관없이 너무나 일반화된 탓에 우리는 열악한 정신건강을 오히려 정상적이고 불가피한 상황으로 생각하기 시작했다.

2007년부터 2018년까지 하버드 대학과 스미스 대학 정신과 의사로 근무하는 동안 베테랑 동료들과 나는 아주 충격적인 추세를 관찰했다. 점점 더 많은 신입생이 정신과 약물을 들고 입학하고 있었다. 심할 경우 약물을 세 가지나 복용하는 학생도 있었다. 학습 문제나 정서 장애를 지원해달라는 요청이 너무 빠르게 증가해 모두를 충분히 도울 수 없었다. 점점 더 많은 학생이 정신과 응급 입원, 휴학, 자퇴를 요구하며 위기에 처한 상태로 캠퍼스 정신건강 진료소를 찾았다. 최전선에 있는 의사들은 젊은이들의 정신건강이 점점 더 약해지고 있다는 점을 인식했으며, 연구 결과도 이를 뒷받침했다.

2018년 미국대학건강협회 보고서는 40% 이상의 대학생이 "너무 우울해서 제대로 살 수 없는" 상태이고, 60% 이상이 "압도적인 불안증"을 경험하고 있다고 발표했다.[4] 미국자살학회의 2018년 연구는 불과 7년 사이에 대학 신입생의 자해가 거의 10배 증가했음을 보여준다.[5] 영국에서는 정신건강 문제가 있다고 신고한 대학생의 수가 지난 10년 동안 무려 450%나 증가했다.[6]

무너져가는 정신건강은 대학 캠퍼스에 있는 젊은이들만의 문제가 아니다. 오하이오 주립대학 후이정Hui Zheng 교수는 가장 위대한 세대*(1900~1924년생)부터 Y세대(1981~1999년생)까지 9세대에

---

* 톰 브로커(Tom Brokaw)의 베스트셀러 《가장 위대한 세대(The Greatest Generation)》의 제목에서 따온 용어로, 일반적으로 1901년과 1927년 사이에 태어난 미국인들을 일컫는다. 이 세대는 대공황의 여파 속에서 성장해 제2차 세계대전을 겪고 이후 미국의 전후 부흥을 이끌어냈다.

걸쳐 연구를 진행한 결과, 1950년대 이후 태어난 모든 세대에서 성별, 인종과 무관하게 정신과 신체건강이 모두 나빠지고 있다고 결론내렸다.[7]

나 같은 정신과 의사들은 굳이 통계를 보지 않아도 상황이 얼마나 어려워졌는지 알 수 있었다. 진료소, 병원, 대학 등 내가 근무한 모든 곳에서 똑같은 문제가 발생했다. 의사들은 방대하고 복잡한 담당 건수에 압도당했고, 환자들은 대기 시간에 비해 진료 시간이 너무 짧아 불만스러웠다. 관리자들은 더 많은 직원을 고용하고, 집단 진료를 제공하고, 또래 상담사를 교육해 부담을 완화하려고 노력했지만 환자들의 요구를 충족시킬 시간과 자원은 충분하지 않았다. 마치 티스푼으로 물을 옮겨 산불을 진압하려는 것과 같았다. 우리는 너무 바빠서 잠시 멈추고 질문할 시간이 없었다. 왜 우리의 정신건강이 이렇게 악화되고 있을까? 여기서 우리가 할 수 있는 일이 있을까? 아니면 그저 불가피한 상황으로 받아들여야 할까?

이런 비극적인 추세를 뒤집을 수 있다는 희망을 품으려면 정신 장애의 근본적인 원인부터 이해해야 한다.

정신 질환 탐구의 역사

정신 질환과 여러 정신적인 불편함을 일으키는 원인은 무엇일까? 이 질문은 수천 년 동안 인간을 당황스럽게 했다. 우리는 여전히 이 분야에 대해 모르는 것이 많지만 분명히 점점 발전하고 있다.

뇌는 인체에서 가장 신비한 기관이다. 두개골 깊숙한 곳에 격리되어 있고 신경 말단이 없기 때문에 직접 보고 만질 수 없으며, 작동하는 것도 느낄 수 없다. 몇몇 고대 문명에서는 정신 질환으로 고통받는 사람이 악마에 사로잡혔다거나 지은 죄로 인해 신의 형벌을 받는다고 믿었으며, 퇴마와 기도 같은 영적인 치료를 시도했다. 중세 시대에는 불쾌한 체액이 몸에 축적되어 정신적 증상이 발생한다고 생각해 거머리나 완하제로 나쁜 체액을 없애려고 했다.[8]

1900년대 중반에 이르자 스트레스, 어린 시절의 트라우마, 화학적 불균형, 양육자에게서 원인을 찾는 이론이 자리를 차지했다. 지금까지도 우리의 사고를 지배하고 있는 이 이론들은 저마다 장점이 있지만 궁극적으로 따져보면 만족스럽지만은 않다.

정말 스트레스가 범인일까

1800년대 초에는 급속한 산업화가 일어났다. 당시 사람들은 점점 늘어나는 스트레스에 적응하지 못하는 불치의 약점을 물려받은 사람이 정신 질환을 앓는다고 생각했다. 영국의 저명한 정신과 의사인 헨리 모즐리Henry Maudsley 박사는 1867년에 이렇게 썼다. "광기의 증가는 현대 문명의 증가가 필연적으로 지불해야 하는 대가다."[9] 그 결과 대부분의 19세기 정신과 의사는 주로 현대 생활의 일상적 압박으로부터 사람들을 보호하는 정신병원의 청지기 역할을 했다. 효과적인 치료 방법이 없었기 때문에 당시 환자들은 정신병원에 입원해도 삶의 개선을 기대할 수 없었다.

지나친 소셜미디어SNS 사용이나 인종과 성 정체성 관련 부정의, 경제적 불평등의 증가, 총기 폭력 등 오늘날 우리가 받고 있는 다양한 스트레스가 정신건강 악화를 설명하는 데 도움이 될까? 어쩌면 그럴지도 모른다. 하지만 정말 우리 시대의 스트레스가 모즐리 박사가 살던 시대의 스트레스보다 더 심할까? 세상에는 항상 스트레스가 많았다. 산업화, 세계화, 정보 기술이 우리 삶에 더 많은 스트레스를 안기기도 했지만, 교통이나 통신 등의 기술 발전은 새로운 편의를 제공해 스트레스를 덜어주었다. 스트레스는 확실히 정신건강을 악화시킬 수 있다. 그러나 우리에게 스트레스를 주는 장애물들은 일상 생활의 한 부분이다. 왜 우리 중 누군가는 새로운 도전을 기꺼이 받아들이며 건강한 삶을 살지만, 다른 누군가는 그에 제대로 맞서지 못하고 불행한 삶을 사는 걸까?

정신 질환에 대한 심리적 접근

19세기 정신과 의사들은 뇌 생물학에 거의 관심이 없었다. 이 새로운 분야를 처음으로 탐구한 개척자는 신경과 의사들이었다. 살아 있는 사람의 뇌는 뼈 속에 갇혀 있어 직접 검사할 수 없었기 때문에 초기 신경학자들은 죽은 사람의 뇌에 현미경을 들이밀었다. 그들은 언어 장애나 기타 명백한 신경학적 질병이 있는 사람들을 표본으로 삼아 단 몇십 년 만에 뇌 해부학을 충분히 학습했고, 이를 바탕으로 뇌 기능에 대한 지도를 만들기 시작했다. 그러나 정신병원에 거주하다 사망한 사람들의 뇌를 검사했을 때는 아무런 구조적 이상도 확인할 수 없었다. 환자들의 뇌는 완전히 정상으로 보였다.[10]

따라서 바통을 넘겨받은 20세기 정신과 의사들은 뇌 자체의 구조나 기능보다는 관찰력이나 상상력에 의존해 정신을 이해하고 정신 질환을 치료하려 했다. 이 시기에 오스트리아 신경학자인 지그문트 프로이트는 정신적 고통이 억압된 환상과 무의식 속에 깊숙이 묻혀 있던 어린 시절의 경험에서 비롯되고, 이를 정신분석을 통해 밝혀낼 수 있다는 파격적인 이론을 개발했다. 이 이론은 계속 발전해 오늘날까지도 정신의학의 큰 부분을 차지하고 있다. 나는 현재 정신과에서 시행하는 대화요법을 가치 있게 여기며 20년 넘게 그 방식을 활용해 환자를 치료하고 있지만, 아직까지 심리요법만으로 심각한 정신 질환이 완화되는 것을 본 적이 없다.

혁명처럼 등장한 정신과 약물

정신의학계의 생물학적 분야는 1930~1940년대에 이르러서야 본격적으로 등장했는데, 우연히 조현병을 포함한 심각한 정신 질환의 실험적 치료법들을 발견한 덕분이었다. 인슐린 혼수요법,* 뇌엽 절개술, 원시적이고 위험한 전기 경련 치료 등 이상하고 끔찍한 새 치료법들은 몇몇 사람에게는 도움이 되었지만 대부분의 경우 오히려 해를 가해 사망에 이르게 했다. 결국 그중 대다수는 사용이 중단되었다. 정신의학 치료법의 개발 역사에는 이런 절박한 치료법을 포함한 수많은 비인간적인 치료법이 시행되었다. 따라서 20세기 중반에 정신과 약물이 등장했을 때 정신과 의사들은 그것을 두 팔 벌려 환영했다.[11]

---

* 인슐린 혼수요법은 1920년대 말 만프레드 사켈(Mafred Joshua Sakel)이 개발한 치료법으로, 정신 질환이 있는 환자에게 인슐린을 투여해 저혈당 혼수상태를 일으켜 병을 치료했던 방식을 말한다.

대표적인 초기 정신과 약물로는 기분을 안정시키는 특성이 있지만 오래 묻혀 있다 다시 주목받은 광물인 리튬[12]과 최초의 항정신병 약물인 클로르프로마진 등이 있다. 1952년 프랑스에서 수술 전 환자를 진정시키기 위해 개발한 클로르프로마진은 몇몇 조현병 환자의 초조함, 망상적 사고나 환각을 줄이는 데 유용한 것으로 입증되었다.

환자들을 안전하게 보호하기 위해 신체 구속이나 품위 없는 방법에 의존해왔던 정신과 의사들은 클로르프로마진을 혁명으로 여겼다. 당시 뉴욕 의과대학 정신의학과 학과장이었던 로버트 캔크로Robert Cancro 박사는 2000년에 이렇게 회상했다. "1956년 정신과 레지던트들에게 하루 150~300mg의 클로르프로마진이 얼마나 기적처럼 보였는지 요즘 젊은 의사들에게 설명하기란 어렵다. … 마침내 우리도 실제로 효과가 있는 치료법을 가진 다른 분야 의사들처럼 약물을 사용해 치료할 수 있게 된 것이다. 정말 황홀한 시간이었다."[13]

연구자들은 클로르프로마진이 뇌세포가 서로 통신할 때 사용하는 신경전달물질인 도파민의 활동을 차단함으로써 효과를 낸다고 믿었다. 정서적, 행동적 문제가 도파민, 세로토닌이나 기타 신경전달물질의 화학적 불균형으로 인해 발생할 수 있다는 새로운 아이디어는 임상의와 일반 대중 모두의 상상력을 사로잡았다. 정신질환에 대한 이 흥미롭고 새로운 신경전달물질 이론은 정신의학을 암흑 시대에서 현대 의학의 시대로 끌어올렸다. 그 후 10년 동안 주요 정신 질환부터 일상의 사소한 스트레스에 이르기까지 모든 것에 대한 약품이 쏟아져 나왔다. 정신병에는 클로자핀('클로자릴'로 판매), 우울증에는 이미프라민('토프라닐'), 과잉 행동에는 메틸페니데이트('리탈린'), 불안증에는 디아제팜('바륨'), 신경과민에는 메프로바메이트('밀타운')가 혁신적인 화학물질로 칭송받았다. 오늘날에는 거의 처방되지 않지만 메프로바메이트는 경미한 심리적 불편함을 완화하기 위해 맨 처음 사용된 선구적인 진정제였다. 제롬 그룹먼 Jerome Groopman 박사는 잡지 《더 뉴요커》에 이렇게 썼다. "1955년에 승인된 메프로바메이트('밀타운'이나 '에콰닐'로 판매)는 '평화의 약' 또는 '감정 아스피린'으로 호평을 받았다. 출시된 지 1년 만에 미국에서 가장 잘 팔리는 약이 되었고, 1950년대 말에는 미국에서 작성된 처방전 3개 중 하나가 메프로바메이트에 관한 것이었다."[14]

1950년대와 1960년대의 선구적인 약물들은 지금도 여전히 사용되고 있다. 그 후로 많은 신약이 개발되었지만 완전히 새로운 방식으로 작용하는 약물은 없다. 모두 원본보다 더 안전하게 수정되거나 재구성된 버전일 뿐이다.[15] 심지어 경두개자기자극법TMS 같은 최첨단 치료법과 케타민, 실로시빈 치료 등의 환각보조요법도 뇌의 신경전달물질 불균형 해결을 목표로 한다.

표준 정신과 치료의 강점과 약점

정신 질환 치료를 위해 신경전달물질을 이용해야 한다는 이론은 1950년대 이후 생물학적 사고를 지닌 정신과 의사들을 지배해왔다. 반면 심리사회적 사고를 지닌 정신과 의사들 사이에서는 여전히 스트레스와 트라우마 이론이 우세했다. 그러나 어느 쪽을 지지

　　　　　　　　1부 두뇌식품 다시 생각하기

하든, 정신과 의사라면 기본적으로 두 가지 이론을 모두 배운다. 우리는 인간의 생각, 감정, 행동은 생물학적, 심리적, 사회적 성분이 독특하게 섞여 만들어진 것이라고 배웠다. 환자를 처음 만난 1시간 동안 표준 정신과 평가를 실시할 때 염두에 두는 것도 정신 질환의 기원을 설명하는 생물심리사회 모델*이다. 증상에 대한 질문 외에도 환자의 가족력, 병력, 인간관계, 세계관, 직장이나 가정 환경이 어떤지 물으며 3차원적으로 증상을 파악하고자 한다.

우리는 보험 회사에서 요구하는 공식적인 정신과 진단을 내리기 위해 정신질환진단및통계편람DSM이라는 1천 페이지가 넘는 문헌을 참조한다. 그 안에 포함된 수백 가지 진단 중 환자의 증상과 일치하는 것이 있는지 확인하기 위해서다. 그러나 만약 환자의 상태가 그 공식 진단명 중 하나에 딱 들어맞는다 하더라도, 그 문헌은 증상의 원인을 생물학적으로 명확히 설명하지 못할 뿐만 아니라 치료 지침도 제공하지 않는다.

분명한 치료 지침이 없을 때는 환자와의 면담에서 수집한 정보를 사용해 개별 사례에 대한 생물심리사회적 이론을 수립한다. 즉 본질적으로 무엇이 증상을 유발했는지 교육받은 바를 토대로 추측만 할 수 있을 뿐이다. 이런 과정을 거쳐 화학적 불균형을 해결할 약물 치료, 스트레스로 가득 찬 삶의 문제들을 처리해줄 심리 치료, 부정적인 생각과 행동 패턴을 바꾸기 위한 인지 행동 치료 등 맞춤형 치료 계획을 개발한다.

* 질병 또는 건강에는 생물학적, 심리적, 사회적 요인이 상호작용하여 복합적으로 영향을 미치며, 이 중 하나의 요인만으로는 충분히 설명되지 않는다고 보는 관점이다.

생물심리사회 모델의 진정한 강점은 인간의 이야기를 가치 있게 여긴다는 점이다. 정신과 의사는 환자의 이야기가 그의 정신적·신체적 건강에 중요한 역할을 한다고 믿는다. 아마 다른 분야 의료 전문가들은 그 이야기를 충분히 탐구할 시간이 없을 것이다. 나를 포함해 내가 아는 대부분의 정신과 의사는 이런 측면을 진심으로 즐긴다. 우리는 한 사람이 살아온 역사의 모든 소소한 사항과 뉘앙스에 세심한 주의를 기울여 하나로 엮고, 이로부터 당신이 도움을 얻을 수 있길 희망한다고 전하기를 좋아한다. 도움을 얻으러 찾아오는 환자는 정신과 의사들이 단순히 증상 목록과 진단 검사를 체크하는 것을 넘어 능수능란한 솜씨로 자신을 치료하는 과정을 즐기고 그런 치료에 가치를 부여한다. 생물심리사회 모델의 이런 귀중한 무형자산이 정신의학을 다른 의학 분야와 차별화되게 하고, 보다 풍부하고 보람 있는 직업으로 만든다.

그러나 이 접근 방식에는 심각한 단점이 있다. 현재의 진단 체계는 생물학적으로 밝혀진 내용이 부족해 진단이나 치료에 확신을 갖기 어렵다. 생물심리사회적 진단에서 증상의 이면에 있는 '생물학적' 요소를 평가하고 치료할 수 있는 사람은 의사 자격증을 가진 정신과 의사뿐이다(비록 그것이 우리가 가장 적게 알고 있는 부분이긴 하지만). 정신과 의사와 다른 정신건강 전문가의 주요 차이점이 바로 이 영역인데, 아직 밝혀진 바가 적기 때문에 정신과 의사가 환자를 진료하고 치료하는 데 한계로 작용할 수밖에 없다.

우리는 어떤 사람들은 우울증, 정신병 또는 심각한 불안증에 더 취약한 유전자나 신경전달물질을 가지고 태어난다고 배운다.

특히 극심한 스트레스를 받거나 정신적 충격을 경험한 후에 더 그럴 수 있다고 들었다. 그러나 21세기의 두 번째 분기에 들어서는 지금도 신뢰할 수 있는 유전자 검사나 뇌의 신경전달물질 활동을 측정할 명확한 방법이 없다. 뇌에는 별도의 순환계가 있으므로 팔에서 채취한 혈액으로 뇌에서 작용하는 생화학 반응을 정확히 평가할 수 없다. 뇌의 내부 작용을 정확히 이해하지 못하기 때문에 약을 처방할 때 추측에 의존한다. 그래서 정신의학 진료는 다른 의학 분야와 비교할 때 과학이라기보다는 예술에 가깝다고 느껴진다. 증상을 일으키는 원인이 무엇인지 알 수 없고, 어떤 약물이 도움이 될지도 알 수 없기 때문이다.

우리가 직면한 또 다른 어려움은 정신과 약물이 우리가 원하는 만큼 효과를 내지 못한다는 점이다. 가장 긍정적인 연구에 따르더라도 우울증 환자의 약 50%만이 표준 항우울제의 혜택을 본다고 나타났다. 효과가 좋다는 말처럼 들릴 수 있지만, 그중 약 40%는 위약만으로도 증상이 개선된다는 사실이 밝혀졌다. 다시 말해 표준 항우울제는 효과가 거의 없다.[16] 개선 정도도 미미하며(평균적으로 52점 만점의 우울증증상척도에서 2점 증가), 임상 시험의 절반 이상에서는 전혀 효과를 얻지 못했다.[17]

양극성 장애와 조현병 치료에 사용되는 약물은 우울증 치료제보다는 효과가 좋지만, 이 역시 의미 있는 완화는 찾아볼 수 없다. 즉 너무 많은 환자에게 효과가 없다. 심각한 정신 질환을 앓고 있는 환자 중 ¼만이 항정신병 약물의 혜택을 본다. 이는 위약으로 증상이 개선되는 환자보다 약 2배 더 많다는 점에서 긍정적인 면이 있지만 아직은 부족한 수치다.[18] 양극성 장애 환자의 약 ⅓은 기분 안정제로 치료 효과를 얻지만[19] 처음에 약효를 보인 사람 중 거의 절반은 지속적인 투약에도 불구하고 계속해서 기분 변화를 겪는다.[20] 왜 이렇게 많은 사람이 치료에 '저항'할까? 환자들이 치료법을 망치고 있는 것일까? 아니면 치료법이 환자를 제대로 치료하지 못하고 있는 것일까?

약물에서 효과를 얻지 못하는 사람이 많다는 사실은 신경전달물질 불균형이 생물학적 퍼즐의 작은 조각 중 하나일 뿐임을 암시한다. 우리는 70년이 넘는 시간 동안 신경전달물질 불균형 해결을 표적으로 삼는 의약품을 특별히 설계하고 개발해왔다. 그럼에도 점점 더 커지는 세계적 정신건강 위기를 막는 데 분명히 실패하고 있다. 뭔가를 놓치고 있는 것이 분명하다.

정신과 약물이 환자의 삶을 변화시키고 심지어 생명을 구하는 경우도 분명 있다. 위기에 처한 환자들이 올바른 약을 복용하면 직장생활과 취약한 인간관계를 안정시키고, 학교를 무사히 다니고, 병원에서 나오고, 심지어 자살을 막을 수도 있다. 그러나 불행하게도 이런 환자들은 졸음, 성 기능 장애, 감정 둔화 등 삶의 질을 저하시키는 부작용을 겪어야 한다. 비만이나 심혈관 질병, 제2형 당뇨병처럼 수명을 단축시키는 부작용들도 있다.

신경전달물질 이론이 정신 질환을 설명하는 데 아무 쓸모가 없다는 말은 아니다. 신경전달물질은 기분, 기억, 집중력 회로에서 중요한 역할을 한다. 문제는 맨 먼저 신경전달물질의 균형을 깨뜨리는 것이 무엇인지 알아내는 것이다.

치료의 안전성과 효과를 높이려면 정신 질환이 있는 사람들의 뇌 내부에서 무슨 일이 일어나는지 이해해야 한다. 지금 우리는 자기장이나 방사선을 사용해 뇌 내부를 들여다보고 뇌의 화학적 작용을 관찰하는 정교한 현대 영상 기술을 보유하고 있다. 그러나 이는 복잡하고 비용이 많이 들며, 체내에 침습하는 검사이기 때문에 대부분의 환자는 이 방식을 사용할 수 없다. 다행스럽게도 우리는 이제 막 뇌를 해석하는 새로운 방법을 이해하기 시작했다. 신경과학은 분명 앞으로 더욱 발전해 신비에 싸인 뇌의 내부 작용을 더 잘 보여줄 것이다. 다만 그 발전을 기다리는 현 시점에서 **뇌도 신체의 일부**라는 것을 확실히 받아들이고 그간 쌓인 의학 지식을 잘 활용한다면, 우리는 뇌에 대해 더 많이 이해할 수 있고 정신과 환자에게 더 좋은 진료와 치료책을 마련해줄 수 있을 것이다.

건강한 신체에 건강한 정신이 깃든다

정신건강과 마찬가지로 신체건강도 최근 수십 년 동안 급격히 나빠지고 있다. 미국에서는 1990년부터 2019년 사이에 심장병 발병 사례가 거의 2배 증가했으며,[21] 비만인 비율도 1960년대 이후 거의 3배나 증가했다.[22] 전 세계 성인 중 제2형 당뇨병에 걸린 비율은 1980년에서 2016년 사이에 2배로 늘었고, 체중도 꾸준히 증가해왔다. 1975년부터 2015년 사이 전 세계 비만율은 여성의 경우 2배 이상, 남성의 경우 3배 이상 증가했다.[23] 비만, 제2형 당뇨병, 심혈관 질환이 있는 사람들은 우울증, 양극성 장애, 조현병 같은 정신질병을 앓을 가능성이 훨씬 더 높으며 이는 우연이 아니다.

정신적·신체적 건강 상태는 서로 무관한 것처럼 보일 수 있지만 일반적으로는 함께 발생한다. 특히 이 질병들은 **염증, 산화 스트레스, 인슐린 저항성**이라는 근본적인 병인을 공유한다.[24]

염증과 산화 스트레스는 면역 체계가 보이는 최초 반응의 일부이므로 적당한 수치는 정상적이고 건강에도 좋다. 그러나 과도할 경우 몸의 모든 세포에 매우 해로울 수 있으며, 뇌세포도 예외는 아니다.

인슐린 저항성(종종 '당뇨병 전단계'라고 불리는)은 인슐린이 제대로 작동하지 않는 대사 장애다. 인슐린 저항성이 있는 경우 신체는 혈당(그리고 뇌당) 수치를 안정적이고 건강한 범위로 유지하기 위해 평소보다 더 많은 양의 인슐린을 생산해야 한다. 따라서 인슐린 수치가 너무 높아지는 경향을 보인다. 그렇게 시간이 흐르면 뇌가 포도당(혈당)을 에너지로 전환하기가 더 어려워진다.

산업적으로 초가공된 현대사회의 식단은 염증, 산화 스트레스, 인슐린 저항성을 강력히 촉진한다. 이는 몸의 다른 부분만큼이나 뇌에도 위험하다. 정신 질환의 생물학적 근본 원인을 찾는 장기 탐색 과정에서—이 탐색은 거의 75년 동안 신경전달물질에만 초점을 맞춰왔다—염증, 산화 스트레스, 인슐린 저항성은 신경전달물질 불균형이 왜 발생하는지 설명해주는 악마의 삼위일체로 부상했다.

우리는 식단이 신체건강에 중요한 역할을 한다는 사실을 쉽게 받아들인다. 뇌라고 왜 다르겠는가? 우리가 먹는 음식은 신체의 다른 부위와 마찬가지로 건강하고 탄력 있는 뇌세포를 만드는 데 필요한 건축 자재와 활력을 위한 연료를 제공한다. 올바른 음식을 먹지 않으면 우리 몸의 세포 중 어느 것도 제대로 발달하거나 기능하지 못하며, 어떤 약으로도 해결할 수 없는 문제가 발생하게 된다.

약물은 뇌 화학을 바꿀 수 있어 그 나름의 쓰임새가 있다. 하지만 나는 **뇌 화학을 바꾸는 가장 강력한 방법은 음식**이라고 확신한다. 애초에 뇌 화학물질이 음식에서 나오기 때문이다. 신경전달물질은 음식으로 만들어지고, 뇌세포도 음식으로 만들어지며, 이들 세포를 둘러싸는 체액도 음식으로 만들어진다. 최적의 정신건강을 위해서는 뇌 전체가 올바른 재료로 구성되어야 한다. 따라서 어떤 종류든 정신적(또는 신체적) 문제가 있는 경우 가장 먼저 살펴봐야 할 곳은 약 보관함이 아니라 식료품 창고다. 이 조언은 정신건강 문제를 주로 생물학적 관점에서 바라보는지, 심리사회적 관점에서 바라보는지에 상관없이 유효하다. 다음 장에서 보여주겠지만 우리가 무엇을 어떻게 먹는지는 뇌 발달, 신경전달물질, 스트레스 호르몬, 염증, 항산화 능력, 뇌 에너지 생산, 뇌의 노화와 치유에 깊은 영향을 미치기 때문이다.

스트레스에 대한 노출을 줄이는 것에는 한계가 있다. 태어날 때부터 갖고 있는 유전자나 어린 시절에 경험한 일을 바꿀 수도 없다. 하지만 식단은 바꿀 수 있으며, 식단이 바뀌면 마음도 바뀐다.

2장

새로운
과학의 희망

∴

사람들은 건강을 고려하지 않는 식품 산업에 의해 배를 채우고,
음식을 고려하지 않는 의료 사업에 의해 치료받고 있다.

— 웬델 베리Wendell Berry, 《희망의 뿌리》

우리의 식단은 지난 세기에 급격한 변화를 겪었다. 1910년에 태어나 뉴잉글랜드의 시골 농촌 마을에서 자란 내 할머니는 매일 아침 반숙 달걀 2개와 버터 바른 토스트를 드셨고, 부엌 조리대에 고정해놓은 중세시대풍 도구로 당신이 드실 햄버거 패티를 직접 갈았다. 요리용 스토브 옆에는 베이컨 기름으로 가득 찬 커피 캔이 있었다. 1993년 그녀가 세상을 떠났을 때 이 세 가지 음식은 모두 미국 대중의 호감을 잃었고 공식적으로 건강에 해로운 위험식품이라고 비난받았다. 1980년에 발표된 미국 최초의 식생활 지침은 포화지방과 콜레스테롤이 비만과 심장마비를 유발한다고 경고하면서 "달걀 섭취를 줄이세요", "버터는 조금만 드세요", "고기를 먹을 때는

과도한 지방을 잘라내세요"라고 권고했다.[1]

대형 식품 제조업체들은 이 새로운 식품 규정을 활용해 무지방 과자와 옥수수유, 카놀라유, 마가린 같은 콜레스테롤 무함유 지방을 시장에 쏟아부었다.[2] 미국 식생활 지침은 비만, 제2형 당뇨병, 심장병과 같은 현대 건강의 유행병을 포화지방과 콜레스테롤 탓으로 돌림으로써 우리를 고기와 달걀 등 영양가 있는 자연식품에서 떨어뜨려 초가공식품 산업의 품으로 몰아넣었다. 지난 50년 동안 식품의 산업화와 점점 커지는 고기 반대 정서, 지방과 콜레스테롤 공포증이 마치 폭풍처럼 밀려오며 우리의 영양학적 생활방식을 극적으로 변화시켰다. 즉 동물성 지방 식단을 떠나 정제된 탄수화물과 식물성 기름 위주의 식단으로 전환하게 되었다. 다른 국가들도 대부분 미국의 지침을 따라 각자의 식품 지침을 만들기 때문에 이는 곧 전 세계가 거대한 영양과학 실험에 참여하게 되었음을 의미했다. 식단의 변화는 실로 엄청난 결과를 가져왔다.

칼로리는 높지만 영양은 부족한 음식과 음료들로 가득한[3] 소위 '표준 미국식 식단Standard American Diet'(앞으로는 이것의 앞글자를 따 '슬픈 식단SAD diet'이라고 부르겠다)은 단순히 미국인만의 문제가 아니다. 이 잔혹한 움직임은 지구 곳곳으로 확산되며 전 세계 사람들의 정신적·신체적 건강을 위협하고 있다.

불행하게도 우리는 식단이 현대화되기 전 사람들의 정신건강이 어땠는지 구체적인 정보를 많이 갖고 있지 않다. 하지만 어쩌면 이 사실은 과거의 정신건강이 오늘날보다 나았다는 것을 시사할지도 모른다.

전 세계적인 산업화로 인해 지금은 땅에서 키운 음식으로만 생활하는 사람들을 찾기 어려워졌지만, 지난 세기 중반까지만 해도 건전한 식습관을 쉽게 찾아볼 수 있었다. 2003년 〈영양과 조현병Nutrition and Schizophrenia〉이라는 논문에서 셰필드 대학의 정신과 의사인 맬컴 피트Malcolm Peet 박사는 대만, 통가, 트리니다드, 파푸아뉴기니, 말라위와 호주의 골드코스트에서 진행된 흥미로운 연구를 소개했다. 이 지역 사람들은 조현병 비율이 훨씬 적었는데, 모두 사냥, 낚시, 자급 농업을 해서 먹고살았다.[4] 피트 박사가 쓴 바와 같이 "원주민에 대한 연구에서 사실상 만장일치로 조현병 발병률이 매우 낮다고 보고된 것은 아주 놀랍다."[5] 예를 들어 1950년대 서구화되지 않은 태평양 섬 주민들 사이에서 조현병 징후는 극히 드물었다. 조사한 주민 6만 5백 명 중 정신병적 행동을 보이는 사람은 단 2명(0.003%)인 반면, 같은 기간 유럽인의 정신병 유병률(0.2%)은 67배 높았다.[6]

물론 현대생활과 고립된 원주민 집단생활의 차이점이 음식뿐만은 아니었을 것이다. 이런 성격의 관찰이 현대 식단과 정신건강 위기 사이의 연관성을 보여주는 확실한 증거라고 할 수도 없다. 안타깝게도 그 정도로 확실한 수준의 증거는 존재하지 않는다. 그저 생각해볼 거리를 제공할 뿐이다. 심각한 수준의 정신 질환은 아마 지금처럼 흔한 일은 아니었을 것이다.

영양정신의학과 지중해식 식단: 더 나은 방향일까

영양정신의학이라는 비교적 새로운 전문 분야는 식단의 질 저하가 정신건강 악화의 주된 원인이라는 믿음과 함께 출발했다.

이 신진 분야의 선도자들은 대부분 우울증이나 기타 정신건강 문제의 예방과 치료를 위해 슬픈 식단을 **지중해식 식단**으로 바꾸라고 제안한다. 다소 모호하고 일관성이 떨어지긴 하지만, 지중해식 식단에 대한 최근의 정의는 다음과 같다.

- 통곡물, 채소, 과일, 견과류, 콩류, 올리브유 함량이 높다.
- 해산물, 가금류, 달걀, 저지방 유제품, 레드 와인을 적당량 섭취한다.
- 단 음식, 붉은 고기, 가공육 함량이 적다.[7]

지중해식 식단 패턴과 '통곡물은 좋고 동물성 지방은 나쁘다'는 철학은 어떻게 우리의 집단 의식에 심어졌을까? 이에 대해서는 탐사보도 언론인인 니나 타이숄스Nina Teicholz가 저서 《지방의 역설》에서 훌륭하게 설명했다.[8]

터무니없는 추측과 희망 사항으로 구성된 지중해식 식단 패턴은 우리가 무엇을 먹어야 하는지를 묻는 낭만적인 이론으로 출발했다. 신중히 선택된 지중해 전통에서 영감을 얻은 이 이론은 1950년대와 1960년대에 수행된 비과학적인 연구로 뒷받침되었다. 포화지방이 심장병을 유발한다고 믿었던 미네소타 대학 교수 안셀 키스Ancel Keys 박사가 수행한 연구였다.(우리는 3장에서 이 연구의 비과학적인 점이 무엇인지 살펴볼 것이다.)

지중해식 식단의 창시자들은 개별 식품의 영양학적 위험과 이

점을 사려 깊게 조사하지 않았고, 자신들이 확보한 정보로 식단을 설계한 뒤에 인간 대상 임상 시험을 통해 건강이 얼마나 개선되는 지 확인하지도 않았다. 대신 그들은 지중해 북쪽 해안 국가에 사는 사람들이 일반적으로 미국인보다 더 건강해 보인다는 것을 확인하고, 그 비결이 식습관 덕분이라고 가정했다. 그리고 지중해 사람들의 전통 요리에서 가장 건강한 측면을 도입해 식단을 설계했다. 니나 타이숄스의 책에서 밝혀진 중요한 사실 중 하나는 월터 윌렛 Walter Willett 교수(당시 하버드 공중보건대학원 학과장이었던 저명한 영양학자)가 지중해식 식단이 건강한 식습관 패턴이라고 성급히 선언한 시점이 1993년이라는 것이다. 인간 대상 임상 시험을 통해 검증되기 무려 7년 전이었다.[9]

이후 지중해식 식단은 비만, 심혈관 질병, 제2형 당뇨병과 같은 신체건강 상태를 다루는 수십건의 인간 대상 임상 시험에서 광범위하게 검사되었다. 의료계와 영양 정책 입안자 모두 이 식단이 슬픈 식단을 능가한다며 지속적인 신뢰를 보냈다. 정신건강 분야에서는 기억력, 인지건강 문제를 예방하고 치료하는 측면에서 지중해식 식단의 잠재력을 연구했는데, 서로 엇갈린 결과들이 나왔다.[10] 그러나 최근에 발표된 세 가지 임상 연구는 품질이 좋지 않은 슬픈 식단에서 지중해식 식단으로 전환하면서 표준 정신과 치료(약물과 심리 치료)를 추가하면 우울증 증상이 개선될 수 있다고 보고했다.[11] 과학은 명확하게 말한다. 지중해식 식단은 슬픈 식단보다 건강하다. 따라서 현재 슬픈 식단을 먹고 있다면 지중해식 식단으로 전환하는 쪽이 더 올바른 방향으로 나아가는 길이다.

지중해식 식단이 슬픈 식단보다 더 건강한 이유는 무엇일까? 견과류 때문일까? 아니면 올리브유? 레드 와인? 우리는 아직 정답을 모른다. 지중해식 식단을 옹호하는 사람들은 포화지방, 트랜스지방, 설탕 첨가물이 적기 때문에 그것이 슬픈 식단보다 우수하다고 추측한다. 필수 영양소와 섬유질이 풍부하고 항염증과 항산화에 좋은 자연 발생 식물성 화학물질, 즉 식물 영양소가 다량 함유된 다채로운 과일과 채소로 이루어졌다는 주장이다.[12] 그러나 지중해식 식단과 슬픈 식단은 차이가 너무 많아서 그 식단의 어떤 측면이 건강상의 이점을 가져오는지 판단하기는 쉽지 않다.

당신이 의식적으로 식단에 어떤 변화를 줬을 때, 그것이 슬픈 식단이라는 현대의 잔혹 행위보다 건강에 나쁠 일은 거의 없다. 다시 말해 새로운 증거가 나타나 지중해식 식단이 슬픈 식단보다 뇌에 더 좋다는 생각을 지지한다고 해서 그것이 반드시 뇌에 '가장 좋은' 식단이라고 말할 수는 없다. 몇 가지 예를 살펴보자.

- 지중해식 식단의 기반을 이루는 곡물과 콩류는 그 자체로는 영양소가 부족하며, 특정 영양소의 흡수를 방해하는 항영양소도 함유하고 있다.
- 지중해식 식단은 과자와 같은 일부 정제된 탄수화물 공급원에 눈살을 찌푸리지만 동시에 빵과 파스타 등의 탄수화물 요리는 환영한다.
- 지중해식 식단은 알코올 섭취를 장려한다.

지중해식 식단의 가장 큰 맹점은 대사건강에 별로 관심을 기울이지 않는다는 것이다. 이 식단에는 인슐린 저항성을 가진 사람들이 처리하기엔 너무 많은 탄수화물이 포함되어 있어 시간이 흐르며 인슐린 수치가 높아지고 뇌 대사가 손상될 수 있다. '대사'라는 단어는 음식을 에너지로 전환하기 위해 우리 세포가 사용하는 복잡한 화학 반응의 집합을 의미한다. 뇌는 에너지를 많이 소비하는 곳이기 때문에 뇌의 대사 기관이 그 필요를 충족할 만큼의 에너지를 생성하지 못하면 많은 일이 잘못될 수 있다.

뇌건강을 지키는 지름길은 원활한 신진대사

수십 년의 정체 끝에 정신의학 분야는 비약적인 발전을 이루고 있다. 혁명적이고 새로운 방법들이 등장하면서 과학자들이 정신 질환을 연구하는 방식과 정신과 전문의가 임상 치료에 접근하는 방식을 바꿔놓았다. 또한 사람들이 정신과 약물을 점차 줄이거나 아예 끊으면서 기분, 집중력, 기억력을 향상시키도록 지원했다. 우리 시대는 탄탄한 정신건강을 위해서는 탄탄한 신진대사가 필수적이라는 획기적인 깨달음에 이르렀다.

지난 5년 사이에는 '대사정신의학'이라는 흥미롭고 새로운 정신의학 하위 분야가 등장했다. 이는 스탠퍼드 대학의 정신과 의사 시바니 세티Shebani Sethi가 만든 용어로, "정신건강 개선을 위해 대사 장애를 표적으로 치료하는 데 초점을 맞춘 정신의학의 새로운 하위 전문 분야"라고 정의된다.[13]

이 분야 연구자들은 많은 정신 질환 환자의 뇌가 에너지를 얻기 위해 포도당을 연소하는 데 어려움을 겪는다는 공통적인 사실을 발견했다. 뇌 에너지 흐름의 가장 주요한 장애물 중 하나는 인슐린 저항성으로, 전 세계에 전염병 수준으로 퍼지고 있는 심각한 대사 장애다. 설탕, 밀가루, 과일주스, 시리얼 같은 정제된 탄수화물이 너무 많이 함유된 식단은 지속적으로 인슐린 수치를 높여 인슐린 저항성을 유발한다. 따라서 식단에 설탕이 많이 포함될수록 뇌가 설탕을 활용하기는 더 어려워진다는, 다소 직관에 반하는 것처럼 들리는 결론에 이른다. 이는 인슐린 저항성이 있는 환자들의 근육이 당을 잘 사용하지 못하는 것과 동일한 이치다.

높은 혈당과 인슐린 수치는 뇌에 치명적인 두 요인이다. 너무 많은 포도당이 뇌에 반복적으로 범람하면 염증과 산화 스트레스가 끊임없이 파동을 일으킨다. 그러면 뇌의 섬세한 구조가 손상되고, 뇌세포 내부에서 포도당을 에너지로 전환하기 위해 작은 엔진처럼 끊임없이 작동하던 미토콘드리아도 제압당한다. 과다한 인슐린이 반복적으로 뇌에 충격을 가하면 인슐린 저항성이 생길 수 있으며, 포도당을 에너지로 전환하는 역할을 수행해야 할 인슐린이 뇌에 들어가기가 점점 더 어려워진다. 뇌가 고혈당, 저인슐린 상태에 빠지면 필요한 힘을 생성하기 힘들다. 결과적으로 뇌 에너지 위기가 서서히 증가해 뇌가 최고의 성능을 발휘할 수 없게 된다.

기쁜 소식은 단순히 먹는 음식을 바꾸는 것만으로도 혈당과 인슐린 수치를 스스로 매우 빠르게 조절할 수 있다는 것이다.

뇌를 지키는 케토제닉 식단

정신 장애를 대사 장애로 재해석함으로써 우리는 새롭고 전도유망한 접근법의 문을 열었다. 그중 가장 강력한 치료법은 '케토제닉 식단'이다.

케토제닉 식단은 신체의 지방 연소 능력을 자극하고 그 지방 중 일부를 케톤으로 전환해 뇌에서 에너지로 연소할 수 있게 하는 초저탄수화물, 적당한 단백질, 고지방 식단이다. 뇌가 이미 포도당을 적절하게 사용하는 능력을 잃었을 때 케톤은 마치 신의 선물 같은 존재다. 포도당을 처리하지 못해 발생한 에너지 부족을 해소해주기 때문이다.

어떤 사람들은 케토제닉 식단을 체중 감량을 위한 것으로 여긴다. 틀린 말은 아니다. 케톤은 과도한 체지방을 태우는 데 도움이 된다. 또 어떤 사람들은 케토제닉 식단이 제2형 당뇨병을 치료하는 방법이라고 생각한다. 그것도 맞다. 케톤은 혈당 수치를 안정적으로 낮추고 당뇨병 약물의 필요성을 줄이거나 없애며, 제2형 당뇨병을 지속적으로 완화시킨다.[14] 하지만 케토제닉 식단의 원래 의도는 뇌 화학을 안정화하는 것이다.

이 새로운 식단은 항경련제가 개발되기 훨씬 전인 1921년, 뇌전증*이 있는 어린이를 치료하기 위해 발명되었다. 이후 12개 이상의 양질의 임상 시험을 통해 뇌전증이 있는 어린이와 성인 모두에게 안전하고 효과적이며, 50% 이상의 환자에게서 발작 활동을 절

---

*   '간질'의 변경된 병명.

반 넘게 줄이고, 10% 이상에서는 완전히 제거한다는 것이 입증되었다.[15] 케토제닉 식단은 다발성 경화증, 파킨슨병, 편두통을 포함한 다른 많은 신경학적 질병에도 효과가 있다고 나타났다.[16] 신경학이 이렇게 강력하게 증거에 기반을 둔다는 점은 정신의학에 좋은 소식이다. 내가 보기에 신경학과 정신의학의 경계는 '상상'에 불과하기 때문이다. 뇌는 신경세포와 정신의학세포로 구분되지 않는 하나의 기관이다. 특정 치료법이 신경학적 뇌 장애에 도움이 된다면 정신의학적 뇌 장애에도 도움이 된다는 사실은 당연하다. 이 새로운 증거들은 아주 유망해 보이며 이 분야에 대한 과학적 관심도 폭발적으로 증가하고 있다.

정신 질환은 신경학적 질환이다. 단지 우리 역사가 그 증상을 생물학보다 심리학적인 문제로 여겼을 뿐이다. 가장 강력한 사례는 양극성 장애다. 이는 조증 기간(보통 높은 에너지를 보임)을 포함하는 심각한 기분 장애인데, 일반적으로 깊은 우울증 기간이 뒤따른다. 양극성 장애와 뇌전증은 기본적으로 공유하는 특징이 많다. 실제로 양극성 장애 치료를 위해 처방되는 약물 중 다수는 항발작제다. 케토제닉 식단이 뇌전증 환자의 발작을 안정시킬 수 있다면 양극성 장애 환자의 기분 변화도 안정시킬 수 있다. 이것이 내가 10년 전부터 케토제닉 식단을 내 임상 작업에 통합한 이유다. 그렇다면 케토제닉 식단이 뇌에 가장 좋은 식단인 것일까?

지중해식 식단, 채식 식단, 슬픈 식단 그리고 상상할 수 있는 수많은 다른 식단 패턴을 서로 비교하면 이 질문에 답할 수 있겠지만, 너무 어려운 과제이므로 일단 한 걸음 물러서서 질문을 던져보겠다. 뇌에 건강한 식단은 무엇을 갖춰야 할까?

뇌건강에 좋은 식단이란

어떤 식습관 패턴이 뇌건강에 도움이 되려면 다음 세 가지 기준을 모두 충족해야 한다.

1. 모든 필수 영양소를 적당량 포함해 두뇌에 영양을 공급해야 한다.
2. 유해 성분을 최소화하여 뇌를 보호해야 한다.
3. 평생 건강한 신진대사를 지원하며 뇌에 활력을 불어넣어야 한다.

이 책에서 소개할 식이 전략을 만들 때 이 세 가지 원칙을 적용했다. 이는 우리 신체의 나머지 부분에도 적용된다. 인간 몸속의 모든 세포는 동일한 영양 관리를 요구한다. 참 다행스러운 일이 아닌가. 모든 개별 장기를 위해 특별한 식단을 먹지 않아도 된다니 말이다.

지중해식 식단은 슬픈 식단보다 뇌에 더 좋은 영양분을 공급하고 영양가도 훨씬 많을 확률이 높다. 또한 초가공식품을 금지하고 정제된 탄수화물을 일부 제한하기 때문에 슬픈 식단보다 뇌를 잘 보호하는 안전한 식단일 수 있다.

케토제닉 식단은 포도당과 인슐린 수치를 안정적으로 낮추므로 인슐린 저항성을 해결하는 데 매우 효과적이다. 뇌에서 보충 연료원으로 사용될 수 있는 케톤을 생성하기 때문에 뇌에 활력을 주는 힘도 탁월하다. 그러나 어떤 음식을 선택하는지에 따라 뇌에 영양을 공급하고 보호하는 능력이 크게 달라질 수 있다.

조용한 식단 접근법

기존 식단들은 모두 한계가 있었다. 그래서 나는 새로운 식이 패턴을 만들었다. 바로 '**조용한 팔레오 식단**', '**조용한 케토제닉 식단**', '**조용한 육식 식단**'이다.

나는 이 식단들을 '조용한' 식단이라고 부른다. 염증, 산화 스트레스나 높은 인슐린 수치를 진정시켜 정신건강 문제의 근본 원인을 교정하도록 음식 목록을 조정했기 때문이다. 이 식단들은 우리에게 이미 익숙할 수 있는 표준적인 팔레오, 케토제닉, 육식 식단보다 자연 자극제와 독소가 적고 소화하기 쉽다. 따라서 음식에 민감하거나 스스로의 건강 상태를 제대로 파악하지 못한 사람도 문제를 겪을 가능성이 훨씬 적다. 만성피로, 섬유근육통, 과민성대장증후군 같은 증상이 대표적이다. 정신건강 개선을 위해 모든 사람이 케토제닉 식단을 원하거나 채택할 필요가 없다는 점도 고려했다. 이 책에서 나는 여러분이 인슐린 저항성 스펙트럼에서 어디에 위치하는지 파악하고 대사 요구 사항에 맞게 탄수화물 섭취량을 설정하는 방법을 알려주려 한다. 뇌건강을 위해 선택할 수 있는 방법은 정말 다양하다.

① 조용한 팔레오 식단

표준 팔레오 식단과 마찬가지로 육류, 해산물, 가금류, 달걀, 과일이나 채소를 허용하며, 곡물, 콩류, 유제품, 정제 탄수화물, 알코올, 식물성 기름과 초가공식품은 제외된다.(제외된 식품들은 영양분

접근과 에너지 흐름을 방해하고 염증과 산화 스트레스를 촉진해 뇌건강을 위태롭게 만든다.) 그러나 중요한 차이점이 있다. 조용한 팔레오 식단은 내가 '더 친절하고 부드러운 식물들'이라고 부르는 특별한 목록으로 식물성 식품을 제한한다. 여기서 선택된 과일과 채소들은 당 함량이 낮을 뿐만 아니라 식물이 포식자로부터 자신을 보호하기 위해 포함하는 독성 화학물질 함량도 낮다.

② 조용한 케토제닉 식단

다른 케토제닉 식단과 마찬가지로 탄수화물 함량이 매우 낮고, 단백질 함량은 적당하며, 지방 함량이 높다. 그러나 이 식단은 조용한 팔레오 식단의 음식 목록(고탄수화물 과일과 채소를 제거한)을 기반으로 삼는다는 점에서 대사와 영양 품질을 모두 갖춘 최고의 전략이다.

③ 조용한 육식 식단

보통 육식 식단이 그렇듯 이 계획에는 식물성 식품이 없다(따라서 식물 독소도 없다). 그러나 조용한 육식 식단은 달걀, 유제품이나 가공육처럼 흔히 민감성을 유발하는 동물성 식품도 제외한다. 이 식단은 아직 자신에게 어떤 음식 민감성이 있는지 파악하지 못한 사람에게 도움이 될 것이다. 또한 장 손상, 자가면역 질병이나 기타 고질적이고 알 수 없는 증후군을 겪고 있으나 다른 식이요법에서 효과를 얻지 못했던 사람들에게도 해결책이 될 수 있다.

초기 탐색 단계를 마치고 이 계획 중 하나를 통해 정신건강이 개선된 것을 확인했다면 음식 목록을 더 확장할 수 있다. 허용할 수 있는 한에서 가장 제한이 적고 즐거운 식단을 찾아나가는 것이다.

식단을 바꾸고 마음도 바꾸자

수십 가지 약물을 먹고 수년간 심리 치료를 받았지만, 식습관을 바꾸려는 시도는 어떤 식으로든 해본 적이 없어 여전히 정신건강 문제로 어려움을 겪는 사람들이 있다. 그런 사람들을 보면 마음이 굉장히 아프다. 더 안타까운 것은 그들이 소위 권위자들의 조언대로 통곡물, 콩류, 무지방 유제품, 블루베리, 다크초콜릿, 레드 와인으로 구성된 식단, 즉 뇌에 건강하다고 알려진 식단을 섭취하면서 계속 우울하고, 혼란스럽고, 불안하고, 불안정한 느낌을 받는다는 점이다. 할 수 있는 일이 훨씬 더 많이 남아 있음에도 그들은 모든 것을 다 해봤다고 믿는다. 조현병처럼 심각한 정신 질환을 앓고 있든, 과민증 같은 일상적인 정신건강 문제와 씨름하고 있든 여러분에게 희망이 있다는 걸 알아두길 바란다. 우리는 수십 년 동안 영양에 관해 잘못된 정보를 학습해왔다. 이로 인해 대부분 평생 뇌에 부적절하게 영양을 공급해왔으며, 올바르게 먹으면 기분이 얼마나 좋아질 수 있는지 전혀 모르고 있다.

식단으로 마음을 바꾸려면 식단에 대한 생각도 바뀌어야 한다. 그 여정의 첫 단계는 음식에 대한 선입견을 없애고 새롭게 시작하는 것이다. 우선 영양에 대한 주류의 믿음이 어디서 왔는지 자세히 살펴보자. 그럼 그 믿음이 대중의 신뢰를 받을 자격이 있는지 스스로 결정할 수 있게 될 것이다.

3장

대부분의 영양 지침이
잘못된 이유

∴

출판된 것과 진실은 동의어가 아니다.

—브라이언 노섹Brian A. Nosek, 제프리 스피스Jeffrey R. Spies, 맷 모틸Matt Motyl,
〈과학적 유토피아Scientific Utopia〉

멋진 배 솔즈베리호에는 심각한 문제가 있었다. 1747년 봄, 그 배는 승무원 3백 명을 태우고 영국 플리머스 항구를 떠났다.[1] 그런데 바다에 나간 지 단 8주 만에 선원 중 최소 30명이 괴혈병에 걸리고 말았다. 16~19세기 사이에 약 2백만 명의 선원을 죽인 무시무시한 병 말이다.[2] 해군 외과 의사인 제임스 린드James Lind 박사는 간단한 실험을 직접 수행했다. 기록상 세계 최초의 임상 영양 대조 시험이었다. 그는 이렇게 말했다.

저는 괴혈병 환자 12명을 솔즈베리호에 태웠습니다. 증상은 모두 비슷했습니다. 잇몸이 썩고, 반점과 무기력증을 보였고, 무릎

이 약해졌습니다. … 그들에게는 모두 동일한 식단이 제공되었습니다. … 아침에는 설탕을 넣어 달게 만든 묽은 음식을 먹었고, 저녁에는 가끔 신선한 양고기 국물을, 그 외에는 푸딩, 설탕이 첨가된 삶은 비스킷, 보리, 쌀, 말린 건포도, 사고*와 포도주 등을 먹었습니다.[3]

그는 12명의 환자를 여섯 그룹으로 나누고 어떤 치료법이 도움이 되는지 알아보기 위해 다음과 같이 조치했다.

그룹 1: 하루에 사과주 약 1L
그룹 2: 하루 세 번, 묽은 황산 25방울
그룹 3: 하루 세 번, 식초 2큰술
그룹 4: 하루에 바닷물 약 0.25L
그룹 5: 하루에 오렌지 2개와 레몬 1개
그룹 6: 마늘, 겨자씨, 무 뿌리, 발삼나무 수액, 몰약**을 넣어 만든 약용 반죽

결과는 어땠을까? 린드 박사는 말했다.

실험 결과 오렌지와 레몬을 섭취한 환자 2명에게 가장 갑작스럽고 눈에 띄는 효과가 나타났습니다. 그중 한 사람은 마지막 엿새 동안 멀쩡히 임무를 수행할 수 있게 되었습니다. … 다른 한 사람은 회복이 가장 잘 됐습니다. 몸이 많이 좋아져서 나머지 환자들을 돌보는 유모로 임명되기까지 했습니다.[4]

---

*   사고야자나무에서 나오는 쌀알 모양의 흰 전분으로, 흔히 우유와 섞어 디저트를 만들 때 쓴다.
**   감람과 미르나무속 나무에서 나오는 진액. 향수, 향료의 원료로 사용된다.

린드 박사의 실험 결과는 신선한 감귤류가 괴혈병을 치료할 수 있다는 증거를 제공했다. 거의 4백 년이 지난 지금도 그의 프로토콜은 훌륭한 과학적 방법의 예시로 남아 있다. 과학적 방법이 무엇인지 정의하는 것은 정말 어렵지만, 그 기반이 되는 원리는 옥스퍼드 영어 사전에서 발췌한 과학 자체에 대한 정의로 요약될 수 있다. "관찰과 실험을 통해 물리 세계와 자연 세계의 구조와 행동을 탐구하는 체계적인 연구."[5]

이후 헝가리 과학자인 얼베르트 센트죄르지Albert Szent-Györgyi 박사가 오렌지와 레몬에 들어 있는 치료화학물질이 비타민 C라는 것을 발견해 1937년 노벨상을 받기까지는 거의 2백 년을 기다려야 했다. 이 흥미진진한 발견은 소위 '비타민 시대'라고 불리는 1930~1940년대에 이름을 얻은 수많은 비타민 중 하나의 사례에 불과했다. 화학 혁명, 즉 인류 역사상 처음으로 연구자들이 중요한 식품화학물질을 분리하고 연구할 수 있게 해준 실험실 기술의 발전으로 인해 가능해진 일이다.[6]

1955년 아이젠하워 대통령이 심장마비를 겪으면서 대중들은 심혈관 질병에 큰 두려움을 느끼기 시작했다. 이로 인해 식습관 연구의 초점이 미량 영양소(비타민과 미네랄)에서 다량 영양소(정확히 말하면 지방과 콜레스테롤)로 옮겨갔다. 이는 영양학이 정치적 문제가 된 오늘날에도 여전히 굳건한 지침으로 자리를 지키고 있다. 복잡한 식단 패턴이 심장 발작 같은 질병을 어떻게 유발하는지, 또는 예방하는지 알아내려는 시도 속에서 영양 연구는 20세기 후반에 길을 크게 잃었다. 실험에 기반한 견고한 과학적 방법에서 벗어나, 추측을 기반으로 하는 전적으로 비과학적인 '영양역학'으로 방향을 전환한 것이다. 우리가 주로 먹는 식품이나 건강에 대한 대부분의 견해(이를 테면 식물성 식품이 동물성 식품보다 더 건강하다는 믿음)는 영양역학 연구에서 비롯되었다. 따라서 이런 유형의 연구들이 가지는 심각한 단점을 알고 다른 영양 연구 방법과 비교하는 것이 중요하다.

현대의 영양 연구 방법

식이요법과 질병의 관계를 연구하는 것은 쉽지 않다. 모든 영양 연구 방법이 결점을 가지지만, 어떤 방법은 다른 것들보다 훨씬 신뢰할 만하다. 영양 관련 헤드라인을 볼 때 그것을 탄생시킨 연구 유형이 무엇인지를 먼저 파악하면 해당 헤드라인이 주목할 가치가 있는지 빠르게 결정할 수 있다. 때로 과학자들은 어떤 방법을 가장 신뢰할 수 있는지 의견 차이를 보이지만, 가장 일반적인 순위는 다음쪽의 피라미드와 같다.

피라미드의 맨 아래부터 시작해 위로 올라가보겠다.

영양 '**사례 보고서**'는 특정 식이요법(케토제닉 식단 등)이 단일 환자의 건강에 어떤 영향을 미치는지 설명하고, '**사례 시리즈**'는 유사한 건강 상태를 가진 여러 환자의 사례를 다룬다. 예를 들어 케토제닉 식단이 초기 알츠하이머병을 앓고 있는 사람 5명에게 어떤 영향을 미쳤는지 알아보는 방식이다. 잘 문서화된 사례 보고서는 추가 연구에 영감을 주는 귀중한 정보를 제공하는 경우가 많지만[7] 이는

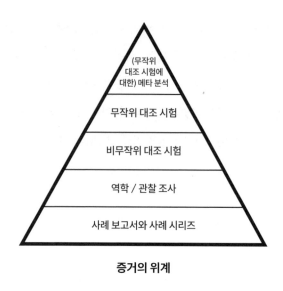

증거의 위계

공식적인 과학 실험이 아니기 때문에 대부분의 증거 피라미드에서 맨 아래에 위치한다.

영양 **'역학'**('관찰'이라고도 한다) 연구에서 연구자들은 많은 사람에 대한 정보를 수집하고 분석해 지역사회의 건강 추세를 설명할 수 있는 패턴을 찾는다. 예를 들어 수천 명을 대상으로 달걀 노른자 식습관과 심장건강 이력에 관해 설문을 실시한 다음, 응답자들이 먹었다고 보고한 달걀 노른자 수와 심장병 사이에 연관성이 있는지, 즉 노른자를 먹은 사람들에게 심장병이 생겼는지 여부를 파악하는 것이다. 헤드라인을 장식하는 영양학 연구 중 가장 큰 비중을 차지하는 것이 바로 이 역학 연구인데, 아마 비용이 저렴하고 상대적으로 수행하기 쉽기 때문으로 보인다.

'비무작위 대조 시험'은 유사한 건강 상태를 가진 지원자를 두 그룹, 즉 실험군(식단 변경)과 대조군(비교용)으로 나눠 결과를 살펴보는 실험이다. 달걀 노른자가 혈중 콜레스테롤 수치에 미치는 영향을 검사하는 실험을 가정해보자. 연구자는 실험군에 있는 사람들에게 콜레스테롤이 풍부한 달걀 노른자를 하루 2개 먹이고, 대조군 사람들에게는 콜레스테롤이 없어 수치에 영향을 미치지 않을 것으로 예상되는 달걀 흰자를 하루 2개 제공할 수 있다. 실험이 끝나면 두 그룹의 콜레스테롤 수치를 비교해 달걀 노른자가 얼마나 큰 차이를 만들어내는지 확인한다. 이때 어떤 지원자가 어떤 그룹에 참여할지 무작위로 정해지지 않기 때문에 이 방식을 '비무작위 시험'이라고 부른다. 이럴 경우 연구자나 지원자가 누가 어떤 그룹에 속할지 직접 결정해 결과에 영향을 미칠 수 있다.(린드 박사의 괴혈병 실험은 어떤 선원이 어떤 치료를 받을지 결정했기 때문에 비무작위 대조 실험으로 간주된다.)

'무작위 대조 시험'이 피라미드의 정점 바로 아래에 위치한다. 과학 연구계에서 최적의 표준으로 널리 알려진 이 시험은 두 가지 관심 항목, 예를 들어 달걀 노른자와 콜레스테롤 수치 같은 변수 사이에 인과관계가 있는지 탐색하는 가장 좋은 방법으로 간주된다. 연구자나 지원자가 노른자를 먹을 팀과 흰자를 먹을 팀의 구성원을 직접 선택하는 대신, 일반적으로 컴퓨터가 지원자를 무작위로 배치해 인간의 편견이 결과에 영향을 미칠 가능성을 줄인다. 가장 잘 설계된 무작위 대조 시험은 '이중 맹검' 방식으로, 연구자와 지원자 모두 누가 실험군에 있고 누가 대조군에 있는지 알 수 없다.

피라미드 꼭대기에 자랑스럽게 자리 잡은 연구 방법은 **'메타 분석'**이다. 여러 무작위 대조 시험의 결과들을 모아 그룹으로 분석해 추세를 찾는 방식이다.

잘 설계된 무작위 대조 시험은 물을 흐릴 수 있는 다른 요인을 최소화하기 때문에 특정 음식의 개입이 연구 결과에 직접적인 책임이 있다고 결론 내릴 수 있게 돕는다. 예를 들어 내 알츠하이머병 환자 중 한 사람이 케토제닉 식단을 시도하고 3주 뒤에 기억력 검사 결과가 훨씬 좋아졌다고 말하면 흥미로운 사례 보고가 될 수 있다. 그것이 첫 번째 보고라면 더욱 그럴 것이다. 하지만 정말 케토제닉 식단이 기억력 개선에 영향을 미쳤는지 어떻게 알 수 있을까? 어쩌면 정크푸드를 끊었거나 종합비타민제를 복용하는 등 환자가 나에게 말하지 않고 다른 변화를 줬을 가능성도 있다. 또는 가족들 중 누군가가 케톤 식단에서 좋은 효과를 봤기 때문에 이미 그 식단을 굳게 믿고 있었을지도 모른다.(치료법을 신뢰하는 사람들은 그 치료에서 효과를 볼 가능성이 더 높다. 이를 '플라시보 효과'라고 한다.) 어쩌면 알츠하이머병 환자 10명에게 이 식단을 시도했는데 오직 그 환자만 개선되었을 수도 있다. 그러나 나는 케토제닉 식단의 열렬한 지지자이기 때문에, 가장 희망적인 소식만 공유하고 싶어 다른 아홉 가지 사례는 발표하지 않았을 수도 있다.

무작위 대조 시험은 상황을 흐릿하게 만들 수 있는 이런 변수를 최소화하려고 노력한다. 뉴질랜드 연구자들이 알츠하이머병 환자를 대상으로 케토제닉 식단과 저지방 식단을 비교하는 무작위 대조 시험을 실시했을 때, 그들은 컴퓨터를 사용해 26명의 지원자를 무작위로 두 그룹으로 나눴다. 그리고 모두에게 동일한 식단 지침을 제공하고 동일한 종합비타민 보충제를 섭취하라고 지시했

1부 두뇌식품 다시 생각하기

다. 그들은 지원자들에게 두 식단 모두 잠재적으로 건강할 수 있다고 말했으며, 지원자들은 자신이 어떤 식단을 따르고 있는지 연구자에게 밝힐 수 없었다.[8] 이러한 설계 덕분에 연구자들이 기록한 삶의 질과 지적 기능의 향상은 비타민 보충이나 지원자의 기대감 같은 다른 변수가 아닌 케토제닉 식단에서 기인했을 가능성이 높아졌다. 즉 케토제닉 식단 자체가 이런 개선을 일으켰을 가능성이 높다는 뜻이다.

영양학 연구의 한계

피라미드에서 상당히 높은 위치를 차지하는 무작위 대조 시험조차 음식 연구에 사용될 때는 한계를 지닌다.[9] 제약회사들은 특정 약물과 위약을 비교해 안전성과 효과를 검사하기 위해 늘 무작위 대조 시험을 활용하지만, 식단의 경우 시험 설계가 어렵고 비용도 많이 들기 때문에 영양 연구에서는 자주 사용되지 않는다.

　　통제의 문제: 식단 연구에서 한 번에 하나의 변수만 연구하는 것은 불가능하다. 식단에 변화를 줄 때는 다른 변수에도 함께 영향을 미칠 수밖에 없기 때문이다. 예를 들어 '노른자 팀'이 하루에 달걀 노른자 2개를 먹고 '흰자 팀'이 하루에 달걀 흰자 2개를 먹는다면, 두 식단의 차이는 콜레스테롤 함량에만 국한되지 않는다. 흰자 팀은 더 적은 칼로리, 더 적은 영양분, 더 적은 지방을 섭취하게 된다. 이런 추가 변수 혹은 혼란 요인은 영양학 무작위 대조 시험이 적절한 제어 조건을 설계하고 그 결과를 해석하는 것을 어렵게 만든다.

　　눈가림 문제: 약물 무작위 대조 시험에서 연구자는 아무런 표시

도 없는 캡슐을 이용해 그 안에 든 의약품이나 위약의 정체를 감출 수 있지만, 영양학 무작위 대조 시험에서 실험자의 눈을 가리기는 정말 어렵다. 특히 개별 영양소나 성분이 아닌 하나의 식품을 연구하는 경우 더욱 그렇다. 비타민과 식품화학물질은 캡슐에 숨기거나 음료에 섞을 수 있을지 모르지만, 바나나 같은 자연식품을 어떻게 감출 수 있겠는가? 식단 연구에 참여한 실험자는 일반적으로 실험 변수인 음식을 직접 보고, 냄새 맡고, 맛볼 수 있다. 이는 연구에서 사람들이 생각하고 행동하는 방식에 영향을 미칠 가능성이 있다.

시간과 장소의 문제: 모든 식사를 실험실 주방에서 만들고 모든 지원자를 대사 연구 병동에 입원시켜 정확한 섭취량을 기록하지 않는 한, 지원자가 먹는 모든 것을 통제하고 문서화하기는 어렵다. 지원자에게는 불편함과 스트레스를 안겨주고 연구자 입장에서는 비용이 많이 들기 때문에 이런 엄격하고 장기적인 식단 실험은 매우 비실용적이다. 이런 이유로 연구자들은 인간 대신 동물이나 시험관을 통해 영양학 무작위 대조 시험을 수행하곤 한다.

인간을 통제하는 것보다 동물과 실험실 샘플을 통제하는 것이 훨씬 쉽다. 그런 실험의 경우 시간, 장소, 통제나 눈가림 문제를 어느 정도 해결할 수 있지만, 현실 세계가 아닌 세심하게 통제된 실험실 환경에서는 완전히 새로운 문제가 발생한다.

동물 대상 무작위 대조 시험의 오류

동물을 대상으로 영양학 무작위 대조 시험를 실시할 때 가장 명백한 문제는 그 동물이 인간이 아니라는 점이다. 동물에게는 종마다 다른 식단이 필요하다.

1913년, 젊은 러시아 병리학자 니콜라이 아니치코프Nikolai Anic-hkov는 식이 콜레스테롤과 심장병의 관계에 관심을 가졌다. 식이 콜레스테롤이 정말 혈중 콜레스테롤을 높이고 동맥에 축적되어 심장병을 유발할 가능성이 있는지 궁금했던 것이다. 이 가설을 검증하기 위해 그는 한 그룹의 토끼에게 해바라기유를 먹였고(대조군), 다른 그룹 토끼에게는 해바라기유와 정제된 콜레스테롤을 먹인 다음(실험군) 혈중 콜레스테롤 수치를 측정하고 동맥을 검사했다. 그의 글을 살펴보자.

> 그런 동물들의 혈액에서는 콜레스테롤 함량이 엄청난 증가를 보이는데, 어떤 경우는 정상적인 양의 몇 배에 달한다. 따라서 이러한 실험 동물의 경우 (음식을 통해) 섭취한 콜레스테롤이 몸에 다량 흡수되었고, 그 다량의 지방질이 체액을 타고 순환하다 몸속 조직에 축적되었다고 해석될 수 있다.[10]

결과를 간단히 설명하자면, 토끼의 혈중 콜레스테롤 수치가 정상 수준의 10배 이상까지 급상승하여 몇 주 만에 혈관에 지방 축적물이 나타났다. 아니치코프의 실험은 처음으로 식이 콜레스테롤과 혈중 콜레스테롤 수치의 상승, 심혈관 질병 간의 명확한 연관성을 보여준 고전적인 실험으로 간주된다. 하지만 정말 그럴까?

토끼는 초식 동물이다. 토끼의 몸은 콜레스테롤이 든 동물성 식품을 섭취하도록 진화하지 않았다. 다른 연구자들이 쥐나 개 등 잡식 동물을 대상으로 아니치코프의 발견을 재현하려고 시도했을 때 혈중 콜레스테롤 수치는 거의 변하지 않았고 동맥은 깨끗한 상태를 유지했다. 잡식 동물은 몸 안에 들어오는 콜레스테롤을 안전하게 처리할 수 있는 장비를 갖추고 있기 때문일 것이다. 토끼의 동맥 침착물을 주의 깊게 조사한 결과 인간의 죽상동맥경화반과 거의 유사하지 않은 것으로 나타났으며 토끼가 심장마비를 앓았다는 언급도 전혀 없다. 콜레스테롤을 계속 투여한 토끼는 죽었지만 심장병으로 인한 것은 아니었다. 그들은 지방간경변, 용혈성 빈혈을 일으키며 쇠약해졌다. 다시 아니치코프의 말을 들어보자. "콜레스테롤을 먹은 토끼는 식욕부진, 무기력, 점진적이고 심각한 체중 감소, 털이 얇아지는 현상이 나타났다. 동물들은 결국 악액질* 상태에서 죽었다."[11]

이 뛰어난 실험은 콜레스테롤이 인간의 심장을 위험에 빠뜨린다는 것을 보여주지 못했다. 그저 콜레스테롤이 '토끼'에게 유독하다는 것만 보여주었다. 이런 불편한 사실을 통해 배울 수 있었던 것은 그저 토끼가 콜레스테롤 연구에는 매우 적합하지 않은 실험동물이라는 점이다. 그럼에도 많은 콜레스테롤 과학자는 니콜라이 아니치코프의 연구를 존경하고 그의 기술을 부활시켜 다시 토끼를 방법론에 포함시켰으며, 이는 오늘날까지도 이어지고 있다.

동물 연구를 해석할 때 알아야 할 중요한 문제는 서로 다른 종 사이의 생리학적 차이뿐만이 아니다.[12] 실험실 동물들은 극심한 스

---

* 암과 같은 악성 질환이 진행되었을 때 나타나는 몸이 쇠약해지는 증상.

트레스를 주는 인공적인 실내에 갇혀 그들에게 부적합한 초가공 식단을 강요당한다. 근친교배는 흔한 일이며, 많은 동물이 당뇨병 이나 암과 같은 질병을 더 쉽게 발병시키기 위해 유전자 혹은 약학적으로 조작된다.

시험관 대상 무작위 대조 시험의 오류

시험관을 활용하는 영양학 연구는 독립적으로 분리된 식품화학물질이 시험관과 페트리 접시 위에 놓인 살아 있는 세포나 조직에 어떤 영향을 미치는지 조사한다. 이런 유형의 연구는 브로콜리, 블루베리, 비트처럼 슈퍼푸드 특성이 있다고 여겨지는 식물성 식품의 추출물을 검사할 때 자주 사용된다. 그러나 안타깝게도 이러한 실험은 영양과 인간 건강에 대해 거의 아무것도 알려주지 않는다. 일반적인 인간들의 '식사'는 플라스틱 용기에 있는 세포들에게 식품화학물질을 주입하는 것이 아니기 때문이다. 우리는 그런 화학물질들을 음식의 형태로 삼킨다. 살아 있는 세포가 인체에서 분리되면 매우 다르게 행동하기 시작하며, 실제로 우리 몸에 들어온 많은 식품화학물질은 소화되거나 혈액으로 흡수되지 않고 면역 체계에 의해 빠르게 제거된다. 즉 어떤 물질이 페트리 접시에서 암세포를 죽일 수 있다고 해서 그것이 살아 있는 인체의 종양을 제거한다는 의미는 아니다.

영양역학은 아직 갈 길이 멀다

모든 연구 방법에는 약점이 있지만, 신중하게 설계하고 책임감 있게 해석한다면 어떤 방법이든 식품과 인간 건강의 관계를 더 잘 이해하도록 도울 수 있다. 심지어 통제되지 않은 시험조차 가치 있을 수 있다.[13] 제임스 린드가 비교를 위한 대조군 없이 괴혈병에 걸린 30명 모두에게 감귤류 과일을 먹였을 때 그들 중 누구도 개선되지 않았다면 그 역시 확실히 보고할 가치가 있었을 것이다. 실제로 피라미드 내의 모든 방법론은 의미 있는 데이터를 생성할 수 있는 잠재력을 가진다. 대부분의 역학 연구들조차 말이다. 단, 인간 영양에 대한 역학 연구는 예외다. 이번 장에서 나는 영양역학 연구를 통해 만들어진 식품이나 인간 건강에 관한 모든 주장을 완전히 무시할 수 있고 무시해야 한다는 점을 여러분에게 보여주고자 한다.

역학 연구는 보통 증거 계층 피라미드의 중간에 위치하지만, 이는 모든 역학 연구가 동일하게 생성되지는 않는다는 사실을 간과한 배치다. 역학은 전염병이나 비타민 결핍을 연구할 때 유용할 수 있지만 식습관과 인간 건강의 관계를 살피는 역학 연구는 완전히 비과학적이기 때문에 피라미드에 전혀 속하지 않는다고 주장하고 싶다.

전염병 역학 분야는 1800년대 중반에 탄생했는데, 많은 사람이 그 기원을 영국 의사 존 스노우John Snow에게서 찾는다. 런던 소호 지역에서 치명적인 콜레라가 발생했을 때 스노우 박사는 오염된 물이 원인일 수 있다고 의심했다. 이 가설을 탐구하기 위해 그는 마

1부 두뇌식품 다시 생각하기

을 사람들의 물 사용 습관을 인터뷰하고 감염이 발생한 위치를 꼼꼼하게 파악했다. 마침내 그는 눈에 띄는 패턴을 발견했다. 콜레라에 감염된 사람들의 집은 대부분 브로드 스트리트에 위치한 공공 수도 펌프 주변에 밀집해 있었다.

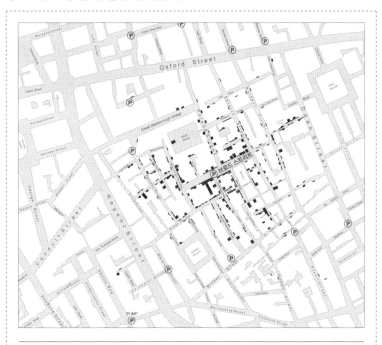

1854년 런던 소호 지역 지도에서 공공 수도 펌프는 동그라미 친 알파벳 P로 표시되어 있고 콜레라 감염 사례는 검은색 칸으로 나타나 있다. 대부분의 콜레라 감염 사례는 브로드 스트리트 수도 펌프 근처에 밀집해 있다.

존 스노우, 《콜레라 전파 경로에 대하여On the Mode of Communication of Cholera》 (런던: 처칠, 1855), 지도 1.

브로드 스트리트 펌프와의 거리와 콜레라 감염 사이의 연관성은 너무 강력해서 회의적인 시 공무원들조차 브로드 스트리트 펌프의 손잡이를 제거해야 한다는 주장에 설득되었다. 지역 주민들이 더 이상 그 펌프에서 물을 길을 수 없게 되자 전염병은 신속히 종식되어 스노우 박사의 가설이 확증되었다.

이후 역학은 담배 연기나 코로나19와 같은 '정량화 가능한 단일 독소'로 인해 발생하는 다른 질병을 이해하는 데 유용한 것으로 입증되었다. 역학적 방법으로 질병을 연구할 때는 임상 시험 대신 체계적인 분석과 패턴 인식에 의존하기 때문에 '관찰'로 간주된다. 건강한 사람을 잠재적으로 치명적인 박테리아, 바이러스 또는 담배에 의도적으로 노출시키는 비윤리적인 시험은 실행할 수 없기 때문이다.

스노우 박사의 획기적인 콜레라 연구 이후 한 세기가 지난 시점에서, 이전 장에서 만난 영양학자인 월터 윌렛 교수는 식이요법과 만성 질병 연구에 역학 관찰 방법을 적용하기 시작했다. 그가 이 접근법을 사용한 최초의 인물은 아니지만(이전 장에서 소개한 안셀 키스 박사는 역학을 사용해 포화지방과 심장병의 관계를 연구했다) 많은 사람은 윌렛 교수를 영양역학의 창시자로 간주한다. 그는 이 주제에 관해 권위 있는 교과서를 집필하고 영양과 공중보건 분야에서 2천 편 이상의 연구 논문을 공동 집필했으며, 그 내용은 계속해서 전 세계에 엄청난 영향력을 행사하고 있다.

전염병 역학이 감염과 독소로 인해 빠르게 발병하는 치명적인 질병을 이해하고 싸우는 데 도움이 된다면, 왜 제2형 당뇨병, 심혈관 질병, 알츠하이머성 치매처럼 식단으로 인해 서서히 발병하는 만성 질병을 이해하고 싸우는 것은 도울 수 없을까?

첫째, 콜레라를 일으킬 수 있는 것은 단 하나, 콜레라 독소다. 이런 명확하고 직접적인 관계와는 달리 만성 질병은 "거의 항상 여러 가지 원인이 있다"고 윌렛 교수는 말한다. "식이요법뿐만 아니라 유전자적, 직업적, 심리사회적, 감염성 요인들도 영향을 줄 수 있고, 신체 활동 수준이나 행동 특성 등 그밖의 수많은 변수들이 있다."[14]

둘째, 스노우 박사는 두 가지 구체적인 변수에 초점을 맞췄다. 사람들이 어디서 물을 구하는지, 병에 걸렸는지 아닌지의 여부는 어느 집이든 확실히 대답하기 쉬웠다. 반면 식단은 윌렛 교수도 인정하듯 "강하게 상호 연관되어 있어 지나치게 복잡한 상태를 나타내며" 소비 패턴도 시간이 지나면서 크게 달라진다.[15] 곧 살펴보겠지만 사람들의 식단에 관해 구체적인 데이터를 얻는 것은 불가능하다. 그리고 데이터가 없으면 과학도 발전할 수 없다.

그러나 이 치명적인 결함마저도 영양역학의 비상을 막지 못했다. 1940년대부터 영양역학 연구자들은 음식과 인간 질병에 대한 가설을 세우고 사람들의 식습관을 인터뷰했다. 그리고 정말 특정 음식과 질병 사이의 연관성이 있는지 알아보기 위해 답변의 패턴을 찾아나섰다. 예를 들어 연구자가 달걀 노른자의 콜레스테롤이 심장병을 유발한다는 가설을 세우고, 달걀 노른자를 많이 먹는다고 보고한 사람들이 심장병에 걸릴 가능성이 더 높다는 사실을 발견한 경우, 그들은 그 연관성에 대한 논문을 작성해 과학 학술지에 싣는다. 대부분의 독자는 그 논문을 읽고 달걀 노른자가 심장건강을 위협한다는 과학적 증거가 포함되었다고 믿겠지만 사실은 그렇지 않다.

과학적 방법에는 가설 수립과 실험 수행이라는 두 단계가 필요하다는 점을 기억해라. 스노우 박사는 상수원과 콜레라 감염자에 대한 데이터를 수집해 브로드 스트리트 펌프에서 나온 물이 사람들을 병들게 한다는 가설을 세웠다. 거기서 멈추지 않고 시 공무원들에게 브로드 스트리트의 펌프 손잡이를 제거하는 일종의 실험에 동참해달라고 설득했다. 그의 이론이 정말 유효한지 확인하기 위해서였다. 그 결과 콜레라 감염률이 급격히 떨어졌기 때문에 실험은 존 스노우의 가설을 뒷받침했다.

영양역학자들은 무슨 일이 일어나는지 파악하기 위해 사람, 동물, 또는 세포가 든 플라스크의 식단을 바꾸지 않는다. 사실 그들은 어떤 종류의 실험도 수행하지 않는다. **실험이 부재한다는 사실이 영양역학을 완전히 비과학적인 학문으로 만든다.** 좋은 과학은 자기 수정을 거듭하며 우리가 진실에 더 가까이 다가갈 수 있게 한다. 어떤 이론을 실험해보지 않는다면 얼마나 옳고 그른지 결코 알 수 없다. 만약 그 이론이 틀렸을 경우에도 실험을 회피하면 재평가할 필요 없이 계속 믿을 수 있다. 실제로 영양역학이 제시한 많은 대중적인 이론은 인간 생물학에 정면으로 맞서지만 여전히 유효하게 여겨진다.

슬프게도 영양에 대한 믿음은 대부분 이렇게 생물학적으로 비논리적인 모래 기둥 위에 세워졌다. 한 가지 예로 '매일 아침 블루베리를 얹은 오트밀을 먹으면 치매 예방에 도움이 된다'라는 믿음을 뒷받침하는 인상적인 연구를 자세히 살펴보자.

베리류를 먹었을 때 뇌에서 일어나는 일

하버드 영양역학 연구 그룹은 다양한 베리류에 들어 있는 항산화제가 나이 든 여성의 기억 상실을 예방하는 데 도움이 되는지 주목했다. 그들은 14년에 걸쳐 1만 6천 명이 넘는 중년 여성의 식습관을 연구했다. 그런 다음 추가로 6년에 걸쳐 정기적으로 기억력 징후를 검사했다. 정교한 통계로 관찰 결과를 분석한 끝에 일주일에 두 번 이상 딸기와 블루베리를 먹는다고 보고한 여성이 그렇지 않은 여성보다 기억력 저하 속도가 더 느린 것으로 나타났다. 짜잔! 그들은 베리류와 기억력 보호 사이의 연관성을 발견해냈다.

그 연구자들은 하버드에서 20년 동안 수천 가지 주제를 연구한 사람들이었고, 해당 연구 결과는 전 세계 수많은 여성의 삶을 개선할 잠재력을 가지고 있었다. 따라서 곧 권위 있는 학술지인 《신경학 연보Annals of Neurology》에 게재되었다. '인지 기능 저하와 관련된 베리류와 플라보노이드의 섭취에 관한 연구'라는 제목의 글은 언론의 폭넓은 관심을 받았으며[16] 곧이어 세간의 이목을 끄는 헤드라인들이 등장했다.

"블루베리와 딸기를 먹으면 기억력 저하를 예방할 수 있다는 연구 결과가 나왔다" – CBS뉴스[17]
"두뇌를 위한 식품: 딸기가 인지 저하를 늦춘다" – 타임지[18]
"베리류가 우리 두뇌를 예리하게 만든다" – 하버드가제트[19]

그러나 이는 영양역학 연구였기 때문에 베리류가 뇌건강에 어떤 영향을 미치는지 아무것도 말해줄 수 없다. 지금부터 그 이유를 들려주겠다.

기억은 정확한 측정 방식이 아니다

과학은 데이터를 요구한다. 정의된 내용에 따르면 데이터는 '객관적'이고 '정량화'가 가능해야 한다. 베리 연구에서 연구자들은 14년 동안 사람들이 실제로 무엇을 먹었는지 기록하지 않았다(사실상 불가능한 일이다). 대신 참가자들의 식습관을 조사하기 위해 '반정량적 음식 빈도 설문지FFQ'를 제시했다. 다음은 그 연구의 음식 빈도 설문지에 나온 베리류 관련 질문이다. 당신이라면 이 질문에 얼마나 정확하게 답할 수 있겠는가?

지난 1년 동안 각 식품의 평균 섭취량을 적어주십시오.

(1년 전체에 걸쳐 계절별 평균 섭취량을 따져보십시오.
예를 들어 멜론을 제철인 3개월 동안 주4회 먹었다면 평균 섭취량은 주1회가 됩니다.)

	전혀 또는 월 1회 미만	월 1-3회	월 2-4회	주 1회	주 2-4회	주 5-6회	하루 1회	하루 2-3회	하루 4-5회	하루 6회 이상
건포도(30g 이나 작은 팩) 또는 포도										
자두(½컵)										
바나나(1개)										
멜론(¼통)										
수박(1조각)										
신선한 사과 또는 배(1개)										
사과주스 또는 사과주(작은 잔)										
오렌지(1개)										
오렌지주스 (작은 잔)										
자몽(½개)										
자몽주스 (작은 잔)										
기타 과일주스 (작은 잔)										

1부 두뇌식품 다시 생각하기

딸기: 생과, 냉동, 통조림(½컵)									
블루베리: 생과, 냉동, 통조림(½컵)									
복숭아, 살구, 자두: 생과(1개), 통조림(½컵)									

출처: 프랭크 스파이저 외. '간호사들의 건강연구 질문지(1984 Long)' 간호사 건강 연구,
https://nurseshealthstudy.org

이 설문지는 지난 1년 동안 다양한 과일들을 얼마나 자주 먹었
는지 떠올려보라고 요청한다. 특정 과일을 제철에만 먹었다면 제철
섭취량을 연간 평균으로 변환하기 위해 계산도 해야 한다. '모른다',
'기억이 안 난다', '진심으로 묻는 거냐'라고 답할 수 있는 선택지는
없으며, 확신하지 못한다 해도 특정 수량을 입력해야 한다.

우리는 보통 지난 12일 동안 무엇을 먹었는지도 기억하지 못
한다. 이런 상황에서 누군가가 12개월 동안 무엇을 먹었는지 확실
하게 기억할 것이라고 기대한다면 완전히 비현실적이다. 과학자
들은 인간의 기억에 오류가 있다는 사실을 오래전부터 인식했다.
1984년에 러셀 버나드H. Russell Bernard를 포함한 연구자들은 다양한
분야의 설문지 기반 연구를 검토해 "평균적으로 정보 제공자가 보
고하는 내용 중 약 절반이 어떤 면에서든 부정확할 수 있다"[20]라고
결론내렸다.

인간의 기억은 의식적, 무의식적으로 왜곡될 수 있다. 어떤 사
람은 자신이 실제보다 더 건강하게 먹는다고 믿을 수도 있고, 또 어
떤 사람은 자신이 형편없이 먹는다는 것을 알고 음식을 고를 때 수
치심을 느낄 수도 있다. 이런 감정은 설문자들의 답변에 영향을 미

칠 수 있다. 성인 240명에게 '영양 연구에 참여하게 된다면 식단을 묻는 질문에 어떻게 대답할 것인가' 물었을 때 29%는 솔직하게 대답하지 않겠다고 답했고, 46%는 정확하게 대답할 수 없을 것 같다고 말했다.[21] 결국 중립적이고 객관적인 '측정'과 달리 음식 빈도를 묻는 설문지는 왜곡되고 주관적인 추정치를 생성한다.

설상가상으로 연구자들은 정확성에 관심이 없는 것 같다. 앞서 살펴본 베리류 설문지는 상당히 모호하고 임의적인 제공량('1조각'이나 '작은 잔' 등)을 제시했다. 이는 **무의미하고 비과학적인** 양이다. 실험실 화학자를 위한 프로토콜에 '작은 유리컵 1잔'만큼의 염산이 필요하다고 적혀 있는 것을 상상할 수 있겠는가? 하버드 대학 화학 교수 에드거 브라이트 윌슨 주니어E.B. Wilson Jr.는 교과서 《과학 연구 입문An Introduction to Scientific Research》에서 "정확도를 전혀 알 수 없는 측정은 아무 소용이 없다"고 말한다.[22]

실제로 이 연구에 사용된 설문지의 이름은 '반정량적 음식 빈도 설문지'다. '반정량적'이라는 용어는 말 그대로 '정량적인 것보다 정밀도가 낮다'는 의미이므로 이 연구 방법이 부정확할 수 있음을 알려준다.[23]

너무 드문 음식 빈도 설문조사의 문제점

단일한 설문지를 사용해 1년 동안 어떤 음식을 먹었는지 파악하는 일은 심각한 오류를 초래할 수 있다. 그런 설문지로 수년간의 음식 선택 경향을 알아내겠다는 목표는 터무니없다. 연구자들이 수년 또는 수십 년에 걸쳐 영양역학 연구를 진행하는 동안 음식 빈도 설문이 실시되는 횟수는 많아야 1년에 한 번이다. 베리류 연구에서는 15년 동안 겨우 다섯 번 실시되었다. 연구자들은 전체 베리 섭취량이 얼마나 되는지 추산하기 위해 5개 답변의 평균을 계산했다. 이후 기억력 검사가 실시되는 6년 동안 음식 섭취량에 대해 전혀 묻지 않았다. 설령 그 설문지가 데이터 수집 면에서 신뢰할 수 있는 수단이더라도 1980~1994년에 먹은 베리류가 1995~2001년에 발생한 모든 기억 문제에 전적으로 책임이 있고, 연구자들이 설문을 멈춘 시기의 새로운 식습관이 기억력에 영향을 미치지 않았다고 보기는 매우 어렵다. 이 연구를 본 어떤 의사가 인지 기능 저하를 우려하는 환자를 돕기 위해 임상 실습에서 똑같은 방식을 적용한다고 상상해보자.

> 환자: 의사 선생님, 요즘 기억력이 점점 떨어지는 것 같아요.
>
> 의사: 음, 바바라 씨. 연구 결과에 따르면 기억력 문제는 베리류 결핍으로 인해 발생할 수 있는 것으로 나타났습니다. 10년 전에는 딸기와 블루베리 반 컵을 일주일에 몇 번이나 먹었습니까?

현대 식단은 영양역학에 비해 너무 복잡하다

베리 연구가 시작된 1990년대에 미국의 평범한 슈퍼마켓은 약 7천 개의 식품을 제공했다.[24] 그러나 이 연구에서 사용된 음식 빈도 설문지는 130개의 식품만을 고려했다. 당시 소비자가 이용할 수 있는 식품의 2%도 안 되는 비율이었다. 스탠퍼드 대학 역학 교수인 존 이오아니디스John Ioannidis는 2018년 '영양역학 연구 개혁의 과제'라는 기사에서 이렇게 말했다. "사람들은 매일 수백만 가지 조합으로 수천 가지 화학물질을 소비한다. 음식 종류는 25만 개 이상이고, 잠재적으로 먹을 수 있게 될 품목은 훨씬 더 많으며, 식용 식물만 해도 30만 가지가 넘는다."[25]

베리 연구에 사용된 설문지는 단 15개의 과일만 포함하기 때문에 그런 복잡성을 포착하는 데 실패했다고 볼 수 있다. 설문에 참여한 여성들이 먹었을 블랙베리, 체리, 키위, 파파야, 무화과, 망고, 대추, 파인애플, 감로멜론,* 플랜틴 바나나**, 라즈베리, 크랜베리의 수는 중요하지 않은 것으로 간주되었다.

영양역학의 결점을 기꺼이 인정하는 어떤 지지자들은 무작위 대조 시험에도 한계가 있다고 지적한다. 또 이토록 복잡한 식단 선택이 인간 건강에 어떤 영향을 미치는지 장기적으로 탐색하기 위해서는 무작위 대조 시험을 사용할 수 없다고 올바르게 지적한다. 그들은 영양역학이 수십 년에 걸쳐 대규모 인구를 연구하고 다양한 변수를 고려할 수 있는 고유한 능력을 가진다고 주장한다. 월터 월렛 교수와 동료들은 2015년에 이렇게 썼다.

컴퓨터가 자동으로 처리하는 자기기입식 음식 빈도 설문지는 비용이 저렴하고 참가자의 부담도 적기 때문에 대부분의 대규모

---

* 머스크멜론 재배종의 하나. 껍질이 노란색을 띄며 엷은 푸른색의 살은 즙이 많다. 단맛은 다른 멜론보다 떨어진다.
** 플랜틴 바나나는 요리용 바나나라고도 불리는데, 일반적으로 먹는 후식용 바나나와 달리 크기가 크고 모났으며 단맛이 적다.

집단 연구에서 음식 섭취량을 평가하는 유일한 옵션이다. … 이런 기능을 이용해 시간의 흐름에 따라 반복적인 평가가 가능하며, 장기적인 식단 변화를 포착하는 데도 중요한 요소다. … 영양역학은 완벽한 과학과는 거리가 멀지만 해당 분야를 철저히 이해한다면 독립적으로 생활하는 연구실 밖 개체군으로부터 식단과 건강의 결과에 대한 귀중한 통찰력을 얻을 수 있다.[26]

다시 말해, 영양역학 연구 방식의 부정확성을 받아들이고 그것을 통해 얻을 수 있었던 정보에 감사해야 한다는 말이다. 비록 결함이 있더라도 우리가 할 수 있는 최선이었기 때문이다. 그러나 이런 데이터 수집 문제는 빙산의 일각에 불과하다.

연관성이 반드시 인과관계를 보여주는 것은 아니다
아무리 신중하게 설계된 역학 연구도 잠재적인 원인과 특정 질병 사이의 가설적 연관성만 기록할 수 있을 뿐 둘 사이의 인과관계를 확립할 수는 없다. 어떤 이론이든 현실 세계에서 검증되지 않는다면 그저 직감으로만 남을 뿐이다. 스노우 박사의 콜레라 이론은 수도 펌프 손잡이가 제거되기 전까지는 단지 이론에 불과했다. 베리류를 더 많이 먹는다고 보고한 사람들이 그렇지 않은 사람들보다 인지 저하를 덜 겪는 것으로 보인다고 해서 반드시 베리가 기억력과 관련이 있는 것은 아니다. 둘 사이의 관계는 순전히 우연일 수 있다.

마찬가지로, 프레첼을 더 많이 먹는다고 보고한 사람들이 알코올 중독에 걸릴 가능성이 높다고 해서 반드시 프레첼이 알코올 중독을 유발한다고 볼 수는 없다. 이는 어쩌면 술을 많이 마시는 사람들이 무료 프레첼이 제공되는 바에 더 자주 간다는 의미일 수도 있다. 그러나 영양역학 분야에서는 아래처럼 양자 사이의 인과관계를 암시하는 언어를 사용해 아직 검증되지 않은 연관성을 공표하는 일이 완전히 허용되는 것으로 보인다.

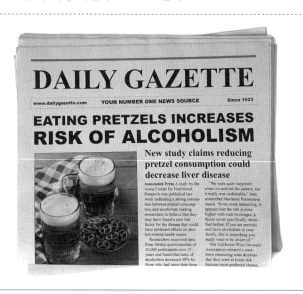

"프레첼을 먹으면 알코올 중독 위험이 높아진다."

출처: 수잰 스미스

프레첼이 알코올 중독을 유발한다는 생각은 터무니없다. 나는 논리적 결함이 많은 발견을 지나치게 비약해 헤드라인으로 내거는 것이 얼마나 엉터리인지 설명할 때 이 기사를 즐겨 사용한다. 특히 붉은 고기와 암처럼 우리가 서로 관련성이 높다고 믿는 두 가지 사이에 연관성이 발견되면 액면 그대로 헤드라인이 될 가능성이 높

            1부 두뇌식품 다시 생각하기

다. 믿는 대로 보게 되는 것이다.

영양학이 아닌 다른 학문 분야에서는 역학 조사를 통해 발견한 연관성이 확실히 두 변수 사이의 인과관계를 입증하는 데 도움이 된다. 의학통계학 및 전염병학 교수이자 무작위 임상 시험을 실시한 최초의 과학자인 오스틴 브래드포드 힐Austin Bradford Hill은 역학자들이 어떤 연관성을 인과관계로 해석할 수 있는지 결정할 때 도움이 되는 아홉 가지 '관점'을 제시했다. 강도, 일관성, 특이성, 시간성, 생물학적 구배, 타당성, 통일성, 실험, 분석이라는 아홉 가지 관점은 1965년에 발표된 그의 논문 〈환경과 질병: 연관성인가 인과관계인가〉[27]에서 처음 소개되었다. 소위 **브래드포드 힐 기준**이라고 불리는 이 기준은 오늘날 월터 윌렛 교수를 포함해 현장에서 일하는 역학자들에게 유익한 고려 사항으로 여겨진다.[28]

그 아홉 가지 기준을 모두 논의하는 것은 이 책의 영역을 벗어나므로 그중 맨 첫 번째이자 가장 중요한 기준인 연관성의 강도, 즉 '연관성이 강력해야 한다'는 주장에 초점을 맞춰보자.

역학자들은 종종 상대 위험도라는 기준으로 연관성의 강도를 표현한다. 흡연과 폐암을 예로 들면 흡연자는 노출된 실험군이고 비흡연자는 노출되지 않은 대조군이다. 이때 상대 위험도는 비흡연자와 비교할 때 흡연자에게 폐암이 얼마나 자주 발생하는지 알려주는 수치다. 두 그룹의 폐암 발병률이 동일할 때 상대 위험도는 1.0이며, 이는 곧 연관성이 없음을 의미한다. 오스틴 브래드포드 힐 교수는 **상대 위험도가 적어도 2.0 이상이어야** 의심할 가치가 있다고 믿었다. 흡연이 폐암 발병 위험을 2배 이상 높여야 유의미한 지표로

볼 수 있다는 말이다.

실제로 흡연은 흡연량에 따라 폐암 발병 위험이 8~32배 증가하는 것과 관련 있었고,[29] 브로드 스트리트 펌프수를 마시는 것은 콜레라 발병 위험을 14배 더 높였다. 매우 강력한 연관성이었다. 이와 대조적으로 대부분의 영양역학 연구에서 특정 식품과 질병 사이의 연관성은 매우 약하며, 상대 위험도 역시 권장 기준치인 2.0보다 훨씬 낮다. 식단과 심장병의 관계를 조사한 34개의 역학 연구를 체계적으로 검토한 결과 상대 위험도는 최고 1.38에 불과했고 전체 연구 중 절반은 1.20 이하였다.[30]

일반적으로 연구자들은 상대 위험도 1.2(대부분의 독자에게는 아무 의미도 없는 수치다)를 '위험도 20% 증가'라는 말로 바꿔 표현한다. 이렇게 말하면 독자들을 더 쉽게 이해시킬 수 있으면서 위험성이 더 크고 심각하게 들린다.

과학계는 브래드포드 힐 교수의 기준에 기반해 이렇게 미약한 연관성은 무의미하다고 일축하지만, 영양역학의 연구 결과는 끊임없이 평판 좋은 학술지에 게재되고, 언론 헤드라인으로 공유되며, 사람들은 이를 중요한 영양학적 조언으로 받아들인다. 대중은 이 보도를 믿고 자신과 가족을 위해 어떤 음식을 먹을지 결정한다. 엉터리 보도를 따르는 대중을 비난할 수는 없다. 이오아니디스 교수는 이렇게 단언한다. "연구자들은 역학조사에서 발견한 내용을 발표할 때 종종 인과적인 언어를 사용한다. … 그러면서 때로 주의 사항을 덧붙이기도 하지만 언론은 여전히 그 결과를 인과적인 것으로 활용하곤 한다."[31]

영양역학자들은 자신의 방법론이 오직 가설만 생성할 수 있음을 알기에 연구 결과를 설명할 때 추측과 사실의 경계를 넘지 않도록 단어를 신중하게 고른다. 그러나 언론은 그 미묘한 수사법을 잘못 인용하거나 잘못 해석하곤 한다. 베리류를 연구한 저자들은 "베리 섭취량이 많은 여성은 인지 기능 노화가 최대 2.5년까지 지연되는 것으로 **나타났다**"[32]고 결론을 내렸음에도 타임지는 다음과 같이 보도했다. "그 연구는 최소 주1회 베리를 섭취한 여성들이 인지 저하를 약 1.5~2.5년 정도 **늦출 수 있었다고 결론지었다**."[33]

오염된 물과 콜레라 감염의 관계가 명확했던 것과는 달리, 엄청나게 복잡한 현대식 식단과 비만, 암, 심장병 같은 만성 질병의 관계는 설문지 기반의 역학 방법론에 적합하지 않다.

언론과 정책의 섣부른 움직임

대부분의 언론인과 임상의, 국회의원은 영양역학의 심각한 결점을 이해하지 못한다. 따라서 그 입증되지 않은 정보들은 언론 헤드라인을 통해 암묵적인 사실로 증폭되고 식이 지침 정책으로 만들어진다. 그리고 우리의 집단 정신에 복음처럼 이식된다. 지금까지 발표된 영양 관련 문서 중 가장 영향력 있는 자료들은 주로 영양역학에 기초했다.

◦ 미국 식생활 지침:[34] 1980년부터 5년마다 발행되는 이 문서는 모든 미국 연방 프로그램(학교나 군대에서 제공되는 식단)에 도입될 식단을 확립하고 전 세계 대부분의 영양 정책이 참고하는 기조

가 된다.

○ 붉은 고기와 가공육이 암을 일으킬 가능성에 관한 세계보건기
구WHO의 2015년 보고서는 가공육이 확실히 대장암을 유발하고,
붉은 고기도 대장암을 유발할 가능성이 있다고 결론내렸다.[35]

○ 2019년 식이 – 란셋EAT-Lancet* 보고서는 인간 식단에서 모든 종류
의 동물성 식품을 거의 제거해야 한다고 권장한다.[36]

이들 각각에 대해서는 나중에 자세히 알아볼 것이다. 설령 이런
출판물에 대해 들어본 적이 없더라도 음식을 고를 때 스테이크 대
신 후무스를, 달걀 대신 오트밀을, 체다치즈 대신 무지방 요구르트
를 선택한다면 해당 권장 사항을 따르고 있다고 볼 수 있다. 그러나
정말 이런 선택이 우리의 정신과 신체건강을 보호하고 개선할까?

어떤 음식이 암 발병 위험을 높이는지, 어떤 식생활 패턴이 장
수를 돕는지는 아주 오랜 기간에 걸쳐 살펴봐야 하기 때문에 실험
에는 적합하지 않다. 그런데 역학자들은 바로 이 점을 발판으로 삼
아 수십 년에 걸쳐 수많은 사람에게 음식 빈도 설문지를 들이민다.
"역학에는 결함이 있을 수 있지만 아무 정보도 없는 것보다는 낫
다"는 철학에 굴복하기보다는, 우리에게 이런 큰 문제를 해결할 의
미 있는 과학적 방법이 아직 없다는 점을 인정하면 어떨까?

음식과 인간의 건강에 대한 우리의 믿음에서 가장 큰 부분을
차지하는 정보는 영양역학 연구에서 출발했다. 이 정보는 전혀 신

---

* 보건, 농업, 정치, 환경 분야 과학자로 구성된 위원회로, 과일과 채소, 곡류 등의 섭취를
늘리고 육류, 설탕의 소비를 줄일 것을 권고한다.

뢰할 수 없다. 당신 자신과 사랑하는 사람들의 건강을 보호하고 싶다면, 영양역학 조사 결과를 식별하고 피하는 방법을 알아야 한다.

역학 연구를 식별하는 방법

달걀, 붉은 고기, 또는 케일을 사이에 둔 영양학 전쟁을 지켜보고 있으면 자칫 방향감각을 잃을 수 있다. 그럴 때 정신을 차리고 다시 안전 지역으로 돌아가려면 영양역학의 오류를 식별할 수 있어야 한다.

영양과학을 다루는 기사를 접하면 이런 신호들을 찾아봐라.

- 역학 연구 제목에는 일반적으로 '협회', '링크', '위험' 같은 단어가 포함된다.
- 역학 연구는 수년 또는 수십 년에 걸쳐 장기간 진행되는 경향이 있다.
- 역학 연구에는 일반적으로 수천 또는 수만 명에 달하는 매우 많은 수의 피험자가 포함된다.
- 역학 연구 결과는 "과일과 채소의 불충분한 섭취로 수백만 명이 심혈관 질환으로 사망",[37] "감자튀김은 치명적일 수 있다",[38] "다크초콜릿을 먹으면 우울할 가능성이 적다"[39]와 같은 단순하고 매력적이거나 끔찍한 헤드라인으로 이어진다. 이 제목들이 실제 사실에 비해 너무 좋게(혹은 너무 나쁘게) 들린다면 아마 당신의 느낌이 맞을 것이다. 우울증을 예방하기 위해 초콜릿만 더 많이 먹으면 된다니, 그 말을 믿고 싶지 않은 사람이 있겠는가?

어떤 종류의 증거를 신뢰할 수 있을까

영양역학자들은 대규모 집단을 대상으로 어떤 식습관을 가졌는지 묻고, 그 답변에서 패턴을 찾아 식단이 정신건강에 어떤 영향을 미치는지 추측한다. 즉 뇌에 좋은 식품을 '밖에서 안으로' 연구한다. 보다 논리적인 전략은 인간의 두뇌가 적절하게 발달하고 기능하기 위해 무엇이 필요한지, 그리고 어떤 음식이 그 요구를 가장 잘 충족하는지 살피면서 '안에서 밖으로' 연구하는 것이다. 어떤 식품이 우리 뇌에 필수 영양소를 안전하고 효율적으로 전달하는지 찾으려면 실제 데이터를 생성하지 않는 영양역학의 혼란스러운 추측은 제쳐두어야 한다.

영양 무작위 대조 시험은 실제 데이터를 생성하긴 하지만 각 실험의 설계 정도에 따라 그 품질과 타당성이 달라지므로 결과를 액면 그대로 받아들일 수는 없다. **임상 사례 보고서와 사례 시리즈**는 꽤 유용할 수 있지만 정확한 비교를 위한 환자 통제가 어려워 도출할 수 있는 결론이 제한된다.

간단히 말해서, 우리가 답을 찾기 위해 의지할 수 있는 진리의 샘은 없다. 인간 영양에 대한 의미 있는 통찰을 얻으려면 다양한 유형의 연구에서 정보를 수집하고, 그를 토대로 영양에 대한 견고한 3차원적 발판을 구성해야 한다. 그런 지식이야말로 논란의 여지가 있는 새로운 헤드라인이 쏟아질 때 우리가 의지할 수 있는 정보다. 주류 영양과학의 영역을 넘어 다소 진부해진 주제를 향해 새롭고 참신한 질문을 던져야 한다. 그리고 이미 확립된 과학들이 합의할 수 있는 영역을 모색해야 한다. 그럼으로써 우리는 영양과학 정치의 안개를 더 효과적으로 걷어내고, 진정으로 뇌에 좋은 식품이 무엇인지 깨어 있는 견해에 도달할 수 있다.

다행스럽게도 대중 영양학 논쟁의 변덕에 흔들리지 않는 엄격한 과학 분야들이 있다. 우리는 인류학, 해부학, 생화학, 생리학, 신경과학, 목축학, 식물학, 독성학 등에서 신뢰할 만한 정보를 충분히 끌어낼 수 있다. 이 분야의 과학자들은 인류 역사, 식물 방어 전략, 세포 생물학, 뇌 화학, 인간 소화 등 분야를 가리지 않고 여러 세대에 걸쳐 생명체에 대한 흥미로운 사실을 수집해왔다. 뇌에 좋은 음식을 찾으려는 우리의 시도에 직접적으로 필요한 사실들 말이다.

우회할 방법은 없다. 최적의 정신건강을 원한다면 음식을 선택하는 기준을 식품 이데올로기가 아닌 뇌 생물학에서 찾아야 한다. 이어서 살펴볼 두 장이 그에 도움이 될 것이다. 우리 뇌는 '뇌를 건강하게 하는 식단'의 비밀이 발견되기만을 기다리고 있다. 뇌 속으로 들어가 그 안에서 일어나는 일을 살펴보자.

4장

뇌 속으로
떠나는 여행

∴

당신, 그리고 당신의 기쁨과 슬픔, 기억과 야망, 개인적 정체성과
자유의지는 사실 거대한 신경세포와 그와 관련된 분자 집합체의
행동에 불과하다.

— 프랜시스 크릭Francis Crick, 《놀라운 가설》

당신은 왜 무언가를 먹는가?

- 심심해서
- 먹고 싶어서
- 시계가 밥 먹을 시간이라고 알려줘서
- 특별한 날이어서
- 할머니가 좋아하는 디저트를 만들어줘서
- 뇌(혹은 나머지 신체)가 영양분을 필요로 해서

우리는 이 마지막 항목을 종종 잊어버리지만, 사실 이것이야말

로 모든 생명체가 무언가를 먹어야 하는 근원적이고 유일한 이유다. 세포를 만들고 유지하려면 원자재(부품)와 연료(에너지)가 필요하며 이는 다량 영양소, 미량 영양소, 산소, 햇빛, 물에서 나온다.

다량 영양소는 단백질, 지방, 콜레스테롤, 탄수화물 등 우리가 대량으로 사용하는 다용도 분자다. 세포 주위를 둘러싸고 그 안에 있는 것을 체계적으로 유지하는 막처럼 작용하며 뇌 요소를 구성하는 건축 자재 역할을 한다. 에너지로 연소될 때도 있다.

미량 영양소는 뇌를 만들고, 유지하고, 활력을 주기 위해 소량으로 사용되는 물질이다. 여기에는 비타민(복합 분자), 미네랄(단순 염), 필수 지방산이 포함된다. 일꾼이나 도구가 없는 건설 현장이 아무것도 만들지 못하는 것처럼, 미량 영양소가 없으면 건축 자재 더미와 에너지원 중 어떤 것도 사용할 수 없다.

그렇다면 어떤 음식이 뇌에 가장 좋은 영양을 공급하고, 뇌를 보호하고, 활력을 줄까? 이를 이해하기 위해 먼저 뇌 내부를 둘러보면서 뇌가 무엇으로 구성되고 어떻게 작동하는지 살펴보겠다. 신경과학이 다소 복잡하고 버겁게 느껴질 수 있지만 기본 사항만 이해해도 우리의 뇌세포가 하루 종일 어떤 일을 하는지 감을 잡을 수 있고 그들을 잘 돌봐야겠다는 동기도 생길 것이다. 또한 뇌 내부에서 벌어질 수 있는 나쁜 일들을 살펴보고, 어떻게 식단의 변화가 그런 일을 막을 수 있는지 이해하는 기초를 쌓을 것이다. 이제 우리에게 가장 소중한 기관의 매혹적인 내부를 탐험할 시간이다. 그 과정에서 만나게 될 모든 것이 음식, 물, 공기, 햇빛에서 비롯된다는 점을 잊지 않길 바란다.

비밀스러운 기관, 두뇌

인간의 뇌는 두께가 약 0.6cm[1]인 뼈로 둘러싸여 있다. 마치 요새 안에 숨어 있는 듯한 모습으로, 우리가 가진 기관 중 가장 삼엄하게 보호된다. 연약하고 젤리 같은 이 수십억 개의 세포 집합체는 영양이 풍부한 약 226g의 **뇌척수액**[2] 탱크에 떠다니는데, 덕분에 1,360g 정도인 뇌가 마치 56g밖에 나가지 않는 것처럼 느껴진다.[3] 여기에 **뇌수막**이라고 불리는 세 겹의 추가 보호막이 제공되는데 이 막은 뇌를 감싸고, 제자리에 묶고, 외상으로 인한 부상이 있을 때 완충 작용을 한다.

그러나 뇌의 가장 진보된 방어 시스템은 육안으로는 보이지 않는다. 우리 몸의 미세한 모세혈관은 뇌세포에 산소와 영양분을 전달하기 위해 뇌를 가로지르며 열심히 일한다. 이는 독소나 감염성 유기체를 혈액 밖으로 내보내 뇌의 민감한 부분으로 침입하는 것을 방지하도록 독특하게 설계되었다. 이 미세한 혈관은 신체의 다른 곳에서는 혈액과 주변 조직이 영양분과 노폐물을 쉽게 교환할 수 있도록 의도적으로 새는 반면, 뇌 모세혈관의 벽을 형성하는 내피세포는 **접합부**끼리 서로 잘 맞물려 누출되지 않게 되어 있다. 이 **혈액뇌장벽**에 있는 펌프와 수송 채널은 어떤 물질이 뇌에 들어오고 나가게 할지 신중하게 제어할 수 있다.[4] 여기에는 필수 다량 영양소와 미량 영양소를 뇌로 운반하는 역할을 담당하는 수송 단백질과 수용체도 들어 있다.

가장 특이한 장소

뇌의 내부 작용을 탐구하기 전에 먼저 특이한 외부 구조부터 감상해보자. 뇌의 가장 바깥층은 **대뇌피질**이라고 불리는 약 0.25cm 두께의 회색 조직층으로 구성된다. 여러 겹의 분주한 뇌세포로 가득찬 이 피질은 언어, 추론, 계획과 같은 가장 정교한 지적 기능을 담당한다. 지능이 높은 생물일수록 대뇌피질의 표면적이 크며, 이는 인간 두뇌의 지형이 왜 이렇게 이상한지 설명해준다. 눈에 띄는 주름과 깊은 협곡들로 이루어진 구겨진 뇌 구조는 광대한 대뇌피질을 두개골 내부에 맞추는 영리한 진화 방법이었다.[5]

이 **회백질층** 바로 아래에 두꺼운 **백질층**이 있다. 이는 지방과 콜레스테롤이 풍부한 **수초**라는 두꺼운 층으로 구성된 절연물질이다. 이 백질 케이블은 회백질 허브를 서로 연결해 뇌 전체가 조화롭게 통신할 수 있게 해주는 전기 그리드를 형성한다.

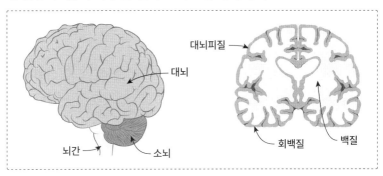

뇌와 척수를 연결하는 것은 원시적인 **뇌간**으로, 호흡이나 심장 펌프질 같은 기본적인 기능을 조절한다. 뇌 뒤쪽에는 운동과 균형을 조정하는 **소뇌**가 눈에 띄게 돌출되어 있다. 뇌의 중심부에는 특수한 작업을 수행하기 위해 함께 작동하는 밀집된 세포 모음이 있다. 학습과 기억에 관여하는 해마 모양의 영역인 **해마**(알츠하이머병에 걸렸을 때 가장 먼저 장애가 발생하는 부분 중 하나)와 식욕, 신진대사, 생식 사이클 조절과 관련된 호르몬을 분비하는 **시상하부**가 대표적인 예시다.

뇌의 깊은 곳에는 뇌척수액으로 가득 찬 **뇌실**이라고 불리는 이상한 모양의 저장소가 있다. 뇌척수액은 중추신경계를 순환하며 뇌와 척수 전체를 적신다(이는 요추천자*를 실시할 때 수집되는 것과 동일한 체액이다). 하루에 다섯 번 정도 보충되는[6] 이 용액은 포도당과 나트륨, 칼륨, 마그네슘 같은 미네랄을 뇌에 전달하는 일을 돕기도 하고, 뇌세포에 해를 끼칠 수 있는 독성 폐기물과 결함물질도 씻어낸다.[7] 뇌는 우리가 꿈을 꾸는 렘수면(빠른 안구 운동) 기간에 가장 효과적으로 자체 '세척'을 진행한다.[8] 수면이 뇌건강에 필수적인 이유 중 하나다.

이제 뇌를 구성하는 약 1천 7백억 개[9]의 개별 세포에 주목해보자. 이들 중 약 절반만이 전기를 전도하는 뇌세포인 **뉴런**[10]이다. 나머지 절반은 뉴런을 보호하고 각종 서비스를 제공하는 다양한 **신경교 세포**의 집합이다.

전기 전도의 대가, 뉴런

모든 생각과 감정, 행동을 전체적으로 원활하게 조정하려면 뇌의 뉴런끼리, 혹은 신체의 나머지 신경계와 지속적으로 소통해야 한

---

* 뇌를 감싸고 있는 경막과 뇌 사이의 공간인 거미막밑에 있는 뇌척수액을 뽑거나 그곳에 약을 투여하기 위해 시행하는 검사법이자 처치법이다.

1부 두뇌식품 다시 생각하기

다. 이 운영 체제에서는 속도와 특이성이라는 두 가지 특징이 중요하다. '신속하게' 생각하고, 움직이고, 반응하기 위해서는 **속도**를 높여야 한다. 실수로 뜨거운 난로에 닿았을 때 몸을 떼기까지 너무 오랜 시간이 걸리면 심각한 화상을 입을 수 있다. 다른 하나는 '적절하게' 생각하고, 움직이고, 반응할 수 있는 **특이성**이다. 뜨거운 난로에 가까이 다가가거나 손으로 만지면 뜨겁다는 특별한 느낌을 받아야 한다. 그래야 손을 떼는 반응을 보여 다치지 않는다.

뉴런은 전기를 전도하도록 설계되어 시속 300km 이상의 속도로 메시지를 보낼 수 있다.[11] 특이성을 위해서는 세로토닌이나 도파민 같은 **신경전달물질**을 생성해 각각의 위치나 상황에 따라 다양한 지시를 전달한다.

뉴런의 수신 말단에는 **수지상 가시**가 박힌 **수상돌기**라는 돌출된 부분이 있는데, 이는 신경전달물질이 메시지를 전달하기 위해 잠시 접촉하는 작은 도킹 스테이션이다. 전형적인 뉴런은 약 6개의 수상돌기를 가지지만, 그 곁에 최대 20만 개의 수상돌기 가시를 포함해 이웃 뉴런 수천 개의 소리를 들을 수 있다.[12] 신경전달물질을 만나면 수신 뉴런은 세포체를 통해 전기 신호를 발생시킨다. 접촉한 물질의 양과 종류에 따라 그 신호는 **축삭**을 타고 **축삭 말단**까지 전달될 수 있다. 축삭 말단에는 신경전달물질 패킷이 저장되어 있는데, 전기 신호가 도달하면 그 패킷이 부서져 열리면서 신경전달물질이 뉴런 사이 틈으로 방출된다. 한 뉴런의 축삭 말단 전달체와 다음 뉴런의 수상돌기 수용체 사이의 이렇게 밀접한 접합부를 **시냅스**라고 한다.

뉴런 해부학

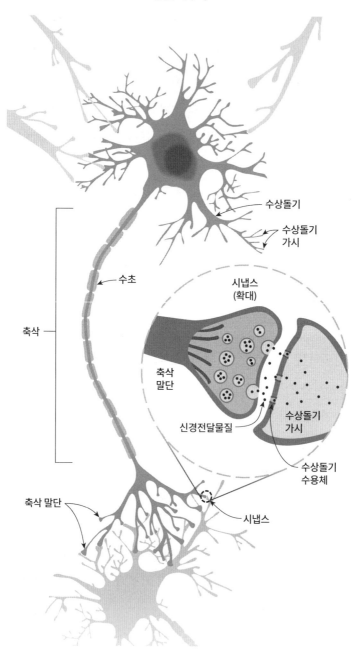

수상돌기

수상돌기
가시

수초

축삭

시냅스
(확대)

축삭
말단

신경전달물질

수상돌기
가시

수상돌기
수용체

축삭 말단

시냅스

출처: 수잰 스미스

신경전달물질은 신호를 전달하기 위해 근처 세포의 수상 돌기에 있는 수용체에 잠깐 부착된 다음, 임무를 완수하는 대로 모세포인 뉴런에게 빨려들어간다. 그리고 재활용되어 새로운 저장 주머니 속에서 다음 전기 신호가 그들을 풀어줄 때까지 기다린다.

신경전달물질

뇌는 수십 종류의 다양한 신경전달물질을 사용한다. 아래 표에서 정신건강과 가장 밀접하게 관련된 대표적인 신경전달물질을 확인할 수 있다. 그 오른쪽에 나열된 것은 각 신경전달물질에 영향을 미치도록 설계된 흔히 쓰이는 약물들이다.

신경전달물질	뇌에서 하는 일	약물의 예시(상품명)
세로토닌[13]	기분, 수면, 성욕, 불안, 식욕, 체온, 학습, 기억력	플루옥세틴('프로작') 세르트랄린('졸로프트') 에스시탈로프람('렉사프로')
도파민[14]	주의력, 움직임, 동기 부여, 학습, 기억, 보상감	부프로피온('웰부트린') 메틸페니데이트('리탈린')
노르에피네프린[15]	주의력, 불안, 각성, 학습, 기억	아토목세틴('스트라테라')
아세틸콜린[16]	주의력, 학습, 인지, 기억	도네페질('아리셉트')
글루타메이트[17]	학습, 기억, 흥분, 세포 사멸	라모트리진('라믹탈') 메만틴('나멘다')
가바(감마-아미노뷰티르산)[18]	인지, 감정, 수면	로라제팜('아티반') 클로나제팜('클로노핀')
멜라토닌	수면	

정신과 약물의 작용 원리

대부분의 정신과 약물은 신경전달물질의 활동을 자극하거나 억제하도록 설계되었다. 플루옥세틴, 세르트랄린, 에스시탈로프람 등 **세로토닌 재흡수 억제제**(이전에는 '선택적 세로토닌 재흡수 억제제'라고 불렸다)라고 불리는 항우울제 계열 약물을 예시로 살펴보자. 어떤 이론은 우울증의 원인을 너무 낮은 세로토닌 활동에서 찾는다. 이름에서 알 수 있듯, 세로토닌 재흡수 억제제는 세로토닌의 재흡수를 억제한다. 즉 세로토닌 재활용 속도를 늦춰 세로토닌이 시냅스에서 다른 세포들과 더 많은 시간을 보내게 만든다. 이 전략은 꽤 논리적으로 보이지만 복잡하게 상호 연결된 시스템 중 하나의 작은 요소에만 초점을 맞추고 있다. 세로토닌을 표적으로 삼는 의약품이 늘 우리가 원하는 만큼 효과를 내지 못하는 이유다.[19] 세로토닌(또는 모든 신경전달물질)이 제대로 기능하려면 수상돌기 끝부터 축삭 말단의 외곽까지 **뉴런 전체**가 건강해야 하며 주변 환경과 세포도 건강해야 한다.

발화할 것인가, 말 것인가

우리 두뇌의 모든 뉴런이 항상 활성화되어 있으면 큰 혼란이 일어날 것이다. 다행히 우리는 뉴런의 활동을 신중하게 제어할 수 있는 우아한 시스템을 갖추고 있다. 양극성 장애(또는 뇌전증)의 경우처럼 조절 시스템이 오작동되면 뇌세포는 예상치 않게 활성화되거나 비활성화될 수 있다. 그렇다면 뇌의 뉴런들은 언제 쉬고 언제 발화되어야 하는지 어떻게 알까?

뉴런이 신경전달물질을 시냅스로 방출하면 이웃 뉴런의 수상돌기 표면에 있는 수용체에 붙어 해당 세포에 신호를 보내 발화를 돕거나(활성화), 발화를 막는다(억제). 뉴런의 수신 말단에 있는 수상돌기는 다양한 신경전달물질을 받아들이는 수용체를 가질 수 있지만, 전송 과정의 끝에 있는 축삭 말단은 단 하나의 신경전달물질만을 만들고, 저장하고, 방출하도록 특화되어 있다. 이는 마치 각 뉴런이 전체 어휘를 이해할 수 있지만 말할 수 있는 단어는 딱 하나뿐인 상황에 비유할 수 있다. 이 다중 입력, 단일 출력 시스템을 통해 각 뉴런은 수천 개 이웃의 의견을 듣고 가늠하여 자신의 실행 여부를 결정한다.

활성화된 뉴런에서 전기가 발생할 수 있는 이유는 우리가 섭취한 음식이나 물에 필수 미네랄이 들어 있기 때문이다. 대표적으로는 나트륨, 칼륨, 칼슘이 있는데, 이들은 모두 양전하를 띤 전기 입자로 존재한다. 이렇게 전하를 가진 입자는 화학 용어로는 **이온**, 일상적인 용어로는 **전해질**이라고 불린다.

'휴식 중인' 뉴런이라고 해서 완전히 쉬고만 있는 것은 아니다. 나트륨-칼륨 펌프는 축삭막을 따라 쭉 내장되어 있는데, 이들이 열심히 일하는 덕분에 뉴런의 전위가 조용하게 유지되어 표면적으로는 쉬는 것처럼 보인다. 이 펌프는 죽은 세포에서는 작동하지 않기 때문에 그런 상황에서는 세포 내부와 외부의 나트륨과 칼륨 농도가 같아진다. 물이 든 컵에 파란 잉크 한 방울을 떨어뜨리고 오랜 시간이 지나면 물 전체가 똑같이 파랗게 보이는 것처럼 말이다. 살아 있는 뉴런에서 이 펌프는 에너지를 사용해 나트륨과 칼륨을 한쪽 방향으로만 교환시킨다. 그 결과 세포막 내외부 사이에 두 미네랄의 전기적 불균형이 형성된다. 즉 3개의 나트륨 이온이 밖으로 펌핑될 때마다 칼륨 이온은 2개만 펌핑되어 축삭 내부가 외부에 비해 음전하를 띠게 된다. 나트륨과 칼륨은 자신들의 농도를 동일하게 해 전기적 불균형을 완화하길 원하지만, 막을 통과할 수 있는 유일한 방법은 나트륨과 칼륨을 고에너지 불균형 상태에 가두기 위해 보통 닫혀 있는 특수 채널을 통과하는 것이다.

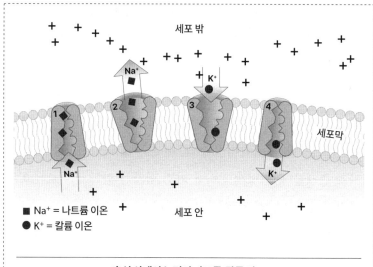

세포 밖

Na⁺

K⁺

1   2   3   4

세포막

Na⁺

K⁺

■ Na⁺ = 나트륨 이온
● K⁺ = 칼륨 이온

세포 안

휴식 상태인 뉴런의 나트륨-칼륨 펌프
뉴런의 축삭막에 있는 나트륨-칼륨 펌프는 칼륨 이온 2개를 세포 안으로 펌핑할 때마다 나트륨 이온 3개를 세포 밖으로 펌핑하여 전기적 불균형을 유지한다.

'휴식하고 있는' 뉴런은 새총을 최대 길이로 늘릴 때처럼 순간적으로 전기를 발사할 준비가 되어 있다. 세포 내부로 들어오는 신경전달물질 신호가 세포를 자극해 발화를 일으킬 만큼 충분히 강한 경우에만 나트륨 채널이 열려 나트륨 이온이 세포로 다시 돌진해 들어올 수 있다. 들어오는 나트륨 입자가 일으킨 이 양전하 물결은 축삭을 따라 말단 끝까지 전달되어 칼슘 채널이 열리게 만든다.

     1부 두뇌식품 다시 생각하기

그러면 칼슘이 축삭 말단으로 돌진해 신경전달물질 저장 주머니를 터뜨리고, 내용물을 시냅스로 방출한다. 이렇게 방출된 내용물(신경전달물질)들은 다음 뉴런을 자극한다.

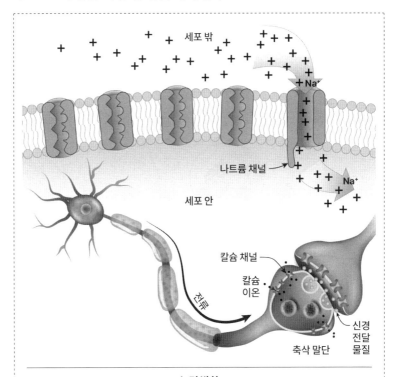

뉴런 발화

뉴런의 축삭막에 내장되어 있는 나트륨 채널이 열리면 강제로 세포 밖으로 방출되었던 나트륨 이온이 다시 세포 안으로 돌진해 들어올 수 있다(상단). 이때 발생한 전류가 축삭 말단으로 이동해 그곳에 있는 신경전달물질이 시냅스로 방출되게 만든다(하단).

수백억 개의 뉴런에서 초당 3백 회 이상 일어나는 이 절묘한 전기화학적 순환[20]은 엄청난 양의 에너지와 꾸준한 영양분을 요구하며, 이렇게 생성된 전기 덕분에 우리 뇌는 단절되지 않고 제대로 기능할 수 있다. 이 현란한 전기 뉴런 뒤에는 믿을 만한 신경아교세포

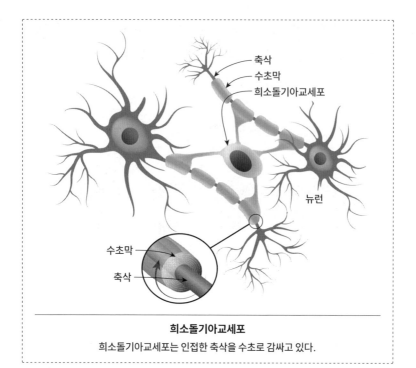

희소돌기아교세포

희소돌기아교세포는 인접한 축삭을 수초로 감싸고 있다.

*가 자리 잡아 뉴런을 지원한다. 다소 저평가된 이 세포는 일종의 관리세포라고 할 수 있다. 신경아교세포는 네 가지 변종으로 나뉘며, 저마다의 방식으로 최선을 다해 뉴런을 돕는다.

희소돌기아교세포: 문어처럼 생긴 이 세포는 막으로 구성된 긴 팔을 뻗어 근처 뉴런의 축삭을 최대 100번까지 감는다. 테이프 감기를 연상시키는 그 과정을 통해 축삭을 두껍고 지방이 많은 수초 코팅으로 만들어 절연시킨다. 희소돌기아교세포 1개는 최대 80개의 수초 고리를 생성할 수 있다.[21] 수초는 백질을 흰색으로 보이게

---

*   뉴런과 함께 신경계를 구성하는 조직. 혈관과 신경세포 사이에 위치하며 신경세포 지지, 영양 공급, 노폐물 제거, 식세포 작용 등을 담당한다.

하고 뇌와 나머지 신경계에 전기 신호가 신속하고 효율적으로 전달되게 한다. 수초의 중요성은 신체가 수초를 공격하고 파괴하는 자가면역 질병인 다발성 경화증에서 잘 드러난다. 다발성 경화증으로 인해 노출된 축삭은 손상에 취약하고 전기를 제대로 전도하지 못한다. 이 파괴적인 질병에 걸렸을 때 우리의 뇌는 어눌한 말, 복시,* 우울증이나 정신병을 겪을 수 있다.[22]

성상세포: 이 세포는 별 모양의 시냅스 수호자다. 시냅스는 신경전달물질이 제조되는 곳이므로 아미노산, 비타민, 미네랄을 왕성하게 사용한다. 성상세포는 세심한 부모처럼 그들에게 먹이를 주고, 연료를 공급하고, 청소해주며 이 분주한 세포 교차점에 필요한 모든 것이 항상 적절한 양을 유지하도록 돕는다.[23]

소교세포: 뇌의 면역세포인 소교세포는 주변을 조심스럽게 순찰하면서 모든 일을 정돈하고 위협을 찾아내는 분지형 세포다. 그들의 탐색 손가락 중 하나가 바이러스 같은 침입자를 만나면 전체 세포가 즉시 팩맨 형태로 변형되어 바이러스를 통째로 삼킨 다음 원래 모양으로 돌아간다.[24] 소교세포는 정신 질환의 근본 원인 중 하나인 뇌 염증을 조절하는 데 중요한 역할을 한다.

뇌실막세포: 이 세포는 뇌실 벽을 따라 늘어서 있으며 신선한 뇌척수액을 생성하고 섬모라고 불리는 기다란 부분을 앞뒤로 흔들어 순환을 촉진한다.

여기까지 뇌의 외부 윤곽과 미시적인 구조를 살펴봤다. 이제

---

*   하나의 물체가 둘로 보이는 현상.

분자 단위로 내려가서 이 멋진 기관에 영양을 공급하고, 보호하고, 활력을 주려면 어떤 다량 영양소와 미량 영양소가 필요한지 알아볼 차례다.

두뇌는 다량 영양소로 구성된다

단백질, 지방, 탄수화물, 콜레스테롤 등 다량 영양소는 신체의 구조물이나 연료원으로 사용되는 다용도 분자다. 이 네 가지 주요 영양소는 모두 탄소, 수소, 산소로 구성되는데 독특하게도 단백질은 질소를 추가로 포함한다. 신체는 지방에 들어 있는 글리세롤을 탄수화물로 바꾸거나 탄수화물을 지방으로 바꿀 수 있지만 지방과 탄수화물을 단백질로 바꿀 수는 없다. 따라서 인간은 초저지방 식단이나 초저탄수화물 식단을 먹으며 살 수는 있어도 저단백질 식단만으로는 오래 살아남을 수 없다.

단백질(아미노산)

단백질은 우리 식단에서 가장 중요한 다량 영양소다. 흔히 단백질은 우리가 직접 만들거나 저장할 수 없는 유일한 다량 영양소이기 때문에 정기적으로 섭취해야 한다고 여겨지지만 이는 사실이 아니다. 우리는 단백질을 저장할 수는 없지만 아미노산을 통해 만들 수는 있다. 따라서 우리는 단백질 자체를 얻기 위해 단백질을 먹는 것이 아니다. 정말 필요한 성분은 단백질이 함유한 아미노산이다. 우리가 오징어를 아무리 많이 먹어도 몸에 오징어 빨판이 돋아나진 않는다. 오징어의 단백질은 개별 아미노산으로 분해되어 머리카락, 호르몬, 근육을 만드는 인간 단백질로 재배열되기 때문이다.

26개의 영어 스펠링을 사용해 수천 개의 영어 단어를 만들 수 있는 것처럼, 22개의 아미노산도 수천 개의 서로 다른 단백질을 만들 수 있다.[25] 그중 9개는 필수 아미노산(우리가 스스로 만들 수 없는)이고, 8개는 조건부 필수(늘 필요를 충족할 만큼 충분히 만들 수는 없는)이며, 나머지 5개는 비필수(우리가 스스로 만드는)다.

필수 아미노산	조건부 필수 아미노산	비필수 아미노산
히스티딘	아르기닌	알라닌
이소류신	시스테인	아스파라긴
류신	글루타민	아스파르테이트
라이신	글리신	글루타메이트
메티오닌	프롤린	세린
페닐알라닌	셀레노시스테인	
트레오닌	티로신	
트립토판	타우린[26]	
발린		

우리는 필수 아미노산 아홉 가지를 모두 정기적으로 섭취해야 하며 성장기, 스트레스 상황, 부상, 질병, 임신이나 모유 수유 등 단백질 요구량이 더 높은 시기에는 여덟 가지 조건부 필수 아미노산도 섭취해야 한다.

다른 모든 장기와 마찬가지로 뇌도 다양한 목적으로 아미노산을 사용한다. 다음 페이지의 성분 목록에서 볼 수 있듯 대부분의 신경전달물질은 아미노산으로 만들어진다. 또 신경전달물질을 만드는 데 필요한 효소와 신호를 수신하는 수용체도 아미노산으로 구성된다.

신경전달물질도 영양소로 만들어진다

뉴런은 효소, 비타민과 미네랄이 포함된 화학 반응을 통해 아미노산이나 기타 영양소를 신경전달물질로 변환한다. 따라서 특정 영양소가 부족하면 뇌가 제대로 기능하기 위해 필요한 모든 신경전달물질을 생산할 수 없다. 예를 들어 철분과 비타민 B6가 신경전달물질 구성에 얼마나 중요한지 주목해보라. 철분 결핍이 있으면 혈액뿐만 아니라 뇌에도 문제가 발생한다.

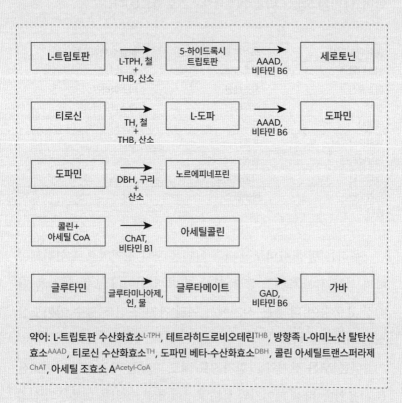

약어: L-트립토판 수산화효소[L-TPH], 테트라히드로비오테린[THB], 방향족 L-아미노산 탈탄산효소[AAAD], 티로신 수산화효소[TH], 도파민 베타-수산화효소[DBH], 콜린 아세틸트랜스퍼라제[ChAT], 아세틸 조효소 A[Acetyl-CoA]

단백질을 하루에 얼마나 섭취해야 하는지는 영양과학계에서 여전히 논쟁의 대상이지만, 대부분의 경우 하루에 최소한 표준체중 1파운드당 0.4~0.6g(1kg당 0.8~1.2g)을 권장한다. 17장에서 당신의 일일 단백질 요구량을 추정하는 구체적인 방법을 알려주겠다. 일단 여기서는 그 범위가 얼마나 넓은지 살펴보자. 표준체중이 63kg일 경우 많은 전문가가 하루 최소 56g의 단백질을 섭취하라고 권장한다(연어로 치면 약 280g). 다른 전문가들은 하루 최소 84g(연어 약 425g)을 권장한다. 적절한 양의 고품질 단백질, 즉 아미노산으로 건강하게 균형을 이룬 식품을 섭취하는 한 아미노산 결핍은 발생할 가능성이 없다. 나중에 더 자세히 살펴보겠지만, 거의 모든 동물성 단백질에는 아미노산이 골고루 모두 포함되어 있는 반면, 일부 식물성 단백질에는 특정 아미노산(대표적으로 메티오닌, 시스테인, 라이신)이 부족하다.[27]

지방(지방산)

단백질이 개별 아미노산으로 구성되는 것처럼 지방은 개별 지방산으로 구성된다. 지방은 트리글리세리드라고도 불리는데, 각각의 지방 분자를 살펴보면 글리세롤이라는 단순한 당 골격에 '3개Three'의 지방산이 붙어 있기 때문이다. 깃대에 펄럭이는 3개의 깃발을 떠올려보면 이해가 쉬울 것이다.(표준 콜레스테롤 혈액 검사는 혈액을 통해 얼마나 많은 지방이 이동하는지 측정하는데, 여기에는 중성지방 검사도 포함된다.) 지방산은 다양한 길이(단, 중, 장)와 유형(포화, 단일불포화, 다중불포화)으로 구별된다.

- **포화지방산**은 직선형 탄소 사슬로, 강력한 '단일' 결합 덕분에 탄소 원자에 부착될 수 있는 최대 수의 수소 원자로 '포화'되어 있다. 매우 안정적이며 실온에서 고체인 경향이 있다. 포화지방산을 많이 함유한 친숙한 지방으로는 코코넛유와 버터가 있다.
- **단일불포화지방산**은 강한 탄소-탄소 단일 결합을 1개의 약한 탄소-탄소 이중 결합이 대체해 한 지점에서 구부러져 있다. 이 약한 연결로 인해 포화지방산에 비해 더 잘 녹는다. 단일불포화지방산은 실온에서 액체 형태이므로 보통 기름이라고 불린다. 올리브유와 아보카도유는 단일불포화지방산 함량이 높은 지방의 좋은 예시다.
- **다중불포화지방산**은 수소 수가 훨씬 적고 다중 이중 결합을 포함하므로 여러 곳에서 구부러져 있다. 이 지방산은 불안정하고 쉽게 산패되며, 견과류, 씨앗, 기름진 생선 중 다수가 자연적으로 다중불포화지방산 함량이 높다.

이 지방들은 모두 우리 몸에서 중요한 역할을 하기 때문에 불포화지방만 건강하고 포화지방은 건강에 해롭다고 생각하면 곤란하다. 실제로 우리 몸에 있는 지방 대부분은 포화지방이다. 그중 일부가 단일불포화지방이고, 다중불포화지방은 아주 적은 비율을 차지한다.

불포화지방은 액체 형태인 특성으로 인해 눈(눈물)과 관절(윤활액)을 윤활하는 체액의 중요한 성분이 되는 반면, 튼튼하고 밀도

1부 두뇌식품 다시 생각하기

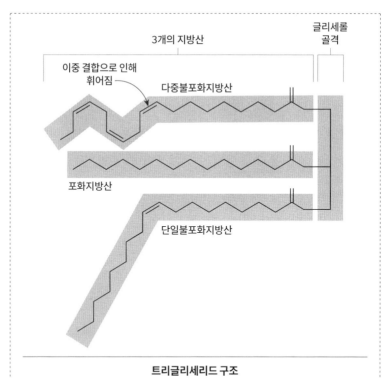

트리글리세리드 구조

트리글리세리드는 글리세롤 골격에 부착된 3개의 지방산으로 구성된다. 위의 그림에는 포화지방산인 미리스틴산, 단일불포화지방산인 올레산(올리브유의 주요 지방산), 다중불포화지방산인 알파리놀렌산(오메가-3 지방산)이 포함되어 있다.

가 높은 포화지방은 우리를 추위로부터 보호하고 내부 장기가 손상되지 않도록 완충하는 가볍고 조밀하고 유연한 에너지 저장 덩어리다. 대부분의 에너지를 탄수화물 형태로 저장하는 식물(마와 순무를 떠올려보라)과 달리 동물인 우리는 세상을 돌아다녀야 한다. 따라서 지방이 탄수화물보다 1g당 2배 이상의 에너지를 보유한다는 점은 다행스럽다. 쉴 새 없이 일하는 근육, 심장, 뇌는 제자리에 앉아서 일하는 줄기, 잎, 꽃보다 훨씬 더 많은 에너지를 사용하기 때문이다. 우리는 탄수화물을 전문으로 저장하는 수용 능력이 매우 떨어진다. 그래서 간은 우리가 섭취하는 잉여 탄수화물을 포화지방으로 전환한다. 다시 말해, 즉시 태울 수 있거나 전분으로 저장할 수 있는 것보다 더 많은 탄수화물을 섭취하면 간은 이를 불포화지방이 아닌 포화지방으로 전환한다. 포화지방은 에너지를 저장하는 가장 간단하고 실용적인 방법이기 때문이다. 포화지방이 정말 몸에 본질적으로 나쁜 것이라면 신체는 이렇게 설계되지 않았을 것이다. 만약 우리 몸이 에너지를 불포화지방으로만 저장하려고 한다면 몸 전체가 처져 샤페이*처럼 보이게 될 것이다.

뇌는 신체에서 가장 지방이 많은 기관이다(지방 조직 자체를 제외하면 말이다). 만약 뇌에서 물을 모두 짜낼 수 있다면 약 50%가 지방으로 구성된 물질 덩어리가 남을 것이다.[28] 뇌가 왜 이렇게 뚱뚱한지 궁금한가? 그 원인은 세포막에 있다. 2개의 지방층으로 구성된 세포막은 지능적으로 우리 몸을 개별 구획으로 만드는 유연한 장벽이다. 모든 세포, 심지어 세포 내부의 수많은 작은 구조물도 막으로 둘러싸여 있다. 그 막은 구조적 완전성을 위한 포화지방산과 유동성을 위한 불포화지방산의 혼합으로 구성된다. 뇌가 다른 기관에 비해 특히 지방이 풍부한 이유는 뇌 회로를 절연하는 데 필요한 수초들이 사실상 단단하게 감긴 세포막에 지나지 않으며, 뇌의 백질에는 거의 10만km에 달하는 수초 축삭이 포함되어 있기 때문이다.[29]

---

* 중국 원산인 개의 한 품종으로, 머리와 몸 전체에 주름이 있다.

대략적으로 말하면 뇌 지방의 약 ⅓은 포화지방산(팔미트산이나 스테아르산)이고, 다른 ⅓은 **올레산**이라는 단일불포화지방이다. 올레산은 새로운 기억 회로를 생성하는 등 뇌건강에 중요한 역할을 하지만[30] 우리 뇌세포가 직접 다른 분자에서 올레산을 만들어낼 수 있기 때문에 필수 지방산은 아니다. 실제로 뇌는 단순한 포도당 분자를 사용해 이런 모든 지방을 생성할 수 있다. 그러나 일반적으로는 미리 조립된 지방산을 혈액에서 흡수하는 것을 선호한다.[31] 뇌 지방의 나머지 ⅓은 주로 두 가지의 놀라운 다중불포화지방산, 즉 **아라키돈산**이라고 불리는 오메가-6 지방산과 **도코사헥사엔산**DHA이라고 불리는 오메가-3 지방산으로 구성된다. 에너지를 저장하는 포화지방산들이 단순한 사슬 형태를 띠는 것과 달리 이 길쭉하게 생긴 다중불포화지방산은 뇌가 특수한 전기 기능을 발휘하기 위해 필수적이다.

머리핀 모양의 독특한 형태를 가진 아라키돈산은 4개의 이중 결합으로 구성된 다재다능한 분자다. 이는 뇌 발달과 막 유연성, 세포 신호 전달과 면역 체계 기능을 위해 필수적이다.

DHA의 6개 이중 결합은 양자역학적 특성을 부여하는 독특한 구성으로 배열된다.[32] 더 간단히 설명하자면 DHA는 반도체 또는 전기 완충 장치 역할을 하므로 뇌 주변의 전기 핫스팟, 즉 전기화학적 신호가 기억으로 변환되는 시냅스, 햇빛이 전기로 변환되는 눈의 망막, 음식물이 에너지로 바뀌는 미토콘드리아 전자전달계에서 발견된다(이에 대해서는 나중에 자세히 설명하겠다). 영국 임페리얼 칼리지의 저명한 뇌 지질 과학자인 마이클 크로포드Michael Crawford 교수가 기술했듯 DHA는 "시력과 기억력, 정보 처리나 의식을 구성하는 신경 경로의 정확한 실행에 필수적"이다.[33] DHA는 대뇌피질을 지휘하는 역할도 한다. 어린 시절에 이 귀중한 지방산이 부족하면 비판적 추론 기술, 언어, 학습 능력을 포함한 지능의 여러 측면에 돌이킬 수 없는 영향을 미칠 수 있다.

DHA와 아라키돈산이 뇌에서 수행하는 많은 일 중 하나는 뇌의 면역 체계를 위한 '최초반응물질'을 생성하는 것이다. 이 지방산은 세포막 내에 단단히 자리 잡고 있으며, 면역 체계가 동원 명령을 내릴 때까지 참을성 있게 기다린다. 뇌가 위협을 받고 염증 반응을 일으켜야 하는 경우, 효소는 먼저 막에서 아라키돈산을 유리시켜 '염증을 촉진'하는 분자들로 전환시킨다. 그리고 치유할 때가 오면 DHA를 막에서 분리해 '염증을 해결'하는 분자들로 변환한다.[34]

우리 뇌에는 비록 아주 적은 양이지만 특별히 언급할 가치가 있는 오메가-3 다중불포화지방산이 하나 더 있다. 바로 **에이코사펜타에노산**EPA이다. 역시 동물성 지방에서만 발견되는 이 지방산은 DHA가 뇌의 치유를 돕는 것처럼 신체 나머지 부분의 치유를 촉진한다.[35]

우리 몸은 필요한 지방 대부분을 포도당이나 개별 지방산에서 합성할 수 있지만 EPA, DHA, 아라키돈산은 합성할 수 없다. 우리에게는 이 특별한 긴-사슬 다중불포화지방산들을 만들 수 있는 효소가 없으므로 그것이 포함된 식품을 섭취하는 편이 현명하다. 그리고 이런 지방산은 오직 동물성 식품에만 들어 있다. 참고로 신뢰도가 훨씬 떨어지는 선택지가 하나 더 있다. 다른 긴-사슬 다중불포화지방산(즉 동물성 지방과 식물성 지방 모두에서 발견되는 리놀레산과 알파리놀렌산)을 섭취해 우리가 원하는 다중불포화지방산으로 전환하는 방법이다. 나중에 논의하겠지만, 우리 몸이 이를 수행하는 능력은 극도로 제한될 뿐만 아니라 리놀레산은 아주 적은 양만 필요하기 때문에 많은 양을 섭취하면 위험하다.

비타민 A, D, E, K1, K2는 '지용성' 비타민이다. 즉 약간의 지방과 함께 섭취하지 않으면 흡수될 수 없다. 표준 권장 사항은 일일 칼로리의 20~35%를 지방에서 얻으라고 말하고,[36] 많은 전문가는 포화지방 대신 단일불포화지방과 다중불포화지방을 선택하라고 권장한다. 나는 이 책 전체에 걸쳐 이 권장 사항에 도전하려 한다. 인간에게 필수 다중불포화지방산 공급원이 필요하며, 지용성 비타민을 흡수하려면 충분한 지방을 섭취해야 한다는 점은 폭넓은 동의를 받고 있다. 그러나 이 두 가지 외에는 인간에게 이상적으로 요구되는 식이 지방의 양과 유형에 대해 거의 합의된 바가 없다. 앞으로 살펴보겠지만, 특히 뇌와 관련해서는 고지방 식단이 분명한 이점을 가진다.

콜레스테롤

사람들은 고콜레스테롤 식사를 심장마비의 가장 큰 원인으로 여기며, 많은 의사가 약물을 통해 혈중 콜레스테롤을 최소로 낮춰야 한다고 말한다. 하지만 정확히 무슨 이유에서일까?

콜레스테롤은 모든 동물의 생명에 필수적인 단단하고 왁스 같은 물질로, 에스트로겐, 테스토스테론 같은 호르몬이나 비타민 D를 생성할 수 있게 해준다. 콜레스테롤의 견고한 구성은 세포막이 견고하게 구조적 완전성을 유지하는 것을 돕기 때문에 세포막에 이 성분이 필수적으로 들어 있다는 사실은 우리를 안도시킨다. 사람들은 종종 '지방'과 '콜레스테롤'이라는 단어를 혼용하지만, 둘은 전혀 비슷하지 않을 뿐만 아니라 목적도 매우 다르다.

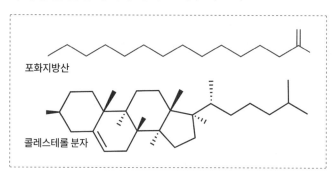

지방은 평범한 사슬인 반면 콜레스테롤은 3개의 육각형과 1개의 오각형으로 이루어진 멋진 벌집 구조를 뽐낸다(우리 의과대학에서는 여기에 '3개의 방과 욕조 하나'라는 애칭을 붙였다). 우리 세포는 단 11단계만으로 트리글리세리드(지방) 분자를 만들 수 있는 반면, 콜레스테롤 분자를 만들기 위해서는 30개 이상의 화학 반응이 필요하다. 포화지방을 자르고 연소시켜 에너지로 사용하는 일은 쉽지만 콜레스테롤은 잘 파괴되지 않는다. 과잉 콜레스테롤을 처리하는 유일한 방법은 간으로 보내 담즙으로 바꿔 장에서 배설하는 것이다.[37]

뇌는 전체 체중의 2%에 불과하지만 우리 몸이 가진 콜레스테롤의 20%를 함유하고 있다. 신체의 다른 어떤 기관보다 많은 콜레스테롤을 가진다는 말이다. 콜레스테롤은 뇌에서 무슨 일을 할까?

여기서도 세포막이 등장한다. 뇌 콜레스테롤의 75%는 수초 안에 쌓여 있고, 나머지는 뉴런과 신경아교세포를 둘러싼 막에 있다. 콜레스테롤은 뇌 시냅스에서 세포막 지질 뗏목을 만드는 일을 도우며 세포 간 통신에서 중요한 역할을 한다.[38]

콜레스테롤은 크기와 부피가 너무 커서 뇌로 진입하는 혈액뇌장벽을 통과할 수 없다. 따라서 음식에 들어 있는 콜레스테롤에서는 뇌 콜레스테롤 분자가 단 하나도 나오지 않는다. 대신 뇌는 자체적으로 콜레스테롤을 생성한다. 이쯤에서 다시 생각해보자. 콜레스테롤이 해로운 물질이라면 왜 뇌가 그것을 대량 생산하려고 애쓰겠는가? 뇌는 바보가 아니다. 우리의 똑똑한 뇌는 자신에게 꼭 필요하기 때문에 콜레스테롤을 의도적으로 대량 생산한다.

뇌는 일단 콜레스테롤을 필요한 만큼 축적하면 그것을 오랫동안 유지하는 경향이 있다. 따라서 뇌 내부의 콜레스테롤은 수년간 자리를 지킬 수 있다. 이렇게 스스로 콜레스테롤을 만드는 세포는 뇌세포 외에도 또 있다. 사실 적혈구를 제외한 인체의 모든 세포는 콜레스테롤을 만들 수 있는 장비를 갖추고 있다. 그렇다면 콜레스테롤은 얼마든지 많이 먹어도 되는 걸까? 이 문제에 대해서는 11장에서 달걀을 논할 때 함께 다루겠다.

탄수화물

탄수화물 계열을 구성하는 당분과 전분도 지방과 마찬가지로 쉽게 잘려서 에너지로 태워질 수 있고, 다른 분자와 결합해 세포를 구성할 수도 있다. 이 단순하면서도 다재다능한 분자 중 우리 몸에 가장 중요한 것은 포도당(단순 당)과 글리코겐(복합 전분)이다.

인체는 밀가루, 과일, 감자 등 우리가 먹는 모든 당분과 전분을 포도당으로 소화하고 혈액을 통해 몸 전체 세포로 보내 에너지로 쓸 수 있게 한다. 특히 간과 근육은 수만 개의 포도당 분자를 글리코겐으로 연결해 나중에 쓸 수 있게 저장하는 능력이 있다.

뇌와 다른 기관에 영양분을 공급하려면 혈액에 항상 일정량의 포도당이 있어야 한다(뇌는 아주 적은 양의 글리코겐만 저장할 수 있다). 하지만 그 포도당을 반드시 음식으로 섭취해야 하는 것은 아니다. 간이 직접 만들 수 있기 때문이다. 간은 '포도당 신생합성'이라는 과정을 통해 지방 구성 성분인 글리세롤(필요한 경우 특정 아미노산)을 이용해 포도당을 만들어 혈액에 공급한다. 문자 그대로 '새로운 포도당 형성'이다. 이는 **탄수화물 섭취는 전적으로 선택 사항**이라는 것을 의미한다. 탄수화물에 대해서는 다음 장에서 더 자세히 파헤칠 것이다.

지금까지 함께한 뇌 해부학 여행이 즐거웠기를 바란다. 우리는 뇌가 무엇으로 구성되어 있는지 직접 확인함으로써 뇌건강에 좋은 성분 목록을 구성할 수 있게 되었다.

- 뇌는 필수 아미노산을 완벽하게 제공해주는 고품질 단백질을 필요로 한다. 세로토닌을 생성하는 데 사용되는 트립토판과 도파민을 생성하는 데 사용되는 티로신처럼 말이다.
- 뇌는 자체적으로 콜레스테롤을 만들고 필요한 경우 포화지방과 단일불포화지방도 만들 수 있다. 하지만 두 가지 다중불포화지

방산인 DHA(오메가-3 지방산)와 아라키돈산(오메가-6 지방산)은 적당한 음식을 통해 섭취해야 한다.

◦ 뇌는 신경전달물질 생성에 가장 직접적으로 관여하는 비타민 B1, 비타민 B6, 철, 콜린, 구리 등 모든 필수 미량 영양소를 필요로 한다.(비타민 B9나 비타민 B12가 간접적으로 이 과정을 돕는다.)

◦ 뇌는 전기를 전도하기 위해 전해질(무기염)을 요구하며, 전기 전도에 가장 직접적으로 관여하는 것은 나트륨, 칼륨, 염화물이다.

뇌가 최상의 상태로 기능하려면 하나부터 열까지 모든 부분이 건강해야 하며, 이는 적절한 영양분을 공급하는 것에서 시작한다. 필수 아미노산 하나라도 모자라면 신경전달물질, 수용체 또는 칼슘 채널과 같은 필수물질을 만들기 위해 필요한 성분도 부족해진다. 인체에 꼭 필요한 지방을 올바른 비율로 갖추지 못하면 뇌가 제대로 발달하지 않고 세포막이 너무 약해지거나 너무 단단해져 뇌의 면역 체계가 제대로 작동하지 않을 수 있다. 이제 우리는 뇌의 기반이 되는 구조물을 짓기 위해 어떤 영양분이 필요한지 충분히 배웠다. 지금부터는 강력한 정신건강을 위한 또 다른 기둥인 뇌 에너지 생산 문제로 넘어가보자.

5장

뇌 대사의
마법

∴

'복잡성의 대성당' 인간의 뇌에 오신 것을 환영합니다.

— 피터 코브니Peter Coveney, 로저 하이필드Roger Highfield,
《복잡성의 최전방에서Frontiers of Complexity》

뇌는 신체의 일일 총 에너지 공급량 중 약 20%를 사용한다. 이는 비슷한 크기의 다른 기관에서 사용하는 양의 10배에 달한다. 뇌의 이런 과소비는 주로 나트륨-칼륨 펌프에서 비롯된다. 이 펌프는 24시간 내내 부지런히 작동하며 새로 들어온 소금 입자를 분리하고 뉴런 활성화를 대비해 전기적 불균형을 유지한다.

　뇌에 에너지를 공급하기 위해 가장 먼저 필요한 재료는 연료들이지만 그것을 태우는 세포 기계를 작동시키려면 비타민 B나 철분 같은 미량 영양소도 필요하다. 이 영양소들은 아주 극소량만 사용되지만 세포가 생명을 유지하고 제 기능을 하게 만드는 데 아주 큰 역할을 한다. 뇌 구조물을 건축하고 에너지를 생성하는 뇌 신진

120

대사 경로는 어지러울 정도로 복잡해 마치 기적과 같다. 비타민과 미네랄은 신진대사 경로 곳곳에서 효소를 활성화하고, 유전자에 영향을 미치고, 전기를 전도하고, 수백 가지의 기타 대사 작업을 수행한다.

뇌를 위한 에너지 생산 과정은 위장관에서부터 시작된다. 여기서는 위장, 창자, 간, 췌장이 협력하여 우리가 먹은 음식을 작은 분자로 분해하고 흡수해 뇌에 연료를 공급한다. 그러니 우리도 뇌 신진대사에 바로 뛰어들기보다는 위장관부터 시작해 뇌로 옮겨가며 음식을 먹을 때와 먹지 않을 때 각 시스템이 어떻게 작동하는지 살펴보도록 하자. 그 과정에서 몇몇 특정한 영양소들에 주목하겠다. 필수 미량 영양소의 전체 목록과 주요 역할이 궁금한 사람들을 위한 내용은 부록 C에 정리해두었다.

대사의 거장, 인슐린

'대사'라는 단어는 세포가 음식물에서 에너지를 추출하고 일상적인 일을 수행하는 데 사용하는 화학 반응의 교향곡을 의미한다. 대사 반응은 크게 두 가지 범주로 나뉜다. 첫 번째는 건축, 성장 및 저장 프로젝트와 관련된 건설(동화 작용) 경로이고, 두 번째는 연소, 재활용 및 철거 프로젝트에 관여하는 파괴(이화 작용) 경로다. 이 두 가지 반대 작용은 주어진 시간에 이런 경로가 얼마나 활성화되어야 하는지 결정하는 효소, 센서, 피드백 회로나 호르몬에 의해 엄격하게 제어된다.(호르몬은 분비선에서 생성되고 혈액에 소량 방출되어 먼 곳에 있는 세포의 행동에 영향을 주는 화학적 전달자다.) 신진대사를 조절하기 위해 많은 호르몬이 함께 작용하지만, 그중 가장 중요하고 큰 통제력이 있는 것은 인슐린이다.

췌장은 복부 깊은 곳에서 신진대사를 지원하기 위해 지속적으로 인슐린을 혈액에 방출하며, 그 양은 주로 식단에 따라 결정된다. 모든 음식(그리고 대부분의 음료)이 췌장을 자극해 일정량의 인슐린을 생성하지만 일반적으로는 아래와 같은 특성을 보인다.

- 인슐린 수치를 가장 많이 상승시키는 것은 탄수화물이다.
- 대부분의 단백질은 인슐린 수치를 경미하거나 중간 수준 정도로 증가시킨다.
- 지방은 인슐린을 거의 자극하지 않는다.

인슐린 생산에 가장 큰 영향을 미치는 것은 혈당 상승이며, 그 가장 강력한 동인은 설탕, 과일주스, 가공된 곡물(밀가루, 백미, 인스턴트 귀리, 시리얼 등) 같은 정제 탄수화물이다.[1] 이들이 가장 많은 인슐린을 요구한다.(전분은 서로 연결된 많은 포도당 분자일 뿐이므로 혈당을 높이는 음식이 무조건 달콤하지는 않다는 것을 기억해라. 전분으로 구성된 감자는 그렇게 달게 느껴지지 않지만, 설탕과 마찬가지로 혈당을 많이 높인다.)

혈당 수치가 상승하면 췌장은 인슐린을 순환계로 방출해 혈액 내 여분의 포도당을 세포 속으로 집어넣어 혈당 수치를 낮춘다. 이런 능력은 아주 중요하다. 고혈당은 독성 효과가 있어 신체의 모든 세포를 천천히 손상시키기 때문이다. 당뇨병 환자는 고혈당 수치를 조절하기 위해 스스로 인슐린을 주사한다. 그래서 일반적으

1부 두뇌식품 다시 생각하기

로 인슐린은 단순한 혈당 조절제로 생각되지만, 사실은 '동화 대사의 주요 조율자인 성장 호르몬'이다. 간단히 말해서 인슐린은 세포에 들어오는 음식물 분자로 무엇을 해야 하는지 알려준다. 뇌를 포함한 신체의 거의 모든 세포는 표면에 인슐린 수용체를 가지고 있어 인슐린 신호를 들을 수 있다. 지휘자의 지휘봉에 초점을 맞추는 연주자처럼, 세포는 혈중 농도가 오르락내리락함에 따라 인슐린의 지시에 반응하며 행동을 미세하게 조정한다.

인슐린이 높을 때: 포도당 연소 모드

탄수화물이 적당히 포함된 일반적인 식사를 하면 포도당과 인슐린이 높아져 신진대사가 성장 혹은 저장 모드로 전환된다. 에너지를 얻기 위해 포도당을 태우고, 과도한 칼로리는 지방으로 전환하는 상태다.

인슐린은 세포들에게 성장, 복구나 저장 프로젝트를 위해 새로운 영양분을 쓸 수 있다고 널리 알리는 '풍요의 호르몬'으로, 포도당이 개별 세포에 전달되기까지의 과정을 세세하게 관리한다. 예를 들어 인슐린이 근육과 지방세포의 인슐린 수용체에 부착되면 해당 세포는 포도당이 세포 내로 굴러들어갈 수 있도록 활송 장치를 열어준다.[2] 그런 다음 인슐린은 세포에 조립 라인을 가동해 영양분을 새로운 물질로 만들도록 지시한다. 이 모든 활동에 연료를 공급하기 위해 인슐린은 포도당을 세포의 대사화로에 던져넣어 잘게 자른 후 에너지로 바꾼다. 혈액 속 포도당이 세포가 즉시 사용할 수 있는 양보다 더 많은 경우, 근육세포와 간세포에서 잉여 포도당 분자를 글리코겐(전분)으로 만들어 에너지를 비축하게 한다. 이 과정에는 비타민 B7이 필요하다. 전분 저장고가 가득 차면 인슐린은 나머지 포도당을 트리글리세리드(지방)로 전환하고 지방세포로 보내 저장되게 한다.

인슐린이 낮을 때: 지방 연소 모드

단식을 하거나 케토제닉 식단을 실천해 혈당과 인슐린 수치가 낮아지면 신진대사는 지방 연소 모드로 전환되어 스스로 포도당을 만든다.

인슐린과 포도당이 모두 낮은 경우 지방세포는 저장된 지방 분자를 지방산으로 분해(비타민 B5 필요)하고 순환계로 방출해 배고픈 세포에 영양을 공급한다.[3] 신진대사가 건강하고 유연하면 대부분의 세포는 포도당 연소에서 지방산 연소로 활동을 쉽게 전환한다. 다만 언제나 포도당을 요구하는 몇몇 시스템을 위해 췌장은 '글루카곤'이라는 호르몬을 분비한다. 이 호르몬은 간에 저장된 글리코겐을 포도당 분자로 분해(비타민 B6 필요)하고 혈액으로 방출해 적절한 혈당 수치를 유지하게 한다. 그러나 간은 약 4백 칼로리 정도의 글리코겐만 저장할 수 있기 때문에[4] 글루카곤은 간의 포도당 신생합성 경로(비타민 B6, B7 필요)를 활성화해 지방의 글리세롤과 단백질을 포도당 분자로 바꾼다. 우리는 글리코겐 형태로는 불과 몇 시간 분량의 에너지만 저장할 수 있지만, 지방으로는 몇 달 분량의 에너지를 저장할 수 있다. 따라서 필요한 경우 식사와 식사 사이에 아주 오랜 시간 에너지를 공급할 수 있다.

세포의 대사 활동은 주로 포도당 연소와 지방 연소 사이에서 전환된다. 이를 통해 우리가 탄수화물을 먹는 빈도나 양에 관계없이 24시간 내내 에너지 요구량을 충족시킬 수 있게 해준다. 만약 인간이 탄수화물을 지속적으로 섭취해야 했다면 우리 종은 그리 오래 살아남지 못했을 것이다. 더 나아가 세포는 정기적으로 인슐린이 적은 '지방 연소 모드'를 유지하기를 희망한다. 지방을 활발하게 연소할 때 간은 케톤을 생성하여 뇌에 활력을 불어넣는데,[5] 그런 상태에는 뚜렷한 이점이 있다.

지방을 활발하게 연소하면 에너지로 사용할 수 있는 것보다 더 많은 지방산이 간에 들어간다. 인슐린 수치가 낮기 때문에 그 여분의 지방산은 지방으로 저장되지 않는다. 따라서 지방세포는 저장 모드가 아닌 연소 모드로 유지된다. '지방 저장 경로'가 꺼진다는 뜻이다. 대신 간은 잉여 지방산(상당히 긴 분자일 수 있는)을 가져와 더 빠르고 쉽게 연소할 수 있는 **케톤**(케톤체라고도 한다)이라는 작은 조각으로 분해한다. 이는 심장 근육이나 뇌처럼 가장 바쁜 장기들을 위해 간이 지방산을 '사전 소화'하는 과정으로 이해할 수 있다. 그런 장기들은 에너지가 급히 필요하기 때문에 긴 물질들을 번거롭게 잘라낼 여유가 없다. 지방 연소 모드에서 심장과 근육세포는 지방산, 케톤 또는 저장된 글리코겐(이건 신체의 나머지 부분과 공유하지 않는다. 어쩌면 다소 이기적이라고도 볼 수 있겠다)을 에너지로 연소할 수 있다. 대조적으로 뇌는 아주 적은 양의 글리코겐만 저장할 수 있고[6] 뇌의 뉴런은 지방산을 태울 수 없다.[7] 따라서 포도당이 낮은 상황에서 뇌는 높은 에너지 수요를 충족하기 위해 케톤에 의존한다.

케톤 화학

케톤은 아세토아세트산AcAc, 아세톤 그리고 베타-하이드록시부티레이트BHB라는 세 가지 형태로 제공된다. 아세토아세트산은 세포가 태울 수 있는 유일한 케톤체이지만 안정성이 좋지 않아 온전히 이동하지 못한다. 혈액을 순환하는 아세토아세트산은 일부는 소변으로 배출되고, 일부는 호흡을 통해 배출되는 노폐물인 아세톤으로 자발적으로 분해된다. 귀중한 에너지 분자의 손실을 최소화하기 위해 간은 가능한 많은 아세토아세트산을 운반용 BHB로 전환한다. 이 형태가 혈액에서 더 안정적이기 때문이다.[8] 다만 세포가 BHB를 태울 수 없기 때문에, 일단 목적지에 안전하게 도착하고 나면 세포들이 이를 다시 아세토아세트산으로 전환하고 분해해서 에너지로 만든다.(BHB는 그 자체로는 케톤이 아니라 유기산이지만, 아세토아세트산으로 바뀔 수 있기 때문에 우리는 이 세 가지 물질을 모두 '케톤'이라고 부른다.)

뇌 대사

셔브룩 대학의 뇌 대사 전문가 스티븐 쿠난Stephen Cunnane 교수는 뇌를 포도당과 케톤의 혼합물로 작동하는 하이브리드 엔진에 비유한다.[9] 이런 이중 연료 시스템은 우리가 무엇을 얼마나 자주 먹든 뇌가 지속적으로 에너지를 공급받을 수 있게 해준다.

포도당을 이용하는 두뇌

뇌는 혈액뇌장벽을 따라 배치된 일방향 밸브를 통해 혈액에서 포도당을 지속적으로 빨아들인다. 이 시스템은 뇌의 포도당 수준을 혈

1부 두뇌식품 다시 생각하기

당 수준보다 약 80% 낮게 유지하므로[10] 혈당이 100mg/dl일 때 뇌 포도당은 약 20mg/dl이 되고, 혈당이 200mg/dl이면 뇌 포도당은 약 40mg/dl이 된다. **혈당이 높을수록 뇌 포도당도 높아진다는 의미다.**

뇌 속의 배고픈 뉴런은 들어오는 포도당 분자의 약 85%를 빨아들이지만,[11-12] 인슐린 없이는 포도당을 태울 수 없기 때문에 혈액뇌장벽에 있는 인슐린 수용체를 통해 인슐린을 전달받는다. 인슐린이 마치 작업 현장에 도착한 감독관처럼 뉴런 표면에 부착되면 뉴런 내부에 있는 일련의 대사 스위치가 켜져 포도당 처리가 시작되고, 생산 라인은 즉시 활발하게 활동하기 시작한다. 이를 통해 포도당을 에너지로 연소하고 새로운 물질을 만든다.

뇌의 케톤과 포도당 이용

우리 몸의 혈당과 인슐린 수치가 떨어질 때 뇌와 혈액 속 케톤 수치는 상승하기 시작한다. 혈액이 뇌를 순환할 때 혈액뇌장벽을 따라 존재하는 운반체가 케톤을 뇌 내부로 끌어들이기 때문이다. 따라서 포도당과 마찬가지로 **혈액 케톤이 높아지면 뇌 케톤도 높아지며,**[13] 케톤을 포획하여 에너지로 태우기 위해 뉴런 표면에 수용체가 발현된다. 그러나 뇌는 케톤만으로는 작동할 수 없다(그 이유는 곧 살펴보겠다). 그래서 지방이 활발하게 연소되어 혈액 케톤이 상대적으로 높을 때도 간은 계속 포도당을 혈액으로 방출하고 뇌는 그것을 흡수하며 포도당이 필요한 상황에 대비한다.

무언가 크게 잘못된 상황이 아니라면, 혈액에는 항상 많은 양의 포도당이 존재한다. 하지만 케톤은 보통 얻기 어렵다. 일반적인 식단을 섭취하는 사람들은 대부분 케톤 수치가 극도로 낮은 경향이 있다. 고탄수화물 식단이 인슐린 수치를 너무 높여 케톤이 생성되지 않기 때문이다. 케톤은 일반적으로 수면, 단식, 운동, 칼로리 제한 또는 케토제닉 식단을 섭취하는 경우에만 의미 있는 수준으로 상승한다. 이런 조건에서 신체는 더 많은 지방을 연소하고 간은 그중 일부를 케톤으로 전환한다. 즉 '케톤증' 상태에 들어가게 된다.

인슐린이 높고 케톤이 낮을 때 뇌는 거의 전적으로 포도당으로 작동한다. 반면 인슐린이 감소하여 케톤이 증가할 때 뇌는 더 많은 케톤을 사용하고 포도당은 더 적게 연소한다. 많은 사람이 케톤을 뇌를 위한 비상 예비 연료로 생각하지만, 실제로 우리 뇌는 포도당이 충분히 있을 때에도 케톤을 계속 흡수하고 연소한다.[14] 케톤이 존재할 때 뇌가 포도당만으로 작동하기를 거부한다는 사실은 흥미롭다. 이는 낮은 포도당, 높은 케톤 상태에서 시간을 보내는 것이 분명히 이롭다는 점을 시사한다.

인슐린 수치가 낮고 케톤 수치가 높을 때 뇌는 다른 대사 모드로 전환된다. 바로 '치유 모드'다. 이 상태에서 뇌는 음식을 적극적으로 활용해 성장하고, 구축하고, 저장했던 인슐린 작업 모드에서 잠시 벗어나 조용히 회복의 시간을 가진다.

건강한 뇌 대사의 비결은 케톤이다

미국국립노화연구소NIA와 존스홉킨스 대학 과학자들은 탄수화물 기반 대사에서 지방 기반 대사로의 전환을 '포도당에서 케톤으로의 전환', 또는 'G에서 K로의 전환'이라고 부른다. 그들은 뇌가 격렬한

1부 두뇌식품 다시 생각하기

운동, 칼로리 제한, 간헐적 단식, 케토제닉 식단 등의 방식을 통해 케톤증 상태로 유지될 때의 이점을 기록했다.[15]

우리 몸의 기반이 포도당에서 케톤으로 전환되면 높은 인슐린으로 인해 억제되어 있었던 수많은 경로가 활성화된다. 손상된 세포 구성 요소를 재활용하거나 파괴하는 '자가포식' 경로(칼슘과 아연 사용), 면역 체계를 강화하고 스트레스 회복력을 강화하는 경로, 신경가소성*을 촉진하는 경로, 뇌가 새로운 세포를 성장시키고 그것을 새로운 패턴으로 연결하는 일을 돕는 경로 등이다. 이런 새로운 회로를 만들어 우리가 뭔가를 배우고 기억할 수 있게 하려면 비타민 A, 비타민 D, 칼슘과 아연도 필요하다. 이 영양소들은 뇌가 최적의 기능을 유지하기 위해 필수적이다. 여기에 케톤이 뇌에서 하는 역할까지 고려하면 우리가 어떤 음식을 고르는지, 신진대사가 얼마나 건강한지, 현재 건강 상태가 얼마나 좋은지, 정신건강 문제가 있는지와 관계없이 정기적으로 케톤증 상태에서 시간을 보내는 게 현명하다는 것을 알 수 있다. 정기적으로 연료원을 케톤으로 전환해 신진대사를 원활하게 유지하는 것이 정신적·신체적 건강의 비결 중 하나인 셈이다. 불행하게도 많은 사람이 이미 신진대사의 유연성을 상실했다. 우리의 정신적·신체적 건강 상태를 좀 더 자세히 살펴보면 우리 중 몇몇은 제대로 느끼고 기능하기 위해 케톤증 상태에서 대부분 혹은 모든 시간을 보내야 한다는 사실이 분명해질 것이다.

---

*   뇌가 외부환경의 양상이나 질에 따라 스스로의 구조와 기능을 변화시키는 특성. 이미 형성된 대뇌피질의 뉴런 간 연접관계가 강화되거나 약화되는 것을 말한다.

심층 분석: 뇌가 에너지를 만드는 방법

뇌 신진대사가 건강하다는 것은 어떤 의미일까? 뇌는 어떻게 망가질 수 있으며 그럴 때 케톤증 상태는 어떻게 도움이 되는 걸까? 이를 이해하려면 에너지를 생성하는 뇌세포를 더 자세히 들여다봐야 한다. 이 부분은 다소 학술적이지만 낯선 분자나 경로의 이름 때문에 걱정할 필요는 없다. 그 자세한 이름들은 단지 전문적 지식을 원하는 사람들을 위한 것으로, 주요 경로에 관여하는 몇몇 필수 미량 영양소들은 따로 강조해두었다. 혹시 정말 기본적인 사항만 알고 싶다면 각 개념 끝에 있는 '요점'만 읽어도 충분하다.

개념 1: 전자는 에너지다

세포가 분자로부터 에너지를 추출하려면 먼저 개별 원자로 함께 묶여 있는 양성자(양전하를 띤 입자)와 전자(음전하를 띤 입자) 사이의 강력한 결합을 끊어야 한다. 바로 그곳에 에너지가 저장되어 있기 때문이다. 포도당과 케톤 안에 있는 전자는 양성자와 강력하고 안정적인 관계를 맺고 있으므로 이를 비틀어 떼어내는 일은 쉽지 않다. 자유전자는 강한 화학 결합을 맺어 안정된 상태로 돌아가려고 하기 때문에 매우 불안정하고 반응성이 높다.

　포도당 분자든 케톤 분자든 세포가 그것을 연소할 때의 목표는 동일하다. 그들의 결합을 끊고 조심스럽게 전자를 제거하는 것이다. 그런 다음 전자에서 에너지를 추출해 ATP(아데노신 3인산) 분자로 저장한다. ATP는 세포가 쉽게 분해해 일상 활동에 전력을 공급할 수 있는 휴대용 순간 에너지 패킷이다. 바쁘게 움직이는 뉴런 1개는 초당 40억 개가 넘는 ATP 분자를 소모할 수 있다.[16] 뉴런은 이 ATP를 사용해 나트륨-칼륨 펌프에 전력을 공급하고 신경전달물질을 생성, 방출하거나 재활용한다. 그 외에 유지, 수리, 성장, 방어, 생식 작업을 위해서도 ATP가 필요하다. 적절한 ATP가 없으면 뇌세포는 번성할 수 없으며, 에너지 부족으로 이어져 제대로 생존하기도 어렵다.

> **요점 1**
> 세포는 포도당과 케톤 분자를 에너지로 전환하기 위해 그것을 분해해
> 전자(고에너지 입자)를 제거한다. 그런 다음 포착한 에너지를
> ATP라는 즉시 사용 가능한 소형 파워 팩에 저장한다.

개념 2: 세포에는 2개의 엔진이 있다

뉴런에는 에너지 생성을 위한 두 가지 시스템이 있다. 하나는 해당과정Glycolysis이라고 불리는 간단한 과정으로, 포도당 분자를 인정사정없이 반으로 잘라 소량의 에너지를 빠르게 방출한다. 이 시스템을 엔진 G라고 부르자. 이 오래된 대사 경로는 산소가 부족했던 지구 초기 단세포 유기체에 의해 사용되었다.[17] 다른 하나는 포도당이나 케톤의 분자 조각을 완전히 분해해 많은 양의 에너지를 생성하는 정교한 과정이다. 이 고급 시스템은 **미토콘드리아**라고 불리는 세포 안에서 분주하게 움직이는 역동적인 이중막 구조에서만 작동한다. 이 시스템은 **엔진 M**이라고 하자.

미토콘드리아는 훗날 인간으로 진화할 단세포 생명체를 포함한 다른 미세한 존재들과 함께 지구의 원시수프*를 자유롭게 떠다니던 세균 같은 존재였다. 그러다가 약 15억 년 전 우리의 아주 미세한 조상 중 하나에 침입하여 기생충처럼 그 안에서 살기 시작했다. 혹은 우리 조상 중 하나가 미토콘드리아를 통째로 삼켰을지도 모른다.[18] 어느 쪽이든 이제 우리는 모두 세포 안에 이 뛰어난 일꾼들을 보유하고 있으며 이들의 에너지 생산 능력을 활용하고 있다. 우리는 그들을 수용하고 먹이를 주며, 그 대가로 활력을 제공받는다.

미토콘드리아의 가장 안쪽 막에는 셀 수 없이 많은 **전자전달 사슬**이 내장되어 있다. 이는 일련의 다섯 가지 특수 단백질 복합체(I, II, III, IV, V)를 통해 전자를 운반해 전자 에너지를 활용하고 그것을 ATP로 변환하는 놀라운 생물공학이다. 엔진 M은 너무 강력해서 엔진 G보다 약 15배 더 많은 에너지를 포도당에서 추출한다.[19] 뉴런은 에너지를 얻기 위해 미토콘드리아에 크게 의존하므로 단일 뉴런이 최대 200만 개의 미토콘드리아를 가지기도 한다.[20] 미토콘드리아가 없으면 우리는 복잡하고 다세포적인 신체를 지탱할 충분한 에너지를 생산할 수 없다. 즉 엔진 G만으로는 충분하지 않다는 말이다.

엔진 G를 사용해 포도당을 태우는 것은 모닥불에 신문을 던져 짧은 빛과 열을 생성하는 것과 비슷하다. 반면 엔진 M을 통해 미토콘드리아가 포도당이나 케톤을 연소하는 것은 효율적인 장작 난로

---

* 원생액(原生液), 지구상에 생명을 발생시킨 유기물의 혼합 용액.

에 무거운 통나무를 넣고 몇 시간 동안 빛과 열을 즐기는 것과 비슷하다.

요점 2

세포에는 ATP를 만드는 두 가지 엔진이 있다. 하나는 포도당을 반으로 잘라 소량의 ATP를 만드는 간단한 엔진으로, 이 엔진은 포도당만 처리할 수 있으므로 G라고 부르겠다. 다른 하나는 산소를 사용하는 정교한 엔진으로, 포도당, 케톤 그리고 기타 연료원을 대량의 ATP로 전환한다. 우리는 이 엔진을 M이라고 부를 것이다. 작은 박테리아와 비슷한 구조를 가진 세포 속 미토콘드리아에 들어 있기 때문이다. 엔진 M은 포도당과 케톤에서 전자를 수집한 다음 전자전달 사슬이라고 불리는 일련의 다섯 가지 특수 단백질 복합체를 통과시켜 ATP로 변환한다.

개념 3: 최적의 포도당 처리에는 두 엔진이 모두 필요하다

포도당에서 에너지를 최대한 끌어내려면 뉴런은 먼저 미토콘드리아 외부의 엔진 G를 통해 포도당을 통과시킨 다음 엔진 M을 사용해 미토콘드리아 내부에서 포도당을 계속 분해해야 한다. 포도당이 점점 더 작은 조각으로 분해되면서 전자도 더 많이 제거된다.

- 미토콘드리아 외부에서는 엔진 G가 비타민 B1과 B3의 도움으로 포도당을 반으로 나누어 피루브산* 두 분자를 생성한다.
- 피루브산은 미토콘드리아의 중심부 깊숙이 이동하며 비타민 B1,

---

* 케톤에 속하는 유기산. 가장 간단한 구조를 가지는 분자로, 세포 내 주요 대사 경로들의 핵심 대사물질이다.

B2, B3, B5에 의해 아세틸 CoA라는 더 작은 분자로 분해된다.

○ 아세틸 CoA의 크기는 구연산 회로에 들어가기에 적합하다. 일
   종의 화학 반응 회전체인 이 회로는 마그네슘, 철, 비타민 B1, B2,
   B3, B5, B7을 사용해 분자 조각을 완전히 분해한다.

마지막으로 운반물질은 이전 단계에서 제거된 전자를 모아 전
자전달 사슬로 호송한다. 이곳에서는 비타민 B3, 마그네슘, 철, 황,
구리와 산소가 해당 전자에서 에너지를 추출하고 ATP로 전환하는
것을 돕는다.

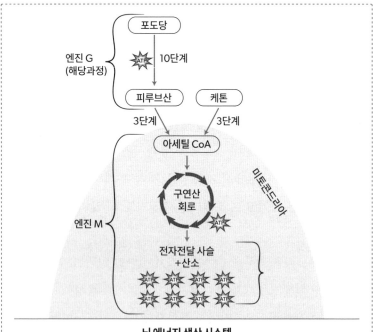

뇌 에너지 생산 시스템
두 시스템이 협력해 최대량의 에너지를 생산한다. 엔진 G는 미토콘드리아 외부의 포도당
을 부분적으로 분해하고, 엔진 M은 미토콘드리아 내부의 다양한 연료를 완전히 분해한다.

엔진 M은 엔진 G가 먼저 포도당을 반으로 자르지 않으면 그것을 태울 수 없다. 포도당에서 최대량의 에너지를 추출하려면 두 가지 엔진이 모두 필요하다. 포도당을 두 조각으로 쪼개는 엔진 G와 그 조각을 완전히 분해하는 엔진 M 말이다.

개념 4: 포도당과 케톤은 서로 다르게 연소된다

엔진 G는 포도당만 처리할 수 있는 반면, 엔진 M을 구동하는 전자 전달 사슬은 일종의 '기회균등 용광로'이므로 포도당이나 케톤에서 나온 전자도 받아들인다.

포도당과 마찬가지로 케톤도 아세틸 CoA로 분해된 후 구연산 회로를 통과해 전자를 생성해야 한다. 그러나 포도당과 케톤의 처리 방식에는 주요 차이점이 있다. 이 차이는 뇌가 포도당을 태워 에너지를 만들지 못할 때(인슐린 저항성이나 특정 정신 질환이 있는 경우 이런 상황이 발생한다) 어떻게 해야 더 잘 기능할 수 있는지 설명해준다.

1. 케톤은 엔진 G를 먼저 통과할 필요가 없기 때문에 더 빠르고 쉽게 연소된다.

포도당을 아세틸 CoA로 바꾸려면 13가지 화학 반응이 필요하다. 반면 케톤(BHB)은 아세틸 CoA로 전환하는 데 3가지(완전히 다른) 화학 반응만 필요하다. 따라서 케톤이 포도당보다 더 효율적인 에너지원이다.[21]

이 내용은 왜 중요할까?

포도당을 아세틸 CoA로 전환하는 경로는 아주 길다. 그 단계

중 하나라도 제대로 작동하지 않으면(양극성 장애일 경우 등으로, 9장의 내용을 참조하라.) 포도당이 아세틸 CoA로 전환될 수 없다. 하지만 케톤은 여전히 가능하다. 케톤을 처리하는 방식은 그 13단계를 모두 완전히 우회하기 때문이다.

2. 케톤에서 나온 전자는 지름길을 택하는 경우가 많다.

포도당과 케톤에서 빠져나온 전자는 전자전달 사슬로 운반되기 전 다음 두 전달 분자 중 하나, 즉 NAD(비타민 B3로 생성)나 FAD(비타민 B2로 생성)로 먼저 전달된다. NAD는 전자를 전자전달 사슬 복합체 I로, FAD는 복합체 II로 전달한다. 엔진 G는 NAD를 더 자주 운반책으로 사용하는데, 이는 엔진 G가 복합체 I를 통해 더 많은 전자를 전송한다는 것을 의미한다.

이 내용은 또 왜 중요할까?

자폐증, 양극성 장애, 조현병과 같은 특정 정신 질환에서 복합체 I이 오작동하는 경우가 있다. 이때 케톤에서 나오는 전자는 복합체 I을 통과하지 않고 복합체 II로 더 많이 전달되기 때문에 케톤증 상태에 있으면 해당 결함을 부분적으로 우회할 수 있다.

3. 케톤 연소에는 인슐린이 덜 필요하다.

케톤은 뇌에 인슐린이 부족하거나 뇌세포가 인슐린을 적절하게 사용하는 데 문제가 있는 경우(인슐린 저항성이 있는 사람에게 발생할 수 있다)에도 유용하다. 인슐린 수치가 낮으면 엔진 G의 속도가 느려지는데, 케톤은 엔진 M만 사용하기 때문에 인슐린이 적은 환경에서도 잘 연소된다.

요점 4

케톤과 포도당은 다르게 연소된다.

1. 케톤은 엔진 G를 완전히 우회하기 때문에 더 빠르고 쉽게 연소된다. 또한 어떤 이유로든 엔진 G가 오작동하는 경우(에너지를 얻기 위해 포도당을 연소하기 어려워지는 경우) 엔진 M을 사용해 케톤을 연소할 수 있다.

2. 케톤에서 나온 전자는 전자전달 사슬로 가는 지름길을 택할 때가 많다. 전자는 복합체 I 또는 복합체 II를 통해 사슬에 들어갈 수 있는데, 케톤의 전자는 복합체 II를 더 자주 사용하므로 복합체 I에 문제가 있는 경우 해당 문제를 부분적으로 우회할 수 있다.

3. 케톤 처리에는 인슐린이 덜 필요하다. 인슐린 저항성이 있는 사람처럼 뇌 인슐린이 낮거나 제대로 작동하지 않는 경우에도 케톤은 여전히 잘 연소된다. 실제로 케톤은 인슐린이 낮은 조건에서 가장 활발히 연소된다.

개념 5: 엔진 2개가 하나보다 낫다

케톤이 포도당에 비해 몇 가지 장점이 있는 것은 분명하다. 하지만 뇌는 케톤만으로 생존할 수 없다. 최적의 뇌 대사를 위해서는 엔진 G와 엔진 M이 모두 완벽하게 작동해야 한다.[22]

엔진 G는 빠른 에너지가 필요한 상황, 미토콘드리아를 위한 공간이 부족한 세포 내부의 밀집 영역, 뇌에 혈액 산소 공급이 중단된 경우(염증, 종양, 뇌졸중 등)에 유용하다.[23]

또한 이 엔진은 비타민 B1과 B2를 활용해 포도당 분자를 DNA, RNA나 항산화제로 바꾸는 **오탄당 인산 경로**의 유일한 진입점이다

(그렇다, 우리 세포는 자체 항산화제를 만든다).[24] 세포는 엔진 G를 통해 먼저 포도당을 작동시키지 않고서는 어떤 용도로도 사용할 수 없다. 그러나 엔진 G는 세포 대사를 지원할 만큼의 충분한 에너지를 생성할 수 없으며, 케톤은 전혀 처리할 수 없다. 오직 포도당만 처리하는 엔진인 셈이다.

엔진 M은 포도당과 케톤을 포함한 다양한 분자로부터 많은 양의 에너지를 효율적으로 생산한다. 하지만 속도가 느리고 미토콘드리아를 위한 공간과 산소가 부족한 환경에서는 제대로 작동하지 않는다. 즉 비좁은 숙소에는 적합하지 않다. 또한 ATP를 생성하기 위해 의존할 수밖에 없는 산소 분자로 인해 손상을 입기 쉽다.

> **요점 5**
> 엔진 G와 엔진 M은 상호보완적이다. 각각 장점과 단점이 있으므로 두 엔진이 모두 완전히 작동할 때 세포가 가장 잘 기능하고 최대량의 에너지를 생산할 수 있다.

개념 6: 산소 활용의 딜레마

포도당과 케톤에서 나온 고에너지 전자는 전자전달 사슬을 통과하면서 약간의 에너지를 포기하고, 전달된 에너지는 최종적으로 복합체 V에서 ATP로 전환된다. 전자전달 사슬의 끝에는 반으로 잘린 산소 분자가 기다리고 있다. 산소는 전자와 결합해 안정적인 물 분자를 형성한다. 이처럼 남은 전자를 안전하게 흡수하는 산소 분자의 특별한 능력은 우리가 산소를 호흡해야 하는 가장 중요한 이유다.

1부 두뇌식품 다시 생각하기

산소가 없으면 전자전달 사슬이 빠르게 끊어져 세포가 사라진다.[25]

전자를 향한 산소의 사랑은 축복이자 저주라고 할 수 있다. 산소가 있는 상태에서 물질을 태우는 것은 불장난과 같다. 산소 분자는 전자를 훔치는 것을 좋아하기 때문이다. 반응력이 높은 위험한 전자가 전자전달 사슬에서 조기에 탈출할 때마다(제어하기 어렵기 때문에 어느 정도 규칙적으로 일어난다) 전체 산소 분자와 반응해 아주 불안정한 **활성산소**를 생성한다. 이를 그대로 방치하면 활성산소가 미친 듯이 날뛰어 세포를 손상시킬 수 있는데, 이러한 현상을 **산화 스트레스**라고 한다.

어느 정도의 산화 스트레스는 정상적이고 건강하다. 미토콘드리아는 일정량의 산화 스트레스를 예상하고 그에 대처하기 위해 자체 내부 항산화물질을 갖추고 있다. 따라서 우리 시스템은 산화와 항산화 사이의 건강한 균형을 유지하도록 진화했다고 볼 수 있다. 그러나 어떤 것이 활성산소를 때맞춰 중화하는 능력을 방해하거나 미토콘드리아가 한 번에 너무 많은 산소에 의해 압도당하면 과도한 산화 스트레스로 인해 미토콘드리아가 손상되고 에너지 생산 능력이 위태로워질 수 있다.[26] 여기서 케톤과 포도당의 또 다른 중요한 차이점이 발생한다. 케톤을 연소하면 산화 스트레스가 줄어든다는 점이다.[27] (활성산소는 복합체 I과 III에서 만들어지는데, 케톤은 복합체 I을 거치지 않고 복합체 II로 직접 가기 때문에 복합체 I에서 만들어지는 활성산소를 피할 수 있다. ─ 옮긴이)

엔진 M은 산소를 사용한다. 이는 산소와 전자가 반응해 '활성산소'라는 불안정한 물질을 형성할 수 있기 때문에 위험하다. 세포의 자체적인 내부 항산화제가 그것을 신속하게 중화하지 못하면 '산화 스트레스'가 발생해 세포를 손상시킬 수 있다. 케톤을 연소하면 포도당을 연소하는 것보다 산화 스트레스가 적다.

최적의 정신건강을 위해서는 엔진 G와 엔진 M이 모두 제대로 작동해야 한다. 각각이 요구하는 연료 분자와 미량 영양소를 공급하고 염증과 산화 스트레스로부터 보호한다면 두 엔진은 모두 우리에게 큰 도움이 될 것이다.

내부에서 외부로 향하는 영양 연구

인간 신진대사의 미시적 세계를 탐구하는 목적은 경로와 분자의 이름을 외우기 위해서가 아니라 그 지혜와 복잡성에 경이로움을 느끼고 겸손해지기 위함이다. 무한히 복잡한 인체 시스템은 수백만 년에 걸쳐 진화하며 모든 식물성 혹은 동물성 식품을 다량 영양소와 미량 영양소로 마법처럼 변환했다. 그 덕에 약물, 보충제, 영양 연구, 식이 지침 또는 기타 도움 없이도 우리 뇌와 신체의 각 부분들이 최상의 기능을 발휘할 수 있게 되었다.

뇌 대사 과학은 다소 복잡해 보일 수 있다. 하지만 이 분야는 우리가 다량 영양소와 미량 영양소 또는 식사 시간을 고민할 때 최적의 정신건강을 달성하기 위해 반드시 준수해야 할 진실이 무엇인지 들려준다.

○ 뇌에는 모든 필수 미량 영양소가 필요하며 에너지 생산 경로에 가장 직접적으로 관여하는 영양소는 철, 마그네슘, 구리, 비타민 B1, B2, B3, B5, B7이다.(요오드를 함유한 갑상선 호르몬도 관여한다.)

○ 뇌는 항상 약간의 포도당을 필요로 하는 하이브리드 엔진이지만, 그 포도당이 꼭 식이 탄수화물에서 나올 필요는 없다.

○ 적절한 인슐린이 없으면 뇌는 포도당을 제대로 사용할 수 없다.

○ 뇌는 정기적으로 케톤증 상태를 유지해야 한다.

이제 우리는 건전한 정신건강을 형성하기 위한 영양과 대사 기반을 이해했다. 다음 과제는 잘못된 영양과 대사가 어떻게 정신 건강을 열악하게 만드는지 이해하는 것이다. 뇌를 제대로 먹이지 않으면 뇌 안에서 어떤 문제가 발생할까?

2부

식이 광기에 빠진
우리의 추락

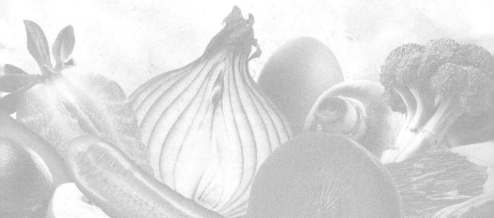

6장

가공식품의 위험 : 염증과 산화 스트레스

∴

영양이 부족한 뇌에서는 정신력을 얻을 수 없다.

— 허버트 스펜서Herbert Spencer, 《윤리의 원칙Principles of Ethics》

뇌의 기반 시설은 강력하고 정교한 동시에 매우 취약하다. 평생 명료한 정신건강을 누리려면 뇌를 주의 깊게 보호해야 한다.

다행스럽게도 대자연은 우리를 위해 이미 많은 노력을 기울였다. 인간의 뇌는 두꺼운 두개골층과 그 안의 삼중막으로 둘러싸여 부상으로부터 보호받는다. 때로는 세균과 기타 위협물질을 걸러내는 특수한 장벽으로 혈액 공급을 차단하기도 한다. 고대부터 내려온 이런 진화적 보호 장치는 우리 뇌를 마치 무적처럼 보이게 하지만, 현대의 식품 환경에는 당할 재간이 없다.

오늘날 우리가 먹는 파괴적인 식단은 이전의 모든 식단과 어떻게 다를까? 붉은 고기와 포화지방은 아주 오래전부터 섭취해왔다. 확실히 다른 건 정제된 탄수화물과 정제된 식물성 기름이다. 이는 슬픈 식단의 대표 성분으로 시중에 있는 거의 모든 가공식품에 들어간다. 이 두 물질은 모두 과도한 산화 스트레스와 염증의 강력한 촉진제이며, 우울증에서 치매에 이르기까지 우리가 가장 두려워하는 뇌 질환의 두 가지 근본 원인이다.

식품 '가공'의 진실

대부분의 생물은 단순히 걷거나, 날거나, 헤엄쳐서 살아 있는 동식물에게 다가가 통째로 집어삼킨다. 이와 달리 우리 인간은 거의 모든 식물과 동물을 먹기 전에 가공하는 일을 수천 년 동안 해왔다. 엄밀히 말하면 우리가 어떤 식물이나 동물을 먹기 전에 그것의 화학 구조를 근본적으로 변경하기 위해 가하는 모든 일이 '식품 가공'으로 간주된다. 그 대표적인 예가 요리다. 그렇다면 식품 가공이 어디까지는 유익하고 어디부터는 해롭다고 규정하는 기준은 누가 어떻게 정할 수 있을까? 식품 가공은 모두 나쁠까? 아니면 어느 정도의 가공은 허용되는 것일까?

식품 가공을 향한 우리의 사랑은 수십만 년 전 불의 출현과 함께 시작되었다. 우리 조상들은 그때부터 요리를 시작했다.[1] 그 후 농업이 시작되기 훨씬 전이었던 약 1만 4천년 전 고대 요르단인들이 뿌리와 곡물을 갈아서 빵을 만들기 시작하기 전까지 음식 준비 현장에는 별다른 변화가 없었다.[2] 그리고 7천 년 전 크로아티아의 아드리아해 연안 사람들은 우유를 응고시키고 점토로 된 체를 통

2부 식이 광기에 빠진 우리의 추락

해 액체 유청을 걸러내 치즈를 만들기 시작했다.[3]

가공 방식은 식품을 좋게도 나쁘게도 변화시킬 수 있다. 고기를 굽는 것은 일부 비타민을 파괴한다는 면에서는 나쁘지만 고기 표면에 숨어 있을 수 있는 해로운 박테리아를 죽여 좋게 만들 수도 있다. 채소는 끓이면 비타민 일부가 파괴되지만 독성이 감소하고 소화가 더 쉬워진다. 곡물을 분쇄하면 영양소에 대한 접근성이 향상되지만 동시에 탄수화물에 대한 접근성도 커져 혈당을 급히 올릴 수 있다. 그러나 가공이라는 이 유서 깊은 기술은 보통 자연식품을 더 안전하고, 소화가 잘 되고, 더 오래 보관할 수 있게 만들기 때문에 영양상의 이점이 위험보다 훨씬 크다. 이렇게 인간 건강에 어떤 이익과 손해를 주는지 고려해 어떤 처리 방법이 '좋고' 어떤 방법은 '나쁜지' 결정하는 것은 합리적이다. 즉 이익이 더 크면 좋고, 해가 더 크면 나쁘다고 할 수 있다. 사탕무 같은 자연식품을 순수 설탕으로 바꾸거나 해바라기 씨를 순수 기름으로 짜내면 오직 위험만 남고 영양상으로는 아무런 이점도 없는 제품이 된다.

초가공식품이란 무엇일까

산업 혁명은 식품 가공의 성격과 목적을 완전히 바꿔놓았다. 처음에는 기존의 가공 방법을 개선하기 위해 압연기 같은 새로운 기계나 살균 등의 새로운 방식이 도입되었다. 그러나 20세기에 들어서면서 식품 산업은 안전, 보존, 영양을 넘어 '편의성, 맛, 이윤'에 초점을 맞추기 시작했다.[4]

우리는 이제 우리 조상들이 음식으로 인식할 수조차 없는 초가공식품 시대에 살고 있다. 유엔식량농업기구FAO는 초가공ultrapro-cessing을 다음과 같이 설명한다.

> 이는 자연식품을 설탕, 기름과 지방, 단백질, 전분과 섬유질 등으로 분해하는 것부터 시작된다. … 이들 중 일부는 가수분해, 수소화 또는 기타 화학적 변형을 거친다. 후속 공정에서는 압출, 주조, 사전 튀김과 같은 산업 기술을 사용해 추출 도중 변형되지 않는 추출물과 변형되는 추출물을 적절히 뒤섞어 새로운 제품을 만들어낸다. 이 과정에서 자연식품은 아주 소량 사용되거나 전혀 사용되지 않는다. 생산된 제품의 맛과 모양을 향상시키기 위해 색상, 향료, 유화제나 기타 첨가제가 최종적으로 첨가되곤 한다.[5]

초가공식품은 호주인이 소비하는 식품의 거의 40%를 차지하며[6] 영국 식품군 중 약 50%,[7] 미국인이 식료품점에서 구매하는 식품의 60% 이상[8]을 차지한다.* 이런 제품은 아주 널리 퍼져 있어 집, 자동차 안, 직장에서 쉽고 빠르게 손에 쥘 수 있다. 그중에는 초가공식품이라는 사실을 알아보기 쉬운 것도 있다. 초코파이와 도리토스는 누가 봐도 초가공된 식품이다. 하지만 에너지바나 시판용 드레싱은 어떨까? 이런 제품들은 자연스러워 보여서 알아보기 어렵지만 자세히 살펴보면 분리된 콩 단백질이나 인공 향료가 들어 있다.

---

* 한국 식품 중에는 약 25%가 초가공식품이다.

대부분의 현대 가공식품은 영양가가 너무 낮아 식품이라고 할 수도 없다. '정크푸드'나 '초가공식품'이라는 용어조차 과분하다. 어떤 사람들은 이런 제품이 단지 영양가가 없기 때문에 우리 몸에 좋지 않다고 말한다. 그러나 이는 위험할 정도로 부정확한 진술이다.

이렇게 생각해보자. 전설에 따르면 트로이 사람들은 트로이 전쟁 중 그리스 군대가 버린 웅장한 목마를 흔쾌히 성문 안으로 가져왔다. 그러나 텅 빈 것처럼 보였던 목마 속에는 도시를 공격할 그리스 군인들이 숨어 있었고, 결국 트로이는 포위되었다. 가공식품이 바로 이 트로이 목마라고 할 수 있다. 겉으로는 순수하고 맛있어 보이지만 그 먹음직스러운 포장 속에는 우리의 정신과 신체를 파괴할 성분이 숨어 있다. 이런 제품들은 영양분이 없다시피 하다. 너무 지나치게 비어 있는 탓에 제조업체는 공장에서 떼어낸 영양소를 더 채워넣거나 전혀 필요하지 않은 영양분으로 강화한다. 그러나 이런 식품은 뇌의 구조와 신진대사를 손상시키고 궁극적으로는 에너지 생성 능력까지 손상시킬 독성물질로 가득 차 있기 때문에 비타민과 미네랄을 아무리 보충해도 그 비극을 막을 수 없다.

정제된 탄수화물의 위험성

'정제된 탄수화물' 안에는 다양한 단 음식과 전분 성분이 포함되지만, 이 영역의 왕은 의심할 여지없이 밀가루와 설탕이다. 이 중 밀가루는 인간이 문자를 쓰기 훨씬 전부터 우리 식단에 들어와 있었다. 따라서 우리는 비교적 최근에 등장해 지나치게 많이 사용되고 있는 설탕에 관한 흥미로운 이야기를 살펴보고자 한다. 그 흥미로운 이야기가 끝날 때쯤 당신은 정제된 탄수화물이 인간의 정신에 어떤 힘을 휘두르는지 알아차리게 될 것이다.

설탕의 쓰라린 역사

칼릴 지브란 무하마드Khalil Gibran Muhammad 교수가 뉴욕타임즈 기사에 썼듯, 알갱이 형태의 설탕은 약 2천 5백 년 전 인도에서 처음 등장했다. 하지만 사탕수수를 수확하고 끓여서 결정체로 만드는 일은 너무 많은 노동을 요구했다. 따라서 설탕은 19세기까지 희귀한 별미로 남아 있었다. 1600년대에 이르러 유럽인들은 사하라 이남 아프리카인들을 노예로 삼아 서인도 제도, 멕시코, 중앙아메리카, 남아메리카의 설탕 농장에서 일하게 했다.[9] 백금white gold에 대한 백인 엘리트들의 욕구를 충족시키기 위해 수백만 명이 혹사당했다. 이 끔찍한 역사만으로도 설탕은 음식이 아니라 중독성 약물이라는 사실을 확인할 수 있다. 담배도 이와 매우 비슷한 야만적인 과거가 있지 않은가.

　인류 역사의 이 추악한 시기로 인해 1700년대 부유한 서양인들이 설탕을 이용할 수 있게 되었다. 그러나 과학 저널리스트인 게리 타우브스Gary Taubes가 저서 《설탕을 고발한다》에 기술했듯 설탕이 모든 사람의 저렴한 일상 필수품으로 자리 잡기 위해서는 산업 혁명의 기계가 필요했다. "1765년 와트의 증기 기관과 함께 출발한 산업 혁명은 19세기의 거의 모든 산업을 바꿨을 뿐만 아니라 설탕 생산과 정제 기술도 변화시켰다. 1920년대 설탕 정제소는 1820년대 정제소가 10년 동안 생산해야 했던 설탕의 양(수십만 킬로그램)을 하루 만에 생산해냈다."[10]

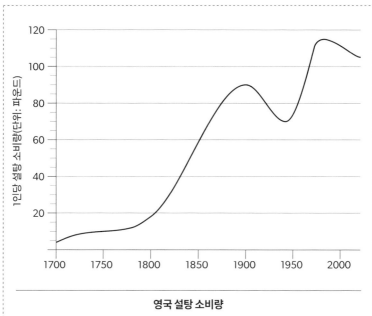

영국 설탕 소비량

제1차 세계대전과 제2차 세계대전 기간에 잠시 감소했지만, 영국의 1인당 설탕 소비량(자당 형태)은 1700년에서 1975년 사이에 13배 증가했다.

정제된 탄수화물의 정의

모든 정제된 탄수화물은 곡물, 콩류, 과일 또는 채소와 같은 식물성 자연식품에서 탄생하며, 이후 다양한 산업 가공 방법을 거쳐 설탕과 전분으로 정제된다.

정제된 설탕은 쉽게 알아볼 수 있다. 꿀과 과일주스를 제외하고, 달콤한 맛이 나고 탄수화물이 포함된 설탕이라면 시럽, 액체, 결정체, 분말을 가릴 것 없이 모두 정제된 식품이다. 여기에는 아가베 시럽, 코코넛 설탕, 당밀, 심지어 메이플 시럽도 포함된다.(메이플 수액은 설탕 함량이 매우 낮기 때문에 시럽 1L를 만드는 데 43L의 메이플 수액이 필요하다.)

수프, 샐러드 드레싱, 뜨거운 앙트레* 같은 '짭짤한' 음식을 포함한 대부분의 가공식품은 설탕으로 가득 차 있다. 설령 '설탕'이 성분표의 맨 앞자리를 차지하지 않더라도 말이다. 제조업체는 소비자들이 설탕 함량이 높은 제품을 피하려 한다는 것을 알고 있으므로 형태만 약간 다른 수십 가지 설탕을 만들어 성분 목록에 뿌리고 있다. 소아내분비학자인 로버트 루스티그Robert Lustig 박사는 저서 《대사Metabolical》에서 "다섯 번째, 여섯 번째, 일곱 번째, 여덟 번째 성분으로 서로 다른 형태의 설탕을 집어넣기 때문에(전체적으로 보면) 설탕이 주요 성분이 될 수 있다"[11]고 지적한다. 아래는 유명 브랜드에서 판매하는 아침 대용 시리얼 바의 성분 라벨이다. 당신은 여기서 설탕 이름을 몇 개나 찾을 수 있는가?

통밀가루, 전화당, 통곡물 귀리, 옥수수 시럽, 콩기름, 설탕, 식물성 글리세린, 강화 밀가루, 가용성 옥수수 섬유, 사과 퓌레 농축물, 포도당, 과당.

정답은 이렇다. 12가지 성분 중 7개가 정제된 설탕이고, 나머지 중 2개는 정제된 곡물이다. 즉 전체 성분 중 ¾이 정제된 탄수화물인 것이다.

* 주된 요리 전 또는 식사의 두 가지 주요 코스 사이에 제공되는 요리를 뜻하는 프랑스어. 미국에서는 메인 요리라는 의미로 쓰인다.

설탕의 여러 별칭들

식품 가공 산업은 설탕을 60개 이상의 이름으로 부른다. 다음은 우리가 음식에 첨가된 설탕을 식별하지 못하게 하는 가장 일반적인 설탕 목록과 몇 가지 예시들이다.

- 모든 종류의 설탕
  (사탕무 설탕, 퐁당* 설탕)

- 주스
  (사탕수수주스, 과일주스 농축액)

- 맥아
  (보리 맥아, 맥아 추출물)

- 덱스트린
  (말토덱스트린, 타피오카덱스트린)

- 설탕 결정
  (대추야자 결정)

- 꿀

- 과즙
  (아가베 시럽)

- 분말
  (옥수수 분말)

- 시럽
  (수수시럽, 현미시럽, 메이플시럽)

- 당류
  (갈락토올리고당)

- '오스'로 끝나는 성분
  (갈락토오스, 수크로오스)

- 당밀

행여나 '코코넛 블라썸 설탕' 같은 화려한 이름이나 건강에 좋아 보이는 형용사에 현혹되지 마라. '유기농 공정 무역' 설탕도 역시 설탕이다.

* 퐁당(fondant)은 설탕과 물을 섞어 걸쭉하게 만든 것으로, 케이크 등 후식 겉면을 덮을 때 쓰인다.

통곡물에 대한 진실

우리는 이제 정제된 설탕을 식별하는 요령을 배웠다. 하지만 뿌리 채소와 곡물에서 나오는 정제된 전분은 알아보기 더 어려울 수 있다. 감자 전분이나 카사바 가루 같은 뿌리 전분은 철저히 분말로 정제되기 때문에 비교적 간단하지만, 보통 곡물은 **다양한 정도**로 정제될 수 있기 때문에 상당한 혼란을 야기한다. 흰 밀가루는 분명히 정제된 탄수화물이다. 하지만 통곡물 치리오스,* 맷돌로 간 호밀빵, 현미 파스타는 어떨까?

통곡물이 무엇인지 혼란스러웠던 적이 있다면 당신만 그런 것이 아니니 안심해도 좋다. 엄밀한 의미에서 통곡물은 온전한 알갱이이며 단순하면서도 완벽한 밀기울(밀껍데기)로 감싸져 있다. 가공을 통해 곡물이 여러 조각으로 부서지면 어느 정도 정제된 것으로 간주된다. 생성된 입자가 더 작을수록 더 많이 정제되었다고 본다. 이때 입자 크기가 중요한데, 입자가 작을수록 소화하기 쉬워 섭취 후 혈당이 더 빨리 상승하기 때문이다.

어떤 가공 방식은 곡물의 원래 구성 요소를 모두 포함하고 있는 크고 거친 입자(으깬 밀이나 스틸컷 귀리)를 생산하는 반면, 어떤 방식은 섬유질과 대부분의 영양소가 제거된 초미세 분말(밀가루나 옥수수 전분)을 만든다.

우리를 더 혼란스럽게 만드는 건 절단이나 연삭을 전혀 포함하지 않는 정제 방법도 있다는 사실이다. 연마(백미), 압연(으깬 귀리), 압출 팽화(튀긴 밀) 등이 그 예다. 이런 기술은 곡물의 밀기울 코팅을 분해하거나 제거하여 소화하기 더 쉽게 만든다.

그러나 통곡물에 대한 혼란을 널리 퍼뜨린 가장 교활한 주범

---

* 미국의 대형 식품업체 제너럴밀스에서 판매하는 시리얼 제품.

은 미국 농무부의 통곡물 정의다. "통곡물은 일반적으로 낱알이라고 불리는 전체 곡물 종자로 구성된다. 낱알은 밀기울, 배아, 배유라는 세 가지 요소로 구성된다. … 식품에 '통곡물'이라는 라벨을 붙이려면 원래 통곡물과 동일한 비율의 밀기울, 배아, 배유를 함유해야 한다."[12]

이 터무니없는 방침으로 인해 가공식품 제조업체는 밀 알갱이를 산산조각내면서도 제품에 적정 비율의 밀 조각을 추가하기만 하면 그것을 통곡물(자연식품)이라고 부를 수 있게 되었다. '자연식품'이라는 단어가 이렇게 정의되는 것은 정말 잘못된 일이다.

제조업체는 제품 포장에 '통곡물'이라는 용어를 넣기 위해 투자를 아끼지 않는다. 흔히 통곡물이 정제된 곡물보다 건강에 좋다고 여겨지고, 여러 인간 대상 임상 시험도 이 견해를 뒷받침하기 때문이다. 수십 건의 무작위 대조 시험에 따르면 인스턴트 귀리나 쌀 파스타 같은 정제된 곡물 제품은 기존 귀리나 현미보다 식후 혈당과 인슐린 수치를 더 높이는 것으로 나타났다.[13]

정제 설탕과 전분이 일으키는 문제

당신의 몸은 당신이 먹는 모든 음식(단 음식, 전분 음식, 자연식품, 정제된 식품 그 무엇이든)에 들어 있는 탄수화물을 포도당으로 분해한다. 바나나와 솜사탕은 모두 동일한 포도당 분자로 변한다. 그런데 왜 어떤 음식을 먹는지에 따라 차이가 발생하는 것일까?

우리는 잡식 동물이기 때문에 선천적으로 과일이나 뿌리채소 같은 식물성 식품을 섭취하고 그 당분과 전분을 포도당으로 분해하는 능력이 있다. 하지만 인간 생리는 평생 동안 하루에도 수차례씩 대량의 농축 탄수화물을 섭취하게 될 것이라고는 결코 예상하지 못했을 것이다. 선사시대 조상들도 과일주스를 섭취했을지 모르지만, 대부분의 과일은 특별한 장비 없이는 착즙하기 어렵기 때문에 정기적으로 많은 양의 과일주스를 마셨을 가능성은 없다.(맨손으로 단 한 컵의 사과주스를 만들려면 얼마나 오랜 시간이 걸릴까?) 감귤류처럼 착즙하기 쉬운 과일은 그때까지는 너무 신맛이 나서 즐길 수 없었다.[14] 선사시대 조상 중 일부가 돌을 이용해 곡물을 빻았다는 증거가 있지만, 그런 조잡한 기술로 오늘날 미국인이 매년 평균적으로 소비하는 양인 60kg[15]의 밀가루를 생산할 수 있었다고 상상하기는 어렵다.

신선한 과일과 채소가 사탕보다 나은 이유는 설탕과 전분이 섬유질 매트릭스 내에 들어 있어 우리 몸이 그것을 포도당으로 분해하는 데 더 오랜 시간이 걸리기 때문이다. 또한 물, 비타민, 미네랄이 함유되어 있어 영양이 더욱 풍부하다. 30개 이상의 무작위 대조 시험 결과 정제된 탄수화물은 정제되지 않은 탄수화물보다 포만감과 만족감이 덜해 사람들을 더 배고프게 만든다는 사실이 밝혀졌다.[16]

설탕, 밀가루, 주스 같은 정제된 제품은 일부 소화 작용과 유사한 작용을 미리 거쳐 섬유질과 영양소가 제거된 채로 탄수화물만 농축된 에너지 공급원이다. 이런 순수 탄수화물은 소화관에서 즉시 포도당으로 변하고 순환계로 빠르게 흡수되어 혈액 내 포도당과 인슐린의 급격한 증가를 초래한다. 혈당이 급등할 때마다 뇌당도 급

상승한다. 바로 여기서 문제가 발생한다는 점을 기억해라.

고혈당(고혈당증)은 세포에 해를 끼친다. 이런 당독성 때문에 지속적으로 높은 혈당 수치를 보이는 제2형 당뇨병 환자는 눈 혈관부터 발끝 신경까지 신체 전체에 심각한 손상을 입을 위험이 있다. 고혈당증은 당신의 모든 장기를 파괴할 힘을 가지며, 뇌도 예외는 아니다.[17]

우리가 어떤 정보에 집중하거나 기억하고 처리할 수 있는 이유는 전기 신호가 뉴런 사이에서 번개처럼 빠르게 움직이기 때문이다. 뉴런이 포도당으로 가득 차면 신호가 더 느리게 전달된다. 이것이 혈당 수치가 높은 사람들이 뇌 흐림 증상을 경험하는 이유다.[18] 그렇다면 과도한 설탕은 어떻게 뇌세포를 파괴하는 걸까?

정제된 탄수화물 함량이 높은 식품의 예

숨어 있는 정제된 탄수화물을 찾아내려면 식품의 성분 라벨을 주의 깊게 읽어야 한다. 특히 설탕, 밀가루, 시럽, 가루 전분이나 과일주스 농축물에 주목하라.

곡물 가루로 만든 제품
(이때 곡물은 밀, 옥수수, 쌀, 귀리, 보리, 호밀, 메밀,
아마란스, 스펠트, 기장 등을 말한다.)

○ 대부분의 빵과 제과류(글루텐 프리 제과류도 포함).
○ 대부분의 크래커(통곡물과 씨앗으로만 만든 희귀 브랜드 제외).
○ 대부분의 파스타, 국수, 만두, 에그롤, 토르티야, 랩 샌드위치.

○ 샐러드 크루통,* 빵가루, 판코 가루(미트볼, 미트로프,** 속을 채운 해산물이나 버섯 요리를 만들 때 대부분 이 빵가루를 사용한다).

○ 생선튀김, 치킨 텐더, 핫도그, 프라이드치킨, 가지 파마산*** 등 튀김이나 빵가루를 입힌 음식.

숨겨진 정제 전분이 들어 있는 제품

○ 따뜻하게, 혹은 차갑게 먹는 대부분의 아침용 시리얼은 압착 귀리, 곡물 믹스, 그래놀라, 밀기울 시리얼 등 정제된 곡물로 만들어진다. 드문 예외로는 무가당 통곡물 뮤즐리****와 무가당 발아 통곡물로만 만든 시리얼이 있다.

○ 그레이비***** 등 대부분의 소스, 수프, 스튜는 밀가루나 옥수수 전분을 사용해 걸쭉하게 만든다.

○ 정제된 옥수수로 만든 제품: 밀가루, 옥수수빵, 옥수수죽(플렌타), 나초, 옥수수칩.

○ 정제된 쌀로 만든 제품: 떡, 라이스페이퍼, 백미.

○ 뿌리 전분 가루로 만든 바삭바삭한 스낵: 채소 스틱, 카사바칩, 감자 스틱 등.

○ 시중에 있는 많은 감자튀김은 바삭함을 높이기 위해 밀 전분, 덱스트린****** 또는 기타 정제된 탄수화물로 코팅되어 있다.

---

*   작은 빵 조각을 버터나 기름에 튀긴 것.

**   다진고기를 식빵 모양으로 구운 요리.

***   가지에 빵가루를 입혀 튀긴 후 토마토 소스와 모차렐라 치즈를 얹어 구운 이탈리아 음식.

****   곡식, 견과류, 말린 과일 등을 섞은 것으로 아침식사로 우유에 타 먹는다.

*****   고기를 익힐 때 나온 육즙에 밀가루 등을 넣어 만든 소스.

******   녹말을 가수분해하여 얻어지는 저분자량의 탄수화물.

숨겨진 설탕이 들어 있는 제품

∘ 두유, 귀리유 등 많은 우유 대체품에는 설탕이 첨가된다.

∘ 대부분의 샐러드 드레싱, 양념장, 바비큐 소스, 케첩, 렐리시*에는 설탕이 포함된다.

∘ 대부분의 스무디는 과일 퓌레, 과일주스, 설탕 또는 꿀 등의 단순 당 함량이 높다.

∘ 과일 젤리, 과일칩 등의 건조 과일 스낵 제품.

∘ 말린 크랜베리, 블루베리, 파인애플 같은 말린 과일은 보통 설탕으로 코팅된다.

∘ 모든 리큐어와 스위트 와인에는 설탕이 포함된다.

의심스러운 품목

(가공을 최소화하고 설탕을 첨가하지 않았지만 여전히 단순 설탕이나 전분 함량이 높은 것들.)

∘ 과일주스, 말린 과일, 과일 퓌레(사과 소스 등).

∘ 귀리유, 미유(쌀로 만든 식물성 우유) 등 곡물로 만든 무가당 우유 대체품.

∘ 얇게 썬 뿌리채소로 만든 칩(감자칩, 비트칩, 질경이칩, 당근칩 등).

∘ 팝콘, 쌀이나 기타 곡물로 만든 뻥튀기.

*   과일, 채소에 양념을 해서 걸쭉하게 끓인 뒤 차게 식혀 고기, 치즈 등에 얹어 먹는 소스.

산화 스트레스와 염증: 공격받는 두뇌

높은 포도당 수치는 과도한 산화와 염증을 촉진해 뇌건강을 위태롭게 한다.[19] 과잉 당분은 세포 내부의 단백질, 지방, 심지어 DNA 가닥에까지 번져 복구할 수 없을 정도로 세포를 손상시키고 망가뜨린다. 이렇게 끈적하고 기능이 저하된 물질을 **최종당화산물**이라고 부르는데, 노화를 가속화하는 것으로 악명이 높다. 만약 당신이 제2형 당뇨병의 징후를 찾기 위해 헤모글로빈A1C 혈액 검사를 받은 적이 있다면 최종당화산물 검사를 받은 것이다. 이 검사는 적혈구 내부의 단백질에 설탕이 얼마나 많이 달라붙었는지 측정한다. 혈액에 당분이 많을수록 혈액 단백질을 포함한 신체의 모든 물질에 더 많이 달라붙게 된다.

한편 당신의 두뇌를 주의 깊게 순찰하며 최종당화산물을 포함한 교란물질을 찾기 위해 각 구역을 돌아다니는 세포가 있다. **소교세포**라고 불리는 감시세포다. 소교세포는 끈적해진 물질을 감지하면 그것을 파괴하기 위해 전략적으로 연쇄 반응을 시작한다. 먼저 활성산소(반응성이 높은 산소 화합물)를 폭발적으로 방출한다. 이 무모한 산소 화합물은 만나는 모든 것을 손상시키고(산화 스트레스), 국소 경보를 울리고 의도적으로 염증을 유도하는 **염증성 사이토카인**[20]이라는 단백질 방출을 촉발한다.

사이토카인은 혈액을 타고 이동해 뇌가 공격을 받고 있음을 신체의 다른 부분에 알리고, 일시적으로 새로운 우선 순위를 채택해 몸 전체가 긴급 상황에 대처하도록 지시한다. 그 지침은 문제의 성격에 따라 달라진다. 끈적끈적한 최종당화산물이 문제인 경우 사이토카인은 골수로 이동해 백혈구를 염증 현장으로 보냄으로써 소교세포가 그것을 제거하는 일을 도울 수 있다. 박테리아 감염인 경우 열을 발생시켜 박테리아를 죽이거나 '아픈 느낌'을 줘 우리가 피곤함을 느끼고, 활동할 의욕을 잃고, 아무것도 먹고 싶지 않게 만들 수 있다.[21] 이런 단식 반응은 신체가 치유 모드로 전환하는 데 도움이 된다. 영양실조가 아닌 한, 식사를 하면 신체를 응급 상황에서 벗어나게 해 치유 과정을 지연시킬 뿐이다. 어떤 위협이든 일단 상황이 통제되면 치유력이 발휘되어 피해를 복구하고 몸은 현상 유지 상태로 복원된다.

이렇듯 최종당화산물에 대처하는 두뇌의 능력은 '일시적이고 통제될 수 있는' 염증과 산화 스트레스를 의도적으로 생성하는 것에 달려 있다. 불행하게도 우리 대부분은 매 끼니와 간식으로 정제된 탄수화물을 너무 많이 섭취해 매일 수차례, 심지어 한밤중에도 혈당을 급격히 올린다. 그래서 치유 작용이 일어날 수 있을 정도로 오랜 기간 최종당화산물 생산을 멈추는 일이 거의 없다. 활성산소에 반복적으로 노출되면 우리 뇌에 있는 귀중한 항산화물질이 고갈되고 만성적이고 통제되지 않는 염증과 산화 스트레스의 악순환에 빠질 수 있다.

만성적인 뇌 염증이 많은 정신 질환을 일으킨다는 사실은 이제 대부분의 연구자들이 인정하는 내용이다.[22] 염증과 우울증을 연결하는 과학적 증거는 특히 강력하다.[23]

- 염증성 사이토카인 수치는 기분 장애와 정신 장애가 있는 사람에게서 더 높은 경향이 있다.[24]
- 연구자들은 염증성 사이토카인 수치를 높이는 약을 처방함으로써 사람들에게 우울증을 '야기할' 수도 있다.[25]
- 염증성 사이토카인은 기분이나 정신 장애와 관련된 주요 신경전달물질인 세로토닌과 글루타메이트의 정상적인 생성을 방해한다.[26]
- 우울증이 있는 사람은 병을 앓는 사람과 마찬가지로 피곤함을 느끼고, 평소 좋아했던 일에 흥미를 잃고, 식욕을 잃을 수 있다.
- 항우울제에 항염증제를 추가하면 일부 우울증 환자의 기분을 개선하는 데 도움이 된다.[27]

산화 스트레스는 우울증, 불안증, 양극성 장애, 정신병, 알츠하이머병과 같은 신경퇴행성 질병에도 영향을 미친다.[28] 활성산소는 어디서 방출되든 위험하지만, 그 공격 부위 주변에 뇌가 있을 경우 피해가 특히 심각할 수 있다. 뇌는 다른 기관만큼 많은 항산화물질을 생성하지 않아 활성산소 제거 능력이 제한되기 때문이다.[29] 설상가상으로 뇌의 세포막에는 DHA와 아라키돈산이 풍부한데, 이 취약한 이중 결합을 가진 다중불포화지방산으로 인해 산화 손상에 극도로 취약해진다.

정제된 식물성 기름

뇌에 염증과 산화 스트레스를 일으키는 원인으로 우리가 유념해야 할 물질이 과도한 포도당뿐만은 아니다. 흡연, 음주 등의 생활방식도 흔한 원인이다. 그러나 우리는 이미 이런 습관이 해롭다는 것을 잘 알고 있으므로 뇌에 유익하다고 생각하진 않는다. 반면 식물성 기름은 다르다. 오랫동안 대두유나 해바라기유 같은 식물성 기름은 필수 식물성 다중불포화지방산이 풍부하고 포화지방과 콜레스테롤이 없기 때문에 우리 몸에 유익하다고 알려져왔다. 그러나 지금 이 기름들은 인간의 정신적·신체적 건강을 해칠 수 있다는 잠재적 위협 때문에 엄밀히 연구되고 있다.

식물성 기름의 매끄러운 역사

설탕이 인간의 고된 노동과 뜨거운 물로 사탕수수에서 추출될 수 있었던 것과 달리, 대부분의 식물성 기름은 산업 혁명 이전에는 존재할 수 없었다. 옥수수나 포도씨 혹은 다른 씨앗으로부터 기름을 짜서 투명하고 냄새 없는 물질로 정제하는 일은 중장비나 화학 공정 없이는 거의 불가능하기 때문이다.

니나 타이숄스가 저서 《지방의 역설》에 기술했듯 20세기 이전에는 올리브유(이것 또한 널리 구할 수 없었다)를 제외한 다른 기름들은 식품으로 여겨지지 않았다. "기름은 식용으로 간주되지 않았다. 따라서 부엌이 아니라 비누, 양초, 왁스, 화장품, 니스, 리놀륨, 합성수지, 윤활제나 연료를 만드는 공정에서 사용되었다."[30]

우리가 섭취한 최초의 식물성 기름은 면실유였다. 면화 산업의 농업 폐기물에서 추출한 면실유는 고래기름(램프와 양초에 사용) 같은 액체 동물성 지방이나 라드,* 우지** 같은 고체 동물성 지방을 대체하는 값싼 대체품이었다.

1908년에 프록터앤갬블Proctor & Gamble은 면실유를 부분적으로 수소화하는 산업으로 특허를 얻었다. 이 방법은 독성이 있고 매력적이지 않은 액체였던 면실유를 마술처럼 친숙해 보이는 고체로 전환시켰다.[31] "회사의 원래 아이디어는 이 새로운 물질로 비누를 만드는 것이었지만, 라드와 매우 흡사해 보이는 이 흰색 또는 노란색의 크림 같은 제품은 식품 용도로도 제안됐다. … 마침내 프록터앤갬블은 결정화된 면실유에서 유래한 이 제품에 크리스코Crisco라는 이름을 붙였다." 영리한 마케팅 덕분에 소비자들은 구식 동물성 지방에 비해 깨끗하고 현대적이며 합리적인 가격의 '크리스코'를 주방에 들이게 되었다.

대공황 시대에 버터 대체물로 옥수수유를 굳혀 만든 마가린이 등장하기까지는 그리 오랜 시간이 걸리지 않았다(이는 오늘날 유행하는 식물성 버터 스프레드에 영감을 줬다). 그러나 액상 식물성 기름은 1960년대가 되어서야 우리 부엌 찬장에 들어왔다. 미국심장협회 AHA가 이 기름을 "심장에 좋다"라고 승인한 후였다. 미국심장협회는 처음에는 아주 작은 조직이었지만 프록터앤갬블로부터 자금을 지원받으며 과학적, 정치적 영향력을 축적해 지금은 막강한 영향

---

*   돼지비계를 정제하여 하얗게 굳힌 것.

**   소에서 채취한 지방. 요리에 사용한다.

력을 행사하는 기관이 되었다.[32]

카놀라유(유채유), 홍화유, 대두유, 해바라기유, 옥수수유, 포도
씨유처럼 산업적으로 정제된 식물성 기름은 이제 샐러드 드레싱부
터 감자칩, 귀리 우유에 이르기까지 시중에서 판매되는 거의 모든
가공식품에 침투해 있다.

우리는 오랫동안 지방을 포화 혹은 불포화 범주로 나누도록
길들여졌다. 따라서 지방을 정제된 것과 정제되지 않은 것으로 나
누는 방법을 배우려면 약간의 연습이 필요하다. 정제되지 않은 지
방이란 식물이나 동물성 식품에 자연적으로 존재하는 지방을 말한
다. 예를 들면 지방이 많은 돼지갈비, 올리브 또는 마카다미아가 있
다. 돼지고기를 조리해 라드를 만들거나 올리브를 냉압착해 엑스
트라 버진 올리브유를 만드는 등 천연 지방을 추출하는 전통적인
가공 방식도 지방의 화학구조를 크게 바꾸지 않으므로 일반적으로
정제되지 않은 지방으로 간주된다.

그러나 콩이나 해바라기씨의 경우 난로에 굽거나 있는 힘을
다해 짜는 것만으로는 기름을 빼낼 수 없다. 콩이나 씨앗에서 기름
을 짜내는 유일한 방법은 산업 정유소에서 폭발성 용제인 헥산을
이용한 다단계 공정을 거쳐 기름을 분리하는 것이다. 이 모든 작업
의 목적은 "부드러운 맛과 향상된 저장 안정성을 갖춘 무취 기름을
만드는 것"이다.[33]

콩기름을 만드는 간단한 13단계
(집에서는 시도하지 말 것)

껍질을 제거하고 콩을 플레이크 형태로 납작하게 만든 다음, 산업용 이송나사 압출기에 통과시켜 플레이크를 압축하고 세포 무결성을 파괴한다.(다음 단계로 진행하기 전에 실내 기압을 낮춰 가연성 가스가 빠져나와 폭발할 위험을 줄여라.)

다음으로 헥산을 첨가하고 혼합물을 여과시킨다. 혼합물을 용매 제거기에 넣고 대부분의 헥산이 증발하도록 100도까지 가열한 뒤 식힌다. 자연 건조시킨 후 증기 추출기에 부어 기름을 더 농축한다. 배송 중에 불쾌한 침전물이 생기는 것을 방지하려면 뜨거운 기름의 고무진을 물로 제거하고 추출된 고무진을 따로 보관해라.(이 고무진은 나중에 비슷한 가공식품 제조업체에 대두 레시틴*으로 판매할 수 있으므로 절대 버리지 마라.)

기름을 중화하기 위해 수산화나트륨(잿물)과 섞은 다음 원심분리기에 넣어 부산물로 만들어지는 비누를 제거한다. 그리고 점토 등의 천연 표백제를 넣고 다시 여과해 비누 잔류물, 색소, 왁스나 산패한 지방산을 제거한다. 정제 과정을 마치려면 진공 탈취기에 넣고 180도 이상으로 가열해라. 식힌 다음 병에 붓고 '심장건강에 좋은 식물성 기름'이라고 써넣으면 끝이다.

* 인을 함유하는 인지질의 하나. 식품이나 의약품의 유화제로 쓰인다.

식물성 기름이 위험한 이유

그동안 식물성 기름이 판매된 이유는 그것이 우리 몸에 좋기 때문이 아니라 동물성 지방에 비해 값싸고 수익성 있는 대안이기 때문이다. 식물성 기름의 가장 큰 문제점 중 하나는 대부분 리놀레산 함량이 지나치게 높다는 것이다.

　아래는 흔히 쓰이는 지방들의 리놀레산 함량을 나열한 표다. 식물성 기름(씨앗, 견과류, 콩류에서 나오는 기름)은 대부분 리놀레산 함량이 높은 반면, 대부분의 과일 기름(아보카도유, 올리브유처럼 식물

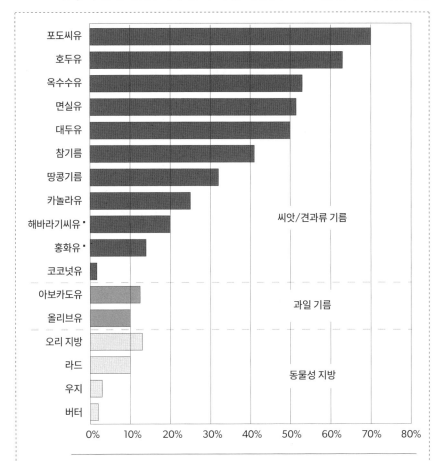

친숙한 지방들의 리놀레산 함량
이제 해바라기씨유와 홍화유는 고리놀레산과 저리놀레산(고올레산) 제형으로 모두 제공된다. 고올레산 종류가 더 일반화되었다는 것을 이 표에 나타난 수치로 확인할 수 있다.

출처: 미국 농무부(2019). https://fdc.nal.usda.gov.

의 과육에서 나오는 기름)은 리놀레산 함량이 상대적으로 낮다.

리놀레산은 다양한 식물성이나 동물성 식품에 자연적으로 소량 들어 있고, 우리는 이를 정제된 액체가 아닌 자연식품의 일부로 아주 적은 양만 섭취하도록 진화했다. 식물성 기름이 우리 밥상에 올라오기 전에는 리놀레산이 일일 칼로리의 1~2%를 차지했지만 오늘날에는 우리가 소비하는 칼로리의 7% 이상이다.[34] **100년 전에 비해 리놀레산을 3~6배 더 많이 섭취한다**는 의미다.

수십 년 동안 마요네즈, 샐러드 드레싱, 감자칩, 감자튀김, 마가린이나 기타 수많은 초가공식품에 식물성 기름을 사용한 결과, 다중불포화지방이 아닌 포화지방을 저장하도록 설계된 우리의 지방 세포는 천천히 리놀레산으로 채워지고 있다. 태평양 섬 국가인 토켈라우에 거주하는 수렵채집 사회 구성원을 조사한 1968년 연구에 따르면 이들의 체지방에서 리놀레산이 차지하는 비율은 4% 미만인 것으로 나타났다(그들이 식용으로 키우는 돼지와 닭도 마찬가지였다). 대조적으로, 1959년 미국 거주자들의 체지방 속 리놀레산 비율은 약 9%였으며, 2008년에는 21% 이상으로 증가했다(유럽인들의 경우 2015년에 약 11%였다).

해당 분야는 최근에야 연구되기 시작했다. 일부 임상의와 연구자들 사이에서는 '지방 금고'에 리놀레산을 계속 쌓으면 잠재적으로 뇌를 포함한 모든 곳에서 산화 스트레스와 염증이 증가할 수 있다는 우려가 커지는 상황이다.

2부 식이 광기에 빠진 우리의 추락

리놀레산은 과도한 염증을 유발한다

식단에 리놀레산 함량이 너무 높으면 오메가-3 지방산인 EPA와 DHA를 만드는 데 어려움을 겪을 수 있으며, 이는 만성 염증에 걸릴 가능성을 높인다(DHA는 뇌의 염증을 해결하는 데 도움이 되고, EPA는 뇌를 제외한 다른 신체 부위의 염증 해결을 돕는다).[35] 식단에 적절한 양의 EPA와 DHA가 포함되어 있다면 이런 문제를 걱정할 필요가 없다. 그러나 불행하게도 우리는 그 어느 때보다 리놀레산을 훨씬 더 많이 섭취할 뿐만 아니라 EPA와 DHA는 훨씬 적게 섭취하고 있다.

EPA와 DHA는 식물성 식품에는 전혀 들어 있지 않다. 그리고 이것을 상당량 함유한 동물성 식품(조개류, 지방이 많은 생선, 목초를 먹인 동물의 간, 방목 달걀 노른자 등)은 인기를 잃었다. 따라서 현대 식단에서 리놀레산보다 찾기가 훨씬 어렵다. 농업이 시작되기 전 인류의 식단은 오메가-3 지방산과 오메가-6 지방산의 균형이 훨씬 더 적절했던 것으로 보인다. 각 지방산의 양은 거의 동일하거나 오메가-6 지방산이 오메가-3 지방산의 2배를 넘지 않았을 것으로 추정된다. 반면 오늘날 우리는 대부분 오메가-3보다 오메가-6 지방산을 **최소 20배** 더 많이 섭취하여 전체 시스템에 염증을 일으키고 치유에서 점점 멀어지고 있다.[36]

정신건강 연구자들은 식단에 오메가-3 지방산의 양을 늘리는 방식(보통은 생선 기름 보충제를 추가한다)으로 이 불균형을 바로잡으려 했지만, 그 수많은 연구는 실망스러운 결과만 내놓았다.[37] 과학자들이 오메가-6 지방산의 양을 줄여 불균형을 조절하려는 경우는 놀라울 정도로 드물다. 한편 최근 미국국립보건원 연구자들은

16주 동안 식단에 오메가-3 지방산의 양을 하루 1.5g까지 늘리면 편두통 증상이 약간 개선되지만 이에 더해 식단에서 리놀레산의 양을 줄이면(전체 칼로리의 7%에서 1.8% 미만으로) 편두통 증상이 훨씬 많이 개선되는 것을 발견했다.[38]

리놀레산과 산화 스트레스

리놀레산은 산화 스트레스에 의해 쉽게 손상되며 **산화 리놀레산 대사산물**이라는 독성 부산물로 분해되는 경향이 있다. 이 부산물은 심장병, 지방간, 비만 등의 신체건강 문제를 일으킬 수 있다는 연구 결과가 나왔다.[39] 산화 리놀레산 대사산물은 뇌에서도 형성되지만 뇌에 상당량 축적되는 것으로 보이지는 않는다.[40] 그러나 이 사실이 반드시 리놀레산 함량이 높은 식단이 정신건강에 안전하다는 것을 의미하는 것은 아니다.

뇌는 리놀레산을 다른 다중불포화지방산과 마찬가지로 쉽게 흡수하지만 처리하는 방식은 아주 다르다.[41] 리놀레산을 모두 뇌 세포막에 깔끔하게 집어넣거나(다른 다중불포화지방산처럼) 아라키돈산으로 바꾸는 대신(바로 이것 때문에 리놀레산을 섭취해야 한다는 주장이 탄생했다), 대부분의 리놀레산을 에너지로 연소시킨다.(대부분의 뉴런은 지방산을 태울 수 없기 때문에 이 작업은 신경아교세포에서 이루어진다.) 유입된 리놀레산 중 다른 분자로 재활용되는 것은 일부에 불과하다. 뇌가 왜 에너지를 얻기 위해 리놀레산을 연소하기로 선택했는지는 아직 추측만 할 수 있을 뿐 정확한 이유는 수수께끼로 남아 있다. 상당한 염려를 불러일으키는 지점이다. 뇌는 일반적으로 지방산보다 포도당이나 케톤 같은 연료를 선호한다. 지방산을 태우면 더 많은 활성산소가 생성되어 뇌 내부의 산화 스트레스가 증가하기 때문이다.[42]

2022년에 발표된 연구에서 웨이크포레스트 대학의 과학자들은 알츠하이머병 환자의 혈중 리놀레산 수치가 인지 장애가 없는 사람보다 56% 더 높으며, 수치가 높을수록 백혈구가 생산할 수 있는 에너지가 줄어든다는 사실을 발견했다.[43] 연구자들은 과도한 리놀레산이 뇌세포의 에너지 생산 능력을 방해한다면 치매나 기타 정신건강 문제의 발병에 직접적으로 기여할 수 있다고 추측했지만 아직 이 가설은 확인되지 않았다.

리놀레산에 대해 알아내야 할 것은 여전히 많다. 그러나 지금 가진 정보만으로도 리놀레산 사용을 잠시 멈추고 다시 생각해야 할 이유는 충분하다. 우리 식단에서 이 산업적으로 정제된 기름을 제거했을 때 잃을 것은 없다. 오히려 잠재적으로 얻을 수 있는 것이 더 많다. 실제로 리놀레산은 오랫동안 필수 다중불포화지방산으로 간주되었지만 이런 견해는 더 이상 과학적으로 뒷받침되지 않는다.[44] 식단에 아라키돈산(동물성 식품에서 유래)이 적절히 포함되어 있다면 리놀레산은 섭취할 필요가 전혀 없다.

염증, 산화 스트레스, 신경전달물질 불균형

정제된 탄수화물과 식물성 기름을 섭취하면서 증가한 염증과 산화 스트레스는 신경전달물질(대부분의 정신의학 약품이 표적으로 삼는 것

과 동일한 신경전달물질)의 균형을 깨뜨려 정신 질환을 일으킬 수도
있다. 염증과 산화 스트레스가 어떻게 우리 뇌가 식이 단백질에서
나오는 필수 아미노산인 **트립토판**을 사용하는 방식을 변화시키는
지 자세히 살펴보자.

정상적인 상황에서 뇌는 흡수한 트립토판 중 일부를 사용해
기분, 수면, 식욕 등을 조절하는 신경전달물질인 **세로토닌**과 수면
조절에 도움이 되는 **멜라토닌**을 만든다. 나머지 트립토판은 **키누레
닌 경로**로 이동해 글루타메이트와 가바GABA를 포함한 다른 신경전

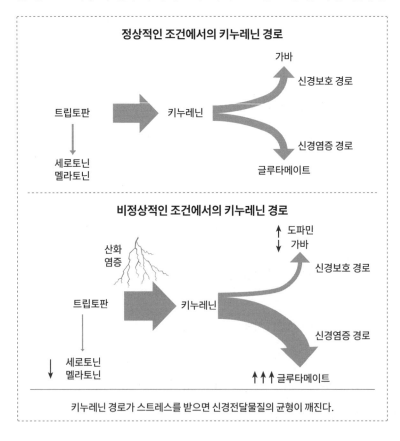

키누레닌 경로가 스트레스를 받으면 신경전달물질의 균형이 깨진다.

2부 식이 광기에 빠진 우리의 추락

달물질의 생성을 조절하는 데 사용된다.

글루타메이트는 뇌의 주요 자극 신경전달물질이고 가바는 이완 신경전달물질이다. 이 둘은 일종의 뇌 가속 페달과 브레이크 페달로 생각할 수 있다. 글루타메이트와 가바는 뇌에 널리 퍼져 있는 가장 풍부한 신경전달물질이며, 이 둘의 균형이 뇌의 전반적인 활동 수준을 결정한다. 트립토판 시스템이 건강한 균형을 이루면 졸리지 않고 차분함을 느낄 수 있으며, 강박관념 없이 집중할 수 있다.

과도한 염증과 산화 스트레스는 이 평화로운 상태를 방해한다. 이들은 세로토닌/멜라토닌 경로에서 훔친 트립토판을 키누레닌 경로의 하위 가지로 보내 뇌를 위기 모드로 전환시킨다. 이런 변화의 결과로 세로토닌, 멜라토닌, 도파민, 가바가 줄어들고 글루타메이트가 최대 100배까지 많아진다.[45] 염증과 산화 스트레스가 지속되면 **글루타메이트 흥분독성**이 발생하는데, 이는 뇌 전체의 단백질, 세포막, DNA나 미토콘드리아를 공격해 광범위한 구조적 손상을 초래할 수 있을 정도로 높은 수준이다.

글루타메이트 불균형은 우울증, 양극성 장애, 조현병, 강박 장애, 알츠하이머병을 포함한 많은 정신 질환에서 나타나는 특징이다.[46]

우리가 초가공식품을 끊지 못하는 이유

염증과 산화 스트레스로부터 뇌를 보호하기 위해 식단에 적용할 수 있는 가장 중요한 변화는 정제된 탄수화물과 식물성 기름을 피하는 것이다. 이는 초가공식품을 제거하는 일부터 시작한다.

왜 그런 것들을 먹지 말아야 하는지 머리로는 쉽게 이해할 수 있지만, 막상 그것들이 없는 삶을 상상하기는 어렵다. 우리는 대부분 그런 강렬하고 편리한 제품을 먹고 자랐고 그 식품들을 만든 화학 공학자들은 우리가 도저히 생물학적으로 저항할 수 없도록 설계했다. 전직 미국식품의약국FDA 국장인 데이비드 케슬러David Kessler 박사는 저서 《과식의 종말》에서 주요 식품 산업 컨설턴트와 인터뷰한 내용을 기술했다. 그 컨설턴트는 식품 산업이 의도적으로 "설탕, 지방, 소금이라는 나침반의 세 지점"에 도달하도록 제품을 설계한다고 말했다. "설탕, 지방, 소금은 음식을 매력적으로 만들고, 우리가 그것을 탐닉하게 합니다. … 식품 산업은 즐거움을 주는 쾌락 반응점을 높여 사람들이 더 많이 먹게 만들죠. … 우리는 가능한 그런 상황이 많이 생기도록 노력합니다."[47]

연구자들은 초가공식품이 중독성이 있다는 것을 알고 있으며, 마케팅 담당자들은 마치 이 특성이 득이 되는 것처럼 "하나만 먹을 수는 없다", "한번 먹으면 절대 멈출 수 없다"와 같은 뻔뻔한 슬로건을 사용한다. 음식은 당신에게 영양을 공급하고 만족감을 주는 것이어야지, 공허함, 절박함, 통제 불능감을 느끼게 해서는 안 된다. 이런 감정은 해로운 건강을 나타내는 지표다.

염증이나 산화 스트레스를 줄이기 위한 팁

① 성분 라벨을 읽어보자.

감자칩과 아이스크림이 정크푸드라는 것은 쉽게 알 수 있지만 건강식품으로 가장한 정크푸드를 발견하는 일은 어려울 수 있다.

그 이유는 정크푸드를 마케팅할 때 그것에 '무엇이 들어 있지 않은지'에 초점을 맞추기 때문이다. 무지방 샐러드 드레싱, 무설탕 푸딩, 유제품이 들어가지 않은 요구르트, 글루텐 프리 쿠키, 콜레스테롤이 없는 버거처럼 말이다. 음식에 무엇이 들어 있지 않은지 아는 것만으로는 충분하지 않다. 그 안에 무엇이 있는지 알아야 한다. 도넛 가운데에 난 구멍이 아닌 도넛 자체에 주의를 기울여라. 포장을 뒤집어서 성분 표시를 꼭 읽기를 바란다.

② 집에서 요리해라.

패스트푸드점부터 고급 식당에 이르기까지 대부분의 식당은 식물성 기름을 사용한다. 따라서 집에서 요리하는 것이 가장 좋다. 다만 먼저 식료품 창고 청소부터 시작해야 한다. 당신이 평범한 현대인이라면 아마도 냉장고나 주방 찬장에 설탕, 밀가루, 식물성 기름이 잔뜩 들어 있을 것이다.

전 세계의 영양 정책 입안자들은 일일 칼로리의 2~10%를 리놀레산으로 섭취할 것을 계속 권장하고 있다.[48] 리놀레산은 필수지방산이 아니기 때문에 이 조언은 비논리적이다. 우리 대부분은 이미 리놀레산을 너무 많이 먹었다. 수년 동안 현대 음식이 전혀 없는 무인도에 잡혀 있었던 게 아니라면 이미 오래 버틸 수 있을 만큼 충분한 리놀레산을 축적했을 가능성이 높다. 지금 당장 식단에서 리놀레산을 모두 제거한다 해도 체내에 저장된 양을 절반으로 줄이는 데는 약 680일이 걸린다.[49] 하지만 낙담하진 마라. 빨리 시작할수록 더 빨리 효과를 얻을 수 있다. 꼭 기억해야 한다. 우리 몸에 딱 적절한 소량의 리놀레산은 다양한 식물성, 동물성 식품에 자연적으로 존재하므로 리놀레산 결핍증이 발생할 가능성은 거의 없다.

이런 동시에 우리 몸은 과잉 탄수화물을 저장하는 능력이 무척 떨어지기 때문에 일반적인 경우 며칠만 저탄수화물 식단을 섭취해도 혈당 수치를 정상화시킬 수 있다. 이는 염증을 줄여 우리에게 큰 보상을 안겨줄 것이다. 2022년 시드니 대학 연구자들은 인간을 대상으로 한 63개의 저탄수화물 임상 시험을 검토했고, 그중 44개 연구에서 혈액 내 염증 분자 수준이 감소한 것을 발견했다. 71%의 강력한 성공률이었다.[50] 혹시 저탄수화물 식단이 마음에 들지 않는다 해도 걱정하지 마라. 정제된 탄수화물만 피해도 거의 모든 식단에서 염증을 줄일 수 있다.[51]

자연식품이라는 원칙을 고수하는 일이 어렵게 보일 수 있지만, 정신건강을 유지하기 위해서라면 노력할 가치가 충분하다. 16장에서는 당신이 완전히 새로운 방식의 식사를 연습할 수 있게 여러 가지 도구와 자료를 제공하겠다.

7장

대사적 혼돈: 보이지 않는 호르몬의 급격한 변화

∴

우리는 패턴을 반복하기보다는
그 패턴을 인식함으로써 벗어날 수 있다.

—패티 다이Patti Digh, 《37일 동안》

높은 혈당 수치는 뇌에 해를 끼친다. 그러나 이는 전체 이야기의 절반에 불과하다. 나머지 절반은 모든 포도당 파동이 자동으로 인슐린 파동으로 이어진다는 점에서 발생한다. 신진대사가 건강한 사람이 자연식품을 섭취하면 포도당과 인슐린 수치가 적절하게 오르락내리락한다. 그러나 신진대사가 건강하더라도 잘못된 탄수화물을 너무 자주 섭취하는 경우, 또는 신진대사가 건강하지 않고 신체가 처리할 수 있는 것보다 더 많은 탄수화물(어떤 종류든)을 섭취하는 경우 포도당과 인슐린 패턴이 비정상으로 변한다. 식단에 당이 얼마나 많은지, 신진대사가 얼마나 손상되었는지에 따라 포도당과 인슐린 수치는 평소의 안전 한도를 조금 넘어서는 것부터 극적인 급증까지 다양한 결과를 보인다.

인슐린은 단순한 혈당 관리자 이상의 역할을 한다는 점을 기억해야 한다. 이는 식욕, 스트레스, 생식 주기, 혈압을 조절하는 호르몬을 포함하여 다른 많은 호르몬에 영향을 미치는 '마스터' 성장 호르몬이다. 인슐린이 오르락내리락할 때마다 다른 모든 호르몬도 함께 작용한다. 인슐린의 역할 중 하나는 혈액 안에 있는 포도당을 세포 속으로 밀어넣는 것이므로, 더 많은 당을 섭취할수록 혈당을 다시 정상으로 낮추기 위해 더 많은 인슐린이 필요해진다. 즉 **혈당이 높을수록 혈중 인슐린도 높아진다**. 또한 부자연스러울 정도로 가파른 인슐린 급증은 포도당 급락으로 이어질 수 있으며, 이는 복잡한 호르몬 반응을 유발할 수 있다.

기분을 불안정하게 만드는 설탕

혈당이 너무 빨리 떨어지거나 너무 높은 수치에서 급락하면 포도당에 굶주린 뇌는 이를 비상 상황으로 인지한다. 그리고 혈당 수준이 위험할 정도로 낮게 떨어지는 것을 막기 위해 호르몬 혼합제를 혈액으로 방출하라고 신체에 명령한다.[1] 이 혼합물에는 식욕을 자극하는 식욕 호르몬과 간이 더 많은 포도당을 혈액으로 방출하도록 지시하는 글루카곤과 아드레날린이 포함된다.

글루카곤과 아드레날린은 혈당 강하를 막지만, 그와 동시에 아드레날린은 혈압도 높인다. 아드레날린은 육체적으로 힘들거나 위험한 상황에 대처할 수 있도록 대비하는 강력한 스트레스 호르몬이다. 이 호르몬은 에너지를 얻기 위해 포도당과 지방을 혈액에 주입하고, 혈액을 소화 시스템에서 큰 근육 그룹 쪽으로 이동시키며, 심장이 더 활발하게 펌프질하도록 자극해 '싸움 또는 도피'하도록 준비시킨다. 이 반사 작용은 우리 몸이 위험에 처했을 때 잘 작동한다. 하지만 TV를 시청하면서 탄산음료 두 캔을 마신 게 전부인데도 이런 일이 일어난다면 갑자기 공황발작이 일어났다고 느낄 수도 있다.

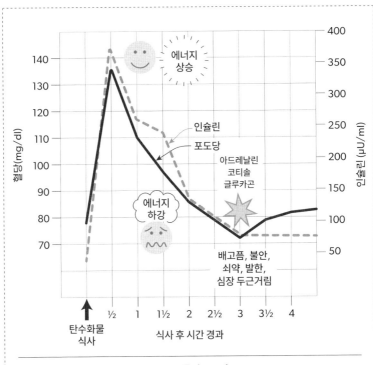

호르몬 롤러코스터

포도당과 인슐린의 급증은 스트레스 호르몬 반응을 유발한다.

M.E. 달리 외, "고-탄수화물 식단과 고-과당 식단이 인슐린 민감도와 낮 시간의 대사에 미치는 급성 효과."
미국 임상 영양 학술지 67, no 6(1998)

아래 실험에서 예일 대학의 연구자들은 건강한 10대 소년들에게 86g의 포도당을 첨가한 무카페인 콜라를 줬다. 이는 340g 소다 캔 2개에 들어 있는 설탕과 거의 같은 양이다. 달콤한 콜라를 마신 지 4~5시간 후 그들의 아드레날린 수치는 **4배**로 증가했고 떨림, 발한, 쇠약함, 심장 두근거림 등의 증상을 호소했다.[2]

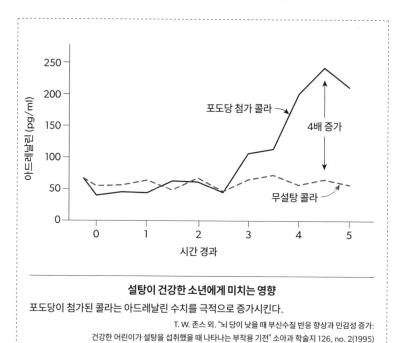

설탕이 건강한 소년에게 미치는 영향
포도당이 첨가된 콜라는 아드레날린 수치를 극적으로 증가시킨다.
T. W. 존스 외. "뇌 당이 낮을 때 부신수질 반응 향상과 민감성 증가: 건강한 어린이가 설탕을 섭취했을 때 나타나는 부작용 기전" 소아과 학술지 126, no. 2(1995)

설탕으로 인한 아드레날린의 파도가 당신을 덮치기까지는 거의 5시간이 걸린다. 5시간 전에 먹고 마신 당과 현재 느끼는 감정 사이의 연결점을 찾는 일은 쉽지 않다. 몇 시간 동안 음식을 먹지 않았을 때 발생하는 이런 감정적, 육체적 반응을 보고 우리는 '행그리(배고픔hungry+화남angry)'라는 재미있는 별명을 붙였지만 이는 정상

적인 상황이 아니다. 때때로 식사 사이에 불편할 정도로 배가 고프
거나 불안감과 불안정함을 느낄 경우, 가장 먼저 시도해볼 수 있는
간단한 방법은 정제된 탄수화물을 식단에서 제거하는 것이다.

하버드 내분비학자이자 비만 예방 과학자인 데이비드 루드윅
David Ludwig 박사는 과체중 10대 소년의 아드레날린 수치가 극적으
로 증가하는 것을 방지하려면 설탕과 정제된 곡물을 제거하기만
하면 된다는 연구 결과를 보여줬다.[3] 그의 연구팀은 혈당 지수(해
당 음식이 혈당을 얼마나 강하게 높이는지에 대한 추정치)가 각기 다른 세
가지 아침 식사를 시험해봤다.

○ 혈당 지수가 높은 아침 식사: 설탕(포도당+과당)과 우유를 첨가
  한 인스턴트 오트밀*
○ 혈당 지수가 중간인 아침 식사: 과당과 우유를 곁들인 스틸컷 오
  트밀**
○ 혈당 지수가 낮은 아침 식사: 채소와 치즈로 만든 오믈렛과 신선
  한 과일

인스턴트 오트밀 아침 식사는 스틸컷 오트밀 아침 식사보다
아드레날린을 훨씬 극적으로 높였다. 두 식사 모두 같은 양의 탄수
화물을 함유하고 있음에도 그 차이는 확연했다. 곡물이나 감미료
가 전혀 포함되지 않은(탄수화물 함량도 다소 낮은) 혈당 지수가 낮은

---

* 즉석에서 먹을 수 있도록 귀리 알갱이를 빻아 만든 오트밀.
** 귀리 알갱이를 빻는 대신 철제 칼날로 토막 내 만든 오트밀.

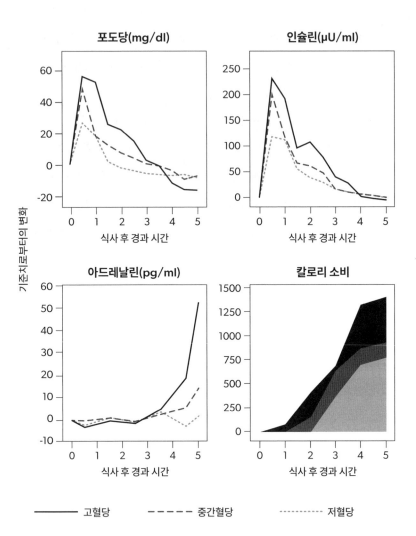

포도당(mg/dl)

인슐린(µU/ml)

아드레날린(pg/ml)

칼로리 소비

기준치로부터의 변화

식사 후 경과 시간

식사 후 경과 시간

식사 후 경과 시간

식사 후 경과 시간

고혈당   중간혈당   저혈당

고혈당 아침 식사는 포도당, 인슐린, 아드레날린과 식욕을 증가시킨다.

D. S. 루드윅 외, "고혈당 식품, 과식, 그리고 비만" 소아과학 103, no. 3(1999)

아침 식사는 세 가지 호르몬(인슐린, 글루카곤, 아드레날린) 모두 가장 적게 상승했다.

루드윅은 저서 《끝없는 허기^{Always Hungry}》에서 이렇게 설명한다. "인스턴트 오트밀을 먹은 지 4시간 만에 아드레날린이 급증했다. … 이는 뇌가 진정한 대사 위기를 경험했음을 암시한다. 참가자 중 일부는 땀에 젖고 몸을 떠는 모습을 보였다."[4] 인스턴트 오트밀을 먹은 소년들은 배고픔을 더 심하게 느꼈고, 다시 음식을 제공받은 그다음 5시간 동안 훨씬 더 많이 먹었다.

불안의 해답도 음식에 있다

잘못된 탄수화물을 너무 자주 섭취하면 인슐린이 급증해 배고픔, 과식, 기분저하의 악순환이 시작된다. 이로 인해 어떤 사람들은 정신과 의사의 도움마저 구하게 된다. 이런 일이 얼마나 자주 발생하는지, 그것이 당신에게 얼마나 많은 고통을 주는지에 따라 정신과 의사는 당신을 공황 장애 또는 폭식 장애로 진단하고 인지 행동 치료를 권장하거나 불안증 치료 약물을 처방할 수 있다. 하지만 먼저 음식부터 살펴보는 것이 좋지 않을까?

어느 날 31세의 멕시코계 미국인이자 하버드 박사후 과정을 밟고 있는 여학생이 나를 찾아왔다. 잦은 공황발작, 과민성, 지속적인 음식 갈망, '감정적 식사' 그리고 식사 후 2시간 동안 졸음이 쏟아지는 증상에 도움을 요청하기 위해서였다. 그녀는 건강에 매우 관심이 많았고 약물 치료를 피하고 싶어 했기 때문에 나는 저탄수화물 식사를 권했다. 그녀는 식단을 다음과 같이 바꿨다.

기존 식단
아침: 땅콩버터나 누텔라를 곁들인 토스트, 탈지유를 넣은 커피
점심: 참치나 치즈를 넣은 샐러드와 빵 한 조각
저녁: 파스타와 치즈
즐겨 먹은 간식: 바나나와 요구르트

바뀐 식단
아침: 달걀 2개, 버터와 과카몰리
점심: 고기, 탄수화물이 없는 채소
저녁: 고기, 탄수화물이 없는 채소
간식: 견과류와 치즈

새로운 식단이 그녀가 겪던 증상에 어떤 영향을 미쳤는지 묻자 이런 대답이 돌아왔다. "모든 증상이 저를 굉장히 많이 괴롭혔기 때문에 그동안 도대체 어떻게 대처할 수 있었는지 모르겠어요. 식단을 바꾼 후에는 증상이 90% 사라졌다고 말하고 싶어요." 그녀가 기존에 먹던 식단은 내가 지금까지 본 대부분의 식단보다 단순하고 초가공식품과 과자 함량도 낮았다. 하지만 신진대사를 안전하게 유지하기에는 여전히 정제된 탄수화물(빵, 초콜릿, 파스타)이 너무 많았다.

그녀의 말 중 '감정적 식사'라는 표현에 주목해보자. 이는 스트레스를 받았을 때 무언가를 먹고 싶은 충동을 조절할 수 없다고 느끼는 증상으로, 많은 사람이 겪는 매우 당황스러우면서도 일반적인 욕구다. 세상 사람들은 스트레스가 식욕을 불러일으킨다고 생각하지만 대부분의 경우 그 반대다. 잘못된 탄수화물을 너무 자주 섭취하면 신진대사를 안정시키기 위해 식욕을 돋우는 스트레스 호르몬이 증가한다.

혈당이 떨어지면 아드레날린 외에도 **코티솔**이라는 또 다른 스트레스 호르몬이 방출된다. 갑작스러운 응급 상황에 간단하고 빠르게 대처하는 아드레날린과 달리, 코티솔은 장기간의 스트레스에 대비해 신진대사, 심혈관계, 면역 체계와 뇌를 준비시키는 정교하고 느린 호르몬이다. 상승하는 코티솔은 간에 근육 단백질을 분해해서라도 더 많은 포도당을 생성하라고 지시한다. 또한 면역 체계를 약화시키고 혈압을 높이며, 신경전달물질 균형에 영향을 미치고, 해마(뇌의 학습과 기억 센터)를 손상시킬 수 있는 스트레스 메시지를 뇌에 전달한다. 불안정하거나 과도하게 활동하는 코티솔은 우울증, 불안증, 불면증, 양극성 장애, 조현병, 외상 후 스트레스 장애나 치매를 포함한 많은 정신 질환을 야기한다.[5]

잘못된 식사와 호르몬 파괴

대부분의 사람들이 그렇듯 당신도 매 끼니와 간식으로 정제된 탄수화물을 섭취하고 있을지도 모른다. 이는 하루에 최대 여섯 번 인슐린이 급증한다는 것을 의미한다. 이런 식으로 먹으면 호르몬의 급격한 변화를 하루 종일 겪게 되어 기분, 에너지, 수면, 식욕이나 기타 건강과 삶의 질의 여러 측면에 큰 영향을 미칠 수 있다.

포도당과 인슐린의 급격한 변화에 영향을 받는 호르몬으로는 위장에서 분비되어 배고픈 느낌을 주는 **그렐린**과 지방세포에서 분비되어 포만감을 느끼게 하는 **렙틴** 등의 식욕 호르몬이 있다. **에스트로겐** 같은 여성 생식 호르몬도 포도당과 인슐린 수치에 민감히 반응해 몸이 임신에 적합한지 여부를 결정한다. 인슐린이 상승하면 신장에 더 많은 물과 염분을 보유하도록 지시하는 호르몬인 **알도스테론**도 상승한다. 인슐린 저항성 또는 제2형 당뇨병이 있는 경우 알도스테론으로 인해 체액 저류 현상이나 고혈압을 겪을 수도 있다.[6]

불안정한 포도당과 인슐린은 호르몬을 불안정하게 만들어 폭식과 혈압 변동을 일으키고 감염 가능성을 높이거나 월경 주기를 불규칙적으로 만들 수 있다. 나이, 신진대사, 성별, 신체 성분, 유전자, 식단, 활동량, 복용하는 약물이나 기존 건강 등의 문제는 모두 우리의 감정적, 육체적 상태에 영향을 미친다. 그러나 대부분의 경우 고**인슐린 식단으로 인해 정서적 또는 육체적 대가를 가장 많이 치르게 된다.**

우리는 호르몬이 식습관을 통제한다고 생각하는 경향이 있다. 이는 부분적으로만 사실이다. 지금까지 살펴본 진실은 식습관이 호르몬을 통제한다고 말한다. 따라서 관계는 양방향으로 진행된다. 다행히 당신은 인슐린 수치를 상당히 통제할 수 있다. 인슐린의 경우 아직은 집에서 직접 모니터링할 방법이 없지만, 혈당 모니터링은 어렵지 않다. 고혈당은 고인슐린의 주요 동인이므로 혈당을 건강한 범위로 유지하면 호르몬 혼란으로부터 우리 자신을 보호할 수 있다.

집에서 혈당 모니터링하기

만약 당신이 기분, 집중력 또는 에너지 조절에 어려움을 느끼고, 평소 먹는 음식이 이런 문제에 영향을 미치는지 궁금하다면 집에서 직접 혈당을 검사해 원인이 되는 패턴을 찾는 게 좋다.

집에서 혈당을 측정하는 방법은 두 가지가 있다.

손가락 혈당 검사는 손가락을 찔러 혈액 한 방울을 채취한 후, 검사 스트립에 떨어뜨리고 휴대용 측정기에 삽입해 순간적인 혈당 수치를 측정하는 방법이다. 측정기와 검사 스트립의 가격이 저렴해 널리 사용 가능하며 처방전이 필요하지 않다.

연속 혈당 모니터링은 피부 표면에 부착한 무통 센서 패치를 사용해 24시간 내내 혈당을 측정하는 방식이다. 각 패치는 10~14일 동안 사용 가능하다. 캐나다와 많은 유럽 국가의 경우 필요한 준비물을 처방전 없이 구입할 수 있지만, 미국에서는 여전히 처방전이 필요하며 일반적으로 건강 보험이 적용되지 않는다. 미국의 경우 패치 하나당 약 70달러부터 시작하며 1개의 패치만으로 최대 2주 동안 신진대사를 살피고 귀중한 정보를 얻을 수 있다. 의사에게 직접 연속 혈당 모니터링 처방전을 받을 수 없는 경우 처방 서비스가 포함된 온라인 소비자 직접 가입 방식도 택할 수 있다. 다만 가격이 더 비싸다.*

처음 손가락 혈당 검사를 활용할 경우 하루에 1~3회 혈당을 체크하는 것이 적당하다. 검사하기 가장 좋은 때는 평소 선호하는 탄수화물 식사를 하고 난 후 약 1시간이 지났을 때. 또한 몸이 떨리거나, 기분이 나빠지거나, 집중력이 흐트러지거나, 그 외에 건강 상태가 좋지 않을 때마다 혈당을 확인하는 것이 좋다. 일단 혈당을 건

---

*   한국의 경우 보험이 적용되면 상급 종합병원 외래 기준 1~2만 원 정도이고, 직접 원하는 기기를 구입하여 측정할 수도 있다.

강한 범위로 유지할 수 있는 식사 방법을 알아내면 초기처럼 자주 모니터링할 필요는 없을 것이다. 그러니 이 단계를 건강을 위한 선행 투자로 생각하자. 약물 치료, 의료 처치, 진료소 방문에 드는 비용을 생각하면 장기적으로는 돈을 절약할 수 있다.

> **참고**
> 아래 제안 사항은 제1형 또는 제2형 당뇨병이 없고 임신하지 않은 성인을 위한 것이다. 임신 중이거나 당뇨병이 있고 혈당 문제로 인해 약을 복용 중이라면 전문가와 상담해 혈당 모니터링과 목표 혈당 범위에 대해 알아보고 맞춤형 방법을 추천받길 권한다.

대사적 위험 신호

혈당을 모니터링할 때 체크해야 할 가장 중요한 세 가지 사항은 다음과 같다.

① 혈당 최고치(고혈당증)

초중기 고혈당증(당뇨병 전단계): 140~199mg/dl 수준은 '당뇨병 전단계'로 간주되는 아주 걱정스러운 상태다. 기술적으로 말하면 당뇨병 전단계는 혈당이 비정상적으로 높지만 아직 공식적으로 제2형 당뇨병 진단을 받을 만큼은 아닌 상태를 의미한다. 다음 장에서 알게 되겠지만, 제2형 당뇨병으로 이어지지 않더라도 당뇨병 전단계 그 자체만으로도 이미 충분한 주의를 기울여야 할 위험한 대사 질병이다.

심각한 고혈당증(당뇨병 범위): 200mg/dl 이상의 수준은 상당히 위험하다. 혈당이 당뇨병 범위까지 상승하는 경우 의료 전문가에게 문의해 추가적인 지침과 도움을 받아라.

② 혈당 최저치(저혈당증)

경증 저혈당증: 55~69mg/dl 수준은 어떤 사람들은 잘 견디지만 일부는 그렇지 않기 때문에 회색 영역에 속한다. 혈당이 이 범위에 속하고 불안, 메스꺼움, 떨림, 발한, 현기증, 두통, 배고픔, 심장 두근거림, 혼란 또는 협응력 저하 등의 저혈당 증상이 나타나면 즉시 과일주스 1큰술을 먹고 15분 후 다시 혈당을 체크하라. 전문가와의 상담도 권한다. 그러나 혈당이 이 범위에 속하지만 기분이 괜찮다면 걱정할 필요 없다. 단순히 식사할 시간이 되었을 뿐일지도 모른다. 물론 확실하게 확인하고 싶다면 전문가에게 문의하는 게 언제나 현명하다.

중증 저혈당증: 혈당은 55mg/dl 이하로 떨어지면 안 된다. 이는 의학적으로 우려되는 저혈당증에 해당하며 위험할 수 있다. 이렇게 낮은 수치는 혈당을 낮추는 약물(인슐린 등)을 복용하는 사람들에게서 발생할 가능성이 높다. 혈당이 55mg/dl 미만으로 떨어지면 과일주스 1큰술을 마시고 15분 후에 혈당을 다시 확인한 후, 증상이 개선되었는지의 여부와 관계없이 즉시 전문가와 상담해라(어떤 사람들은 저혈당이 있어도 그 증상을 직접 느끼지 못하기 때문이다).

③ 포도당 불안정

너무 자주, 또는 예측할 수 없게 오르내리는 포도당 수치는 건강에 해로우며 보통은 너무 많은 탄수화물을 섭취하고 있음을 의미한다. 혈당이 항상 건강한 범위 내에서 유지되더라도 30mg/dl

이상의 갑작스러운 급증 또는 감소가 일어난다면 불안정하거나 피곤함, 불안감을 느낄 수 있으며 인슐린 신호 시스템에 너무 많은 스트레스를 가할 수 있다. 이런 상황이 지속되면 인슐린 저항성 또는 제2형 당뇨병으로 이어진다.

건강한 혈당 목표 달성

혈당이 급등하거나 급락할 때마다 뇌의 포도당에서도 같은 일이 벌어진다는 것을 기억해라. 안정적인 혈당은 곧 안정적인 뇌 포도당을 의미하며 이는 마음의 평화를 향상시키는 데 큰 도움이 된다.

아침 공복(물 외에 아무것도 먹거나 마시지 않은) 상태에서 혈당은 99mg/dl 이하여야 한다(70~85mg/dl가 이상적이다). 공복 혈당이 높다면 그 원인은 다양할 수 있다. 전날 탄수화물을 너무 많이 섭취했거나 잠자리에 들기 전에 무언가를 먹은 탓일 수 있다. 공복 혈당이 지속적으로 125mg/dl을 초과한다면 전문가에게 문의하는 게 좋다.

혈당을 125mg/dl 이상으로 높이는 음식은 피해야 한다. 하루 중 대부분의 시간을 약 70~100mg/dl 사이의 혈당 수준으로 보내는 것을 목표로 삼아라. 혈당이 최고치에 도달하는 식후 1~2시간까지 포함하여 항상 125mg/dl 미만으로 유지되어야 한다.

공복 혈당(mg/dl)	식후 포도당(mg/dl)
이상적: 70~85	매우 좋음: 110 이하
일반적: 70~99	좋음: 125 미만
당뇨병 전단계 범위: 100 이상	괜찮음: 140 미만
당뇨병 범위: 125 초과	당뇨병 전단계 범위: 140 이상 당뇨병 범위: 200 이상

2부 식이 광기에 빠진 우리의 추락

혈당 수치가 너무 높거나 낮은 경우 혈당이 안정되고 항상 건강한 범위에 머무를 때까지 탄수화물의 질과 양을 조정해라. 우선 식단에서 정제된 탄수화물을 모두 제거하는 것부터 시작하자. 결국은 모두 그 방향으로 나아가야 한다.

만약 이 방법이 충분히 도움이 되지 않는다면 전체 탄수화물의 총량을 줄이는 방법도 시도해야 한다. 혈당이 얼마나 낮은 수준으로 유지되어야 하는지는 각자의 신진대사에 따라 다르다. 식단 변화에 대한 자세한 지침은 16장에서 확인할 수 있다.

정상 혈당인데도 저혈당 증상이 나타난다면?

혈당이 70mg/dl 미만으로 떨어지지 않았는데도 저혈당 증상을 경험하는 사람들이 있다. 이는 포도당이 너무 빨리 떨어지거나 평소 혈당이 너무 높아 스트레스 호르몬이 과민 반응하기 때문이다. 즉 저혈당으로 인한 것이 아니라 저혈당을 예방하기 위해 신체가 스트레스 호르몬을 방출함으로써 발생한다. 이런 보호 호르몬 반응은 매우 흔하며, 많은 양의 정제된 탄수화물을 급격히 섭취하거나 평소 식단에 탄수화물이 너무 많다는 것을 의미한다. 이런 일이 발생하면 일단 기분이 나아질 수 있도록 뭔가를 먹되 재발을 방지하기 위해 식습관을 바꾸는 것이 좋다. 건강한 사람은 일반적으로 혈당이 낮게 유지되기 때문에 이런 '저혈당증' 증상을 겪지 않는다.

점을 이어 그래프로

집에서 혈당을 모니터링하는 것은 당신이 겪고 있는 정신적 또는 신체적 증상이 혈당 수치와 관련 있는지 여부를 보여줄 수 있는 강력한 도구다. 내 동료인 페니 피그트리Penny Figtree 박사는 연속 혈당 모니터링 방법으로 평생 불편함을 겪었던 혈당 문제를 해결했다. 그녀는 이렇게 말했다.

아침에 죽을 먹는 것은 아주 건강한 식사로 느껴졌고, 저는 평생 그 식단을 즐겼어요. 그런데 어느 날 연속 혈당 모니터를 착용하고 살펴보니 혈당이 거의 12mmol/L(215mg/dl)까지 치솟았다가 다시 4mmol/L(72mg/dl) 아래로 떨어졌어요. 무가당 죽을 먹은 지 30분 후였죠. 정말 충격 그 자체였어요. 반복된 실험 끝에(제 딸은 이걸 과학 프로젝트로 활용했어요!) 무가당 전통 귀리('엉클토비'에서 나온 100% 통곡물 압착 귀리였죠) 35g 한 봉지를 물 ⅖컵에 넣어 먹었을 때 혈당이 급변한다는 것을 알게 되었습니다. 12mmol/L(215mg/dl)로 급증한 후 다시 급감하는 거죠. 스틸컷 귀리조차도 혈당을 약 10mmol/L(180mg/dl)까지 올렸고, 일반 쌀도 예외는 아니었어요. 놀랍게도 이 발견 덕분에 평생 시달리던 반응성 저혈당증을 치료했어요. 혈당이 급격히 상승하고 하락하는 바람에 몸이 떨리고, 심장이 두근거리고, 정신이 혼미해지거나 시야가 좁아졌던 거예요.

지금껏 살아온 평생 동안 저는 늘 제멋대로 찾아오는 이 증상들을 두려워했어요. 하지만 이제는 치료됐지요. 필요한 것은 탄수화물을 적게 섭취하고, 특히 아침 식사로 죽을 먹지 않는 것뿐이

2부 식이 광기에 빠진 우리의 추락

었습니다.

— 호주 포트 맥쿼리 마을에서 의사로 일하는 페니 피그트리 박사

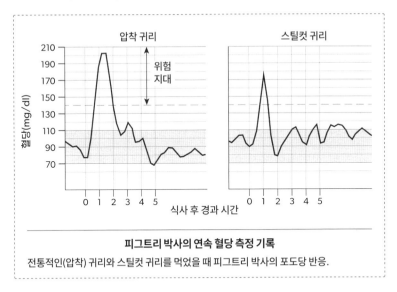

피그트리 박사의 연속 혈당 측정 기록
전통적인(압착) 귀리와 스틸컷 귀리를 먹었을 때 피그트리 박사의 포도당 반응.

모든 일이 항상 이렇게 간단히 해결되는 것은 아니지만, 피그트리 박사의 경우 수십 년간 겪어왔던 고통스럽고 난처한 증상을 치료해준 건 약간의 호기심과 연속 혈당 모니터링, 탄수화물 섭취량을 줄이는 것뿐이었다. 식단은 마음을 바꿀 수 있다. 앞으로 이 책 전반에 걸쳐 다양한 예시들을 공유하겠다.

설탕 중독의 시대

포도당과 인슐린 수치를 정상화하는 것이 왜 중요한지는 이해하기 쉽다. 하지만 그 과정은 절대 쉽지 않다. 포도당·인슐린 대사의 급격한 변화 뒤에는 중독이라는 불길한 그림자가 어렴풋이 모습

을 드러낸다. 갈망, 소비, 혈당 급증, 행복, 인슐린 급증, 혈당 급강
하, 다시 갈망으로 이어지는 과정이다. 우리 중 많은 사람이 이미
설탕에 중독되었지만 그 사실을 깨닫지 못한다. 폭식, 극심한 갈망,
음식에 대해 쉬쉬하는 태도(공개적으로는 아니더라도 적어도 스스로에
게) 같은 명백한 중독성 행동으로 어려움을 겪은 사람들은 자신에
게 문제가 있다는 것을 인정한다. 하지만 일반적인 설탕 중독자들
은 자신의 상태를 인식하기 어려울 수 있다. 일찍부터 설탕에 중독
된 선의의 성인들에게서 아주 어린 나이부터 이 물질을 사랑하도
록 배웠기 때문이다. 우리는 설탕을 즐기고 좋아하며, 매일 그것을
소비하기를 기대한다. 게리 타우브스는 그의 저서 《설탕을 고발한
다》에서 이렇게 썼다.

> 한 약물을 상상해보자. 그것은 우리를 취하게 하고, 에너지를 주
> 며, 단지 입으로 먹기만 해도 그런 작용을 한다. … 그 약을 과용
> 하면 장기적인 부작용이 있을 수 있지만 단기적으로는 아무런
> 부작용도 없다. 비틀거리거나 현기증이 나지도 않고, 말이 불명
> 확해지거나 기절하거나 정신이 혼미해지지도 않고, 심장이 두근
> 거리거나 호흡 곤란이 일어나지도 않는다. 어린이에게 투여하면
> 단지 감정이 더 극단적으로 변하는 정도다. 그 증상은 초기의 흥
> 분 상태부터 몇 시간 후의 짜증이나 징징거림(금단 증상일 수도 있
> 고 아닐 수도 있다)까지 다양하게 나타난다.[7]

설탕은 식물에서 추출한 탄수화물 기반 에너지원이자, 사용자

　　　　　　　　　2부 식이 광기에 빠진 우리의 추락

에게 즉각적인 감정적 만족을 확실히 전달하는 정제된 결정 형태의 물질이다. 설탕은 음식과 약물의 경계에 모호하게 걸쳐 있기 때문에 영양 당국은 설탕을 제대로 방어하지 못하고 중독 연구자들은 설탕에 유죄 판결을 내리기 어렵다. 최근 연구들은 설탕이 뇌의 보상 회로를 촉발해 기쁨 신호를 전달하고 더 많은 기쁨을 추구하도록 동기부여하는 신경전달물질인 도파민을 방출시킨다고 말한다. 설탕을 반복적으로 섭취하면 이런 도파민 기쁨 반응이 둔화되어 강박적인 과식으로 이어질 수 있다. 또한 설탕은 뇌에 포만감을 전달하는 신경전달물질인 **아세틸콜린** 방출을 지연시킨다. 이는 정지 신호를 없애 우리가 식사를 멈추지 않게 만든다.[8] 관련 연구들을 검토한 보르도 대학의 과학자들은 "신경생물학적 수준에서 설탕은 코카인보다 더 강력한 중독 작용이 있다고 본다"라고 결론내렸다.[9]

설탕은 식욕, 식습관을 조절하는 호르몬과 신경전달물질의 경로를 방해하기 때문에 정제된 탄수화물이 포함된 식단을 섭취하면 본능을 믿을 수 없게 된다. '직관적인 식사'* 개념이 실패하는 이유도 이 때문이다. 실제로 비만이 있는 성인 58명을 대상으로 한 2022년 무작위 대조 시험에서 직관적인 식사 전략은 폭식, 감정적인 식사 해결이나 체중 감량에 아무런 도움이 되지 않았다.[10]

과학적으로는 설득력 있게 들릴 수 있지만, 이 분야의 연구들은 대부분 사람이 아닌 동물을 대상으로 수행되었기 때문에 의심의 여지가 아직 남아 있다. 학자들은 설탕 혹은 다른 유형의 음식

---

* 배고픔과 배부름에 반응해 배가 고플 때만 먹는 식사법.

중독이 실제로 존재하는지 계속해서 논쟁을 벌이고 있다. 그러나 과학이 어느 쪽을 가리키든 당신이 설탕에 중독되었는지 여부는 결코 알아낼 수 없다. 그건 오직 당신만이 알 수 있다.

식단에서 정제된 탄수화물을 제거하는 일은 대사건강, 나아가 정신건강을 개선하고 보호하기 위해 아주 중요하다. 설탕(혹은 체내에서 빠르게 설탕으로 변하는 기타 모든 정제된 탄수화물)을 끊는 게 어렵게 느껴진다면 당신이 생각했던 것보다 설탕에 더 많이 집착하는 상태일 수 있다. 설탕 중독에 대한 인식이 부족한 하나의 원인은 설탕 소비에 대한 인식부터 잘못되었기 때문이다. 환자들은 자신의 식단에는 설탕이 별로 없다고 진지하게 말한다. 달콤한 음식과 설탕이 첨가된 음료를 먹지 않았고, 어디에도 직접 설탕을 첨가하지 않았기 때문이다. 그러나 정제된 탄수화물은 우리 식단에 너무 깊이 뿌리박혀 있어 많은 사람이 자신도 모르게 하루에도 여러 번 설탕을 삼킨다. 설탕은 매우 다양한 형태로 제공되며 그중 일부는 요리에 단 맛을 내기 위해서 사용된다. 빵, 감자칩, 피자, 프레첼, 정제된 곡물은 모두 정제된 탄수화물 함량이 높으며 사탕만큼 중독성이 높다. 내가 상담한 한 여성은 "그럴 수만 있다면 밥이 담긴 그릇에 얼굴을 파묻고 허겁지겁 먹을 수 있다"고 털어났다.

나는 당신이 직접 여러 중독성 있는 초가공식품과 설탕의 관계를 탐구해보면 좋겠다. 새로 수정된 **예일식품중독척도**ᵐY-FAS에서 가져온 이 질문들을 활용해보라(부록 A에 전체 설문지 링크가 나와 있다).[11]

- 가끔 특정 음식 섭취를 조절하는 데 어려움이 있는가?
- 배가 고프지 않은데도 특정 음식을 섭취하는가?
- 과식으로 인해 나른함이나 피로감을 느낄 때가 있는가?
- 지금의 식습관이 당신에게 심각한 고통을 주는가?
- 음식이나 식사 문제로 인해 당신의 능력을 효과적으로 수행하는 데 방해받은 적이 있는가?
- 특정 식사로 인해 심각한 정신적·신체적 문제가 있는데도 동일한 종류의 음식을 비슷한 양으로 계속 섭취하는가?

만약 이 질문에서 스스로에게 중독성이 있음을 확인했다면 4부에서 회복으로 나아가는 방법들을 찾을 수 있다.

아는 것이 힘이다

정제된 탄수화물은 맛있고 편리하며 당신에게 즐거움을 안겨줄 수도 있다. 하지만 계속 많이 먹으면 기분 장애, 중독성 식습관, 신체 장애나 수명 단축 같은 엄청난 대가가 따른다. 음식이 신진대사와 정신건강에 어떤 영향을 미치는지 알면 당신의 미래를 더 바람직하게 바꿀 현명한 결정을 내릴 수 있을 것이다.

8장

인슐린 저항성: 뇌의 조용한 적

∴

우리 몸에 문제가 생겼을 때 그것을 알려주는
조기 경보 시스템이 있다면 어떨까?
당뇨병 전단계는 그 위험을 미리 경고함으로써
우리에게 미래를 바꿀 기회를 제공한다.

— 캐나다당뇨병학회 Diabetes Canada

신진대사를 망치는 길은 멀고 느리며 겉으로는 조용해 보인다. 너무 조용한 탓에 건강으로 인해 위기를 겪는 대부분의 가족은 전혀 예상치 못한 비극에 기습당했다고 느낀다. 40대 어머니들이 유방암 진단을 받고, 50대 남편들이 심장마비로 사망하며, 70대 조부모들이 조기 알츠하이머병이라는 두려운 진단을 받는다.

　사랑하는 사람에 대한 충격적인 소식을 전할 때 내가 가장 자주 듣는 말은 이렇다. "왜 이런 일이 일어났는지 이해가 안 돼요. 정말 건강한 사람이었어요." 그런 다음 건강의 증거를 나열한다. "엄마는 매일 걷기 운동을 하는 엄격한 채식주의자예요." "우리 남편은 일주일에 160km를 자전거로 달리거든요. 콜레스테롤 수치도 거의 완벽했어요." "할머니는 지역사회에서 활발히 활동하고, 두뇌를 예리하게 유지하겠다고 매일 아침 십자말풀이를 하셨어요. 얼마 전에는 연례 신체 검사도 받았는데 모든 게 완전히 정상이었다고요." 가족과 의료 전문가 모두 이런 재앙을 유전자, 노화 또는 불운 탓으로 돌리지만 이 모든 조건의 중심에는 인슐린 저항성이라는 공통점이 있다. 대부분 이 대사 질병을 들어본 적도 없고 의사들도 잘 검사하지 않지만 우리 중 대다수가 이 질병을 이미 갖고 있다.

인슐린 저항성은 미국과 세계 여러 나라에서 전염병 수준에 이르렀다. 미국질병통제예방센터CDC에 따르면 미국인 9천 6백만 명이 인슐린 저항성을 갖고 있으며, 그중 7천 8백만 명은 그 사실조차 모른다.[1] 나머지 미국인 중 3천 7백만 명은 본격적인 제2형 당뇨병을 앓고 있다.[2] 이 통계대로라면 미국인의 52%가 상당한 정도의 대사 장애를 겪고 있는 상황이다. 미국은 이 점에서 다른 많은 국가보다 앞서 있지만[3] 슬프게도 대사건강은 세계 어디에서나 악화되고 있다. 호주인의 17%,[4] 캐나다인의 19%,[5] 뉴질랜드인의 25%,[6] 영국인의 27%[7]가 인슐린 저항성을 겪고 있으며, 이 통계에는 제2형 당뇨병 환자는 포함되지 않았다.*

인슐린 저항성은 점진적으로 발생하며 일반적으로는 심각한 건강상 비극이 일어나기 수년 전부터 나타난다. 안타깝게도 아직 인슐린 저항성만을 위한 단일 검사가 없어 우회적으로 진단해야 하는데, 무엇을 찾아야 할지 알면 그 방법은 간단하다. 이 장에서는 집에

---

* 한국의 경우 30세 이상 성인 중 약 25%가 인슐린 저항성을 갖고 있으며 8%가 당뇨병 환자다.

서 간단히 측정할 수 있는 지표들과 이미 받았을 간단한 혈액 검사를 사용해 인슐린 저항성을 평가하는 방법을 살펴보겠다. 인슐린 저항성의 숨길 수 없는 징후를 인식할 수 있게 되면 정신적 문제를 포함한 대부분의 의학적 비극이 매우 가까이 있다는 것을 알 수 있다. 그리고 더 중요하게는 그것을 예방하기 위한 조치를 취할 수 있다.

1단계: 대사 불안정

대사 장애의 초기 단계는 불안정성으로 시작한다. 우리가 먹은 달콤한 음식이 혈당을 너무 높일 때마다 췌장은 그것을 다시 낮추기 위해 필요한 만큼의 인슐린을 방출한다. 인슐린은 어떻게 혈당을 낮추는 걸까? 인슐린이 근육과 지방세포의 수용체에 결합하면 그 세포는 혈액에 있는 포도당을 세포 안으로 끌어들인다. 인슐린은 또한 간에 있는 수용체와 결합해 혈액을 향한 포도당 방출을 중단하라는 신호를 보낸다. 한동안 이 세포들은 인슐린의 지시에 충실하게 반응하며 포도당을 건강한 범위로 유지한다.

2단계: 높은 인슐린 수치, 비당뇨병 혈당 수치

그러나 계속 건강에 해로운 방식으로 식사를 한다면 반복적으로 세포에 인슐린이 쏟아져 인슐린 신호 시스템에 엄청난 압력을 가하게 된다. 우리 세포는 하루에 여러 번 대량의 포도당을 흡수하고 처리하도록 설계되지 않았다. 세포는 스스로의 속도를 조절하고 과도한 자극으로부터 보호하기 위해 인슐린의 지시에 저항하기 시작한다. 그렇게 시간이 흐르며 악순환이 반복된다. 세포의 저항성

2부 식이 광기에 빠진 우리의 추락

이 높아질수록 그것을 극복하기 위해 더 많은 인슐린이 필요하고 혈당을 정상으로 되돌리는 데 더 오랜 시간이 걸린다. 대사 장애의 중간 단계에서 나타나는 가장 큰 특징은 **높은 인슐린**이다. 즉 인슐린이 빠르게 상승했다가 바로 다시 낮아지는 것이 아니라 더 높게 상승하고, 더 오랫동안 유지된다. 질병이 진행되면서 인슐린은 포도당 부하에 대처하기 위해 거의 항상 높은 수준을 유지해야 할 수도 있다. 이 단계가 바로 인슐린 저항성이다.[8]

'인슐린 저항성'의 의미

인슐린 저항성은 여러 가지 이름으로 불리며 각 이름에는 고유한 장점과 단점이 있다.

1. **'당뇨병 전단계'**라는 표현은 인슐린 저항성이 종종(항상은 아니지만) 제2형 당뇨병을 유발하기 때문에 일반적으로 사용된다.

2. **'대사증후군'**은 종종 인슐린 저항성과 함께 발생하는 익숙한 건강 문제들의 집합을 의미한다. 즉 뱃살 증가, 공복 혈당 약간 증가, 고혈압, 높은 중성지방(혈액지방)과 낮은 HDL콜레스테롤(일종의 좋은 콜레스테롤―콜레스테롤에 대한 자세한 내용은 11장을 참조하라) 등이다. 대사증후군에 대한 공식 정의는 두 가지 이상이지만 가장 일반적으로 사용되는 진단 기준을 아래에 제시했다. 이 중 당신에게 해당되는 것이 몇 개인지 살펴봐라. 대사증후군을 공식적으로 진단하려면 이 중 최소 3가지가 필요하지만, 이들 모두 대사건강이 좋지 않다는 징후이므로 가능한 한 0에 가까워지는 것을 목표해야 한다.

대사증후군 진단 기준(다음 중 3개 이상)[9]

○ 허리 둘레: 남성 40인치 초과, 여성 35인치 초과(한국인의 경우 남성 36인치 초과, 여성 32인치 초과)

○ 공복 혈당이 100~125mg/dl이거나 고혈당 약물 복용(125mg/dl보다 높으면 제2형 당뇨병이 있음을 의미한다)

○ 혈압: 130/85 초과(또는 혈압약 복용)

○ 공복 중성지방: 150mg/dl 이상

○ HDL콜레스테롤: 남성 40mg/dl 미만, 여성 50mg/dl 미만

3. '인슐린 저항성'은 내가 이 책에서 사용하기로 선택한 용어지만, 이 역시 단점이 있다. 첫 번째 문제는 이 용어가 마치 인슐린 저항성 자체가 문제라는 뜻으로 들릴 수 있다는 것이다. 인슐린 저항성은 실제로는 건강에 해로운 상황, 즉 너무 높은 인슐린 수치에 대한 건강한 반응으로 시작된다.(어떤 호르몬이든 과다 노출되면 자연스럽게 호르몬 저항이 발생한다.) 두 번째 문제는 우리 신체가 평소보다 더 많은 인슐린을 생산하도록 프로그램 되는 시기가 있다는 것이다. 포도당이 특별한 방식으로 재분배되어야 하는 상황에서 의도적으로 인슐린 저항성을 발생시키는 것인데, 사춘기나 임신 기간이 이런 경우에 해당한다. 이는 '생리학적 인슐린 저항성'이라고 부르며 완전히 건강하고 정상적인 상황이다.

4. '고인슐린혈증(혈중 인슐린 높음)'은 아마 인슐린 저항성을 나타내는 가장 정확한 용어일 것이다. 안타깝게도 이 용어는 알아듣기가 어렵지만 문제의 근본 원인을 바로 짚게 해준다는 장점이 있다. 인슐린 저항성을 유발하는 원인이 바로 높은 인슐린 수치이기 때문이다.

2부 식이 광기에 빠진 우리의 추락

3단계: 제2형 당뇨병(그리고 다른 모든 건강상의 재앙들)

제2형 당뇨병은 인슐린 수치가 올라가고 인슐린 저항성이 악화되는 악순환이 반복돼 결국 신진대사까지 손상되었을 때 발생한다. 밤새도록 금식을 해도 인슐린 수치가 높게 유지되고 혈당을 정상으로 되돌릴 수 없는 상황이 온 것이다. 앞서 언급했듯 공복 혈당이 125mg/dl 이상으로 상승하면 공식적으로 제2형 당뇨병에 걸렸다고 할 수 있다.

인슐린 저항성은 때때로 당뇨병 전단계라고도 불리는데, 매년 인슐린 저항성을 지닌 사람 중 10%가 경과를 바꾸지 않아 제2형 당뇨병으로 진행되기 때문이다.[10] 그러나 제2형 당뇨병은 빙산의 일각일 뿐이다. 높게 지속되는 인슐린 수치와 인슐린 저항성은 우리가 두려워하는 대부분 질병의 원인이다. 그러므로 인슐린 저항성을 '지방간 전', '비만 전' 또는 '심장마비 전' 단계로 생각하는 것도 과장이 아니다.

인슐린 저항성은 아래에 나열된 모든 상태를 유발하거나 악화시킨다.

건강 상태	높은 인슐린이 미치는 영향
비알코올성 지방 간 질병	인슐린은 간이 과도한 포도당을 지방으로 바꾸게 만든다.[11] 비알코올성 지방간 질병 환자의 98%는 인슐린 저항성을 가지고 있다.[12]
이명, 현기증이나 청력 상실	높은 인슐린 수치는 귀의 전기 신호를 방해한다. 이명, 현기증, 청력 상실 등 내이(內耳) 문제가 있는 사람들의 90% 이상이 인슐린 수치가 높다.[13]
관상동맥 질병	높은 인슐린은 고혈압과 관상동맥 염증을 촉진한다. 또한 이완 능력도 손상시킨다.[14] 관상동맥 질병 환자 중 최소 ¾은 인슐린 저항성을 가지고 있다.[15]
비만	높은 인슐린은 지방세포가 지방 연소를 중단하게 만든다.[16] 비만인 사람의 90% 이상이 인슐린 저항성을 가지고 있다.[17]
담낭 질병	인슐린이 높으면 간에서 콜레스테롤을 과잉 생산하여 담즙이 걸쭉해진다.[18]

유방암	높은 인슐린은 유방세포가 필요 이상으로 더 많이 성장하고 증식하게 만든다.[19]
대장암	높은 인슐린은 결장세포가 필요 이상으로 더 많이 성장하고 증식하게 만든다.[20]
다낭성난소 증후군과 불임	인슐린 수치가 높으면 난소의 테스토스테론 수치도 높아진다. 다낭성난소증후군이 있는 여성의 70%는 인슐린 저항성을 가지고 있다.[21]
전립선 비대	공복 인슐린 수치가 높을수록 전립선 성장 속도가 빨라진다.[22]
발기부전	인슐린 저항성은 음경 혈관의 이완이나 확장 능력을 손상시킨다. 발기부전이 있는 남성의 50% 이상이 인슐린 저항성을 가지고 있다.[23]
뇌졸중	높은 인슐린 수치는 혈전 형성을 촉진하고 혈관이 이완되고 확장되는 것을 더 어렵게 만든다.[24]
고혈압	인슐린은 신장에 나트륨과 수분을 유지하라고 지시한다.[25] 고혈압 환자의 50%는 인슐린 저항성을 가지고 있다.[26]
여드름	인슐린 수치가 높으면 안드로겐 수치가 높아지는데, 이는 모공에 피지라는 기름진 물질을 과잉 생산하도록 지시하는 호르몬이다. 여드름이 있는 사람 중 약 ¾이 인슐린 저항성을 가지고 있다. 인슐린 수치가 높을수록 여드름이 더 심해진다.[27]

이런 질병 중 일부는 너무 흔해진 탓에 나이가 들면서 나타나는 정상적인 현상으로 여겨지지만, 대부분의 경우 나이보다는 인슐린 저항성에 의해 더 많이 발생한다. 당신도 이런 질병을 겪고 있는가? 그렇다면 인슐린 저항성이 있는 것일지도 모른다. 질병이 많을수록 가능성은 더 높아진다.

보다시피 인슐린 저항성은 제2형 당뇨병으로 진행되는지와 관계없이 그 자체로도 위험한 대사 질병이다. 그러나 이 위험한 상태에 놓인 미국인 5명 중 4명은 자신이 이 병에 걸렸다는 사실조차 모른다. 어떻게 그럴 수 있는 것일까?

불행하게도 대부분의 의사는 인슐린 저항성을 진단하려고 하지 않는다. 대신 그들은 공복 혈당이나 헤모글로빈A1C(지난 3개월 동안의 평균 혈당을 확인하는 검사)를 통해 본격적인 당뇨병이 있는지

2부 식이 광기에 빠진 우리의 추락

검사한다. 이 접근법의 문제점은 수년 동안 인슐린 저항성을 가졌던 사람이 이 두 포도당 검사에서는 완벽하게 정상으로 보일 수 있다는 점이다. 반드시 기억해야 한다. 인슐린 저항성을 가진 사람은 인슐린 수치가 높으며, 과다 분비된 인슐린으로 인해 포도당 수치가 잘 조절된다. 영영 그럴 수 없게 되기 전까지는 말이다. 이는 공복 혈당이 도미노의 맨 끝에 있다는 것을 의미한다. 우리는 제2형 당뇨병이 포도당 문제라고 생각하지만, 이는 인슐린 문제로 시작되어 시간이 지나며 점차 악화된다. 인슐린 저항성이 제2형 당뇨병으로 진행되는 데는 최대 20년이 걸린다.[28] 따라서 대사 장애를 검사하고 싶다면 공복 인슐린 수치를 확인하는 게 훨씬 낫다. 이 저렴한 혈액 검사는 포도당을 억제하기 위해 췌장에서 얼마만큼의 인슐린을 생산하고 있는지 알려준다.

나는 만나는 모든 환자의 인슐린 저항성을 검사한다. 다른 정신과 의사에게도 그렇게 하도록 교육한다. 이는 표준 정신과 면담에서 얻을 수 없는 뇌 대사에 대한 통찰을 제공하기 때문이다. 젊음이나 체력처럼 우리가 좋은 건강의 지표라고 생각하는 특성들은 사람들을 인슐린 저항성으로부터 보호하지 못한다. 따라서 이 검사는 누구에게나 필수적이다. 어린이, 날씬한 사람, 심지어 엘리트 운동선수도 인슐린 저항성을 가질 수 있다. 겉보기에는 건강해 보였던 많은 사람이 너무 늦을 때까지 진단을 받지 못하는 이유다.

우리는 수십 년 동안 포도당과 인슐린 조절 문제가 신체건강에 얼마나 큰 위협이 될 수 있는지 알고 있었다. 그러나 정신건강도 이런 대사 장애에 취약하다는 사실은 최근 들어서야 이해하기 시작했다. 우리 뇌는 연료 공급 변동에 매우 민감하다.

　대사 문제와 거의 모든 정신과 문제 사이의 연관성을 탐구하는 과학 연구는 알츠하이머병의 경우를 제외하고는 아직 초기 단계다. 알츠하이머병의 경우 인슐린 저항성과 어떤 관계가 있는지 자세히 설명하는 여러 고품질 증거들이 탄탄한 연구 기관을 통해 제시되었다. 그 결론은, 대부분의 알츠하이머병 사례에서 인슐린 저항성이 핵심 원동력이라는 것이다.[29]

나에게도 인슐린 저항성이 있을까?

인슐린 저항성만을 확인하는 직접적인 단일 검사는 아직 존재하지 않는다. 따라서 의사들은 공복 인슐린, 공복 지질(콜레스테롤과 중성지방), 공복 혈당이라는 세 가지 간단한 혈액 검사를 조합해 인슐린 저항 스펙트럼에서의 위치를 추정한다. 지난 6개월 동안 이런 검사를 받은 적이 있다면(그리고 그 이후로 생활방식에 큰 변화를 주지 않았다면) 해당 검사의 결과를 활용해도 좋다. 그렇지 않은 경우 의사에게 이 검사를 요청해라(또는 직접 검사해볼 수도 있다. 17장 참조). 아래 목록에 있는 모든 검사를 진행할 필요는 없다. 이미 받았거나 가장 쉬운 몇 가지 검사만 선택해라.

　참고: '금식'은 검사 전 12~14시간 동안 물 외에는 아무것도 먹거나 마시지 않는 것을 의미한다.

검사	결과
공복 인슐린	10μU/ml보다 높으면 인슐린 저항성이 매우 높아진다. 되도록 한자릿수를 유지해라. 이상적인 수치는 6μU/ml 미만이다.
공복 혈당	100mg/dl 이상이면 인슐린 저항성이다. 100mg/dl 미만이 좋고, 70~85mg/dl이 이상적이다.

공복 중성지방	100mg/dl 미만이 이상적이다. 150mg/dl 이상이면 인슐린 저항성이 매우 높아진다. (참고로 아프리카계 미국인은 공복 중성지방이 매우 낮더라도 인슐린 저항성이 있을 수 있다.)
HDL콜레스테롤	남성의 경우 40mg/dl 이상, 여성은 50mg/dl 이상이면 좋다.
트리글리세리드 대 HDL콜레스테롤 비율 (중성지방을 HDL콜레스테롤로 나누면 된다.)	2.0 미만이어야 하고, 1.0에 가까울수록 좋다. (중성지방은 HDL콜레스테롤의 2배를 넘지 않아야 한다.)
허리와 키 비율 (허리둘레를 키로 나눠라.)	0.5 이하가 좋다. (허리둘레는 키의 절반 미만이어야 한다.)
HOMA-IR (인슐린 저항성의 항상성 모델 평가)	[공복 인슐린(μU/ml) x 공복 혈당(mg/dl)] ÷ 405 1.0 미만이면 훌륭하고, 1.8 이상이면 인슐린 저항성을 의미한다.
크래프트 인슐린 분석	소비자가 이용할 수 있는 인슐린 저항성 검사 중 가장 정확하지만 가장 복잡한 방식으로, 75g의 포도당을 마시기 전과 후 여러 시점에서 포도당과 인슐린 수치를 측정해 신진대사가 포도당 부하를 어떻게 처리하는지 확인한다. 이 검사를 개발한 병리학자 조셉 크래프트Joseph R. Kraft 박사가 출연한 '이보 커밍스Ivor Cummins'의 유익한 영상을 통해 자세히 알아봐라. https://youtu.be/w0nV-_ddXoc.

인슐린 저항성과 알츠하이머병

알츠하이머병은 지적, 정서적, 신체적 능력을 서서히 약화시켜 65세 이상 미국인 10명 중 1명의 존엄성과 인간성을 앗아간다. 오늘날 6백만 명 이상의 미국인이 알츠하이머병을 앓고 있으며, 이 숫자는 2050년까지 2배 이상 증가해[30] 개인, 가족이나 지역 사회의 정신과 지갑에 엄청난 타격을 줄 것으로 예상된다. 이는 미국인들만의 일이 아니다. 환자 수가 5천 5백만 명에 달하는 알츠하이머병은 현재 세계에서 가장 흔한 신경퇴행성 질병이다.[31]

안타깝게도 우리는 이 질병의 흐름을 잘 안다. 먼저 건망증이 심해지고, 단어가 잘 떠오르지 않고, 가끔 가벼운 혼란이 온다. 그러다 점점 일상 업무가 어려워지고 우울증, 과민성 또는 의심의 구름이 몰려온다. 증세가 심해지면서 사랑하는 사람들의 얼굴을 인식하는 능력이 약해지고 편집증이나 환각을 포함한 심각한 정신과적 증상이 나타날 수 있으며, 결국 삼키는 일 같은 기본적인 신체 기능마저 불가능해진다. 하나의 질병이 어떻게 이처럼 다양한 장애 증상을 유발할 수 있을까? 많은 사람이 알츠하이머병을 기억을 잃는 병으로 생각하지만, 사실 알츠하이머병은 기억을 만드는 세포뿐만 아니라 다른 많은 뇌세포도 손상시키고 죽이는 신경퇴행성 질병으로 결국 뇌가 광범위하게 붕괴된다.

알츠하이머병 앞에서 우리는 절망감을 느낀다. 아무도 그 원인을 알지 못하고 치료법도 없다는 말을 듣기 때문이다. 알츠하이머협회Alzheimer's Association에 따르면 알츠하이머병은 미국의 10대 사망원인 중 예방하거나, 늦추거나, 치료할 수 없는 유일한 질병이다.[32] 최근 40년 동안 수십억 달러의 비용을 들여 수천 건의 임상 시험을 수행했음에도 질병의 진행 과정을 바꾸기는커녕 증상을 의미 있게 완화할 수 있는 단 하나의 약도 나오지 않았다.[33] 이런 암울한 결과 때문에 몇몇 주요 회사는 알츠하이머 약물 개발 프로그램을 축소하거나[34] 완전히 포기했다.[35] 이 실패와 절망을 배경으로 제약회사 바이오젠Biogen은 2021년 FDA를 설득해 '아두카누맙'이라는 새로운 유형의 알츠하이머 약물에 대해 신속한 승인을 얻었고, '레카네맙'이라는 자매 약물이 2022년에 승인되었다. 그러나 이 약물 치료를 받으려면 연간 수만 달러의 비용이 든다. 또한 치료를 받더라도 인지력 검사 점수는 거의 향상되지 않으며 뇌출혈과 부종이라는 상당한 위험이 따른다.[36]

전문가들은 알츠하이머병의 주요 위험 요소인 연령, 유전자 특성, 가족력 등은 완전히 우리 통제 너머에 있다고 말한다. 이런 메시지를 들을 때 우리는 알츠하이머병이 다음 피해자로 우리를 고를지 아닐지 모르는 채로 마치 오리처럼 가만히 앉아 기다려야 하는 것처럼 느껴진다.

잘 알려지지 않은 사실은 과학자들이 이제 대부분의 알츠하이머병 사례의 기초를 마련할 만한 많은 정보들을 알고 있다는 점이다. 이 재앙을 예방할 수 있다고 자신 있게 결론내릴 수 있을 만큼 충분한 정보들이다.

알츠하이머병은 현대인의 질병일까

수세기 전 조상의 뇌를 연구하기 위해 시간을 거슬러 올라갈 수는 없지만, 1900년대 이전 기록에서는 알츠하이머병이나 유사한 형태의 치매에 대한 설명을 찾기가 어렵다.[37] 비교적 새로운 질병이라는 뜻이다. 사실 '알츠하이머'라는 단어의 유래는 1800년대 초반에 나왔다. 1906년 독일의 정신과 의사인 알로이스 알츠하이머Alois Alzheimer 박사가 자신의 이름을 딴 이 질병을 처음 설명했을 때 이는 극히 드문 사례로 간주되었다.[38] 그는 100년 후에 자신의 이름이 일상적인 단어가 될 것이라고는 전혀 알지 못했을 것이다.

오늘날 알츠하이머병은 너무 흔해져서 우리는 이를 정상적인 노화 과정의 일부로 생각하곤 한다.[39] 하지만 한번 생각해보자. 85세 이상 미국인 중 ⅓이 이 무자비한 상황에 희생되고 있다. 이는 다른 ⅔는 그렇지 않다는 것을 의미한다.

당신도 예리한 정신으로 풍부하고 만족스러운 삶을 살아가는 85세 이상 노인들을 알고 있을 것이다. 90세인 내 어머니는 발달 장애가 있는 성인들을 돌보신다. 각종 업무와 제때 먹어야 하는 약, 음식 선호도, 사교 일정이나 셀 수 없이 많은 중요한 세부 사항을 관리하며 풀타임으로 일하고 있다. 그녀는 이 지역의 가장 좋은 지름길을 모두 알고 있으며, 재치 있고, 삶에 대한 열정을 가지고 있다. 우리 사회의 '가장 나이 많은' 구성원 대다수가 치매를 면했다는 사실은 알츠하이머병이 정상적인 노화 과정의 일부가 아니라는 점을 분명히 말해준다. 그렇다면 다음과 같은 질문을 제기할 수 있다. 왜 어떤 사람의 뇌는 나이가 들수록 성능이 저하되는 반면 다른 사람의 뇌는 명석하게 작동할까?

인슐린 저항성은 알츠하이머병 전단계다

수십 년 동안 과학자들은 이 근본적인 질문에 답하기 위해 노력했다. 2005년 브라운 대학의 신경과학자 수잔 드 라 몬테Suzanne de la Monte 박사는 알츠하이머병의 기원에 관해 새롭고 흥미로운 이론을 제안하는 획기적인 논문을 발표했다. "알츠하이머는 당뇨병은 아니지만 당뇨병을 닮은 신경내분비 질병이다. 따라서 우리 연구팀은 새로 확인된 신경퇴행의 발병 메커니즘을 반영하기 위해 '제3형 당뇨병'이라는 용어를 제안한다."[40]

2부 식이 광기에 빠진 우리의 추락

2천여 편의 과학 출판물에서 인용된 이 중요한 논문은 지금도 전 세계 연구에 새로운 영감을 주고 있으며, 후속 연구들은 몬테 박사의 선구적인 통찰력을 뒷받침하고 확대시키는 중이다. 우리의 가장 소중한 기관이 혈당이나 인슐린 조절 문제(우리가 이미 관리 방법을 알고 있는)에 의해 파괴된다는 사실은 해당 분야의 심오한 패러다임이 전환되고 알츠하이머병 예방의 새로운 시대가 열리는 것을 의미한다.

알츠하이머병 환자 중 무려 81%가 인슐린 저항성 또는 제2형 당뇨병을 앓고 있다. 이는 인지 능력이 건강한 또래들에 비해 2배나 높은 비율이다.[41] 또한 제2형 당뇨병 진단을 받은 나이가 어리면 어릴수록, 그리고 진단 후 나이를 먹을수록 알츠하이머병 발병 위험이 커진다.[42] '제3형 당뇨병'이라는 용어가 인기를 끄는 이유는 우리가 직면한 가장 흔하고 가장 무서운 두 가지 질병인 제2형 당뇨병과 알츠하이머병 사이의 강력한 연관성을 두 단어로 요약하기 때문이다. 두 질병은 모두 인슐린 저항성에 의해 유발된다.

인슐린 저항성과 뇌

당신은 아마 뇌의 포도당 수준은 혈당 수준을 반영하므로 혈당이 높을수록 뇌의 포도당도 높아진다는 이야기를 기억하고 있을 것이다. 그러나 인슐린과 뇌의 경우는 상황이 다르다.

혈중 인슐린 수치가 지속적으로 높은 사람의 경우, 혈액뇌장벽을 통과해 인슐린을 호송하는 역할을 해야 할 수용체가 점점 더 인슐린에 대한 저항성을 갖게 된다. 즉 인슐린이 뇌에 침투하기가 점점 더 어려워진다.[43] 따라서 다소 직관에 반하는 것처럼 들릴 수도 있겠지만 **혈중 인슐린이 높을수록 뇌 인슐린은 낮아진다.**

뇌 인슐린이 낮다는 것은 심각한 문제다. 인슐린이 없으면 뇌 세포는 포도당을 성장에 필요한 에너지와 세포구성물질로 전환할 수 없기 때문이다. 적절한 인슐린이 결핍된 세포는 포도당을 최대한 활용할 수 없다. 그래서 번창하기는커녕 정상적인 기능을 유지하기 위해 고군분투한다. 이 심각한 상황을 **대뇌 포도당 대사저하증**, 즉 뇌의 느린 포도당 처리라고 한다. 이런 뇌 에너지 둔화는 뇌의 포도당 사용 패턴을 3차원 이미지로 생성하는 '양전자 방출 단층 촬영 스캔(PET 스캔)' 기술을 통해 감지할 수 있다(이 스캔에는 수천 달러가 소요되며 일반적으로 보험이 적용되지 않는다). PET 스캔 연구에 따르면 인슐린 저항성이 높을수록 뇌세포가 사용할 수 있는 포도당이 줄어드는 것으로 나타났다.[44] 당신의 뇌는 여전히 많은 양의 포도당을 흡수하겠지만, 그 포도당을 처리할 만큼의 충분한 인슐린을 흡수하는 것은 점점 더 어려워진다. 뇌가 인슐린 저항성을 갖게 되면 포도당의 바다에서 헤엄치면서도 굶어 죽을 수 있다.

배고픈 해마

뇌 인슐린 부족으로 가장 먼저 고통받는 뇌세포는 두뇌의 학습과 기억 센터인 해마세포다. 해마는 뇌 깊숙이 묻혀 있는 해마 모양의 작은 기관으로, 인슐린 저항성에 특히 취약하다.

우리가 무언가를 처음으로 배울 때 해마 내부의 기억세포는 작고 새로운 수지상 가시를 뻗어 이웃 세포와 연결하고 새로운 회

2부 식이 광기에 빠진 우리의 추락

로를 구축한다. 앞에서 잠시 설명했듯 경험에 반응해 스스로 리모델링하는 뇌의 이런 놀라운 능력을 신경가소성이라고 부른다. 마스터 성장 호르몬인 인슐린은 수지상 돌기를 형성하고 성장시키고 생존하게 하는 과정에 중요한 역할을 한다.[45] 해마는 새로운 뇌세포를 생성하는 희귀한 능력도 갖고 있는데,[46] 이 과정도 인슐린을 요구한다.

　해마세포는 중요한 작업을 수행하기 위해 상당히 많은 에너지를 필요로 하므로 종종 추가적인 포도당이 필요하다. 급증하는 포도당 요구를 충족시키기 위해서는 인슐린이 필요하므로, 인슐린 공급이 부족할 때 해마는 뇌의 다른 영역보다 문제가 발생하기 더 쉽다.[47] 해마를 강화할 만큼 뇌에 인슐린이 충분하지 않거나 해마가 인슐린 신호에 정상적으로 반응하지 않는 경우 새로운 기억을 기록하기 어려울 수 있다. 이런 사실은 단기 기억 문제가 알츠하이머병의 초기 징후 중 하나인 이유를 설명하는 데 도움이 된다. 알츠하이머 치매 환자는 새로운 정보를 배우거나 최근 사건을 기억하는 것이 오래 전에 일어났던 일을 기억하는 것보다 훨씬 어렵다.

　인슐린이 적절히 공급되지 않으면 배고픈 해마는 새로운 기억을 기록하는 데 급급해지고, 해마세포는 오그라들며 죽기 시작한다. 해마의 위축(수축)은 알츠하이머병의 불길한 전조다. 알츠하이머병에 걸린 사람이 자신의 기억력에 문제가 있다고 깨달을 때쯤에는 해마가 이미 10% 이상 줄어든 상태다.[48]

플라크나 엉킴: 확실한 증거일까, 논점을 흐리는 것일까

안타깝게도 인슐린 저항성이 알츠하이머병 발병에 미치는 영향은 여전히 과소평가되고 있다. 여러 전문가와 기관, 조직은 이 장애의 더 화려한 요소, 즉 아밀로이드 플라크나 신경섬유 엉킴을 연구하는 데 많은 시간과 자원을 계속해서 투자하고 있다.

이런 집착은 1906년 아우구스테 데테르Auguste Deter라는 여성이 사망하면서 시작되었다. 그녀는 독일 프랑크푸르트의 한 병원에서 5년 동안 점점 심해지는 편집증과 혼란을 앓다가 사망했다. 증상의 원인은 미스터리였으며 병원장은 그녀를 부검해 얻은 뇌 표본을 뮌헨의 알츠하이머 박사에게 보내 검사를 받았다.[49] 알츠하이머 박사는 수년 동안 뇌 해부학을 연구하고 저술한 신경병리학 전문가였다. 그는 아우구스테 데테르의 뇌를 현미경으로 관찰했고, 현재 우리가 아밀로이드 플라크와 신경섬유 엉킴이라고 부르는 두 가지 독특한 단백질 형성을 보았다. 그는 그 발견이 아주 새롭고 중요하다고 생각했다.

치매의 근본 원인 중 치료 가능한 것을 찾으려는 노력은 오랫동안 이어졌다. 그 속에서 플라크와 엉킴 가설은 강렬한 과학적 호기심을 자극하며 많은 연구자의 시선을 사로잡았고, 그것들이 치매 발병을 주도한다는 믿음은 여전히 이어지고 있다. 그러나 그것들이 병이 진행되는 과정에서 어떤 역할을 할 수는 있어도 운전대를 잡고 있다고 보기는 어렵다는 내용이 점점 분명해지는 상황이다.[50] 자세한 내막을 함께 살펴보자.

용의자 1. 아밀로이드 플라크

뇌세포는 스트레스를 받으면 자신을 방어하기 위해 아밀로이드 펩타이드라는 단백질 조각을 방출한다. 따라서 아밀로이드 자체는 문제가 없다. 그 조각이 한데 뭉쳐 아밀로이드 플라크가 되면 뇌세포 신호 전달을 방해할 수 있지만 이 역시 알츠하이머병의 근본 원인으로 보이지는 않는다. 80세 이상 인구 중 40%의 뇌에 아밀로이드 플라크가 있지만 인지 장애 징후는 전혀 없다.[51] 연구자들은 아밀로이드를 연구하고 이를 공격하는 약물을 설계하는 데 수십 년의 시간과 수십억 달러를 소비했다. 하지만 새로운 단클론항체* 치료법을 제외하고는 모두 임상 시험에서 실패했다.[52]

인슐린 저항성이 뇌 속 플라크 발생의 주요 원인이 될 수 있는 것으로 보인다. 인슐린은 인슐린 분해 효소의 생성을 자극한다. 이는 사용된 인슐린 분자를 분해할 뿐만 아니라 과잉 아밀로이드 분자를 제거하는 데도 도움이 된다. 뇌 인슐린 수치가 낮은 사람들은 이 효소 수치도 낮기 때문에 과잉 아밀로이드가 플라크를 형성하기 쉽다. 즉 뇌 인슐린을 건강한 수준으로 유지하면 인슐린 분해 효소가 적당량 만들어져 플라크 형성을 예방할 수 있다.[53]

용의자 2. 신경섬유 엉킴

아밀로이드 가설에 회의를 느낀 일부 과학자는 뇌가 치매에 걸리는 원인이 신경섬유 엉킴 때문일 수도 있다는 감질나는 가능성에

---

*   단 하나의 항원결정기에만 항체반응을 하는 순수한 항체. 항암제에 이 항체를 결합해 사용하면 정상적인 세포는 손상하지 않고 치료하는 효과를 거둘 수 있다.

관심을 돌렸다. 신경섬유 엉킴은 정확히 말하면 타우 단백질이라는 크고 비정상적인 단백질 덩어리다. 타우는 세포 기반 시설의 유지를 돕는 일종의 관리 분자다. 타우 단백질은 마땅한 자리를 잃으면 서로 뭉쳐서 거대하고 기능 장애가 있는 불꽃 모양 엉킴을 형성해 세포 내부에 축적되고, 이 축적물이 정상적인 뇌 세포 구조를 방해할 수 있다. 타우 엉킴이 일으키는 혼란은 너무 커서 세포 사멸을 유도할 정도로 심각한 피해를 입힐 수 있다.[54]

플라크보다는 엉킴이 인지 문제를 일으킬 가능성이 더 높다.[55] 그러니 몇몇 과학자가 이를 알츠하이머병의 주범으로 생각하는 것도 이해할 만하다. 그러나 다시 한번 말하지만 엉킴 제거에 집착하기 전에 먼저 질문해야 할 것이 있다. 타우 단백질이 자신이 보호하고 관리해야 할 바로 그 세포들에게 해를 가하게 만드는 것은 무엇일까?

건강한 뇌에서는 인슐린이 타우 단백질을 제자리에 배치해 질서를 유지하도록 한다. 그러나 인슐린 공급이 부족하면 타우 단백질은 자신의 자리를 떠나 독성 더미로 축적된다. 즉 신경섬유 엉킴은 뇌에 인슐린이 결핍되었을 때 발생해 신경 퇴화와 세포 사멸을 일으키는 하나의 과정일 뿐이다.[56]

연관성이 있어 유죄다?

타우 가설은 과학자들 사이에서 로켓처럼 날아올라 환영받았지만, 일부 과학자는 이 이론이 알츠하이머병의 근본 원인을 알리기보다는 우리를 혼란스럽게 하는 또 하나의 가설일 뿐이라고 경고한

2부 식이 광기에 빠진 우리의 추락

다. 타우 가설은 아밀로이드 이야기를 반영할 뿐만 아니라 다른 신경퇴행성 질병과 우연히 연관되어 부당하게 비난받는 몇몇 선의의 단백질이 처한 상황을 보여준다. 알츠하이머병, 파킨슨병, 헌팅턴병, 루게릭병은 모두 특징적인 단백질이 덩어리를 형성하는 모습을 보이며, 이는 제약 연구자들의 상상력을 사로잡아 잘못된 목표를 향해 그들의 재능을 낭비하게 만들었다.

인간의 신체는 지능적으로 설계되었다. 모든 일에는 이유가 있다. 뇌가 노화되면 자신의 죽음을 앞당기기 위해 의도적으로 독성 기능 장애 단백질을 생산할까? 그럴 것 같지는 않다. 2019년에 그 증거들을 검토한 뉴질랜드 캔터베리 대학 정신건강과 영양 연구 그룹 과학자들은 뇌 대사 문제가 플라크, 엉킴 그리고 알츠하이머병 진행의 가장 유력한 근본 원인이라고 지적했다.[57]

신경전달물질 문제: 아세틸콜린과 글루타메이트

알츠하이머병에 걸린 뇌는 플라크와 엉킴으로 가득 차 있을 뿐만 아니라 기억 기능을 발휘하는 데 중요한 신경전달물질의 불균형으로 고통받는다. 알츠하이머병의 특징 중 하나는 아세틸콜린을 생성하는 뇌세포가 점점 사라지는 것이다. 이 문제는 1970년대에 처음 확인되었을 때 알츠하이머 연구의 혁명적인 돌파구로 간주되었다. 이후 점점 줄어드는 아세틸콜린의 활동을 연장하기 위한 약물 개발로 이어졌지만, 뇌는 여전히 그것을 직접 생산할 수 있는 상태였다. 그러나 이런 작용을 하는 도네페질(아리셉트), 리바스티그민(엑셀론), 갈란타민(라자딘) 등의 약물은 이미 사라진 세포를 되살릴 수 없으며 남아 있는 아세틸콜린 생성세포를 지속적인 파괴로부터 보호하지도 못한다. 도대체 무엇이 이 소중한 세포들을 죽일까? 부분적으로는 타우와 아밀로이드의 축적이 원인이지만, 낮은 뇌 인슐린 활동은 **신경 성장 인자**(세포가 번성하기 위해 필요한 영양 단백질)의 공급을 감소시켜 뇌세포가 죽는 데 일조한다.[58]

알츠하이머병에 걸린 뇌를 돕기 위해 일반적으로 처방되는 또 다른 약물은 메만틴(나멘다)이다. 이 약은 알츠하이머병에서 통제 불능 상태가 될 수 있는 신경전달물질인 글루타메이트의 활동을 약화시킨다. 신경가소성 과정에서는 글루타메이트를 미세 조정해 적절한 수준을 유지해야 한다. 글루타메이트가 너무 적으면 뇌가 중립 상태로 바뀌어 새로운 시냅스의 구성과 유지가 중단되고, 너무 많으면 독성 상태인 과잉 구동으로 전환되어 신경퇴행에 직접적으로 기여하는 염증과 산화 스트레스를 촉발한다.[59] 인슐린 저항성은 건강한 글루타메이트 대사와 기능을 방해하고 아밀로이드와 타우 축적을 촉진해 알츠하이머병 발생에 기여한다.[60] 아밀로이드 플라크와 타우 엉킴은 시간이 지남에 따라 글루타메이트 조절 시스템을 손상시킨다. 심할 경우 글루타메이트가 세포 사멸을 유발할 수 있을 정도로 높은 수준에 이를 수도 있다.[61]

나에게도 알츠하이머병 징조가?

제2형 당뇨병은 하루아침에 발생하지 않는다. 알츠하이머병도 마찬가지다. 알츠하이머병은 **수십 년 동안 조용히** 뇌의 포도당 대사가 약화되면서 발생한다.[62] 인지 기능에 전혀 이상이 없는 50대,

60대, 70대 사람들도 뇌의 포도당 처리가 느려지는 추세를 보이는 것으로 보고되었다.[63] 실제로 뇌의 전체 포도당 처리 능력은 우리가 기억력에 문제가 있다고 느끼기 전 ¼까지 손실될 수 있다.[64] 연구자들은 인슐린 저항성이 있지만 인지 기능에 아무런 문제가 없다고 보고한 **20대 초반** 여성의 뇌를 스캔해 포도당 처리에 문제가 있다는 증거를 발견했다.[65] 뇌 속 깊은 곳에서 자신도 모르게 포도당 처리 속도가 느려지고, 플라크와 엉킴이 축적되고, 뉴런이 오작동하며 해마가 소리 없이 줄어드는 것이다. 치매가 은밀하게 진행된다는 것을 인식한 미국국립노화연구소와 알츠하이머협회는 2011년에 뇌 영상(PET 스캔, MRI)이나 요추 천자만으로도 이상을 감지할 수 있는 새로운 진단 시스템을 만들었다. 이 시스템으로 증상이 없는 두 가지 새로운 임상 전단계도 진단할 수 있게 되었다.[66] 다만 이 방법은 비용이 많이 들고 침습적인 검사인 탓에 대다수 사람은 이용할 수 없다.

다행스럽게도 뇌 대사에 대한 통찰을 얻을 수 있는 훨씬 더 간단하고 강력한 도구가 있다. 바로 인슐린 저항성 평가다.

제2형 당뇨병이 발생할 때까지 비정상적인 공복 혈당 상승을 방치하면 안 되는 것처럼, 특정 연령에 도달하거나 기억력에 이상이 생긴 뒤에야 알츠하이머병을 진단하고 치료하겠다는 생각은 터무니없다. 다행히도 두뇌 능력의 감퇴는 나이나 아밀로이드 수준, 유전적 요인보다 대사건강과 관련이 깊다.[67] 즉 식단을 바꿈으로써 뇌의 미래에 영향을 줄 힘이 우리에게 있다는 뜻이다.

인슐린 저항성은 '정신 질환 전단계'일까

알츠하이머병을 수십 년간 깊이 연구한 결과 우리는 다음과 같은 결론을 얻었다. 인슐린 저항성이 우리 뇌에 일으키는 근본적인 문제는 에너지 부족이다. 인슐린 저항성이 알츠하이머병 이외의 정신 질환에 어떻게 영향을 미치는지에 대해서는 아직 배워야 할 것이 많다. 그러나 에너지 부족으로 인해 뇌가 기분, 사고나 행동을 제어하는 것이 더 어려워질 수 있다는 점은 분명하며 새로운 연구 결과들이 이 아이디어를 뒷받침한다.

인슐린 저항성의 징후는 정신 장애와 밀접한 관련이 있다. 즉 인슐린 저항성을 가진 사람들은 정신건강이 좋지 않을 가능성이 높으며 그 반대의 경우도 마찬가지다. 예를 들어보겠다.

- 혈당 수치가 당뇨병 전단계인 사람은 정상 수치인 사람에 비해 주요 우울증이 발생할 가능성이 2.7배 더 높다.[68]
- 최근에 양극성 장애를 진단받은 사람은 양극성 장애가 없는 또래에 비해 대사증후군이 발생할 가능성이 3.5배 더 높다.[69]
- 최근에 조현병을 진단받은 사람은 조현병이 없는 또래에 비해 인슐린 저항성이 있을 가능성이 3.7배 더 높다.[70]

이 높은 연관성이 무엇을 의미하는지 알겠는가? 앞서 3장에서 두 항목 간의 연관성이 의미를 가지려면 상대 위험도가 최소한 2.0 이상이어야 한다고 설명했다. 위의 연관성은 모두 이 임계값을 초과한다. 연관성만으로 대사 문제가 이런 정신건강 상태를 유발한다고 확실히 말할 수는 없지만, 높은 연관성은 최소한 둘의 관계가 단순한 우연 이상일 수 있으며 인과관계가 그럴듯하다고 말할 수 있을 만큼 강력하다. 알츠하이머병 연구는 인슐린 저항성이 어떻게 정상적인 뇌 구조와 기능을 방해하는지 가르쳐줬다. 그 모든 것을 고려할 때 인슐린 저항성이 다른 정신건강 장애를 일으킬 가능성이 없거나 적어도 정신건강 장애에서 중요한 역할을 할 가능성이 없다고 밝혀진다면 실로 놀라운 일일 것이다.

알츠하이머병 환자는 우울증, 감정 기복, 불안, 편집증, 환각, 불면증 등 주요 정신 질환에서 나타나는 증상과 동일한 증상을 겪는 경우가 많다. 알츠하이머병이 없는 젊은 사람들에게 이런 증상이 나타난다면 뇌 퇴행의 조기 경고 신호일 수 있을까? 다시 말해, 뇌의 에너지 부족이 알츠하이머병 이외의 각종 정신 장애의 근본 원인이거나 기여하는 원인이 될 수 있을까?

우리는 우울증, 양극성 장애, 조현병이 수년에 걸쳐 악화될 수 있고 심지어 인지 저하까지 이어질 수 있는 만성 질병이라는 사실을 오랫동안 알고 있었다. 항우울제에 반응하지 않는 우울증 환자의 뇌를 PET 스캔하면 항우울제 효과를 본 환자에 비해 뇌 포도당 처리 속도가 현저히 느리다는 것을 알 수 있다.[71] 또한 대규모 다국적 연구에 따르면 우울증 환자의 해마 크기는 평균적으로 24% 감소한 것으로 나타났다.[72] 해마는 알츠하이머병에 걸렸을 때 수축하는 대표적인 뇌 영역이며, 노년기에 우울증이 치매 발병 위험을 2배로 높이는 이유도 이 때문이다.[73] 스탠퍼드 대학의 정신과 의사인 나탈리 래스곤Natalie Rasgon 박사는 2005년에 인슐린 저항성이 이 두 가지 질병 사이의 "잃어버린 연결고리"가 될 수 있음을 처음으로 알아차렸다. "우울증 장애의 효과적인 관리를 위해, 인슐린 저항성이 핵심적인 치료 목표가 될 수 있다. 이는 아마 알츠하이머병 예방에도 영향을 끼칠 것이다."[74]

양극성 장애의 경우 일부 뇌 영역은 무사할 수 있지만 전반적으로는 포도당 사용량이 감소한다.[75] 해마 크기도 더 작으며,[76] 양극성 장애 진단을 받은 사람은 나중에 치매에 걸릴 확률이 2배 이상 높다.[77]

인슐린 저항성을 가진 조현병 환자는 어떨까? 이런 경우 뇌세포는 포도당을 더 천천히 처리해 포도당이 뇌 내부(뇌신경세포 사이)에 더 많이 축적되게 한다. 이런 사람들은 인슐린 저항성이 없는 사람들보다 기억력 검사에서 낮은 성적을 보인다.[78] 조현병 환자 역시 해마 크기가 작으며,[79] 나이가 들면서 치매 진단을 받을 확률이 2.5배 더 높다.[80]

연구자들은 어린 시절부터 ADHD(주의력결핍과잉행동장애)를 앓은 성인,[81] 경계선 인격 장애가 있는 사람,[82] 저장 강박을 보이는 사람[83]을 검사해 이들도 뇌 포도당 처리가 느리다는 사실을 발견했다. 인슐린 저항성과 뇌의 느린 포도당 처리가 다양한 정신 질환의 특징으로 나타난다는 점을 감안할 때 이 문제를 정면으로 해결할 수 있는 치료 방법을 환자에게 제공하는 것이 합리적이다.

2부 식이 광기에 빠진 우리의 추락

더 확실한 증거: 인슐린 저항성과 양극성 장애

달하우지 대학의 대사정신과 의사인 신시아 칼킨Cynthia Calkin 박사는 최초로 이 가설을 무작위 대조 시험으로 검사했다. 그녀는 2015년에 우연히 인슐린 저항성 또는 제2형 당뇨병을 앓고 있는 양극성 장애 환자가 만성 기분 이상 증상을 나타낼 가능성이 더 높고, 급격한 기분 변화를 경험할 가능성도 더 높으며, 기분 안정화 약물인 리튬에 반응할 가능성은 낮다는 사실을 발견했다.[84] 그런 다음 그녀는 여러 가지 정신과 약물을 사용해도 증상이 완화되지 않았던 오랜 양극성 장애 환자에게 메트포르민(제2형 당뇨병에 처방되는 약)을 처방하고 인슐린 저항성을 개선하는 것이 정말 도움이 되는지 알아보는 정교한 실험을 진행했다. 2022년에 발표된 그녀의 연구 결과는 놀라웠다. 인슐린 저항성 치료는 모든 환자의 우울증 증상을 실질적으로 개선했다.[85]

칼킨 박사에게 이런 결과를 목격한 소감이 어떠냐고 물었을 때 그녀는 이렇게 답했다. "이 연구에 참여한 환자의 거의 90%는 25년 동안 단 한 번도 일시적 회복이나 완화를 경험하지 못했습니다. 이 환자들의 상태를 호전시킬 새로운 치료법을 발견해 마음이 놓입니다."[86]

연구에 참여한 노바스코샤 주민 켈리 윌리엄스는 캐나다방송협회CBC와의 인터뷰에서 자신의 경험을 이렇게 설명했다.[87] "제가 겪은 우울증은 마치 누군가가 세상을 떠난 것 같았어요. 자살을 생각한 적도 여러 번 있었죠. 그 절망과 고통을 없애기 위해 실제로 제 살을 베기도 했어요. 머리 속에 가득찬 고통을 없애기 위해서였죠."

인슐린 저항성이 호전된 후 그녀의 우울증은 사라졌다.(칼킨 박사가 검사하기 전까지 그녀는 자신의 상태가 변화한 것을 몰랐다.) "정말 사라졌다니 믿기지 않았어요." 윌리엄스는 이렇게 덧붙였다. "살면서 이렇게 건강하다고 느껴본 적이 없어요. 정말 기적 같은 일이에요."

간단한 당뇨병 약으로 인슐린 저항성을 호전시키는 것이 양극성 장애 환자의 기분을 나아지게 할 수 있다면, 생활방식을 바꿔 인슐린 저항성을 호전시키는 것도 같은 효과를 낼 것이다. 인슐린 저항성을 해결하는 가장 효과적인 방법 중 하나는 케토제닉 식단이다. 다음 장에서는 이런 개입이 양극성 장애뿐만 아니라 다른 많은 정신 질환의 치료에 얼마나 큰 가능성을 가지고 있는지 살펴볼 것이다.

퍼즐 맞추기

당신에게 인슐린 저항성이 있고, 그럼에도 계속 건강에 해로운 방식으로 식사를 한다고 가정해보자. 곧 뇌의 포도당 수치가 불안정해지고 인슐린 활동이 낮아지면서 뇌가 에너지를 생산하기 어려워질 것이다. 과도한 포도당은 중요한 뇌 물질을 당으로 코팅해 염증과 산화 스트레스를 일으키고, 인슐린이 부족한 뇌는 그에 맞서 싸울 힘과 자원이 없다.[88] 산화 스트레스를 중화하고 염증을 치료할 자원이 없으면 뇌의 취약한 환경은 끝없이 타들어갈 것이다.

만성 염증, 산화 스트레스, 뇌의 느린 포도당 처리는 정신건강에 정확히 어떤 영향을 미칠까? 나는 유전자, 가족력, 유아기의 영양 상태, 노출된 환경이나 삶의 경험이 정신건강에 영향을 미친다는 것을 부정하지 않는다. 기분과 집중력, 불안, 사회적, 행동적, 기억력 문제는 당신이 타고난 생물학적 요소와 지금까지 살아온 환경에 따라 달라질 수 있다. 하지만 용기를 가져라. 당신의 과거가 어떻든, 취약점이 무엇이든, 당신에게는 뇌가 일하는 방식을 근본적으로 바꿀 능력이 있다. 그것이 모든 변화를 가져올 것이다.

9장

정신건강을 위한
케토제닉 식단의 약속

⸪

나는 영양학적 조치가 우리에게 심오한 영향을 미칠 수 있고,
아주 중요한 이점을 가져올 수 있다고 확신한다.
이것이 정신과 진료의 미래 발전 방향이다.

— 앨버트 다낭Albert Danan, MD

몇 년 전 뇌전증과 자폐증 행동을 보이는 10대 소년이 케토제닉 식
단을 채택했다. 그의 상태는 단 몇 주 만에 상당히 개선되었고 발작
도 사라졌다. 마침 그 소년은 프랑스 툴루즈에서 35년 넘게 정신과
의사로 활동해온 내 친구이자 동료인 앨버트 다낭 박사의 친척이
었다. 가까운 친척의 뇌건강에 이런 놀라운 변화가 일어난 것을 목
격한 다낭 박사는 똑같은 식단이 자신의 환자들에게도 도움이 될
지 궁금해졌다.

다낭 박사가 돌보는 사람들은 주로 심각한 정신 질환을 앓고
있는 프랑스나 북아프리카 출신 환자들이었다. 그들 중 대다수는
수년 또는 수십 년 동안 엄격히 치료를 받아왔다. 다낭 박사는 주요

우울증, 양극성 장애 또는 **정신분열정동 장애**(기분에 영향을 미치는 조현병의 일종)를 앓고 있고 치료 효과가 잘 나타나지 않는 환자 31명을 현지 정신과 병원인 카스트비엘 진료소에 입원시켰다. 그리고 면밀한 감독 하에 케토제닉 식단을 적용했다. 만성 정신 질환이 있는 사람들이 대개 그렇듯 이 환자들도 모두 고혈당, 고혈압, 고중성지방, 비만과 같은 대사 이상을 가지고 있었다. 대다수는 정신 장애로 인해 일을 할 수 없었고, 여러 가지 정신과 약물을 복용하고 있었으며, 카스트비엘 진료소나 근처의 유사한 병원에 한 번 이상 입원한 적이 있었다. 이들은 다른 치료 방법을 모두 시도해본 후에도 차도가 없었기에 이 치료에 참여하기로 동의했다.

그 결과는 정말 대단했다.

케토제닉 식단을 적용한 지 3주가 지나자 치료를 잘 따른 모든 지원자(전체 참여자 31명 중 28명)의 신진대사와 정신의학적 문제가 개선되기 시작했다. 우울증 증상이 있었던 23명은 모두 기분이 상당히 개선되었으며, 정신분열정동 장애가 있는 10명도 정신병 증상이 상당히 줄어들었다. 12명(44%)이 완전한 임상적 완화를 달성했으며 18명은 입원 당시 복용했던 양보다 적은 정신과 약물을 받고 퇴원했다. 거의 모든 환자가 체중을 증가시키는 것으로 악명 높은 항정신병 약물을 복용하고 있었음에도 단 한 사람을 제외하고 모두 체중이 감소했다.

이 연구에 사용된 식이요법은 공동 연구진 중 한 사람인 에릭 웨스트먼Eric Westman 박사가 듀크 대학에서 수년 동안 체중 감량 연구에 사용해온 치료 계획서를 바탕으로 했다. 이 식단은 거의 전적으로 고기, 해산물, 가금류, 달걀, 채소, 견과류, 치즈로 구성되었다. 탄수화물 함량은 낮고(하루 최대 20g), 단백질 함량은 적당하며, 일일 칼로리 요구량의 나머지는 지방으로부터 얻는다. 환자들은 이 식이 요법에 잘 적응했으며 의학적, 정신적 문제도 발생하지 않았다.

다낭 박사의 식단 치료 계획서

단백질 15~20%, 지방 75~80%, 탄수화물 5%

- 단백질: 육류, 해산물, 가금류나 달걀 – 천연 지방을 포함하고 전분을 입히지 않은 것.(일일 칼로리의 15~20%로 제한.)
- 하루에 샐러드 채소를 두 컵씩 섭취. 허용되는 채소는 모든 종류의 잎 채소와 루콜라, 청경채, 양배추, 부추, 꽃상추, 무, 쪽파, 물냉이.
- 하루에 익힌 채소를 한 컵씩 섭취(조리된 양을 기준으로). 허용되는 채소는 아티초크,* 아스파라거스, 브로콜리, 방울양배추, 콜리플라워, 샐러리, 오이, 가지, 녹두, 히카마(멕시코 감자), 리크,** 버섯, 오크라,*** 올리브, 양파, 고추, 호박, 샬롯,**** 완두콩, 콩나물, 알팔파 콩나물(실 콩나물), 슈가 스냅 완두콩(깍지째 먹는 콩), 여름호박, 토마토, 대황,***** 왁스콩,****** 호박.

---

*   지중해 연안이 원산지인 국화과의 다년생 식물. 고대 이집트인들도 식용으로 썼다는 기록이 있을 정도로 굉장히 오랫동안 재배된 식용 식물 중 하나다.
**   부추속의 재배 식물. 대파와 비슷하게 생겼다.
*** 아프리카 북동부 원산의 아열대 채소.
**** 부추속의 재배 식물. 양파와 비슷하게 생겼다.
***** 마디풀과의 여러해살이풀. 뿌리는 약용하며, 서양에서는 보통 잎자루를 먹는다.
****** 꼬투리가 밀랍처럼 누런 강낭콩.

                           2부 식이 광기에 빠진 우리의 추락

- 허용되는 간식: 햄, 파테,* 초리조(스페인식 반건조 소시지), 살라미(이탈리아식 건조 소시지), 완숙 달걀, 무설탕 푸딩.
- 기타 허용되는 식품: 치즈(하루 최대 100g), 크림과 오일(하루 2~8큰술. 체중 감량 목표에 따라 다름), 마요네즈(하루 2~3큰술), 레몬즙(하루 최대 4티스푼), 아보카도(하루 최대 1개), 85% 다크 초콜릿(하루 2조각), 간장(하루 최대 2큰술).
- 목이 마르면 무설탕 음료를 많이 마시고, 수프는 하루에 두 번 먹어라.

* 곱게 다진 고기 또는 생선에 간을 한 다음 틀에 넣어 오븐에 구운 것.

이는 정말 예상치 못한 결과였기 때문에 다낭 박사와 나는 듀크 대학 비만의학 연구자 에릭 웨스트먼 박사, 미시간 대학 행동의학 연구자 로라 사슬로우Laura Saslow 박사와 협력해 2022년 6월에 이를 발표했다.[1]

이 논문의 공동 저자로서 나는 당연히 연구 결과를 긍정적인 시각으로 바라볼 수밖에 없다. 그러나 20년 이상 정신과 의사로 살아온 나는 표준 정신과 치료로는 이와 같은 결과를 결코 얻을 수 없다고 자신 있게 말할 수 있다. 임상적 완화는 드물고, 정신병원을 찾은 환자들은 더 많은 약물을 받아들고 나오며, 체중 증가와 같은 대사성 부작용도 흔히 발생한다. 그러나 이 연구의 경우 완화율이 상당히 높았고 부작용은커녕 체중, 혈압, 혈당, 간효소, 중성지방마저 건강하게 감소했다.

이는 무작위 대조 시험이 아니기 때문에 이 전례 없는 개선의 원인이 정말 케토제닉 식단이었는지는 확신할 수 없다. 그러나 그 식단이 이 놀라운 결과에 상당히 기여했다고 믿는다. 그렇지 않으면 설명하기 어려운 결과이기 때문이다. 환자들은 이전에 세심한 정신과 외래 진료와 약물 치료를 받았고 입원까지 했지만 효과를 거의 보지 못했다. 이번 과정의 유일한 차이점은 케토제닉 식단을 추가했다는 것이다.

우리가 진행한 이 연구는 케토제닉 식단이 심각한 정신 질환을 앓고 있는 사람들에게 그 증상의 성격이나 지속 기간에 관계없이 상당한 완화를 가져올 수 있음을 시사한다. 엄청난 희망을 제공하는 소식이다.

케토제닉 식단이란

케토제닉 식단은 지방을 연소하고 혈액 내에 대사적으로 의미 있는 수준의 케톤을 생성할 수 있을 만큼 인슐린 수치를 낮추는 모든 식사 방식을 일컫는다.

보통 전문가들은 혈중 케톤 수치가 0.5mM일 때부터 대사적으로 의미 있는 케톤증이 시작한다고 생각한다. 18장에서 케톤을 측정하는 방법을 알아보겠지만, 우선 지금은 혈중 케톤 수치가 최소 0.5mM이면 '케톤증 상태'라고 부른다는 것만 알아두자.

사람마다 신진대사가 다르고 선호하는 식단도 다르기 때문에 모든 사람에게 딱 맞는 단일한 케토제닉 식단 방법은 없다. 어떤 사람들은 케토제닉 식단이 동물성 단백질 함량이 높고 포화지방을 많이 포함하거나 과일을 완전히 제외한다고 생각하지만, 이 주장은 정확하지 않다. 케토제닉 식단은 하나의 식단 패턴이 아니다.

케톤증을 달성하는 한 채식주의자(동물성 식품을 먹지 않는)나 육식주의자(식물성 식품을 먹지 않는), 그리고 그 사이의 모든 것 중 자신이 원하는 식단 패턴을 따를 수 있다. 심지어 상당한 양의 탄수화물을 허용하면서 케톤증으로 나아가는 '칼로리 제한'이나 '단식' 같은 전략도 있다. 하지만 이런 전략을 장기적으로 지속하는 것은 불가능하므로 이 책에서는 널리 받아들여지는 다음의 지침을 따를 것이다.

케토제닉 식단은 탄수화물 함량이 매우 낮아야 한다. 케토제닉 식단은 인슐린을 낮추는 것을 목표로 한다. 탄수화물은 인슐린을 가장 많이 높이는 주범이기 때문에 탄수화물 비율을 낮추는 것이 중요하다. 신진대사의 관점에서 볼 때 탄수화물은 우리가 먹는 다량 영양소 중 '가장 시끄러운' 존재다.

케토제닉 식단은 단백질 함량이 적당해야 한다. 단백질도 인슐린 분비를 자극하기 때문에 지나치게 섭취하면 케톤증을 방해할 수 있다. 하지만 일반적으로 탄수화물만큼 영향을 끼치지는 않는다. 단백질은 우리 몸에 필수적이며 식단에서 가장 중요한 다량 영양소이므로 너무 적게 섭취하면 위험할 수 있다.

케토제닉 식단은 상대적으로 지방 함량이 높아야 한다. 케토제닉 식단의 칼로리는 대부분 탄수화물 대신 지방에서 나온다. 지방은 인슐린 분비를 거의 자극하지 않으므로 대사적 관점에서 볼 때 '가장 조용한' 다량 영양소다.

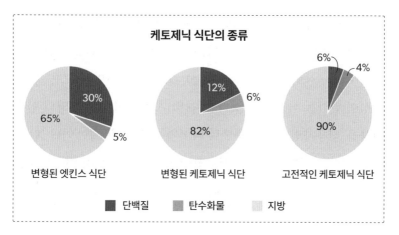

케토제닉 식단의 종류

변형된 엣킨스 식단
30%
65%
5%

변형된 케토제닉 식단
12%
6%
82%

고전적인 케토제닉 식단
6%
4%
90%

■ 단백질 ■ 탄수화물 ▓ 지방

케토제닉 식단은 위의 그림 왼쪽에 있는 편안한 변형 엣킨스 식단부터 오른쪽에 있는 엄격한 고전 케토제닉 식단까지 다양한 스펙트럼이 존재한다.(50년 전 심장 전문의 로버트 엣킨스Robert Atkins 박사가 체중 감량을 위해 창안한 엣킨스 식단은 탄수화물의 증가를 허용하고 단백질이나 지방에 제한을 두지 않았으므로 꼭 케토제닉 식단을 목표한 것은 아니었다.)

- **변형된 엣킨스 식단**은 탄수화물을 하루 20g으로 제한하고 단백질을 자유롭게 섭취할 수 있다.
- 1921년 뇌전증이 있는 어린이를 치료하기 위해 러셀 와일더Russell Wilder 박사가 창안한 **고전적인 케토제닉 식단**은 단백질과 탄수화물을 모두 엄격히 제한한다.
- 이 두 극단적 식단 사이에 적당한 양의 단백질을 허용하는 **변형된 케토제닉 식단**이 있다.

2부 식이 광기에 빠진 우리의 추락

세 가지 식단 모두 탄수화물 함량이 매우 낮지만 허용되는 단백질의 양은 다르다. 왼쪽에서 오른쪽으로 갈수록 단백질이 감소해 인슐린 수치가 더 낮아진다. 단백질이 감소하면 지방이 그 자리를 대신한다. 탄수화물과 단백질을 모두 제한하면 인슐린이 가장 낮아지고 케톤은 더 강력하게 증가하므로 오른쪽 식단이 왼쪽 식단보다 더 케토제닉에 가깝다. 단백질과 탄수화물을 케톤 조절 손잡이로 생각하면 된다. 식단에서 단백질과 탄수화물을 합한 양이 적을수록 케톤이 높아지는 경향이 있다. 18장에서 다량 영양소를 개인의 상태에 맞게 조정하는 방법을 알아보겠지만 대부분의 경우 탄수화물을 하루 약 20g으로 줄이는 것이 좋은 출발점이다.

케토제닉 식단은 어떻게 뇌를 깨울까

과학자와 임상의들은 정신과 약물이 개발되기 수십 년 전인 1921년부터 케토제닉 식단을 연구해왔다. 따라서 우리는 정신과 약물이 뇌에 미치는 영향보다 케토제닉 식단이 어떤 작용을 하는지를 더 많이 알고 있다. 기껏해야 하나 또는 몇 가지 뇌 화학 문제(특정 신경전달물질의 활동 등)를 표적으로 삼는 약물과 달리, 케토제닉 식단은 수많은 근본적인 문제를 동시에 해결하는 **다목적 도구다.**

- 염증을 줄인다.[2]
- 항산화 방어 기능을 강화한다.[3]
- 손상된 미토콘드리아의 결함을 부분적으로 우회한다.[4]
- 미토콘드리아를 복구하고 보충한다.[5]

- 새로운 뇌 회로를 생성해 신경가소성을 지원한다.[6]
- 환각을 일으키는 감각 게이팅 결함을 해결한다.[7]
- 글루타메이트, 가바, 기타 신경전달물질 시스템의 균형을 재조정한다.[8]
- 뇌세포 네트워크를 안정시킨다.[9]
- 뉴런 내부의 나트륨 수치를 낮춰 반응성을 저하시킨다.[10]
- 뇌의 포도당 에너지 감소를 해소한다.[11]

간단히 말해서 케토제닉 식단은 뇌 전체를 안정시키고 보호하며 활력을 줘 여러 시스템에 걸쳐 평화롭게 균형을 회복시킨다.

우리는 탄수화물 섭취량을 줄임으로써 혈당 수치를 안정적으로 유지할 수 있다. 이렇게 하면 혈액에서 포도당 농도가 급상승하거나 급강하할 일이 없고, 뇌에서도 그런 일이 일어나지 않는다. 이것만으로도 뇌 화학을 안정화하는 데 큰 도움이 된다. 뇌의 포도당 수치를 낮추면 최종당화산물(6장에서 소개한 끈끈하고 기능 장애가 있는 분자로, 뇌 전체에 걸쳐 염증과 산화 스트레스를 촉진한다)도 줄어든다.

인슐린 수치를 낮게 유지하면 케톤이 치료 범위로 상승할 수 있다. 인슐린 저항성 병력이 있는 경우(우리 대부분이 그렇다) 뇌는 포도당을 에너지로 연소하는 데 어려움을 겪는다. 이럴 때 케톤은 뇌로 쉽게 침투해 에너지를 보충해주며, 많은 환자가 이에 경이롭고 반가운 느낌을 받는다. 한 70대 신사는 "긴 겨울잠에서 막 깨어난 느낌"이라고 말했다. '정신이 명확해진다', '차분하고 에너지를 한 곳에 집중할 수 있게 되었다' 등은 내가 환자들에게서 자주 듣는 말이다. 2012년에 처음으로 케토제닉 식단을 시도했을 때 나는 음식 일지에 "이 식단은 평화롭다"라고 적었다.

나는 내가 만든 식사 계획을 **조용한 식단**이라고 부른다. 이 식단은 우리 마음에 평화를 가져온다. 슈퍼푸드나 보충제 같은 특별한 재료에서 힘을 얻는 대신, 우리의 대사 작용을 과도하게 자극하거나 악화시키는 재료를 제거한다. 우리의 신체 시스템은 현명하게 설계됐다. 이 시스템을 방해하는 물질을 제거하며 식단을 단순화하면 우리 몸의 생화학적 경로가 최상의 기능을 발휘할 수 있다.

케토제닉 식단은 안전할까

케토제닉 식단에 대한 우려는 보통 이 식단이 주류 영양 당국에서 권장하는 식단과 세 가지 면에서 다르다는 점에 근거한다.

비판 1: 케토제닉 식단은 위험할 정도로 탄수화물 함량이 낮다. 미국 농무부와 기타 많은 영양 당국에서는 탄수화물이 45~65% 함유된 식단을 섭취하라고 권장한다. 인체가 필요로 하는 모든 포도당이 지방과 단백질에서 만들어질 수 있는데도 말이다. 우리 대부분이 이미 다량의 탄수화물을 안전하게 처리하는 능력을 상실했다는 점을 고려하면 미국 농무부 식단의 탄수화물 함량은 위험할 정도로 높다. 영국의 영양학자인 조이 하르컴Zoe Harcombe 박사는 2019년 영국 의회에서 이렇게 증언했다. "우리에게 필요하지 않고, 당뇨병 환자가 처리할 수도 없는 탄수화물에 너무 의존하지 마십시오."[12]

비판 2: 케토제닉 식단은 위험할 정도로 지방 함량이 높다. 케토제닉 식단은 대부분의 탄수화물 칼로리를 지방 칼로리로 대체해 지방 비율을 최대 70% 이상으로 높인다. 이는 지방을 섭취하면 살이 찐다고 믿는 사람들에게 걱정을 안긴다. 하지만 이미 앞에서 배웠듯 신체에 지방을 저장하라고 지시하는 주범은 인슐린이고, 탄수화물을 먹으면 인슐린이 증가한다. 또 이 비판은 지방 섭취가 콜레스테롤 수치를 높이고, 동맥을 막고, 심장병을 유발한다고 믿는 사람들을 걱정시키지만, 여러분은 이제 인슐린 저항성이 관상동맥의 염증과 수축의 주범이라는 사실도 알고 있다. 콜레스테롤 문제는 11장에서 다루겠다. 지금은 어떤 지방을 섭취하는지가 얼마나 많은 지방을 섭취하는지보다 훨씬 중요하다는 점만 말해두겠다. 공중보건의 가장 큰 적은 고지방 식단이 아니라 고인슐린 식단이며, 지방은 인슐린을 가장 적게 높이는 다량 영양소다.

비판 3: 케톤증 상태는 위험하다. 케톤증은 우리가 탄수화물을 섭취하지 않을 때 뇌의 에너지 요구를 충족시키는 정상적이고 자연스러운 치유 상태다. 케톤증을 '당뇨병성 케톤산증'과 혼동해서는 안 된다. 당뇨병성 케톤산증은 케톤이 의학적으로 위험할 정도로 높은 상태인데, 심각한 인슐린 결핍(제1형 당뇨병처럼) 상태이거나, 케톤산증 위험을 높이는 약물을 복용하는 경우에만 발생한다. 요점은 케토제닉 식단은 대부분의 성인에게 안전하다는 것이다. 영양가 있는 자연식품으로 적절하게 구성되고, 단백질을 적절히 포함하고, 식단 전환 전 적응력을 높이는 간단한 조치를 취해 부작용을 최소화한다면 이 식단은 우리 건강에 전혀 위험하지 않다. 담당 의사를 통해 약물을 포함한 기존의 의학적, 정신적 상태를 면밀히 살핀 후 시작하면 더 안전하다.

케토제닉 식단의 정신 질환 개선 효과

새롭게 떠오르는 대사정신의학 분야는 아주 흥미롭다. 아직 정신 질환과 케토제닉 식단의 연관성을 다루는 대규모 무작위 대조 시험이 시행되지는 않았지만 이 분야에 대한 과학적 관심은 폭발적으로 증가하고 있다. 이 글을 쓰는 시점에는 불안, 양극성 장애, 정신병, 약물 남용, 외상 후 스트레스 장애, 대학생의 정신건강, 알츠하이머병에 대한 임상 시험이 진행 중이다. 이런 시험들이 이어지는 동안 우리는 앞서 소개한 다닝 박사의 연구 외에도 수많은 소규모 연구, 사례 보고서와 환자가 보낸 추천서를 통해 새로운 정보와 영감을 얻었다. 이런 정신건강 문제를 안고 살아온 사람이라면 이 책에서 제안하는 케토제닉 식단이 많은 도움이 될 것이다. 그러나 이는 신중한 계획과 의학적 모니터링이 필요한 강력한 대사 중재 과정이므로 먼저 18장을 주의 깊게 읽고 이 전략을 안전하게 사용하는 방법을 알아보길 바란다.

양극성 장애

양극성 장애만큼 뇌 에너지 조절이 제대로 이루어지지 않는 경우도 없을 것이다. 양극성 장애가 있는 사람은 조증 발작처럼 갑작스럽고 예측하기 힘든 기분 전환을 겪는다. 조증 발작 중에는 대체로 뇌 에너지가 비정상적으로 높아 수면이 극도로 어려워지며, 행복감, 과대망상, 제어할 수 없는 생각이나 언어, 과잉 행동, 기타 에너지가 지나치게 증가하는 징후를 보이기도 한다. 조증이 심하게 나타나는 경우를 제1형 양극성 장애라고 부르고, 경미한 경우(경조증)를 제2형 양극성 장애라고 한다. 조증이나 경조증 후에는 신체적, 지적 마비가 나타날 정도로 깊고 심각한 우울증이 뒤따르는 경우가 많다.

양극성 장애는 뇌 대사에 많은 문제를 일으킬 수 있다. 그중 하나는 포도당을 에너지로 만드는 미토콘드리아 엔진 M의 전자전달 사슬에 이상이 생기는 것이다. 그 결과 뇌세포는 포도당을 연소하기 위해 해당과정(엔진 G)에 의존하게 되지만, 해당과정만으로는 뉴런을 유지하기 위해 열심히 일하는 나트륨-칼륨 펌프를 충분히 지원할 수 없다. 에너지 공급이 불안정하면 펌프가 오작동해 뉴런이 너무 많이(조증) 또는 너무 적게(우울증) 발화한다. 이는 뇌가 약해지는 현상으로 생각할 수 있다.[13] 지속적인 에너지 공급이 없으면 뉴런은 예측할 수 없는 시간에 켜졌다 꺼지기를 반복할 것이다.

그동안 케토제닉 식단으로 모든 기분 안정 약물을 끊을 수 있었던 양극성 장애 여성에 대한 3건의 사례 보고가 발표되었으며[14] 공식적인 임상 시험이 이미 진행 중이다. 스탠퍼드 대학 대사정신과 의사 시바니 세티 박사는 케토제닉 식단이 양극성 장애에 미치는 효과에 대한 최초의 임상 시험을 수행했고, 2023년 초에 그 긍정적인 결과를 발표했다. 두 번째 시험은 케토제닉 식단을 사용해 자신의 양극성 장애를 장기간 완화시킨 이안 캠벨Iain Campbell 박사가 합류한 에든버러 대학 연구팀이 주도하고 있다.

케토제닉 식단은 제2형 양극성 장애를 완화시킨다

7년 전, 양극성 장애를 앓던 재능 있는 스코틀랜드 음악가가 체중 감량을 위해 케토제닉 식단을 시작했다. 그 주인공인 이안 캠벨 박사는 현재 대사정신의학 분야 세계 최고 연구자 중 하나로, 양극성 장애에 대한 케토제닉 식단의 효과를 연구하고 있다. 아래는 그의 글이다.

"저는 제2형 양극성 장애를 겪으며 최악의 우울증을 앓았습니다. 심할 경우 몇 주, 몇 달 동안 육체와 정신을 모두 지치게 만드는 길고 끈질긴 우울증을 경험했습니다. 일상 업무를 정상적으로 수행하기 어려울 정도였죠.
 어느 시점에 저는 결심했습니다. 남은 생애 동안 우울증을 겪어야 한다면 적어도 건강한 체중이라도 유지해야겠다고요. 그때까지는 빵, 시리얼, 파스타, 설탕이 많은 전형적인 슬픈 식단을 먹어왔습니다. 우울증이 심해지면 살이 훨씬 더 쉽게 찐다는 점을 깨달았기 때문에 저지방 식단을 시도했지만 기분이 좋지 않았고 체중을 꾸준히 줄이기도 어려웠습니다. 그러다 엣킨스 식단을 알게 되었죠. 체중 감량에 효과가 좋다는 말을 듣고 철저하게 그 식단을 따랐습니다. 초점은 체중을 줄이는 거였어요. 새로운 식단과 규칙적인 운동을 병행하면서 간헐적인 케톤증 상태에 들어갔습니다. 이 식단이 정신건강에 이점이 있다는 말은 들어본 적 없지만 제 정신건강에 확실한 변화가 나타나고 있다고 느꼈습니다.
 버스를 타고 출근하던 어느 날에는 제 마음 상태가 근본적으로 달라졌다는 것을 깨달았어요. 15년 만에 처음으로 제 뇌의 불빛이 다시 켜지는 느낌이었죠. 그전까지는 마치 색상 대비와 밝기를 너무 낮춰 모든 것이 밋밋하고 어둡게 보이는 TV를 보는 느낌이었거든요. 이제 저는 평범한 일상에서도 긍정적인 감정의 파도를 경험하고, 화면 전체에 밝은 빛

깔 잔물결이 치는 것을 보고 있습니다. 다른 사람들의 일상은 보통 이렇다는 걸 전혀 몰랐어요.

저는 수년 동안 상상할 수 있는 거의 모든 것을 시도했습니다. 약물 투여, 인지 행동 치료, 명상과 테라피, 격렬한 운동, 추위 노출이나 열 노출, 바이노럴 비트,* 호흡 기술, 수많은 보충제, 비타민, 미네랄, 철학, 여행, 알베르 카뮈, 잭 케루악,** 니체, 그 밖에 뭐든지…. 이 모든 치료에서 작은 이점은 얻었지만 진정한 안도감은 얻지 못했습니다. 반면 케톤증에 들어갔을 때는 뇌를 위한 예비 발전기를 켠 것 같은 느낌이었어요. 증상이 조금씩 개선되는 게 아니라 근본 원인을 해결한 것처럼 모든 것이 급격히 좋아졌죠.

이런 안정감을 경험하고 본격적으로 공부를 시작해 케톤증을 알게 되었습니다. 그리고 완전한 케토제닉 식단을 따르기 시작했어요. 1년 동안 3일마다 케톤 수치와 기분을 추적한 끝에, 케톤 수치가 2mM 이상일 때 기분이 가장 좋다는 것을 알아냈습니다. 기분이 안정되고, 에너지가 일정하며, 잠도 더 잘 자고 정신이 훨씬 맑아졌죠. 케톤증 상태를 오래 유지할수록 그 효과가 늘어나는 것 같았어요.

저는 지난 7년 동안 거의 늘 케톤증 상태에 있었습니다. 충분한 수면과 운동으로 규칙적인 생활을 유지하면 식단을 오래 유지하는 것도 쉽습니다. 식단 유지가 어려워지는 시기는 심각한 수면 장애처럼 스스로 통제할 수 없는 혼란이 발생할 때입니다. 이런 상태에서는 음식에 대한 갈망이 발생할 수 있죠. 그럴 때는 대처할 전략을 세워야 해요(케토 스낵을 미리 준비하는 것처럼). 제가 케토제닉 식단을 고수하는 이유는 건강을 지키고

---

* 양쪽 귀에 약간 다른 주파수의 음파를 동시에 들려주는 치료법.
** 소설 《길 위에서》 등을 출간한 미국의 작가이자 시인.

싶다는 강한 동기 때문입니다. 하루라도 이 식단에서 벗어나면 거의 즉각적으로 우울증이 돌아와 생각의 속도가 느려지고 생산성이 급격히 떨어집니다. 결정을 내리기가 힘들어지고 모든 것이 부담스럽게 느껴지죠.

문헌에 따르면 양극성 장애는 기분 장애일 뿐만 아니라 에너지 조절 장애이기도 합니다. 수십 년에 걸친 연구들이 양극성 장애 환자들의 뇌 속 미토콘드리아 기능이나 포도당 대사에 이상이 있다는 증거를 제시합니다. 케톤은 뇌의 포도당 대사가 손상될 때 대체 에너지 기질로 작용하며 미토콘드리아에서 충분한 에너지를 생산해내고, 그 덕분에 뇌는 안정될 수 있습니다. 케톤증은 뇌에 에너지를 안정적으로 공급하는 동시에 과다한 흥분을 줄이고 뉴런이 손상되지 않도록 보호합니다. 양극성 장애 치료법으로 케토제닉 식단보다 나은 것은 없다고 저는 생각합니다.

양극성 장애 증상이 눈에 띄게 악화되었던 10대 시절, 제 체중도 빠르게 증가했습니다. 이것이 전신에 영향을 미치는 대사 기능 장애의 시작을 의미한다고 생각합니다. 양극성 장애는 확실히 유전적 질병이지만, 그 발병은 환경적 요인으로 유발될 수 있습니다. 이러나 저러나 저는 양극성 장애를 겪게 되었을 것이라 생각하지만 정제 탄수화물의 문제점을 미리 알았더라면 더 큰 피해는 피할 수 있었을 것입니다.

다시 그런 증상을 겪지 않으려면 이 식단을 영구적으로 지속해야 하니, 케톤증이 제 증상을 완치해준 것은 아닙니다. 하지만 케토제닉 식단은 제가 다른 방법으로는 결코 경험하지 못했을 삶의 질을 경험하게 해줬어요. 저는 양극성 장애가 있는 사람들에게 케토제닉 식단이라는 선택지가 있다고 알릴 책임감을 느낍니다. 인슐린 혼수요법과 뇌엽 절개술의 암흑기에 있었던 환자들에게도 알릴 수 있으면 더 좋을 테죠.

우리 인구 중 일부는 여전히 양극성 유전자를 갖고 있습니다. 양극성 장애가 있는 사람들의 특성과 드문 정신적 능력은 어떤 면에서 이 세상에 기여할 수 있지만, 비자연적인 현대 환경에서는 특히 취약해집니다. 저는 치료의 초점을 단순히 진정제 투여가 아니라 양극성 장애 환자가 늘어날 수 있는 환경을 제거하는 쪽으로 옮기는 것이 중요하다고 믿습니다. 즉 고탄수화물 식단을 제거하는 거죠."

— 이안 캠벨, 의학박사, 에든버러 대학 임상 뇌과학 센터 근무, 대사정신의학과 바주키 연구소 연구자

주요 우울증

지난 2022년, 미국에 본사를 둔 혁신적인 원격 당뇨병 관리 클리닉인 버타 헬스Virta Health는 경증 임상 우울증 환자 36명에 관한 연구 결과를 발표했다. 그들은 10주 동안 변형된 엣킨스 식단을 따랐고 그 결과 절반 이상이 우울증 기준에서 벗어났다. 모든 참가자의 평균 혈중 케톤 수치는 0.6mM까지 올랐고, 케톤증 상태(0.5mM 이상)에 오래 머문 사람들은 더 큰 기분 개선 효과를 얻었다.[15] 케토제닉 식단이 우울증 개선에 도움을 주는 방법 중 하나는 염증을 낮추는 것이다. 케톤증은 소교세포(뇌의 면역 감시세포)를 염증 유발 상태에서 항염증 상태로 전환시키는 것으로 나타났다.[16]

조현병

정신 질환을 치료하기 위해 케토제닉 식이요법을 사용한 첫 번째 보고서는 1965년에 나왔다. 중앙루이지애나 주립대학병원 임상의는 조현병 치료를 받고 있던 입원 여성 10명에게 2주 동안 케토제

케토제닉 식단은 수십 년간의 우울증과 불안을 해소한다

에릭은 행복한 가정에서 자랐고 학교 성적도 뛰어난 소년이었다. 그러나 초등학교 3학년이 되자 불안 증상이 나타났고 친구들에게 뚱뚱하다고 놀림도 받았다. 에릭은 아침 식사로 달콤한 시리얼을 먹었고 방과 후에는 정크푸드를 간식으로 먹었다. 어머니가 비교적 건강한 저녁 식사를 준비했지만 항상 디저트가 빠지지 않았고, 잠자리에 들기 직전에도 간식을 먹었다. 고등학교 3학년 때 그의 몸무게는 97kg이었다. 대학에 가기 전에는 음식 섭취를 하루 세 끼 식사로 제한해 거의 10kg 가까이 감량했지만 여전히 정크푸드를 먹었고, 뱃살도 그대로였고, 달리기를 시작했음에도 20대 중반에는 고혈압 판정을 받았다.

에릭의 첫 번째 우울증은 서른 살에 발생했는데 그때까지는 증상이 경미했다. 그러나 7년 뒤 아버지 사망 이후 찾아온 두 번째 우울증은 훨씬 심각했다. 그는 달력에 자살할 날짜를 표시해두기까지 했다. 그는 말한다. "그 날짜가 될 때까지도 기분이 나아지지 않았다면 제 삶은 거기서 끝났을 거예요." 의사가 처방해준 수면제는 어느 정도 도움이 되었지만 우울증은 사라지지 않았다. 어린 시절부터 그를 괴롭혔던 강박적 불안이 너무 심해진 탓에 마흔이 된 그는 마라톤을 시작했다.

"달리기는 저에게 치료제 같았어요. 도움이 되긴 했지만 아주 많이 달려야 했습니다. 하루 종일 끔찍한 기분으로 지내다 저녁 7시에 5km 가까이 달리고 나면 기분이 조금 좋아졌어요. '지금은 죽고 싶지 않아'라고 속으로 생각했죠. 하지만 잠자리에 들 때쯤에는 다시 그 좋은 느낌이 사라졌습니다."

그는 45세에 정신과 의사를 만나 상담을 받고 렉사프로(항우울제)를 처방받았는데, 상담과 약물 모두 어느 정도 도움이 되었다. 그러나 55세에 직장을 바꾸자 이제껏 경험한 것 중 가장 심각한 우울증이 찾아왔다. "그때는 몇 달 동안 거의 매일 자살을 생각했어요." 운동할 기력도 없어 체중이 다시 92kg까지 늘어났다. 그는 소개받은 정신과 의사에게 이렇게 물었던 것을 기억한다. "저는 대학에 다니는 아들이 있고, 결혼 생활도 잘하고 있고, 우리 부부는 돈도 많이 법니다. 그런데 왜 죽고 싶은 걸까요?"

몇 년간 항우울제를 바꿔보던 그는 서방형* 항우울제인 이팩사를 복용하기 시작했다. 다행히도 우울증은 완화되었지만 부작용도 발생했다. 그는 인기 있는 책의 조언에 따라 완전채식을 채택하고 다시 달리기 시작했다. 체중이 줄고 기분도 어느 정도 좋아졌으나 채식 식단으로 인해 심각한 위장 장애가 발생했고 우울증은 완전히 해소되지 않았다. 결국 약 6개월 만에 그 식단을 중단했다.

56세에 저탄수화물 식단을 시도했을 때는 기분이 훨씬 나아져 모든 정신과 약물을 천천히 줄일 수 있었다. 중성지방은 170mg/dl에서 65mg/dl로 떨어졌고, 헤모글로빈A1C는 5.4%로 정상이며, 키는 188cm, 체중은 77kg으로 아주 건강한 상태다. 그는 6년 넘게 저탄수화물 식단을 따르고 있으며 이제 아무 증상도 그를 괴롭히지 않는다.

"지금 저는 성인이 된 이후의 모든 시간보다 더 나은 모습으로 살고 있습니다. 기분이 얼마나 좋은지 우스꽝스러울 정도죠. 정말 기적이에요. 이 일을 직접 겪지 않았다면 아마 저도 믿지 않았을 겁니다. 저는 완전히 새로운 삶을 살고 있어요. 식단이 정신적 문제를 모두 해결할 수는 없겠지만, 적어도 제 문제는 100% 해결되었습니다."

---

* 약이 체내에서 천천히 흡수되도록 해 약효가 오래 지속되게 한 형태.

닉 식단을 실시한 후 증상이 상당히 개선되었다고 기록했다.[17] 그러나 학계는 별 반응이 없었다. 그러던 2009년, 듀크 대학에 있는 에릭 웨스트먼 박사의 비만 클리닉에 몸무게가 150kg에 달하는 70세 여성에 대한 의뢰가 들어왔다. 그녀 역시 조현병을 앓고 있었다. 두 가지 항정신병제와 항우울제, 수면제를 복용했지만 편집증, 자살 충동, 머리 속에서 돌아다니는 목소리 등 만성 장애 증상에 시달렸고, 7살 때부터는 매일 눈앞에 해골이 보이는 시각적 환각을 경험해왔다. 웨스트먼 박사는 체중 감량을 위해 변형된 엣킨스 식단을 처방했다. 8일이 지나자 그녀의 정신병 증상이 호전되는 모습이 관찰되었다. 그녀는 곧 모든 정신과 약물을 끊을 수 있었고 시간이 흘러 무려 68kg을 감량했다. 이 강력한 항정신병 기술의 핵심은 소고기, 닭고기, 칠면조고기, 햄, 생선, 강낭콩, 토마토, 무설탕 음료와 물로 구성된 간단히 변형된 엣킨스 식단이었다. 몇 년이 지났지만 그녀의 증상은 여전히 좋아지고 있다.[18]

2009년의 이 사례 보고서 이후 케토제닉 식단으로 조현병 증상이 실질적으로 개선되었다는 추가 보고서가 다섯 건 발표되었다.[19] 현재 스탠퍼드 대학, 캘리포니아 대학 샌프란시스코 분교, 호주 노스 퀸즈랜드에 위치한 제임스쿡 대학에서 조현병 개선의 관계를 케토제닉 식단과 연구하는 세 가지 임상 시험이 진행 중이다.

케토제닉 식단이 조현병 증상의 근본 원인을 해결하는 방법은 여러 가지다. 염증, 산화 스트레스, 뇌 브라운아웃*(이는 조현병과 양

---

*   사건에 대한 기억이 고르지 않고 드문드문 생각나는 것. 단전 상태가 아니라 정전 상태로 보면 된다.

극성 장애에서 모두 발생하는 문제다) 등의 문제들은 케토제닉 식단으로 상당수 해결할 수 있는 것으로 보인다. 이외에도 환각을 겪는 사람들은 '감각 게이팅 결함'을 겪을 수 있는데, 이는 들을 필요가 없는 소리를 걸러내고 무시하는 우리 뇌의 자연적인 능력이 제대로 작동하지 않음을 의미한다. 동물 대상 연구에서 케토제닉 식단은 건강한 감각 게이팅 시스템을 완전히 복원하는 것으로 드러났다.[20]

자폐증

전 세계적으로 약 1%의 어린이에게서 발생하는 자폐 스펙트럼 질병[21]은 행동 방식과 타인과의 상호작용 방식에 영향을 미치는 신경 발달 장애로, 보통 2세경부터 눈에 띈다. 케토제닉 식단은 이런 발달 문제를 겪는 어린이에게 다양한 잠재적 이점이 있는 것으로 보인다. 이를 연구한 두 건의 사례 보고서와 세 건의 소규모 임상 시험이 있다. 그중 하나는 이집트에서 실시된 무작위 대조 시험으로, 45명의 어린이를 균형 잡힌 식단, 글루텐 프리/카세인 프리 식단(카세인은 유제품에 있는 단백질이다), 케토제닉 식단의 세 그룹으로 나눠 6개월 동안 관찰했다. 그 결과 행동 증상은 글루텐 프리/카세인 프리 그룹에서 가장 많이 개선된 반면, 사회적, 언어적, 인지적 증상은 케토제닉 식단에서 가장 큰 개선을 보였다. 균형 잡힌 식단은 아무런 이점도 가져오지 않았다.

자폐증에서 볼 수 있는 일반적인 문제는 미토콘드리아 전자전달 사슬의 주요 관문인 복합체 I의 결함으로 인해 미토콘드리아가 포도당을 에너지로 전환하는 과정이 비효율적이라는 것이다. 케토제닉 식단은 더 많은 연료를 복합체 II에 직접 공급해 손상된 미토콘드리아가 다시 효율적으로 에너지를 생성할 수 있게 함으로써 결함이 있는 부위를 피해 간다.[22] 또한 케토제닉 식단은 기존 미토콘드리아의 건강을 개선하고 새로운 미토콘드리아의 생성을 자극한다.

폭식과 음식 중독

폭식과 음식 중독은 내가 만난 환자들이 흔히 겪는 문제로, 엄청난 체중 증가는 말할 것도 없고 상당한 괴로움과 무력감, 자존감 상실을 야기한다. 이는 정신 장애라기보다는 초가공식품이 초래한 예측 가능한 비극이라고 본다. 그런 식품은 중독성을 전파할 목적으로 특별히 설계되기 때문이다. 그러나 폭식과 음식 중독의 원인이 무엇이든, 케토제닉 식단은 그 문제를 해결하는 강력한 도구다.

발표된 사례를 함께 살펴보자. 폭식 장애, 음식 중독과 비만을 각각 앓고 있는 세 사람이 있다. 이들은 탄수화물을 하루 최대 30g으로 제한하는 변형된 엣킨스 식단에 잘 반응해 매일 한두 번씩 겪던 폭식을 일주일이 지나도록 거의 겪지 않았다. 이 효과는 6개월 후에도 유지되었으며 체중은 10~24% 감소했다.[23]

환자	식단 변경 전 폭식 횟수 (일주일 기준)	6개월 후 폭식 횟수 (일주일 기준)	체중 감소량
54세 여성	14회 이상	0	17kg
34세 남성	8-11회	0	20kg
62세 여성	8-10회	0	10kg

케토제닉 식단은 포도당과 인슐린 수치를 안정시키고, 결과적으로 공복 호르몬과 신경전달물질 시스템도 안정시켜 음식 중독과 폭식을 완화할 수 있다.[24] 케토제닉 식단은 매 끼니 사이에 세포에

안정적으로 연료를 공급함으로써 음식에 대한 갈망을 줄여 오랫동안 편안하게 지낼 수 있게 해준다.

약물 사용 장애

한 소규모 무작위 대조 시험 결과를 살펴보자. 이 연구에서는 알코올 중독을 해결하기 위해 입원한 환자들에게 전통적인 케토제닉 식단을 엄격히 적용했다. 그 결과 알코올 갈망이 눈에 띄게 줄어들

케토제닉 식단은 음식과 기분 문제를 빠르게 개선한다

내가 상담한 64세 여성 디에나(가명)는 40년 동안 음식 중독, 폭식, 우울증, 불안을 안고 살아왔다. 평소 그녀는 오후 4시에 간식을 먹기 시작했고 저녁 내내 폭식을 했다. 그녀는 나에게 이렇게 말했다. "제 뇌에 이상한 화학물질이 있는 것 같아요.", "뇌가 탈취당한 느낌이에요.", "살이 너무 많이 쪘어요."

과거에 그녀는 식욕을 억제하기 위해 수많은 약물을 시도했다. 그 안에는 프로작(항우울제), 바이반스(각성제), 토피라메이트(식욕을 감소시키는 효과가 있는 발작치료제), 날트렉손(뇌의 아편 유사물질 수용체를 차단해 중독성 물질에 대한 갈망을 줄이는 약)도 포함되었다.

나는 새로운 식단을 시도하기 전에 그녀가 겪는 모든 증상을 적어달라고 요청했다.

- 매우 짜증남
- 우울함
- 비생산적임
- 혼자 있고 싶음
- 몸을 움직이고 싶지 않음
- 장이 엉망임

- 집중을 못함
- 하루 종일 자고 싶음
- 절망적임
- 관절이 아픔
- 살이 찜
- 활기가 전혀 없음

디에나는 '수정된 예일식품중독척도mY-FAS-2.0'에서 11점 만점에 11점을 획득했다. 음식 중독이 확실했다. 범불안장애척도GAD-7에서도 21점 중 19점을 받았다. 환자건강설문지PHQ-9와 벡우울척도Beck Depression Inventor로 측정한 결과 전체 우울증 기준에서 그녀는 심각한 우울증 범위에 속했다.(이런 조건을 토대로 자가 진단을 하고 싶은 사람들을 위해 부록 A에 몇몇 진단 척도를 소개했다.)

너무 심한 우울증 때문에 그녀는 탄수화물을 일일이 계산해야 하는 케토제닉 식단을 따르기 어려웠다. 나는 간단하게 시작해보자고 제안했다. 처음 1~2주 동안은 고기, 해산물, 가금류, 달걀만 먹되 그 양은 따로 계산하지 않았다. 4일 만에 그녀의 혈중 케톤 수치는 2.1mM까지 올라갔다. 12일째 되는 날에는 어떠한 정신 질환 진단 기준에도 속하지 않게 되었다.

평가 척도	시작 전	12일 후
수정된 예일식품중독척도(식품 중독)	11/11	1/11
범불안장애척도(불안)	19/21	0/21
환자건강설문지(우울증)	23/27	0/27
벡우울척도(우울증)	37/63(심함)	7/63(보통)

그녀는 이렇게 썼다. "탄수화물을 완전히 끊은 지 일주일 만에 감정과 신체, 기분과 인생관에 극적인 변화가 생겼다. 내가 가진 모든 증상들은 정확히 그 반대가 되었다!!!! 짜증이 덜 나고, 뇌를 흐리게 했던 안개가 걷혔다. 더 이상 관절이 아프지 않고 기분도 매일 좋아지고 있다. 과자를 먹고 싶은 갈망도 없다. 이제 나는 내가 겪었던 증상 목록을 매일 다시 보면서 그때로 돌아가고 싶지 않다는 점만 상기하면 된다."

었고, 술을 끊는 과정에서 환자들의 안전과 평온을 위해 처방했던 옥사제팜 약물의 양도 약 50% 줄일 수 있었다.[25] 이 연구에서 혈액 케톤 수치는 4.0mM을 초과했다.

알코올은 뇌에서 '브레이크 페달' 역할을 하는 신경전달물질인 가바의 활동을 자극한다. 신체적으로 알코올에 의존하게 된 사람들이 음주를 중단하면 가바 활동이 갑자기 감소해 가바와 글루타메이트(뇌에서 '가속 페달' 역할을 하는 신경전달물질)의 균형이 깨진다. 케토제닉 식단은 글루타메이트와 가바의 건강한 균형을 촉진해 알코올 금단 현상에 도움을 준다. 케톤증은 가바의 활동을 지원하기 때문에 알코올 중단으로 인해 발생한 가바 감소를 보충하는 데도 도움이 된다.

알츠하이머병

케톤이 굶주린 뇌세포를 구출하는 데 도움이 될 수 있다는 흥미로운 가능성 때문에 지난 10년 동안 알츠하이머병 임상 시험을 포함한 수십 건의 연구가 진행되었다. 그러나 알츠하이머병은 진행성 신경퇴행성 질병이기 때문에 치료가 훨씬 더 어렵다. 일부 연구는 케토제닉 식단만 적용한 반면, 어떤 연구들은 케톤염이나 중쇄 트리글리세리드 오일(신체에서 빠르게 케톤으로 전환되는 오일) 같은 보충제를 사용했다(보충제에 대한 자세한 내용은 18장에 나와 있다). 여기서는 주로 식단 연구에 중점을 두고 설명하겠다.

2012년 신시내티 대학 연구팀은 경도 인지 장애(알츠하이머병 전단계) 환자가 탄수화물 섭취량을 하루 약 35g으로 줄였을 때 표준 고탄수화물 식단을 섭취하는 환자보다 인지력 검사에서 약간 더 좋은 점수를 받았다는 결과를 확인했다.[26] 당연히 혈당과 인슐린 수치도 낮았고, 칼로리를 훨씬 적게 섭취하면서 체중도 많이 줄었다.

캔자스 대학에서 실시한 2017년 연구는 초기 알츠하이머병 환자의 탄수화물 섭취량을 하루 약 45g으로 낮추고 중쇄 트리글리세리드 오일을 섭취하게 했다. 그 결과 인지력 검사에서 개선을 보였다. 비록 미미한 정도였지만 아리셉트와 같은 알츠하이머병 약물과 비슷하게 효과가 있었다.[27]

현재까지의 연구 중 가장 엄격하게 진행된 것은 2021년 뉴질랜드 연구자들이 실시한 무작위 대조 시험이다. 그들은 알츠하이머병 환자를 대상으로 케토제닉 식단과 저지방 식단을 비교했다.[28] 이 연구에 참여한 환자들은 다른 연구보다 평균 케톤 수치가 더 높아졌고(거의 1.0mM 정도) 일상 기능이나 삶의 질 측면에서 더 나아진 모습을 보였지만 인지 상태는 향상되지 않았다.

케톤이 알츠하이머병에서 나타나는 뇌 에너지 감소를 해소하는 데 도움이 된다고 가정한다면, 케토제닉 식단을 적용한 이런 연구들에서 좀 더 강력한 인지력 향상이 나타나지 않는 이유는 무엇일까? 아마 케톤 수치가 더 높았다면 더 나은 결과를 얻을 수 있을지도 모른다. 그러나 알츠하이머병은 명백한 증상들이 나타나기 전까지 이미 상당한 정도의 손상이 발생하는 신경퇴행성 질병이므로 어쩌면 그 손상 중 일부는 되돌릴 수 없을지도 모른다. 따라서 알츠하이머병 환자의 경우 대사 장애를 가능한 한 빨리 치료하는 것이 중요하다.

케토제닉 식단은 두뇌를 변화시킨다

프랜은 콜로라도에 사는 은퇴한 영양사다. 약 20년 전, 44세였던 그녀는 얼음 위에서 미끄러지는 사고를 당했다. 머리가 땅에 부딪히면서 목 부상과 뇌진탕이 일어났다. 그녀는 곧 발작을 일으켰고 무언가를 기억하는 데 어려움을 겪기 시작했다. 다가오는 가족 결혼식 같은 중요한 행사 날짜를 잊어버렸고, 주차장에서 몇 시간 동안 차를 찾아 헤매거나 중요한 업무를 하러 가는 길에 방향을 잃곤 했다. 그녀는 경도 인지 장애 진단을 받고 발작을 조절하기 위해 항경련제인 라모트리진(라믹탈)을 처방받았다.

인지 능력 감소는 천천히 나타났다. 60대에 들어서면서 단어를 떠올리는 데 약간 어려움이 있다는 것을 알아차렸지만, 인지 선별 검사에서 감지하기에는 너무 작은 변화였다.

그러다 67세에 무서운 일이 일어났다. 프랜은 이렇게 말한다.

"2021년 4월, 제 삶은 무너지고 있었어요. 평생 재봉을 했는데 더 이상 기계에 실을 꿸 수 없었죠. 20년 전 뇌전증과 경도 인지 장애 진단을 받은 저는 이 일이 치매로 진행될 가능성이 높다는 것을 알았습니다. 저는 제 상태를 정확히 알기 위해 담당 주치의를 만났습니다. 인지력 검사 결과 알츠하이머형 치매에 걸렸다고 의심될 만큼 형편없는 점수를 받았어요. 그 의사는 저에게 집에 가서 남은 인생을 즐기라고 말했죠. 엄청나게 충격적이었어요. 인지 능력은 계속 나빠졌고, 저는 그렇게 살고 싶지 않았습니다."

프랜의 아들은 나에게 찾아와 조언을 구했다. 나는 그녀와 직접 상담하겠다고 제안했다. 프랜은 말한다.

"제 아들은 케토제닉 식단이 뇌건강을 지키는 데 유용하다는 것을 알고 있었어요. 다른 치료법은 가능성이 거의 없었기 때문에 저는 그 식단

2부 식이 광기에 빠진 우리의 추락

을 열심히 따랐습니다. 시간이 지나자 상태가 많이 개선되었죠. 저는 신경과 전문의를 만났어요. 그 사람은 제가 식단을 바꾸고 있다는 사실에 기쁜 반응을 보였죠. 케토제닉 식단을 유지하던 중에 다시 검사를 받았는데 다행스럽게도 28점 만점에 27점을 받았습니다. 그는 말했어요. 이제 차트에서 이 '잠정적인 알츠하이머형 치매'라는 진단을 빼도 되겠다고요.

저는 제가 정말 심각한 문제에 빠져 있었다는 걸 알아요. 케톤증에 들어선 후 바느질 능력, 더 명확하게 생각하는 능력을 되찾았고, 내일도 분명 좋을 거라고 기대하며 살 수 있을 정도로 상태가 극적으로 개선되었습니다."

이 글을 쓰는 시점에 프랜은 22개월째 케토제닉 식단을 충실히 따르며 혈중 케톤 수치를 약 0.7mM로 유지하고 있다. 그녀가 적용한 식단은 다음과 같다.

기존 식사

아침 식사: '레이진 브랜',* 무지방 우유, 토스트, 버터

점심: 버거 또는 핫도그, 다이어트 콜라

저녁: 미트 소스를 곁들인 파스타, 치아바타, 샐러드

간식: 크래커와 치즈, 땅콩, 빵과 버터

바뀐 식사

아침 식사: 생략(취침부터 다음 날 정오까지 단식)

늦은 아침: 소고기 육수에 코코넛유를 섞은 것

* 켈로그사에서 판매하는 시리얼의 한 종류.

늦은 점심: 직접 만든 케토 양귀비씨 드레싱을 곁들인 넉넉한 샐러드(로메인, 달걀, 참치, 치즈, 견과류, 베이컨 포함)

저녁: 말린 토마토 토르티야에 치즈, 베이컨, 버섯을 넣은 저탄수화물 케사디야

음료: 라임이 함유된 다이어트 토닉 워터

야식: 소고기 육수에 코코넛유를 섞은 것

간식: 에리스리톨* 흑설탕과 버터를 듬뿍 넣고 볶은 피칸,** 케토 아이스크림

한평생 직접 만든 브라우니와 장인이 구운 빵을 즐겨온 프랜은 이제 브라우니와 빵이 없는 식단으로도 잘 지내고 있다. 저녁으로 빵이나 파스타를 먹었던 시절이 그리운지 물었을 때 그녀는 감정이 북받쳐서 고개를 저었다. "미싱 앞에 앉아서도 실을 꿰지 못했어요. 아들과 앉아서 이야기를 나누다가 문장을 끝맺지 못하기도 했지요. 정말 무서워 죽을 지경이었으니, 남은 생애 동안 케토제닉 식단을 유지하겠다고 굳게 결심했어요."

* 천연 감미료로 분류되는 설탕 대체물.
** 피칸나무의 열매. 맛과 모양이 호두와 비슷하다.

주의 사항

주의력 결핍 장애, 범불안 장애, 외상 후 스트레스 장애, 강박 장애 등 다른 정신과 질환에 대한 임상 시험이나 발표 사례는 아직 찾아볼 수 없다. 그러나 이 문제들 역시 모두 뇌 기반 질환이고, 케토제닉 식단은 뇌건강의 여러 측면을 개선하므로 이런 질병에도 도움

2부 식이 광기에 빠진 우리의 추락

이 될 것이라고 믿어볼 만하다.

이런 이야기는 우리의 기대를 한껏 고취시킨다. 물론 케토제닉 식단이 모든 정신건강의 만병통치약은 아니다. 그러나 내 임상 경험에 따르면 정신 질환이 있는 사람은 대개 이 식단에서 분명한 혜택을 얻었고, 장기간 수행할 경우 복용하던 정신과 약물의 종류와 양을 줄일 수 있었다. 물론 케토제닉 식단에서 효과를 보더라도 계속 비슷한 수준의 약물 치료를 받아야 하는 사람들도 있다.

그러나 약물 감량이 성공의 유일한 척도는 아니다. 어떤 환자들은 학교에 계속 다니고, 병원에 입원하지 않고, 건강히 심각하게 악화하는 것을 막을 수 있다는 이유로 약물 치료를 이어가려 한다. 그들이 약물 치료에 기대하는 건 기분이 더 좋아지고 더 건강해지는 것이다. 그런 면에서 케토제닉 식단의 이점은 분명하다. 이 식단은 졸음, 고혈당, 고중성지방혈증이나 체중 증가와 같은 정신과 약물의 가장 흔하고 우려되는 부작용 중 일부를 개선할 수 있다. 설령 케토제닉 식단이 정신건강에 큰 변화를 가져오지 못한다고 해도 대사건강의 개선만으로도 큰 승리다.

어떤 경우에는 케토제닉 식단을 시도해서는 안 될 수도 있다. 그런 특별한 상황이나 주의해야 할 예방 조치들은 이미 잘 연구되어 있다(18장 참조). 그러나 케토제닉 식단은 전반적으로 위험이 적고 잠재 이익이 크기 때문에 누구든 시도해볼 가치가 있다. 불안, 과민성, 정신 혼미 등 일상의 사소한 문제부터 주요 정신 질환에 이르기까지 대부분의 정신건강 문제를 관리하기 위해 케토제닉 식단을 적용할 수 있다. 이는 특히 증상이 하나의 진단 범주에 깔끔하게 속하지 않는 사람들에게 좋은 소식이다.

케톤만큼 중요한 것

케토제닉 식단은 케톤으로 뇌 대사를 지원하고 안정화해 뇌가 보다 깨끗하고 원활하며 효율적으로 작동할 수 있게 해준다. 그러나 최적의 정신건강을 위해서는 그 이상의 것이 필요하다. 식단의 영양학적 품질도 갖춰야 하며 단순히 뇌에 활력을 주는 것 이상의 일을 해야 한다. 즉 영양을 공급하고 보호하는 일이 함께 수행되어야 한다. 이것이 바로 어떤 음식을 선택하는지가 중요한 이유다. 기본적으로는 자연식품으로 식단을 구축하는 것이 좋지만, 영양과학의 은밀한 비밀 중 하나는 자연식품이라고 해서 반드시 건강에 좋지는 않다는 점이다. 그렇다면 뇌에 영양을 공급하고 보호하는 데 가장 좋은 자연식품은 무엇일까?

3부

모든 식품에 대한
모든 진실

10장

고기 :
원조 '슈퍼푸드'

∴

붉은 고기는 당신에게 해롭지 않다.
이제는 청록색 고기가 범인이다!

— 토미 스모더스Tommy Smothers

고기는 우리 건강에 좋다. 이 문장은 생물학적 사실에 대한 간단한 설명이다. 영양과 관련해 아직 풀리지 않은 질문이 많이 남아 있지만, 동물성 식품이 인간의 식단에 포함되어야 하는지에 대해서는 논쟁의 여지가 없다. 고기는 식물성 식품에서 얻을 수 없거나 얻기 힘든 일부 영양소를 포함해 우리에게 필요한 모든 다량 영양소와 미량 영양소를 적절히 제공한다. 식물성 식품과 달리 고기는 영양소를 흡수하거나 활용하는 능력을 방해하는 물질을 포함하지 않는다. 고기는 소화하기 쉽고 혈당 급증을 촉진하지 않아 인슐린 수치를 건강하게 유지시킨다. 인간의 뇌는 동물성 식품을 필요로 하도록 진화했기 때문에 동물성 식품 없이는 제대로 발달하거나 기능할 수 없다.

우리가 완벽한 세상에 산다면 고기에 대해 이 정도만 알아도 충분할 것이다. 그러나 변비부터 심혈관 질병, 암에 이르기까지 모든 원인을 고기에서 찾으려는 광범위한 시도를 고려할 때, 고기의 생물학적 이점을 설명하는 것만으로는 충분하지 않다. 고기, 특히 붉은 고기가 우리에게 해를 끼칠 수 있고 심지어 죽일 수도 있다고 주장하는 언론의 놀라운 헤드라인은 보는 이들의 주의를 요한다. 따라서 나는 이번 장에서 대중적인 고기 반대 주장을 해체하는 데 많은 시간을 할애하려 한다. 그러는 한편 산업화된 육류 생산 시스템의 가혹한 현실도 외면할 수 없다. 나는 고기가 두뇌에 좋다는 과학적 사실을 확신하는 동시에 많은 동물성 식품이 생산되는 방식이 동물, 인간, 지구에 비인간적이고 건강에 좋지 않다는 것도 확신한다. 따라서 앞으로 이 문제들을 해결하고 더 나은 방향으로 나아가는 방법을 찾으려 한다.

시작하기 전에 '고기'라는 표현의 의미부터 짚고 넘어가겠다. 이 장 전체에서 사용되는 '고기'라는 단어는 붉은 고기(소, 양, 돼지, 사슴, 들소와 같은 포유류의 고기)뿐만 아니라 해산물, 가금류 고기나 간 등의 내장 고기를 포함한 모든 종류의 고기를 지칭하는 데 사용된다는 것을 기억하길 바란다.

붉은 고기란 무엇인가

기초부터 시작해보자. 붉은 고기와 흰 고기의 차이점은 무엇일까?

그 답은 간단하다. 붉은 고기는 붉은 색을 띠는 헴철*을 더 많이 포함한다. 우리는 모든 포유류 고기는 붉은 고기이고 모든 가금류 고기는 흰 고기라고 배웠지만 이는 생물학적으로 정확하지 않다. 헴철은 물고기와 새를 포함한 모든 동물에게 필요하므로 동물이라면 최소한 어느 정도의 붉은 고기를 포함하게 된다.

헴은 고리 모양의 단백질로, 중앙에 금속 이온을 담기 위한 구멍이 있다. 그 안에 철 원자가 담기는 경우 그 물질을 '헴철'이라고 한다. 헴철은 혈액 내 헤모글로빈이 몸 전체에 산소를 운반하게 하고, 근육 내 미오글로빈이 운동을 위해 산소를 저장하도록 하며, 세포 내 미토콘드리아가 전자를 전자전달 사슬로 안내해 음식 분자를 에너지로 전환하는 것을 돕는다.

지구력에 사용되는 근육은 특정 활동을 유지하기 위해 많은 산소가 필요하므로 헴이 더 풍부하다. 따라서 색상도 더 붉다. 하루 종일 서 있기 위해 필요한 '느린 수축' 근육이 좋은 예시다(소를 생각해보라). 앉아서 생활하는 동물이나 아주 어린 동물의 경우 이 근육은 빨간색보다 분홍색에 가깝다. 짧은 순간의 활동에 힘을 실어주는 '빠른 수축' 근육은 '느린 수축' 근육에 비해 덜 자주 사용되며 헴 함유량이 적기 때문에 색상이 더 희다. 대부분의 물고기는 물이 체중을 지탱해주기 때문에 강한 근육이 필요하지 않다. 그래서 지느러미와 꼬리를 제외하고는 살이 붉지 않다. 하지만 참치나 상어처럼 장거리를 빠르게 헤엄치는 물고기는 붉은색 살이 더 많다. 닭과 칠

---

*   헴에 들어 있는 철. 헤모글로빈을 효소 처리해 얻는다.

면조는 많이 날지 않기 때문에 가슴과 날개가 '밝은 고기'에 해당하지만, 다리와 허벅지는 하루 종일 서거나 걷기 때문에 '검은 고기'다. 오리, 거위, 타조를 포함한 거의 모든 새의 고기는 붉은색이다. 실제로 타조고기에는 로스트 비프만큼 많은 헴철이 포함되어 있다.[1]

인간은 왜 고기를 먹어야 할까

인간은 잡식동물이다. 즉 생물학적으로 식물성 식품과 동물성 식품을 모두 섭취할 수 있다. 우리의 선사시대 조상들이 어떤 음식을 얼마나 자주 섭취했는지 정확하게 알 수는 없지만, 지리적 위치와 계절에 따라 이용할 수 있는 식물과 동물은 가리지 않고 뭐든 먹었다고 가정하는 것이 논리적이다. 예를 들어 적도 근처에 사는 인간은 열대 과일이나 전분이 많은 뿌리채소 같은 식물성 식품은 물론 다양한 포유류, 새, 파충류, 곤충, 수생 생물을 일년 내내 접할 수 있었을 것이다. 반면 북극 근처에 살았다면 북극 포유류, 새, 바다 생물은 늘 접할 수 있지만 식물성 식품은 어떤 종류든 섭취할 기회가 거의 또는 전혀 없었을 것이다.

선사 시대 조상들이 고기를 얼마나 먹었는지는 여전히 열띤 논쟁의 대상이다. 그렇지만 대부분의 고생물학자는 고기가 그들의 식단에 없어서는 안 될 부분이었다는 데 동의한다.[2] 우리와 가장 가까운 영장류 친척인 침팬지는 주로 식물성 식단에 곤충과 소량의 고기를 추가해 먹는다. 이는 곧 우리 인간도 식물성 식단으로 번성할 수 있음을 의미하는 것일까?

선사시대 조상은 6백만 년 전부터 침팬지 조상으로부터 멀어지며 진화하기 시작했다.[3] 인류가 고기를 손질하기 위해 도구를 사용했다는 최초의 증거는 최소 3백만 년 전으로 거슬러 올라가며, 고기가 중요한 주식이 되었다는 증거는 2백만 년 전부터 등장한다.[4] 우리 조상의 복강이 줄어들기 시작한 것도 이와 거의 같은 시기인데, 아마 소화관이 짧아진 현상을 반영하는 듯하다.[5] 식물성 식품은 하부 장에서 박테리아 발효를 활용하는 느린 과정을 통해 영양분을 추출하는 반면, 고기는 위산과 장 효소에 의해 효율적으로 소화된 다음 상부 장에서 흡수된다. 고기를 더 많이 먹고 식물을 덜 먹은 결과 우리의 전체적인 위장관은 침팬지의 위장관보다 짧아졌다. 결장의 크기는 절반도 채 되지 않으며 소장은 거의 2배나 길다.[6] 결과적으로 인간의 뇌는 침팬지의 뇌보다 3배 더 커졌고, 대뇌피질(복잡한 사고를 담당하는 층)에는 2배나 많은 세포가 들어 있다.[7]

몇몇 과학자는 고기가 우리를 지금의 인간으로 만들었다고 주장한다. 고기를 먹으면 고섬유질, 고식물성 식단을 처리하기 위해 필요했던 에너지와 신체에서 위장관이 차지하는 비율을 줄일 수 있다. 그 덕분에 독특하게 거대한 두뇌를 개발하는 데 더 많은 에너지를 투자할 수 있었다는 뜻이다.[8]

영양의 왕, 고기

우리 조상이 고기를 더 많이 먹게 되면서 뇌에 필요한 다량 영양소와 미량 영양소를 공급하는 일이 훨씬 쉬워졌다. 특히 뇌가 아주 빠르게 성장하고 발달하지만 소화 기관은 아직 작고 미성숙한 유아기에 큰 도움이 되었다.[9] 지금의 대중적인 믿음과는 달리 고기가 식물성 식품보다 같은 무게당 더 많은 영양소를 함유하고 소화도 더 쉽기 때문이다.

다량 영양소

단백질: 동물성 식품은 가장 좋은 품질의 단백질을 제공한다. 모든 고기 단백질은 아홉 가지 필수 아미노산을 적절히 함유하기 때문에 '완전 단백질'로 간주된다.

지방: 동물은 대부분의 에너지를 지방으로 저장하므로 모든 고기는 지방을 함유한다. 반면 식물은 대부분의 에너지를 전분으로 저장하므로 보통 식물성 식품이 동물성 식품보다 지방이 적다. 동물성 지방에는 기본적으로 포화지방과 단일불포화지방의 혼합물뿐만 아니라 오메가-6 지방산인 아라키돈산, 오메가-3 지방산인 EPA나 DHA를 포함한 필수 다중불포화지방산이 포함된다. DHA는 식물성 지방으로는 만들기가 매우 어렵고 뇌 발달, 뇌 에너지 생성, 뇌세포 간 소통에서 없어서는 안 될 역할을 하기 때문에 특히 귀중하다.

탄수화물: 동물성 식품은 기본적으로 탄수화물 함량이 극히 낮지만 탄수화물이 전혀 없는 것은 아니다. 예를 들어 거의 모든 세포는 당을 포함하는 DNA와 RNA를 갖고 있으며, 모든 세포막은 당성분(당단백질이나 당지질)이 포함된 지방 분자를 가진다. 근육세포와 간세포에는 글리코겐이 들어 있다(간은 대략 30g당 1g의 탄수화물을 포함한다). 그럼에도 비낙농(유제품이 아닌) 동물성 식품에서 검출

가능한 탄수화물의 양은 식물성 식품에 비해 극히 낮으며, 비낙농 동물성 식품의 성분 라벨을 살펴보면 대부분 1회 제공량당 탄수화물 함량이 전무한 것으로 표시되는 경우가 많다.

콜레스테롤: 모든 동물세포는 콜레스테롤을 필요로 한다. 따라서 동물성 식품에는 콜레스테롤이 포함된다(식물세포도 콜레스테롤이 필요하지만 종류가 다르다). 그중에서도 특히 콜레스테롤 함량이 높은 동물성 식품이 있다. 바로 간이다. 간은 체내 콜레스테롤의 대부분이 생산되는 곳이기 때문에 콜레스테롤이 풍부하다. 선상 기관 고기(췌장, 신장, 스위트브레드* 등)는 분비선에서 콜레스테롤로 구성된 호르몬이 생성되어 콜레스테롤 함량이 더 높다. 뇌의 전기 회로를 절연하는 수초 껍질도 콜레스테롤로 가득 차 있어 전체 신체 콜레스테롤의 20%가 뇌에 저장되어 있다. 우유와 달걀 노른자는 송아지와 병아리가 새로운 세포를 만드는 것을 돕기 위해 콜레스테롤을 포함한다. 다음 장에서 콜레스테롤을 둘러싼 논쟁을 탐구하기 전에, 지금은 콜레스테롤이 우리에게 좋고 그것이 없으면 인간의 삶은 불가능하다는 점만 말해두겠다.

미량 영양소

우리는 다채로운 과일과 채소가 비타민과 미네랄이 풍부한 영양의 원천이라고 생각한다. 하지만 사람들이 잘 모르는 영양과학적 사실이 있다. **음식에 어떤 영양소가 포함되어 있다고 해서 우리 몸이 반드시**

---

*   어린 소, 양, 돼지 등의 췌장 또는 흉선.

그 영양소를 이용할 수 있는 것은 아니다. 많은 식물 영양소는 '생체 이용률'이 낮다. 즉 우리가 사용하기 어려운 형태로 제공되거나 식물 내에서 자연적으로 발생한 '항영양소'라고 불리는 물질이 추출, 흡수나 활용을 방해한다.[10] 어떤 과일과 채소는 비타민 C, 비타민 E, 비타민 K1이나 엽산(비타민 B9)의 훌륭한 공급원일 수 있지만, 고기는 식물에는 전혀 없는 영양소를 포함해 다른 모든 필수 영양소를 탁월하게 공급해준다.

놀라운 사실은 더 있다. 이론적으로 우리는 동물성 식품만으로도 필요한 모든 비타민과 미네랄을 얻을 수 있다. 일부 내장육을 포함하기만 하면 된다. 대표적으로 간은 살코기(특히 뼈 없는 부위)에서 얻기 힘든 비타민 A, D3, E, K1, K2나 엽산을 충분히 공급해준다. 동물성 식품은 보통 과일과 채소에 비해 비타민 C 함량이 낮지만 너무 익히지만 않으면 일일 요구량은 충분히 충족할 수 있다. 실제로 신선한 고기에는 괴혈병을 치료하고 예방하기 충분한 비타민 C가 들어 있다.[11] 동물성 식품(유제품 제외)에서 확보하기 가장 어려운 영양소는 칼슘이다. 칼슘은 사람들이 잘 먹지 않는 뼈, 껍질, 골수나 혈액에 존재하기 때문이다.[12]

한편 활성형 비타민 A(레티놀)는 오직 동물성 식품에만 들어 있으며, 이는 식물에 있는 베타카로틴보다 생체 이용률이 12배 이상 높다.[13] 또한 고기는 식물성 식품에는 거의 들어 있지 않은 B7, 그리고 전혀 들어 있지 않은 B12를 포함한 모든 비타민 B의 훌륭한 공급원이다. 동물성 식품의 비타민 D3는 식물성 식품에 있는 비타민 D2보다 사용하고 저장하기 더 쉽다. 동물성 식품은 흡수가 더 쉬운

MK-4 형태의 비타민 K2가 포함되어 있으며(인간의 뇌에서 사용되는 형태다),[14] 긴사슬 다중불포화지방산인 EPA, DHA, 아라키돈산도 풍부하다.

식물성 식품과 동물성 식품의 미량 영양소 가용성 비교

비타민 A	동물성 식품의 생체 이용률이 12~24배 더 높다.[15]
비타민 B1, B2, B3, B6, B7	동물성 식품에서 더 쉽게 찾을 수 있다.
비타민 B9(엽산)	일부 식물성 식품의 불용성 섬유질은 생체 이용률을 방해한다.
비타민 B12	식물성 식품에서는 발견되지 않는다.
비타민 C	식물성 식품에서 더 쉽게 찾을 수 있다.
비타민 D	동물성 식품의 D3는 식물성 식품의 D2보다 사용/저장이 더 쉽다.
비타민 E	식물성 식품에서 더 쉽게 찾을 수 있다.
비타민 K1	식물성 식품에서 더 쉽게 찾을 수 있다.
비타민 K2	식물성 식품에서는 발견되지 않는다(낫토 등 몇 가지 발효식품 제외).
철	헴철(15~35%)의 생체 이용률은 비헴철(2~20%)보다 높다.[16] 달걀, 유제품이나 많은 식물에는 철분 흡수를 방해하는 화합물이 들어 있다.
칼슘	일부 식물에는 칼슘 흡수를 방해하는 화합물이 들어 있다.
요오드	많은 식물에는 요오드 활용을 방해하는 갑상선종 유발물질이 들어 있다.
아연	많은 식물에는 아연 흡수를 방해하는 화합물이 들어 있다.
알파리놀렌산	식물성 식품에서 쉽게 찾을 수 있지만 EPA나 DHA로 변환해야 한다. 알파리놀렌산의 EPA 전환율은 낮다(남성 8%, 여성의 경우 최대 21%).[17] 알파리놀렌산의 DHA 전환율은 매우 낮다(남성 0~4%, 여성 9%).[18]
EPA, DHA	식물성 식품에서는 발견되지 않는다.

고기는 항영양소의 간섭 없이 생체 이용률이 가장 높은 형태로 우리에게 필요한 모든 영양소를 제공한다. 뇌는 고기를 요구하도록 진화했고, 고기는 뇌를 진화시켰다. 우리의 소화 시스템은 고기를 처리하도록 설계되었다. 그렇다면 우리가 태곳적부터 섭취해온 이 영양가 있는 자연식품이 어쩌다 지난 세기부터는 급격히 증

가한 정신적·신체적 만성질환의 원인으로 지목받았을까? 많은 사람이 동물성 식품, 특히 붉은 고기가 우리의 생명과 건강을 위협한다고 말하는 이유는 무엇일까?

고기와의 복잡한 관계

우리의 독특하고 정교한 대뇌피질은 우리에게 뛰어난 지능뿐만 아니라 양심도 부여했다. 다른 종에 대한 우리의 공감 능력은 다른 생물, 특히 우리가 가장 가깝게 여기는 동물인 동료 포유류를 죽이고 먹는 것을 심리적으로 불편하게 만들 수 있다.

다른 포유류와의 이런 정신적 연결은 왜 유독 붉은 고기가 육식 반대 정서의 초점이 되었는지를 설명해준다. 그렇지만 왜 어떤 종이 다른 종보다 더 소중히 여겨져야 하는가? 그 경계선은 어디에 그을 것인가? 거의 20년 동안 완전채식을 했고 그 결과 심각한 정신적·신체적 건강 문제를 겪었던 작가 리어 키스Lierre Keith는 《채식의 배신》에서 이 질문과 씨름한다. 그녀는 자신이 유기농 정원을 돌보다 의도치 않게 짓밟은 개미 떼부터 영양이 풍부한 표토 아래에서 천연비료 부족으로 굶주리는 수십억 마리 생명체에 이르기까지, 자신이 먹는 음식이 수많은 생명체의 삶과 죽음을 바탕으로 한다는 것을 깨닫는다.

우리는 수백만 가지 다양한 생물에 의존하고 있다. 그들 중 대부분은 우리 눈에 보이지 않으며, 모두 우리가 할 수 없는 생산이나 분해 작업을 수행한다. … 누군가가 살기 위해서는 다른 누군가가 죽어야 한다. 어느 하나를 거부하는 것은 다른 것들을 거부하는 것이나 다름없다. 다른 선택지는 없다. … 어디에 선을 그어야 하나? 그것이 바로 나의 개인적, 정치적, 영적 고뇌였다. 포유류, 어류, 곤충, 식물, 플랑크톤, 박테리아? … 드디어 답이 나왔다. 나는 선을 긋지 않을 것이다. 원을 그릴 것이다.[19]

그러나 우리가 다른 생명체들의 죽음에 의존할 수밖에 없다는 사실이 곧 아무것도 할 수 없음을 의미하지는 않는다. 우리는 불필요한 고통을 최소화하고 그들의 삶의 질을 향상시키기 위해 노력할 수 있다.

1800년대 중반에 식품 공급이 산업화되기 시작하면서 동물과 환경의 건강과 복지를 희생시키는 대량 생산 시스템이 등장했다. 이로 인해 많은 사람이 육류를 멀리하기로 결심했고, 이는 당연히 중요한 윤리적 문제가 되었다. 산업 혁명의 또 다른 결과는 도시화였다. 도시로 이주한 사람들은 우리를 먹여 살리는 땅과 동물로부터 육체적으로, 그리고 감정적으로 분리되었다. 그러나 특정 집단 단위의 채식주의는 산업화 훨씬 이전부터 존재했다. 그 역사는 5천여 년 전 고대 이집트까지 거슬러 올라간다. 고대 이집트에서는 고기를 금하면 환생의 가능성이 높아진다고 믿었다.[20] 서구 수도원 전통은 네 발 달린 동물의 소비를 금지했고, 힌두교는 소를 신성하게 여기며, 불교는 모든 동물에 대한 비폭력을 가르친다. 이런 철학은 도덕적 또는 영적 신념에 기초를 두며 그중 일부는 오늘날에도 종교 공동체 내에서 영향을 미치고 있다.

식물을 먹는 것이 생물학적으로 이롭고 동물 섭취는 의학적으로 위험하다는 주장은 1800년대에 처음 등장했다. 흥미롭게도 이런 추론은 과학이나 의료 기관이 아니라 서구의 종교 이데올로기에서 비롯되었다. 식물 기반 식단이 유행하게 된 역사적 기원을 파헤치는 전문가 벨린다 페트케Belinda Fettke의 연구에 따르면 서반구에 채식주의 씨앗을 뿌린 것은 '절제건강개혁Temperance Health Reformer' 운동이었다.[21]

역사가 마가렛 푸스키아-파스바이츠Margaret Puskear-Pasweicz는 1800년대 초반의 절제건강개혁가들이 "종교, 과학, 철학, 정치를 혼합해 채식주의에 대한 과학적 근거를 확립했다"고 설명한다.[22] 이 운동은 신생 종파인 '제칠일안식일예수재림교회'가 주도했다. 특히 공동 창립자인 엘렌 G. 화잇Ellen G. White의 열정이 뜨거웠다. 그녀는 일생 동안 하나님으로부터 2천 개 이상의 환상을 경험했으며 그중 많은 부분에서 식사에 관한 가르침을 얻었다고 전한다.

제칠일안식일예수재림교회는 이후에도 로마린다 대학에서 연구를 진행하고 미국생활습관의학회ACLM를 통해 실천운동을 이어가며 영양과학과 정치 분야에서 강력한 목소리를 냈다. 이들은 지금도 전 세계 연구와 정책에 큰 영향을 미치고 있다.[23]

영적 주장은 몇몇 특정한 사람들만 설득할 수 있었던 반면, 만성 질환에 대한 두려움은 종교와 문화를 초월해 모든 사람에게 영향을 미친다. 이 두려움을 이용하면 사람들의 마음과 생각을 쉽게 바꿀 수 있다. 의료계와 과학계조차 이러한 근거 없는 주장에 현혹

3부 모든 식품에 대한 모든 진실

돼 육류와 공중보건 악화 사이의 잠재적 연관성을 연구하는 데 막대한 자원을 투자했다. 이 분야에 뛰어든 현대 과학적 탐구들이 생물학적 가설보다 주로 종교적 가설에 의해 주도되었다는 것을 알면 그동안 왜 수백 편의 연구 논문이 고기가 우리 건강을 위협한다는 증거를 찾으려 애썼는지, 그러고도 왜 그럴듯한 연구 결과 없이 빈손으로 나왔는지 이해할 수 있다.

고기 반대 주장을 해체하다

나는 환자들에게 뇌에 영양을 공급하려면 식단에 고기를 포함해야 한다고 조언한다. 그러면 고기가 심장에 해롭거나 암을 유발하지 않느냐는 걱정스러운 반응이 돌아온다. **뇌에 좋은 것은 심장에도 좋다. 그리고 그 반대도 마찬가지다.** 각 장기가 서로 다른 식단을 원하는 것은 이치에 맞지 않다. 모든 세포는 똑같이 기본 영양 관리를 요구한다.

붉은 고기는 심장병을 유발할까

붉은 고기가 심장병을 유발할 수 있다는 생각은 주로 두 가지 연구에 근거한다.

① 붉은 고기 섭취와 심장병의 연관성을 찾는 영양역학 연구.

② 붉은 고기가 LDL콜레스테롤(소위 '나쁜 콜레스테롤')이나 트리글리세리드(혈액 내 지방)의 혈중 수치에 어떤 영향을 미치는지 조사하는 무작위 대조 시험.

먼저 첫 번째 연구 범주부터 짚어보자. 영양역학 연구가 얼마나 도움이 안 되는지는 이미 앞에서 논의했지만, 당신에게 확신을 주기 위해 붉은 고기와 심장병 사이의 역학적 연관성이 얼마나 적은지 보여주겠다. 코넬 대학과 노스웨스턴 대학 연구자들은 실험 대상자가 총 3만 명에 달하는 6개 역학 연구를 종합해 2020년 미국의학협회학술지JAMA에 메타 분석 결과를 발표했다.[24] 그들은 일주일에 가공되지 않은 붉은 고기 100g을 추가로 2회 더 먹으면 심혈관 질병이 단 3% 증가했다고 밝히고, 이 증가된 위험을 1.03의 '위험 비율(상대 위험으로 생각할 수 있음)'로 보고했다.(우리는 3장에서 상대 위험도가 2.0 미만이면 너무 작아서 의미가 없고, 1.0이면 위험이 전혀 증가하지 않음을 뜻한다고 배웠다.)

다음은 무작위 대조 시험이다. 아직 실제로 붉은 고기 섭취가 심장병을 유발하는지, 또는 심장건강을 악화시키는지 조사하기 위해 인간 대상 무작위 대조 시험이 진행된 바는 없다. 아마 그런 연구를 수행하는 것이 논리적으로 매우 어렵기 때문일 것이다. 대신 붉은 고기를 먹었을 때 LDL콜레스테롤과 중성지방이 증가하는지 조사한 수십 개의 무작위 대조 시험이 있다. LDL콜레스테롤과 중성지방 수치가 높을수록 심혈관 질병의 위험도 증가한다고 오랫동안 생각해왔기 때문이다. 안타깝게도 그 연구들은 일관성 없는 결과들을 내놓았다.[25]

이처럼 어떤 연구도 붉은 고기와 심장병 사이의 연관성을 입증하지 못했음에도, 많은 연구자는 여전히 붉은 고기에 있는 성분, 특히 심장건강을 가장 위협하는 것으로 여겨진 포화지방의 상관관계를 의심하고 있다. 하지만 포화지방은 이미 무죄를 선고받았다.

포화지방이 해롭다는 가설

수십 년 동안 우리는 소고기에 함유된 포화지방이 혈중 콜레스테롤 수치를 높이며 관상동맥 내벽에 쌓인 콜레스테롤은 심장마비를 유발한다고 들어왔다. 다행히도 이 가설은 이미 오래전 생명력을 잃기 시작했다. 2020년 미국심장학회[ACC] 학술지는 포화지방과 건강에 관한 가장 최신식 보고서를 발표했는데, 그 안에서 "현재 미국에서 널리 통용되는 포화지방 섭취에 대한 인위적인 상한선이 심혈관병을 예방하거나 사망률을 감소시킨다는 강력한 증거는 없다"라고 결론지었다.[26]

2021년에는 이전에 미국식생활지침자문위원회[DGAC]에서 근무했던 2명의 과학자를 포함한 국제 전문가 패널이 관련 증거를 검토하고 비슷한 결론에 도달했다. "여러 증거를 검토한 결과, 포화지방이 총 칼로리의 10%를 넘지 않게 하라는 권장 사항은 엄격한 과학적 연구에 의해 뒷받침되지 않는다."[27]

포화지방 가설은 열띤 과학적 조사 덕분에 사라지고 있다. 그럼에도 붉은 고기가 심혈관 질병을 유발한다는 믿음은 계속해서 많은 연구자의 마음을 사로잡았고, 그중 일부는 붉은 고기 내의 다른 분자인 **카르니틴**을 지적하기 시작했다.

카르니틴이 해롭다는 가설

카르니틴과 심장병을 연결하는 가상의 선에는 TMAO라는 완전히 다른 물질이 포함된다. 그러므로 이 두 가지 물질을 모두 알아야 한다.

카르니틴은 지방 분자를 미토콘드리아로 운반해 에너지로 연소시키는 필수 영양소다. 이는 아주 중요한 물질이기 때문에 우리가 카르니틴을 충분히 먹지 않으면 우리 몸은 그것을 스스로 만들려 한다. 붉은 고기는 흰 고기보다 훨씬 많은 카르니틴을 함유한다. 붉은 근육 섬유가 더 많은 에너지를 사용하기 때문이다. 반면 식물성 식품은 주로 지방이 아닌 탄수화물을 에너지로 연소시키기 때문에 카르니틴 함량이 매우 낮다.

고기에 포함된 카르니틴은 대부분 소장에서 흡수된다. 카르니틴이 흡수되지 않은 채 남아 있다가 결장으로 내려가면 특정 장내 세균이 이를 TMA(트리메틸아민)라고 하는 악취가 나는 가스로 전환시킨다. TMA는 혈액을 통해 간에 들어가고, 무취물질인 TMAO(트리메틸아민 산화물)로 전환되어 소변으로 안전하게 제거된다.

2013년 연구에서 클리블랜드 클리닉* 연구팀은 아래 사항을 입증해 카르니틴이 죽상동맥경화증을 촉진한다고 보고했다.[28] 이 논문은 이후 2천 5백 개 이상의 과학 논문에 입증되었다.

① L-카르니틴(잘 흡수되지 않는 형태의 카르니틴으로, 고기에서는 발견되지 않는다)을 극도로 많이 투여한 생쥐(죽상동맥경화증이 쉽게 발생하도록 유전자적으로 변형된)에게서 죽상동맥경화증이 발생했다.

② 인간 피험자들에게 스테이크 같은 형태의 (잘 흡수되지 않는) L-카르니틴을 적당량 더 먹였을 때, 그들 중 일부의 소변에서 TMAO가 검출되었다.

* 클리블랜드 클리닉은 미국에서 손꼽히는 종합병원이다.

③ 앞서 언급한 죽상동맥경화증에 걸리기 쉬운(정상적인 콜레스테롤 처리를 위해 필요한 유전자가 없는) 쥐에게 TMAO 보충제를 먹였을 때 배설물에서 콜레스테롤이 덜 검출되었는데, 이는 TMAO가 체내에 일부 콜레스테롤을 축적시켰음을 시사한다. 이를 토대로 연구자들은 TMAO가 심장병을 유발할 수 있다는 이론을 세웠다.

이 실험은 카르니틴, TMAO 또는 붉은 고기가 인간에게 심장병을 유발한다는 사실을 보여주지 않는다. 또한 스테이크만 사용한 실험이 수행되지 않았기 때문에 스테이크만으로 생쥐나 인간에게 높은 TMAO 수준이 발생한다는 사실도 보여주지 않는다. 이 연구에서 우리가 얻을 수 있는 것이라고는 높은 TMAO 수치를 피하고 싶은 사람들은 L-카르니틴 보충제를 스테이크와 같이 먹어서는 안 된다는 것과, 돌연변이 생쥐가 고기에는 들어 있지 않은 형태의 L-카르니틴을 비정상적으로 많은 양 섭취했을 때 죽상동맥경화증이 발생할 수 있다는 것이다.

이후 추가 연구들이 이어졌지만 현재 과학계에서 '붉은 고기는 높은 TMAO를 유발하고, 그 결과 심장병을 유발하는 콜레스테롤 수치가 높아진다'는 개념은 여전히 입증되지 않은(그리고 다소 무리한) 가설로 남아 있다. 그러나 이 연구 결과는 계속 우리 식단에서 붉은 고기를 제거해야 하는 이유로 사용되고 있다.

고기가 암을 일으킨다고 말한 자, 누구인가

2015년 세계보건기구는 '붉은 고기와 가공육 소비의 발암성'이라는 제목의 두 페이지짜리 보고서를 발행해 가공육은 '확실히' 그리고 붉은 고기는 '아마도' 인간에게 대장암을 유발할 것이라고 경고했다.[29] 이 문서는 전 세계 언론의 헤드라인을 장식했으며 사람들이 고기와 건강에 대해 생각하는 방식에 지금도 큰 영향을 미치고 있다. 그러나 그 결과에 의문을 제기할 여지는 충분하다.

고기에 대한 역학적 '증거'

이 보고서에서 사용된 연구는 대부분 영양역학 연구였다. 세계보건기구는 붉은 고기, 가공육과 모든 암 종류의 연관성을 다룬 800개 이상의 역학 연구를 검토했지만 궁극적으로 대장암에만 초점을 맞추기로 결정했다. 그리고 그중 인간을 대상으로 한 56개 연구만을 '의미 있는' 데이터로 제시했다.

가공되지 않은 육류에 대한 29개 연구 중 14개는 대장암 위험이 높아진다는 결과가 나왔고, 15개는 그렇지 않았다. 앞에서 말했듯 역학 연구를 통해 고기와 암 사이의 인과관계를 제시하려면 연구 결과가 일관되어야 한다. 이 연구들의 절반은 한 방향을 가리키고 나머지 절반은 다른 방향을 가리키고 있으므로 가공되지 않은 고기와 암 사이에 더 깊이 탐구할 만한 연관성은 없어 보인다.

한편 가공육에 관한 27개 연구 중에서는 18개 연구가 가공육이 인간의 대장암 발병 위험과 관련이 있다고 제시했고, 다른 9개는 그렇지 않았다. 이 연구들은 비교적 덜 상충되지만 설령 유효하다고 할지라도 가공되지 않은 고기에 대해서는 단지 하나의 가설을 제시할 수 있을 뿐이다. 이 가설은 임상 실험으로 확인되어야 한다.

고기에 대한 실험적 증거

세계보건기구가 보고서에 인용한 실험 연구는 단 6개뿐이다(더 많은 연구를 인용할 수 있었을 텐데 말이다). 3개는 쥐 연구, 2개는 인간 연구, 1개는 쥐-인간 연구였다(이때 쥐-인간 연구는 쥐와 인간이 섞인 잡종 생물을 말하는 건 당연히 아니다. 쥐와 인간을 모두 연구했다는 뜻이다).

① 붉은 가공육 – 쥐 대상 연구

쥐를 대상으로 한 이 세 가지 연구는 먼저 암 발달 과정을 촉진하기 위해 강력한 발암성 화학물질(아족시메탄 또는 디메틸히드라진)을 쥐에게 주입했다. 믿기 힘들겠지만 방금 읽은 그대로다. 그다음 그들은 100일 동안(대략 인간의 10년에 해당한다) 고기 함량이 높은 다양한 식단을 쥐에게 먹였다. 일부 식단에는 적당량의 칼슘이 포함되어 있었고 다른 식단에는 의도적으로 칼슘이 고갈되어 있었다(칼슘은 연구자들이 암을 촉진하는 성분이라고 믿는 붉은 고기 속 헴철로부터 세포를 보호한다). 마지막으로 그들은 잠재적으로 암이 생길 징조가 나타나는지 조사하기 위해 결장 생체 검사를 실시했다. 그 결과 칼슘이 부족한 식단을 먹은 쥐의 결장에서만 암 전단계로 해석할 수 있는 변화가 일어났으며, 이 경우에도 암 자체는 발생하지 않았다.

이 연구를 수행한 저자 중 한 사람은 다음과 같은 놀라운 진술과 함께 논문을 시작한다. "역학 연구와는 대조적으로, 실험을 기반으로 한 연구는 붉은 고기가 대장암 위험을 증가시킨다는 가설을 뒷받침하지 않는다. 문헌으로 보고된 12개의 설치류 실험 연구 중 붉은 고기가 암을 유발한다는 주장을 구체적으로 입증한 연구는 하나도 없다."[30] 다시 말해 그들은 붉은 고기와 대장암 사이의 연관성을 검사하는 12개의 설치류 실험 연구를 확인했지만, 그중 어느 연구에서도 붉은 고기가 대장암을 일으킨다는 증거를 찾지 못했다. 놀랍게도 세계보건기구는 '붉은 고기는 괜찮다'라고 말하는 설치류 연구 12건 중 단 한 건도 보고서에 포함하지 않았다. 자신의 주장을 뒷받침하는 연구를 선택적으로 포함하고 그렇지 않은 연구는 제외하는 것, 우리는 이를 '체리피킹'*이라고 부른다.

② 가공육 - 인간 대상 연구

인간을 대상으로 한 유일한 가공육 실험 연구[31]에서 연구자들은 17명의 건강한 남성에게 4일 동안 제대로 포장되지 않은 햄 180g이 포함된 저항산화, 저칼슘 식단을 먹였다(햄은 공기에 노출될 수 있도록 4일 동안 냉장고에 포장되지 않은 상태로 두었는데, 그로 인해 산화 손상되었다). 그런 다음 지원자들에게 결장 생체 검사를 실시하는 대신 결장암 위험과 연관될 수 있는 다섯 가지 결장암 생체지표를 소변과 대변에서 검사했다. 결장세포 손상 지표들 중에서 가장 신뢰할 수 있다고 간주되는 2개를 포함한 총 3개의 지표는 영향을 받지 않았지만 ATNC(강력한 발암물질인 니트로소화합물의 총합)와 TBARS(세포 및 체내 조직 내 산성화 반응물 농도) 2개는 증가했다. 이후

---

*   cherry-picking. 자신에게 유리하거나 좋은 것만 고르거나 보여주는 태도.

과학자들은 이 두 생체지표와 결장암의 관련성에 대해 의문을 제기해왔지만[32] 칼슘과 비타민 E를 식단에 다시 첨가했을 때 이 생체지표는 제대로 포장되지 않은 햄에서조차 상승하지 않았다.

결론은 이렇다. 당신이 설령 잘못 포장된 채로 4일이나 보관된 햄을 먹어도 대장암 위험은 증가하지 않는다. 적절한 칼슘과 비타민 E가 식단에 포함되기만 하면 잘못 포장된 햄을 먹어도 암에 걸릴 위험이 커지지 않는다.

③ 가공되지 않은 붉은 고기 – 인간 대상 연구

세계보건기구는 보고서에서 가공되지 않은 붉은 고기에 대한 인간 대상 연구를 단 2건 인용했다. 둘 다 무작위 대조 시험이었지만 규모가 작고, 기간도 짧으며, 제대로 설계되지 않았다.

첫 번째 연구에서 연구자들은 23명의 지원자에게 4주 동안 붉은 고기가 포함된 저섬유질 식단을 먹이고, 그다음 4주 동안은 섬유질이 보충된 동일한 식단을 제공했다.[33] 이 불쌍한 지원자들은 O6-MeG라고 불리는 특정 유형의 결장세포 돌연변이를 찾기 위해 직장 생체 검사를 받았다. 이 돌연변이는 저섬유질 식단을 섭취할 때 더 많이 발견됐지만, 참가자가 섬유질 보충 단계로 넘어가자 그 증가세는 완전히 사라졌다. 나중에 O6-MeG가 결장암 위험을 예고하는 생체지표로는 적절하지 않다는 사실이 밝혀졌다. 왜냐하면 이런 유형의 돌연변이는 우리 몸에 있는 모든 세포에서 자연적으로 너무 자주 발생하고, 이를 복구해줄 효소도 우리 몸에서 언제 어디서나 생산되기 때문이다.[34]

두 번째 연구는 25명의 지원자를 대사 병동에 격리시키고 10일 동안 각각 세 가지 식단 중 하나를 먹었다.[35] 채식 식단, 붉은 고기가 포함된 저섬유질 식단, 붉은 고기가 포함된 고섬유질 식단이었다. 이후 연구자들은 ATNC 수준(위의 가공육 연구에 사용된 것과 동일한 생체지표)을 측정하고 O6-CMG라는 다른 결장세포 돌연변이를 찾았다. 이번에도 저섬유질 붉은 고기 식단이 채식 식단보다 ATNC 수준이 더 높고 O6-CMG 돌연변이 수도 많다고 나타났다. 그러나 저섬유질 고기 식단을 제공받은 그룹은 고섬유질 음식을 먹지 않는 대신 정제된 탄수화물을 먹었으며, 어느 그룹에 속한 참가자든 체중이 줄면 버터 바른 마멀레이드 빵을 먹여 원래 체중을 회복하게 했다. 참가자 중 누가 이런 추가 간식을 받았는지, 얼마나 자주 받았는지는 알 수 없었다. 그러므로 우리는 붉은 고기가 포함된 식단이 채식 식단보다 더 나쁘다고 나타난 것이 정말 붉은 고기 때문인지, 아니면 정제된 탄수화물이나 섬유질 부족 때문인지 알 수 없다. 또한 이후에 O6-CMG 돌연변이 역시 우리 몸 효소가 스스로 복구할 수 있다는 사실이 밝혀졌으므로 이런 돌연변이는 대장암 위험의 신뢰할 만한 지표가 될 수 없다.[36]

　이런 연구들을 살피다보면 이상하게 반복되는 특징이 보인다. 붉은 고기를 건강 문제와 연관시키려는 연구자들은 너무 많은 식이 변수를 만들어 붉은 고기 자체의 효과를 모호하게 만든다. 그리고 이 지나치게 복잡한 육식 식단이 고기 없는 식단에 비해 나쁘다는 결과가 나왔을 때 그들은 붉은 고기가 범인임이 틀림없다고 결론을 내리는 경향이 있다. 몇몇 과학자들이 붉은 고기가 건강에 해롭다는 것을 입증하기 위해 끈질긴 노력을 기울이고 있다는 사실은 놀라운 일이다. 붉은 고기를 포함한 식단에서 다른 모든 것은 동일하게 두고, 오직 붉은 고기만 비슷한 양의 두부나 흰 살코기 닭, 또는 생선으로 바꿔 비교하면 어떨까?

세계보건기구가 발표한 보고서와 관련해 확인할 수 있는 팩트는 이렇다. 800개 이상의 역학 연구 중 적어도 768개는 고려할 가치가 없거나 고기와 암 사이의 연관성을 발견하지 못했다. 설치류를 대상으로 한 기존의 실험 대다수는 오히려 붉은 고기가 대장암을 촉진하지 않는다는 사실을 발견했다. 보고서에서 인용한 6개 실험은 제대로 설계되지 않았기 때문에 어느 것도 붉은 고기가 대장암 위험을 증가시키는지 정확한 여부를 알려주지 못한다. 이 사실들을 감안하면 아마 세계보건기구 보고서의 더 정확한 제목은 '대부분의 연구에서 붉은 고기와 암 사이에 관계가 없다고 밝혀졌다'였을 것이다.

2013년 11월, 8개국 23명의 암 전문가들이 노르웨이에 모여 대장암과 붉은 가공육의 관계를 다룬 연구 결과들을 조사했다. 그들은 이렇게 결론지었다. "육류, 내장 고기와 대장암 같은 건강 문제 사이의 상호작용은 매우 복잡하여 명확하게 결론낼 수 없다. … 붉은 가공육 섭취와 대장암 사이의 연관성에 대한 역학적, 기계적 데이터는 일관성이 없으며 기본 메커니즘도 불분명하다."[37]

즉 고기가 대장암을 유발하는지 여부는 알 수 없다는 말이다.

이후 2022년 가공되지 않은 붉은 고기와 암에 관한 영양역학 연구를 검토한 결과, 그런 고기에 대한 결정적인 권장 사항을 만들기에는 연관성이 너무 "약하고 불충분"한 것으로 나타났다.[38]

고기에 대한 미신 10가지

붉은 고기를 반대하는 주장들을 방어하는 것은 마치 두더지 잡기 게임 같다. 하나의 미신을 두들겨 구멍에 밀어넣으면 곧장 또 다른 미신이 튀어나온다. 가장 일반적인 몇 가지 주장을 간략하게 살펴보자.

미신 1: 붉은색 헴철이 암을 유발한다

동물 생물학에서 없어서는 안 될 역할을 하는 헴철은 붉은 고기에 독특한 색과 풍미를 부여한다. 이것이 바로 일부 식물성 '고기' 제조업체가 유전자 변형 레그헤모글로빈(대두 식물의 뿌리에 있는 헤모글로빈의 한 형태)을 대량 생산하고 이를 패티에 삽입하는 데 7천 5백만 달러를 지출한 이유다.[39] 그렇다, 헴철은 이런 '가짜 버거' 안에도 들어간다. 그러므로 헴철이 붉은 고기에 숨어서 암을 유발하는 주범이라는 주장은 터무니없다. 미국 농무부에서 진행한 '인간 영양을 위한 국가 프로그램' 리더이자 세계보건기구 보고서의 저자 중 한 명인 데이비드 클러펠드David Klurfeld 박사는 2015년 작성한 성명에서 이렇게 말했다. "인간 장내 정상적인 수준의 헴이 해를 끼친다는 데이터는 없다."[40]

미신 2: 탄 고기는 암을 유발한다

숯이나 장작을 피워 훈제하는 고기는 다환방향족탄화수소PAH와 헤테로사이클릭아민HCA을 생성하는데, 두 가지 모두 실험실 동물에게 암을 유발하는 것으로 나타났다. 그 동물들에게 암을 유발한 이

3부 모든 식품에 대한 모든 진실

화합물의 복용량은 보통 인간이 먹는 음식에 들어 있는 복용량보다 1천 배에서 10만 배까지 더 높다.[41] 한편 인간을 대상으로 한 연구는 역학 연구로 제한되었으며, 그 연구들도 제대로 된 결론에 이르지 못했다.[42]

헤테로사이클릭아민은 붉은 고기뿐만 아니라 생선, 가금류 등 단백질이 풍부한 모든 식품에서 형성된다. 다환방향족탄화수소는 훈제, 구이, 튀김 등 높은 열처리에 노출된 모든 식물과 동물 물질에서 나타난다. 구운 채소, 코코아를 활용한 제품, 분유 등 다양한 식품에서 발견되지만 특히 밀가루, 시리얼, 빵에는 조리된 고기보다 1천 배나 더 많이 함유되어 있다.[43]

미신 3: 가공육의 질산염과 아질산염이 암을 유발한다

질산염과 아질산염은 베이컨, 살라미 소시지, 햄과 같은 가공육 생산에 사용된다. 그러나 이는 많은 식물성 식품에도 자연적으로 들어 있으며, 때로는 아주 많은 양이 발견되기도 한다.[44] 질산염과 아질산염 자체는 암을 유발하지 않는다. 그러나 다른 단백질 조각과 반응하면 니트로사민이라는 화학물질을 형성할 수 있고, 이는 실험실 동물에게 암을 유발할 수 있다고 나타났다.[45] 일반적인 서양식 식단에서 질산염은 대부분 채소에서 나온다. 따라서 질산염과 아질산염이 암 위험을 증가시킨다면 가공육뿐만 아니라 시금치와 샐러리 같은 질산염 함량이 높은 채소도 제한해야 한다. 시금치는 같은 양의 핫도그보다 80배 많은 질산염을 함유하며, 샐러리 분말은 질산염 함량이 매우 높아 많은 제조업체가 이를 가공육 제조에 사용한다. 그들은 종종 제품을 소개하며 "셀러리 분말에서 자연스럽게 생긴 것 말고는 질산염이나 아질산염이 첨가되지 않았다"고 자랑스럽게 광고하곤 한다.

미신 4: 고기는 변비를 유발한다

고기는 소화하기 가장 쉬운 음식이다. 위산, 장내 효소나 담즙은 단백질을 개별 아미노산으로, 지방을 지방산으로 효율적으로 분해하며 이는 거의 다 혈액으로 흡수되어 폐기물이 거의 또는 전혀 남지 않는다.[46] 의심스럽다면 스스로에게 물어보라. 첫째, 소화되지 않은 고기나 지방 조각이 몸에서 빠져나오는 것을 본 적이 있는가? 둘째, 브로콜리, 견과류, 씨앗, 완두콩, 옥수수 등 소화되지 않은 식물성 식품 조각이 몸 밖으로 나온 것은 본 적 있는가?

미신 5: 고기는 비만을 유발한다

비만은 비교적 새로운 전염병인 반면 고기는 고대로부터 내려온 음식이다. 인슐린 수치가 높으면 지방 저장이 시작되고, 인슐린 수치가 낮으면 지방 저장이 멈춘다. 인슐린 수치를 너무 자주 높이는 식습관은 원치 않는 지방 증가로 이어질 수 있으며 인슐린 분비를 가장 강력하게 촉진시키는 요인은 설탕, 밀가루 등 정제된 탄수화물 성분이 많이 함유된 식품이다. 38가지 식품에 대한 인슐린 반응을 측정한 1997년의 고전적인 연구에서 소고기의 인슐린 지수는 51, 바나나는 82, 흰 빵은 100, 딸기 요구르트는 115, 젤리빈은 160이었다.[47]

미신 6: 고기는 당뇨병을 유발한다

제2형 당뇨병의 특징은 혈당 수치가 지속적으로 높게 유지된다는 것이다. 고기는 탄수화물 함량이 극도로 낮기 때문에 건강에 해로운 혈당 상승을 일으킬 수 없다. 바로 앞에서 인용한 1997년 연구에서 소고기에 대한 포도당 반응은 검사한 38가지 식품 중 단연 가장 낮았다. 물론 반죽을 입혀 튀기거나 달콤한 바비큐 소스를 뿌리거나 샌드위치에 넣으면 문제가 발생할 수 있다.

미신 7: 고기는 고혈압을 유발한다

36개 무작위 대조 시험을 분석한 2020년 메타 분석에서는 다른 단백질 공급원과 비교할 때 붉은 고기가 혈압에 미치는 추가적인 영향을 발견하지 못했다.[48] 데이비드 언윈David Unwin 박사 연구진의 최근 연구에 따르면 고기를 허용하는 저탄수화물 식단을 처방받은 환자들은 혈압이 크게 감소하고 혈압약의 필요성도 줄어든 것으로 나타났다.[49] 높은 인슐린 수치는 혈압을 높이고 신장이 더 많은 나트륨을 보유하게 만들기 때문에 탄수화물 섭취를 줄여 인슐린 수치를 낮추는 것이 분명한 이점이다.

미신 8: 고기는 신장 질병을 유발한다

신부전의 가장 큰 위험 요소는 고혈당증이고, 두 번째 위험 요소는 고혈압이다.[50] 건강한 신장은 단백질 함량이 매우 높은 식단을 안전하게 처리할 수 있다. 하지만 높은 포도당 수치와 고혈압을 처리하도록 설계되진 않았다. 1년 동안 100% 육식 식단을 섭취한 두 남성을 검사한 1930년 연구에서는 신장 문제의 징후가 전혀 나타나지 않았다.[51] 보디빌더를 대상으로 한 최근 연구에서도 체중 1kg당 권장량의 약 3배에 해당하는 2.2~3g의 단백질을 몇 달간 매일 섭취해도 신장 기능이 정상적으로 유지되는 것으로 나타났다.[52]

미신 9: 고기는 통풍을 유발한다

통풍은 요산이라는 대사 폐기물의 혈중 농도가 높아져서 발생하는 관절염의 일종이다. 요산은 관절에서 결정체를 이뤄 통증을 유발할 수 있다. 통풍은 주로 풍부한 음식을 먹을 여유가 있는 사람들에게 발생했기 때문에 한때는 '왕의 질병'이라고 불렸지만 오늘날에는 전 세계 4천만 명 이상의 일반인들도 겪고 있다.[53] 수세기 동안 통풍은 고기를 너무 많이 먹어 발생한다고 여겨졌다. 그러나 이에 대한 실험적 증거는 없다. 다른 많은 만성 질환과 마찬가지로 통풍도 인슐린 저항성에 뿌리를 두며, 인슐린 저항성이 신체가 요산을 제거하는 능력을 손상시킨다는 것이 최근에 증명되었다.[54]

미신 10: 고기는 염증을 유발한다

붉은 고기 안에서 염증을 일으키는 주범으로 지목되는 물질은 다양하다. 포화지방부터 다중불포화지방(아라키돈산, 동물성 식품에서만 발견되는 오메가-6 지방산), 헴철, 포유류 고기에서만 발견되는 신호 전달 분자인 neu5GC까지 범인으로 몰렸다. 그러나 인간 대상 무작위 대조 시험 24개를 조사한 2020년 메타 분석에서는 붉은 고기가 염증의 혈액 지표에 영향을 미치지 않는 반면,[55] 고혈당증은

몸 전체에 염증을 유발한다고 결론 내렸다.[56]

고기를 먹는 일이 마음 아프게 느껴진다면

연구자들은 고기가 인간의 건강에 위험하다는 가설의 증거를 아주 오래, 열정적으로 찾아다녔다. 하지만 아무런 증거도 찾지 못하고 빈손으로 돌아왔다. 그런데도 이 가설은 버려지기는커녕 계속 살아남았을 뿐만 아니라 오히려 번창하고 있다. 이는 우리가 정확한 사실보다 감정에 뿌리를 두고 있을 가능성이 훨씬 높음을 시사한다. 정신과 의사로서 나는 인간의 감정을 충분히 존중하며, 우리가 어떤 중요한 결정을 내릴 때 때로는 생각이 아닌 마음을 발휘한다는 점도 이해한다. 그러나 동시에 모든 사람이 제대로 된 사실을 알아야 그 사실과 자신의 감정 사이에서 저울질할 수 있고, 자신에게 가장 중요한 것에 기초해 결정을 내릴 수 있다고 생각한다.

고기의 진짜 문제

나는 모든 생명체가 생명을 소비해야만 한다는 생물학적 사실에 동의한다. 이때 중요한 점은 우리가 식량으로 삼는 동물을 어떻게 대하는지다. 산업화된 대량 육류 생산 시스템은 동물, 인간, 환경의 건강과 복지에 현실적으로 매우 심각한 문제를 안기고 있다.

공장에서 만들어지는 지방

인간과 마찬가지로 동물도 자연 속에서 생활하며 각자에게 맞는 식단을 섭취하면 건강한 뇌와 신체를 유지할 수 있다. 공장식 농장에서 살았든, 인도적으로 사육되었든, 야생에서 자랐든 그 출신과 관계없이 동물성 식품은 우리가 먹을 수 있는 가장 안전하고 영양가 높은 식품이다. 그러나 모든 동물성 식품이 똑같이 건강한 것은 아니다. 한 가지 주요한 차이점은 지방의 질에서 나온다. 풀, 야생식물, 곤충이나 기타 작은 생물을 먹는 암탉이 강제로 옥수수, 콩, 합성 보충제를 기반으로 한 채식을 섭취하면 신체 구성이 달라진다. 암탉은 여전히 탄수화물을 포도당으로 바꿀 수 있고, 단백질을 아미노산으로 바꿀 수 있다(채식주의 식단에 부족한 것을 공급하려면 아미노산 보충제의 도움이 약간 필요하긴 하다). 그럼 여러분의 리놀레산은 어찌해야 할까?

암탉은 자연 식단인 풀에서 오메가-3 다중불포화지방산(EPA와 DHA)를 얻고, 작은 생물들에게서 풍부한 포화 혹은 단일불포화지방산을 제공받는다. 이럴 때 리놀레산은 거의 얻지 않는다. 반면 옥수수와 콩 지방의 약 50%는 리놀레산이다.[57] 옥수수와 콩(심지어 리놀레산 함량이 매우 높은 콩기름까지)을 먹고 자란 암탉은 이 취약한 지방산을 지방세포에 저장한다. 곡물과 콩류를 너무 많이 먹은 돼지, 소, 기타 가축들의 경우도 마찬가지고, 우리가 이 동물들의 고기(또는 달걀)를 섭취할 때도 똑같은 일이 벌어진다. 6장의 내용을 되짚어보자. 과도한 리놀레산은 건강에 부정적으로 작용할 수 있는 독성 부산물로 분해되는 경향이 있다.

윤리적, 환경적 우려

공장식 사육의 문제점은 매우 심각하다. 동물에게 어떤 먹이를 주는지를 넘어서 사육과 치료, 약물 투여, 도살 방법까지 문제가 되는 부분이 아주 많다. 이런 우려로 인해 어떤 사람들은 동물 섭취를 완전히 중단해야 한다고 권고한다. 그러나 이는 살충제와 단일 작물 재배가 인간 건강을 위협하고, 크고 작은 동물 서식지를 파괴하며, 표토를 손상시키기 때문에 식물 섭취를 멈춰야 한다고 주장하는 것과 마찬가지로 비논리적이다. 산업화된 식물성, 동물성 식품 생산 시스템은 근로자를 존중하지 않고 소비자 건강에 무신경하며 토지, 물, 공기를 오염시킨다. 이제 우리 모두가 공유하는 식물, 동물, 환경을 위해 더 건강하고 지속 가능한 방법을 찾아내야 한다. 우리의 건강과 지구에 해를 끼치는 것은 동물 자체가 아니라 인간이 동물을 관리하는 방식이다. '글로벌식품정의연합Global Food Justice Alliance'의 영양 전문가이자 창립자인 다이애나 로저스Diana Rodgers와 팔레오 식단 전문가 롭 울프Robb Wolf는 공동 저서 《신성한 소》에서 "소가 아니라 방법이 문제다"라고 썼다.[58]

육류 생산이 환경에 미치는 영향을 과학적으로 검토하고 해결책을 제안하는 것은 이 책의 범위를 벗어난다. 그러나 내가 이해하는 바는, 동물을 기르는 방법을 잘 선택하면 우리가 직면한 수많은 환경과 건강 문제 중에서 몇몇은 해결할 수 있다는 것이다. 이 분야의 논쟁은 복잡하고 미묘하며 더 깊이 탐구할 가치가 있으므로 《소고기를 위한 변론》의 저자인 니콜렛 한 니먼Nicolette Hahn Niman의 작업을 참조하길 바란다. 평생 채식을 실천해온 환경 변호사이자 소목장주인 그녀는 공장식 축산에 반대하는 소송을 제기했다. 그녀는 신중하게 관리된 동물이 인간과 지구 복지에 얼마나 중요한 영향을 미치는지 말할 수 있는 특별한 자격을 갖춘 사람이다.

지금 상황에서는 인도적으로 사육되고, 야외 활동이 충분히 허용되고, 각 종에 적합한 식단을 먹인 가축이나 야생 동물의 고기를 선택하는 것이 최선이다. 그러나 이런 선택이 항상 가능하지는 않다. 비용도 더 많이 들 수 있다. 최선을 다하되 완벽함이 선함의 적이 되도록 하지는 마라. 니콜렛 한 니먼에 따르면 일반 식료품점에서 동물성 식품을 구입할 때 가장 좋은 방법은 소고기를 구입하는 것이다.

> 고기, 우유, 계란을 위해 사육되는 다른 동물과 달리 육우는 어미와 함께 삶을 시작하며 모유를 먹고 풀을 뜯으며 자란다. 대부분은 생애 첫 해 동안 목초지나 방목장에서 무리를 지어 생활한다. 그 이후에 어떻게 키우든 결코 계속 건물에 갇히거나 콘크리트 위에서만 생활하지는 않는다. … 젖소, 돼지, 닭, 칠면조, 산란계 등이 사육되는 방식을 확인할수록 육우는 가장 좋은 삶을 사는 동물이라는 생각이 들었다.[59]

고기는 영양가가 높고 신진대사에 친화적인 자연식품이다. 이를 더 이상 생산하지 말라고 요구하는 것은 인류가 마주한 글로벌 정신건강 위기에 대한 해답이 아니다. 오히려 인류의 정신 상태를 더 악화시킬 수 있다. 우리 앞에 놓인 과제는 오염을 최소화하고 토양, 생태계와 동물을 존중하는 방식으로 꼭 필요한 만큼의 고기를 생산하는 일이다.

고기는 건강에 좋다

- 고기(붉은 고기, 해산물, 가금류 포함)는 오랜 세월에 걸쳐 검증된 진화론적으로 인간에게 적합한 자연식품이다.
- 붉은 고기(또는 다른 종류의 고기)가 인간 건강에 해롭다는 증거는 없다.
- 고기는 항영양소가 없고 우리에게 필요한 모든 영양소를 적절히 포함한다.
- 고기는 자극이 없고 소화가 매우 쉽기 때문에 장건강에 좋다.

고기로 뇌에 영양을 공급하고, 보호하고, 활력을 주는 방법
- 건강한 고기를 선택하라. 가능하면 야외 활동이 충분히 제공되는 환경에서 인도적으로 사육되고 종에 적합한 식단을 섭취한 가축이나 야생 동물의 고기를 선택하라.
- 너무 완벽한 고기를 구하려 하진 마라. 고품질의 고기를 접하거나 구할 수 없으면 가까운 선택지 중 최선을 골라라.
- 꼭 붉은 고기일 필요는 없다. 식단에는 고기, 해산물 또는 가금류가 꼭 포함되어야 하지만 그것이 반드시 포유류 고기(붉은 고기)일 이유는 없다. 조개류, 지방이 많은 생선, 오리, 가금류의 간은 모두 붉은 고기를 대체할 수 있는 영양가 높은 식품이다.

- 신선한 음식을 먹어라. 가능하면 가공되지 않은 신선한(또는 갓 냉동한) 고기를 골라라.
- 천연 동물성 지방을 두려워하지 마라. 지방이 많은 고기는 맛이 더 좋고 영양가가 높으며 가격도 저렴하다. 불행하게도 공장식 사육으로 생산한 돼지고기와 가금류 지방에는 리놀레산 함량이 높을 수 있다.
- 조심스럽게 요리해라. 고기를 너무 익히면 영양분과 맛이 손상될 수 있다. 고온에서 굽거나 조리했을 때 타거나 검게 변한 부분이 있으면 잘라내라.
- 너무 많이 먹지는 마라. 단백질을 과식하면 인슐린 수치가 높아질 수 있다(어떤 사람들의 경우 포도당 수치도 약간 높아질 수 있다). 일일 단백질 요구량을 추정하려면 17장을 참조해라.

붉은색이든 아니든, 모든 종류의 고기를 인간의 식단에서 제거해야 한다는 주장 중 신뢰할 수 있거나 그럴듯한 것은 찾지 못했다. 진실은 그 반대다. 다른 어떤 식품도 고기만큼 영양가 있고 안전하며 접근성이 좋지 못하다. 만약 당신이 단 한 가지 식품만 구입할 수 있다면 나는 고기를 택하라고 권하고 싶다.

11장

달걀과 유제품:
자연의 성장 공식

달걀과 우유는 모양과 맛이 전혀 다르지만 한 가지 중요한 공통점이 있다. 둘 다 새로운 생명에 영양을 공급하기 위해 존재한다는 것이다. 이 특별한 책임 때문에 이들은 영양학적으로 회색 지대에 속한다. 달걀과 우유는 많은 이에게 사랑받는 단백질과 기타 필수 영양소 공급원이다. 이것들은 영양이 풍부하고, 다양하게 활용되며, 합리적인 가격으로 구매할 수 있다. 특히 고기를 접할 수 없거나 채식을 선택한 사람들에게 중요한 식품이다. 그러나 달걀과 우유는 자기네 어린 새끼들을 먹여 살리기 위해 특별히 설계된 독특한 물질도 포함한다. 그중 일부가 인간에게 문제를 일으킬 수 있다.

유제품은 포화지방이 많고 달걀에는 콜레스테롤이 많다. 그래서 이런 음식을 볼 때 관상동맥이 막히는 이미지를 떠올릴 수 있다. 이런 두려움을 적극 활용하는 주체가 바로 식품 산업이다. 그들은 달걀에서 노른자를 제거하거나 우유에서 지방을 제거하고 남은 것을 활용해 '에그 비터스'*나 '고거트'**같은 고가의 가공 제품을 만들어 많은 돈을 번다. 더 큰 문제는 곡물이나 콩류에서 추출한 단백질을 산업적으로 정제된 식물성 기름과 혼합해 만든 '저스트에그'***나 '오트밀크' 같은 식물성 제품이 점점 더 많은 인기를 얻고 있다는 것이다. 제조업체는 이런 대체식품에 포화지방, 콜레스테롤과 동물성 단백질이 없다고 자랑한다. 이는 우리의 관심을 돌려 이 식품에 들어 있는 문제의 성분(산업적으로 정제된 식물성 기름, 저품질의 식물성 단백질 추출물, 설탕 등)에 주의를 기울이지 못하게 만든다.

진실은 이렇다. 달걀은 거의 완벽한 식품이다. 반면 유제품은 영양가는 있지만 인간의 건강과 신진대사에 복잡한 영향을 미친다.

달걀: 자연의 기적

경첩, 열쇠, 뚜껑은 없지만 그 안에는 황금 보물이 숨겨져 있다.

—J. R. R. 톨킨, 《호빗》

알은 새의 배아가 부화할 준비를 갖출 때까지 집이 되어주고, 위험으로부터 방어하고, 영양을 공급하도록 설계된 놀라운 공학 기술

---

*   달걀 흰자만 포함된 액체성 식품.
**   Go-gurt. 요플레사에서 아이들을 위해 만든 짜 먹는 요구르트.
***   녹두 추출 단백질로 만든 달걀 대체식품.

이다. 인간 배아는 태반을 통해 어미로부터 영양분과 산소를 지속적으로 공급받는 반면, 새 배아는 생겨날 때부터 암탉과 물리적으로 분리되기 때문에 건강한 성장과 발달에 필요한 모든 영양소를 알에서 얻어야 한다. 닭의 경우 배아가 성장하고 부화하기까지 걸리는 3주 동안 알은 어미 닭의 무게를 지탱하고 배아를 부상과 감염으로부터 보호할 만큼 강해야 한다. 자라나는 배아가 숨을 쉴 수 있을 만큼 충분한 구멍도 나 있어야 한다.

달걀의 필수 영양소는 대부분 노른자에 들어 있다. 닭의 배아는 그 노른자를 먹는다. 사실 달걀 노른자는 동물 배아가 자라나는 데 필요한 모든 성분을 제공해야 하기 때문에 동물이 요구하는 모든 영양소를 가지고 있다(병아리 배아가 스스로 만드는 비타민 C 제외). 특히 달걀은 콜린(세포막의 기본 구성 요소)과 아세틸콜린(학습과 기억에 중요한 신경전달물질)의 좋은 공급원이다. 암탉을 목초지에 풀어 키울 경우 노른자 지방에 비타민 A, E, K1, K2, D뿐만 아니라 더 많은 EPA와 DHA(다른 식품들에서는 찾기 어려운 귀중한 다중불포화지방산)가 포함된다.[1]

그러나 달걀의 몇몇 영양소는 고기에 비해 인간이 활용하기 어렵다. 가장 심한 것은 철분이다. 우리는 달걀에 있는 철분 중 약 3%만 흡수하는 반면, 소고기에 있는 철분은 10~20% 흡수한다. 달걀에 든 철은 비헴철이고[2] 노른자에 있는 **포스비틴**이라는 미네랄 결합 단백질이 노른자의 철분(그리고 칼슘과 마그네슘)에 접근하는 것을 방해하기 때문이다.[3] 포스비틴은 조리 후에도 사라지지 않는 매우 강력한 철분 자석으로, 우리가 달걀을 먹을 때마다 소화관에서 다른 식품의 비헴철을 흡수하는 능력을 7% 감소시킨다[4](헴철에는 영향을 미치지 않는다).

달걀 노른자는 영양분이 풍부한 반면 달걀 흰자는 영양분이 없는 사막 같다.[5] 달걀 흰자는 껍질에 있는 수천 개의 미세한 공기 구멍을 통해 달걀 속으로 몰래 들어와 아기 새를 감염시키려는 박테리아나 바이러스, 곰팡이를 막는 강력한 장벽 역할을 한다. 침입을 시도하는 미생물들은 이 매끄럽고 젤리 같은 단백질 해자가 물리적으로 통과하기 어렵고, 영양소는 거의 없으며, 항세균 단백질로만 가득 차 있다는 것을 알게 된다. 이런 방어 분자에는 박테리아가 달걀 단백질을 소화하는 능력을 차단하는 프로테아제 억제제, 박테리아 세포벽을 용해시키는 리소자임, 비오틴(비타민 B7)의 강력한 결합제인 아비딘이 포함된다.[6] 다행히 이런 항영양소는 열에 의해 대부분 파괴되므로 달걀 흰자를 조리해 먹으면 단백질 생체 이용률을 65%에서 95%로 높이고 비오틴을 쉽게 흡수할 수 있다.[7]

달걀은 음식 알레르기와 민감성을 일으키는 흔한 원인이기도 하다. 알레르기를 일으키는 대부분의 단백질은 달걀 흰자에 들어 있다.[8] (19장에서 음식 알레르기와 민감성에 대해 알아볼 것이다.)

달걀이 위험하다는 착각

달걀은 때로 자연이 주는 가장 완벽한 음식으로 묘사되며, 확실히 그에 가깝다. 철분 가용성이 낮고 비타민 C가 부족하다는 점만 개선된다면 이론적으로 달걀만 먹고도 건강히 살아갈 수 있다. 달걀은 한 알당 6g의 고품질 단백질을 함유하고 있어 채식주의 식단에 탁월한 선택이다. 또한 탄수화물 함량이 매우 낮기 때문에(한 알당 1g 미만) 인슐린 저항성이 있는 사람들에게 대사적으로 안전하며, 단백질보다 약 2배 많은 지방을 함유하고 있어 케토제닉 식단에 풍부한 다량 영양소를 제공한다.

그런데 어떤 사람들은 달걀에 콜레스테롤이 많다며 섭취량을 제한하거나 달걀에서 영양가가 가장 낮은 부분(흰자)을 먹고 가장 영양가가 높은 부분(노른자)은 버려야 한다고 말한다. 이런 조언은 도대체 어디서 나온 걸까?

오해의 시작

1960년대 초 미국심장협회가 우리가 먹는 음식에 포함된 콜레스테롤이 동맥에 축적되어 심장마비를 일으킬 수 있다고 발표하면서 콜레스테롤 반대 감정이 들끓기 시작했다.[9] 이 주장을 뒷받침하는 과학은 아직 확립되지 않았다. 그럼에도 1977년 '미국 식생활 목표'를 작성한 위원회는 미국심장협회의 영향을 받아 미국인들에게 "콜레스테롤 섭취량을 하루 약 300mg으로 줄여야 한다"라고 선언했다.[10] "식이 콜레스테롤과 심장병의 정확한 관계를 둘러싼 논란이 여전하다"[11]라고 인정하면서도 말이다.

이 식생활 목표는 곧 미국 식생활 지침으로 발전했다. 그 지침은 (달걀 한 알당 약 200mg의 콜레스테롤을 함유한다는 이유로) 달걀을 위험한 식품으로 선정해 1980년에 미국인들에게 "달걀 사용을 줄여야 한다"고 경고했다.[12] 그래서 지난 반세기 동안 우리는 달걀과 심장병 사이의 연관성이 과학적으로 확고하고 명백하다고 믿고 있었다.

믿음 1. 혈중 콜레스테롤이 높으면 심장병이 발생한다.

믿음 2. 달걀 노른자는 콜레스테롤이 풍부하다.

믿음 3. 따라서 달걀 노른자는 심장병을 유발한다.

그러던 2013년, 미국심장협회는 미국심장학회와 함께 기존 입장을 뒤집는 새로운 지침을 발표했다. 콜레스테롤을 적게 먹으면 LDL콜레스테롤(일명 '나쁜 콜레스테롤')이 낮아진다는 주장은 증거가 불충분하다고 발표한 것이다.[13] 이에 따라 미국식생활지침자문위원회는 2015년에 입장을 바꿨다. "현재 확인 가능한 증거는 식이 콜레스테롤 섭취와 혈청 콜레스테롤 사이에 뚜렷한 관계가 없음을 보여준다. 이 결론은 미국심장협회/미국심장학회 보고서의 결론과 일치한다. 콜레스테롤은 과잉 섭취의 우려가 있는 영양소가 아니다."[14] **요약: 달걀은 무죄다. 원하는 만큼 많이 먹어라.**

이들의 주장이 180도 뒤집힌 이유는 무엇일까? 수십 년간의 실험실 연구, 동물 연구, 인간 대상 임상 시험을 통해 콜레스테롤 섭취량과 콜레스테롤 수치는 심장병 발병 여부와 명확한 연관성이 없다고 판명됐기 때문이다. 한편 달걀을 먹는 것이 심장건강에 도움이 된다는 것을 입증하는 인간 대상 임상 시험도 여럿 있다.[15]

도무지 풀리지 않는 오해

미국심장협회와 미국심장학회의 이 공식 선언은 달걀에 완전한 무죄 선언을 내리기에 충분하지 않았다. 양측의 영양역학 연구 결과가 왔다갔다하면서 논쟁의 불길만 부채질하는 것처럼 보였다. 이후로도 논쟁은 계속 진행되며 언론의 헤드라인을 장식하고 대중에게 혼란을 안겼다.

- 2018년 "하루 달걀 1개가 심장병 위험을 **감소**시킬 수 있다는 연구 결과"[16] (베이징 대학)
- 2019년 "달걀은 심장병과 사망 위험을 **증가**시킨다"[17] (노스웨스턴 대학)
- 2020년 "적당한 양의 달걀 소비가 **다시 승인**되었다."[18] (하버드 대학)
- 2021년 "하루에 달걀 반 개만 먹어도 사망 위험이 7% **증가**한다"[19] (저장 대학)

그러나 달걀을 옹호하는 언론조차도 여전히 섭취량에 주의하라고 조언하고 있다. 예를 들어 월터 윌렛 교수가 공동 저술한 위의 하버드 연구는 "적당한 달걀 섭취(하루 최대 1개)는 심혈관 질병 위험과 관련이 없다"고 결론지었다.[20] 이런 결론은 하루에 달걀을 1개 이상 먹는 것이 위험할 수 있다는 뜻으로 들리기 때문에 다소 걱정을 불러일으킨다. 그러나 그들의 논문을 자세히 읽어보면 하루에 **하나 이상**의 달걀을 먹어도 심장병 위험과 관련이 없다고 기술되어 있다. 이 연구자들은 자신들의 연구가 뒷받침해주지 못하는 이상하고 임의적인 달걀 섭취 한계선을 그어 우리에게 제안했다.

일반적인 식이 콜레스테롤, 그중에서도 특히 달걀은 혈중 콜레스테롤 수치와 심장에 완전히 안전하다는 증거가 압도적으로 많다. 그럼에도 미국 식생활 지침은 계속해서 "콜레스테롤은 식단의 영양 적절성을 손상시키지 않는 선에서 가능한 한 적게 섭취해야 한다"라고 권장한다.[21] 달걀에 대한 이런 뒤죽박죽 메시지로 인해 많은 사람이 여전히 달걀이 위험하다고 믿고 있다. 그러나 달걀은 우리가 먹을 수 있는 가장 안전하고 영양가 높은 음식 중 하나다.

심층 분석: 콜레스테롤 제대로 알기

우리는 LDL콜레스테롤을 '나쁜 콜레스테롤'로 여기도록 배웠다. 그러나 알고 보면 우리 몸이 LDL콜레스테롤을 만드는 이유는 아주 긍정적이다. 사실 LDL 자체는 콜레스테롤이 아니다. 혈액 내에서 지방과 콜레스테롤 분자를 운반하는 **지질단백질 입자**, 즉 단백질과 지방으로 만들어진 주머니에 불과하다. 지질단백질은 운반할 물질을 집어 올리면 팽창하고 떨어뜨리면 수축하므로 크기와 밀도가 끊임없이 변한다. 콜레스테롤은 지방보다 밀도가 높기 때문에 콜레스테롤으로 가득 찬 주머니는 지방으로 가득 찬 주머니보다 밀도가 높다.

　LDL(저밀도 지질단백질) 주머니는 간에서 VLDL(초저밀도 지질단백질) 주머니로 이동하기 시작한다. VLDL콜레스테롤은 약간의 콜레스테롤과 많은 지방을 적재해 혈액으로 배출한다.(VLDL콜레스테롤도 '나쁜' 것으로 간주되지만, 일반적인 표준 콜레스테롤 검사는 이를 측정하지 않는다.) VLDL콜레스테롤의 최우선 순위는 에너지가 가득한 지방 분자를 몸 전체의 배고픈 세포에 전달하는 것이다. VLDL콜레스테롤은 순환하는 동안 지방을 잃으며 점차 작아지고 밀도가 높아진다. 지방을 내보낸 VLDL콜레스테롤의 내부에는 거의 콜레스테

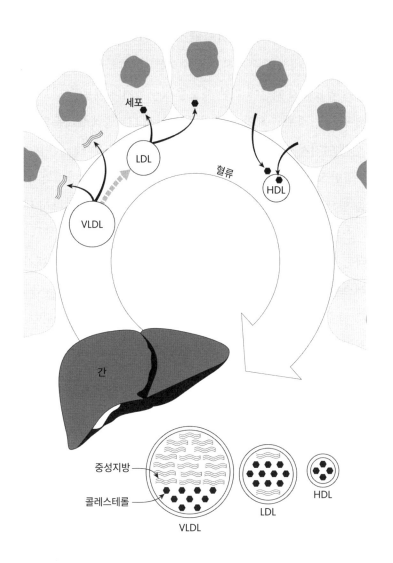

세포

LDL

혈류

HDL

VLDL

간

중성지방

콜레스테롤

VLDL

LDL

HDL

콜레스테롤과 지방 운반 시스템

간은 중성지방과 콜레스테롤을 운반하는 VLDL콜레스테롤(초저밀도 지질단백질)을 혈액으로 보낸다. VLDL콜레스테롤은 중성지방을 세포에 전달하면서 점차 줄어들어 LDL콜레스테롤(저밀도 지질단백질)로 변한다. LDL콜레스테롤은 필요한 세포들에 콜레스테롤을 분배한 다음 간으로 돌아간다. HDL콜레스테롤(고밀도 지질단백질)은 세포에서 손상되거나 불필요한 콜레스테롤을 수집하고 간으로 운반해 신체에서 제거하거나 재활용한다.

롤만 남는데, 이때부터는 LDL콜레스테롤이라고 불리게 된다. 이들의 주 임무는 세포를 유지하고 보수하는 것이다. 콜레스테롤은 세포막에 필요하기 때문에 기존 세포를 복구하거나 새로운 세포를 생성해야 하는 경우 수요가 높아진다. 따라서 LDL콜레스테롤의 임무는 신체 여기저기의 건설 현장에 콜레스테롤을 공급하는 것이다.

일반적으로 콜레스테롤은 혈관벽에 침입해 심장마비와 뇌졸중을 일으키는 원치 않는 침입자 정도로 알려져 있다. 따라서 LDL콜레스테롤은 콜레스테롤을 세포에 전달한다는 이유로 '나쁜' 녀석이라는 딱지가 붙었다. 반면 HDL콜레스테롤은 손상되거나 폐기된 콜레스테롤을 세포에서 제거해 간으로 되돌리기 때문에 '좋은' 입자로 간주된다. 이는 포화지방은 나쁘고 불포화지방은 좋다는 생각처럼 말도 안 되는 주장이다. 우리 신체의 유통 시스템이 정상적으로 기능하려면 모든 지질단백질이 필요하다. VLDL콜레스테롤과 LDL콜레스테롤이 없으면 세포는 형태를 유지하는 데 필요한 콜레스테롤을 받을 수 없고, 지방을 받아 에너지로 태울 수도 없게 된다. 우리가 보통 원하는 게 지방을 태우는 것 아니었나?

그렇다면 LDL콜레스테롤은 어쩌다 지질단백질 계열의 골칫덩어리가 되었을까?

콜레스테롤과 심혈관 질병: 연관성에 의한 유죄

콜레스테롤은 심장마비나 뇌졸중과 관련된 죽상경화성 플라크 내부에서 발견된다. 이로 인해 LDL콜레스테롤이 플라크 형성을 유발한다고 추정해왔다. 그러나 수십 년에 걸친 연구들은 아직 이 아이

3부 모든 식품에 대한 모든 진실

디어를 뒷받침할 신뢰할 만한 증거를 찾지 못했다.[22] 오히려 이에 반대되는 증거가 더 많다. 우리는 여전히 콜레스테롤이 혈관벽 내부로 어떻게, 왜 유입되는지 완전히 이해하지 못한다. 하지만 현재 대부분의 전문가가 LDL콜레스테롤이 건강하지 않은 혈관 안에만 갇힌다는 데 동의한다.

플라크 형성의 첫 단계는 LDL콜레스테롤 수치가 높아지는 것이 아니라 혈관 내부를 둘러싼 세포층인 내피가 손상되는 것이다.[23] 내피세포에 해를 끼치는 주요 원인은 흡연, 고혈당, 고혈압이다. 보통 손상이 발생하면 해당 부위를 보호하기 위해 혈전이 형성되지만, 응고 시스템이 과도하게 활동하거나 면역 체계가 제대로 작동하지 않으면 길고 복잡한 플라크가 형성된다. 결국 콜레스테롤은 **혈액 내 LDL콜레스테롤 수치와 상관 없이** 혈관벽으로 침투하게 된다.

그 예로, 심장마비로 병원에 막 입원한 23만 명 이상을 대상으로 LDL콜레스테롤 수치를 검사한 2009년 연구에서는 그들 중 거의 절반이 당시 전문가 지침이 제시한 건강 한도인 100mg/dl 미만인 것으로 나타났다.[24] LDL콜레스테롤 수치는 심장마비 위험을 예측하는 데 동전 던지기보다 나을 것이 없다는 말이다.

LDL콜레스테롤 수준만으로는 미래에 심장마비나 뇌졸중이 발생할지 알 수 없다.[25] 이는 더 큰 임상적 그림의 맥락에서 해석되어야 한다. 높은 LDL콜레스테롤 수치는 단순히 에너지를 얻기 위해 지방을 활발하게 연소하고 있음을 의미할 수 있다. 저탄수화물, 고지방 식단을 따르는 몇몇 사람의 LDL콜레스테롤이 증가하는 이유도 이 때문일 수 있다. 이 문제는 계속해서 탐구되고 있다.[26]

다시 먹는 얘기로 돌아가자

달걀은 하루에 몇 개까지 먹어도 안전할까?

보통 사람들은 몇 주 동안 매일 달걀 3개를 먹어도 콜레스테롤 수치가 변하지 않는다. ⅓ 정도의 사람들은 LDL콜레스테롤이 약간 증가하지만, HDL콜레스테롤도 함께 증가하므로 전체 콜레스테롤 비율(일반적으로 이용되는 심혈관 위험도 지표)은 변하지 않는다.[27]

우리 몸은 양동이가 아니다. 특정 음식을 많이 먹는다고 해서 콜레스테롤이 넘칠 때까지 쏟아부어지지는 않는다. 인간의 소화관에는 정교한 제어 기능이 있어 콜레스테롤을 음식에서 얼마나 흡수할지, 세포에서는 얼마나 생산하고, 담즙에서는 얼마나 제거할지를 섬세하게 조절한다.

여기서 흥미로운 사례를 하나 살펴보자. 어떤 연구자들은 15년 동안 매일 최소 24개의 달걀을 섭취한 88세 남성의 총 콜레스테롤 수치를 검사했다. 결과는 150~200mg/dl로 유지되는 것으로 나타났다.[28] 연구자들은 그의 몸이 섭취한 콜레스테롤의 약 18%만 흡수했으며 시스템의 균형을 유지하기 위해 콜레스테롤 제거 속도를 2배로 늘렸다는 사실을 발견했다.

콜레스테롤을 '과식'하면 신체는 처리 방법을 바꿔 대응한다. 너무 적게 섭취하는 경우도 마찬가지다. 뇌와 신체의 거의 모든 세포는 직접 콜레스테롤을 생산할 수 있으므로, 콜레스테롤이 없는 완전채식을 하더라도 혈액에 항상 많은 콜레스테롤이 있도록 조치할 것이다. 3천 5백 명 이상의 여성을 대상으로 한 연구에서는 완전채식주의자(비건), 중간 단계 채식주의자, 잡식주의자의 LDL콜레스

3부 모든 식품에 대한 모든 진실

테롤 수치에 큰 차이가 없는 것으로 나타났다.[29] 오히려 완전채식을 하는 사람들의 콜레스테롤 수치가 더 높을 수도 있었다.[30]

우리가 먹는 식단에 포함된 콜레스테롤 양이 혈액 내 콜레스테롤의 양을 결정하는 것은 아니다. 결정권은 신진대사에 있다.

그래서 어떻게 하라고?

- 익힌 달걀은 우리에게 필요한 모든 영양소를 가진 좋은 공급원이다(앞서 말했듯, 철분과 비타민 C를 제외하고).
- 달걀 노른자는 콜린, 비타민 B12, 비타민 A의 좋은 공급원이며 MK-4(뇌가 선호하는 비타민 K2의 한 형태)의 몇 안 되는 공급원 중하나다.
- 달걀 노른자는 필수 영양소인 콜레스테롤이 풍부하다. 하루에 달걀을 몇 개나 먹는지는 혈중 콜레스테롤 수치와 아무런 관련이 없다.

달걀을 통해 뇌에 영양을 공급하고 보호하며 활력을 주는 팁

- 달걀은 철분을 거의 포함하지 않는다. 만약 당신이 고기를 먹지 않는다면 다른 철분 공급원을 식단에 포함시켜야 한다.
- 영양상의 이점을 극대화하려면 달걀을 먹기 직전에 요리하고 노른자도 버리지 마라. 영양분은 노른자에 있다.
- 달걀은 단백질보다 약 2배 많은 지방을 함유한다. 이 비율은 케토제닉 식단에 탁월한 다량 영양소 비율이다.

◦ 달걀 알레르기와 민감성은 흔하게 발생한다. 달걀을 먹었을 때 명확히 설명할 수 없는 정신적·신체적 문제가 나타나는 경우 30일 동안 달걀을 끊는 실험을 해보길 권한다.

익힌 달걀은 흰자와 노른자를 포함할 때 거의 완벽한 영양 성분을 가진다. 또 활용도가 높고 저렴하며 거의 모든 곳에서 구할 수 있기 때문에 우리가 먹을 수 있는 가장 건강한 식품 중 하나다. 알레르기가 있거나 예민한 사람이 아닌 이상 마음껏 먹어도 좋다.

유제품의 복잡한 특성

야생 오록스(선사시대 소)는 약 1만 년 전에 중동에서 처음으로 가축화되었으며,[31] 인간이 정기적으로 우유를 소비했다는 최초의 고고학적 증거는 약 6천 년 전 영국 남부에서 나왔다.[32] 오늘날 소, 물소, 염소, 양, 낙타 등 다양한 포유류의 젖으로 만든 식품은 대부분의 국가에서 주식으로 쓰이지만[33] 중국, 인도네시아, 북한에서는 거의 소비되지 않는다.[34]

나는 식단에서 유제품을 실험적으로 배제하는 것이 내 임상 문제에 매우 유용하다는 것을 발견했다. 특히 폭식, 소화불량이나 설명할 수 없는 통증을 해결하는 데 많은 도움이 되었다. 이는 유제품이 비교적 최근에 서양식 메뉴에 추가되어 인간의 생리가 이 식품군에 적응할 시간이 많지 않았던 탓일 수 있다. 아니면 유제품 안에 들어 있는 물질의 복잡성 때문일 수도 있다. 유제품과 정신건강 문제의 연관성에 주목한 연구는 아직 거의 없다. 이 복잡한 음식이 우리 몸에 어떤 영향을 미치는지 더 많은 탐구들이 이루어지길 바라며 설득력 있는 과학적 정보들을 검토해보도록 하겠다.

우유의 미량 영양소

달걀과 마찬가지로 우유도 때로 자연이 제공하는 가장 완벽한 식품 중 하나로 불리지만, 사실 영양학적으로 그렇게 훌륭하지는 않다. 우유는 좋은 칼슘 공급원으로 알려졌지만 비타민 D는 들어있지 않다. 그리고 비타민 D가 없으면 칼슘을 흡수할 수 없다. 따라서 여러 국가(미국, 캐나다, 노르웨이, 스웨덴, 핀란드)에서 우유에 비타민 D를 추가해 그 효과를 강화한다.[35] 우유는 원래 요오드 함량도 낮지만 대부분의 우유 생산업체는 젖소 사료에 요오드를 첨가하고 젖을 짜기 전후나 혹은 짜는 도중에 유두를 소독하기 위해 요오드 용액에 담그기 때문에('유두 담그기'라고 알려진 방식) 요오드가 자연스럽게 들어간다.[36] 또한 젖소의 우유는 다른 포유동물의 젖과 비교해도 철분 함량이 매우 낮다. 아마 유제품 산업을 유지하기 위해 젖소들이 지나치게 많은 양의 우유를 생산하기 때문일 것이다.[37] 소를 어떻게 키웠는지와 무관하게 우유는 오메가-3 지방산인 EPA와 DHA가 충분하지 않다. 대부분의 보건 기관은 성인에게 하루에 약 250mg의 EPA와 DHA를 섭취하라고 권장한다. 풀을 먹인 젖소에게서 얻은 우유는 곡물을 먹인 젖소보다 약 ⅔ 더 많은 EPA가 들어있지만, 230g짜리 유리잔에 담은 양으로도 약 10mg의 EPA(또는 약

2.5mg의 DHA)밖에 제공하지 못한다.[38] 우유에는 비타민 C도 없다. 송아지는 스스로 비타민 C를 만들 수 있게 되는 4개월령이 되기까지 자궁에 축적된 비타민 C에 의존하므로 그것을 우유로 제공받을 필요가 없기 때문이다.[39]

우유의 다량 영양소

우유는 탄수화물, 단백질, 지방이라는 세 가지 주요 영양소를 모두 상당량 함유하고 있는 유일한 동물성 식품이다. 이는 새끼의 급속한 성장을 돕기 위한 자연의 비결이라고 할 수 있다. 우유의 다량 영양소 분자 중 상당수는 미성숙 포유동물에게만 필요하므로 고기에서는 찾을 수 없다. 다량 영양소의 양과 유형은 종마다 다른데, 각 포유동물마다 요구하는 사항이 다르기 때문이다.

우유의 탄수화물(유당)

우유에 포함된 탄수화물은 우유에서만 발견되는 특수 당인 유당 형태로 존재한다. 각 유당분자는 포도당 분자에 또 다른 단순 당 분자인 **갈락토오스**가 결합한 물질이다. 갓난아기였을 때 우리의 장은 이 두 가지 당 분자의 결합을 끊는 **락타아제**라는 효소를 생성해 포도당과 갈락토오스를 혈액으로 흡수할 수 있게 한다. 다른 모든 포유동물은 젖을 뗀 후에는 이 효소가 더 이상 필요하지 않기 때문에 생산 능력을 영구적으로 잃는다. 오록스를 길들이기 전의 초기 인류도 다르지 않았다. 그들도 유아기에 접어들면서 유당을 소화하

3부 모든 식품에 대한 모든 진실

는 능력을 잃었다.[40] 그런데 농업 혁명 이후 주로 유럽 북서부에서 낙농업에 의존했던 특정 집단은 성인이 되어서도 락타아제를 생산할 수 있는 유전자적 돌연변이를 겪었다. 이를 **락타아제 지속성**이라고 한다. 그러나 여전히 우리 중 대략 70%는 유당을 제대로 소화하지 못한다.[41]

지역/민족	유당 흡수 장애의 빈도[42]
스칸디나비아	3-5%
영국	5-15%
독일	15%
오스트리아	15-20%
북미 백인	15%
핀란드	17%
프랑스	17%(북쪽), 65%(남쪽)
이탈리아	20-70%
인도	30%(북쪽), 70%(남쪽)
북미 히스패닉	53%
발칸 반도	55%
남아메리카	65-75%
북미 흑인	80%
아프리카	70-90%(예외: 베두인족 25%, 투아레그족 13%, 풀라니족 22%)
중앙아시아	80%
동아시아	90-100%

락타아제가 충분하지 않은 경우, 섭취된 유당은 전혀 분해되지 않고 소장을 통과해 결장까지 온전히 내려가 장내 박테리아 떼를 만난다. 박테리아 역시 락타아제를 가지고 있지 않기 때문에 그것을 포도당과 갈락토오스로 분해할 수 없다. 대신 유당을 발효(부분적으로 소화)하고 그 과정에서 지방산과 가스를 방출한다. 유당 불내증이 있는 사람이라면 잘 알겠지만 이 가스는 심각한 복부 팽만감, 통증이나 설사를 유발할 수 있다.[43] 유당은 모든 종에 걸쳐 동일하

기 때문에 우유의 유당에 대한 불내증이 있다면 다른 모든 포유동물의 젖에 대해서도 그럴 것이다. 다행히 유당 불내증은 단순히 소화 시스템이 성숙해 더 이상 우유가 필요하지 않다는 신호일 뿐 위험한 상태는 아니다.

유당 함량이 가장 높은 유제품은 우유, 분유, 연유, 버터밀크,* 코티지 치즈,** 아이스크림, 요구르트나 케피어***다. 반면 버터, 기 버터,**** 크림 등 지방이 많이 함유된 유제품이나 경질치즈, 숙성 치즈 등 오랫동안 숙성된 유제품은 유당 함유량이 매우 적다. 발효 과정에서 사용된 박테리아가 이미 유당을 어느 정도 먹기 때문이다. 여기서 한 가지 팁을 주겠다. 유제품의 영양 표시에 탄수화물 함량이 0mg으로 표시되어 있으면 해당 제품에는 유당이 거의 또는 전혀 포함되어 있지 않다는 뜻이다. 몇몇 지역에서는 유당을 줄이거나 완전히 없앤 제품을 구입할 수 있으며, 원한다면 '유당분해효소 보충제'를 먹어 증상을 완화시킬 수도 있다.

그러나 이런 저유당 유제품조차도 당신에게 맞지 않는다면 유제품 단백질에 대한 불내증이 있는 것일지도 모른다.

유제품 단백질의 복잡성

우유를 너무 오랫동안 방치하면 **카세인**이라는 칼슘이 풍부한 단백

---

* 버터를 만들고 남은 우유.
** 탈지유로 만드는 숙성된 치즈. 작은 알갱이들이 들어 있는 부드럽고 하얀 형태다.
*** 러시아 및 동유럽 국가에서 주로 마시는 캅카스 지방의 전통 발효유.
**** 인도 요리에 사용되는 정제 버터.

3부 모든 식품에 대한 모든 진실

질의 고체 덩어리(커드)가 바닥에 가라앉고, 용해된 **유청 단백질**을 함유한 물 같은 물질은 위로 떠오른다. 카세인과 유청은 모든 유형의 우유에서 발견되는 두 가지 주요 단백질이다. 이들은 새끼에게 영양을 공급할 뿐만 아니라 어미소에서 송아지로 유전자를 조절하고 면역 체계를 훈련하며, 미생물 군집을 구축하고 성장 경로를 자극하는 정보를 전달하도록 설계되었다.

카세인은 복잡하다. 우유에 들어 있는 단백질의 80%는 카세인이다(반면 사람의 모유에서는 50% 미만이 해당한다).[44] 카세인 분자는 아주 끈적끈적한데, 실제로 이런 특성 때문에 역사적으로 목재 접착제의 활성 성분으로 사용되기도 했다. 또한 카세인은 장에서 서로 뭉쳐 큰 단백질로 응고되므로 소화하는 데 오랜 시간이 걸린다. 이 물질은 송아지가 젖을 먹지 않는 동안에도 에너지를 유지할 수 있도록 영양분을 장기간 방출하는 공급원 역할을 한다. 그러나 인간의 장에서 소의 카세인은 개별 아미노산으로 분해되는 데 너무 오랜 시간이 걸려 소화불량이나 변비로 이어질 수 있다.

어떤 사람들은 완전히 소화되지 않은 카세인 조각만으로도 문제를 겪을 수 있다. 특히 홀스타인 젖소를 포함해 북유럽 특정 품종의 우유에서 발견되는 **A1-베타 카세인**의 경우가 그렇다. 서구에서 홀스타인은 오랫동안 다른 젖소와 함께 사육되었기 때문에 현재 서구 시장에서 판매되는 우유는 대부분 A1-베타 카세인을 포함한다.(저지Jersey종 젖소 같은 몇몇 유럽 본토 가축이나 아시아, 아프리카 순종 젖소의 우유에서 'A2-카세인'이 발견되는 것과는 대조적이다.) A1-베타 카세인이 완전히 소화되지 않으면 **베타-카소모르핀**을 생성할 수 있다.

이는 모르핀과 비슷한 물질로 마약성과 염증성 성질이 있다.[45]

이 카소모르핀이 인간 장에 자연적으로 존재하는 아편 수용체와 결합하면 모르핀이나 기타 마약성 약물과 마찬가지로 소화 시스템의 속도를 늦추고 변비를 유발할 수 있다. 또한 염증을 유발해 장 내막을 자극하거나 손상시킬 수도 있다.[46] 신체의 염증은 뇌의 염증으로 이어질 수도 있기 때문에 이는 매우 중요한 지점이다.[47]

유제품과 뇌 염증의 관계를 다루는 과학적 연구는 거의 없지만, 내가 진행하고 있는 연구는 매우 흥미롭다. 그중 가장 눈에 띄는 사례는 뇌전증이 있는 영유아로부터 나왔다. 아이의 우유 알레르기 양성 여부에 관계없이 식단에서 유제품을 제외했더니 발작이 완전히 해결되었다.[48] 이 사례는 우유에 대한 민감성이 일부 취약한 사람들의 뇌 화학을 상당히 불안정하게 만들 수 있음을 보여준다.

자폐 스펙트럼 장애가 있는 어린이의 부모들은 자폐 증상을 개선하기 위해 카세인과 글루텐이 없는 식단을 시도해보곤 한다. 일부 비무작위 시험은 이 방법이 상당한 효과가 있다고 보고했다. 그러나 지금까지 수행된 소수의 소규모 무작위 대조 시험에서는 이점이 발견되지 않았다.[49]

유제품은 중독성이 있을까? 대부분의 저탄수화물 식단과 케토제닉 식단은 탄수화물 함량이 낮다는 이유로 유지가 많은 크림이나 버터, 치즈를 권장한다. 하지만 상당수의 환자는 이로 인해 유제품에 '중독'되어 갈망, 폭식과 원치 않는 비만을 얻을 수 있다. 카세인이 IGF-1(인슐린유사 성장인자 유형 I)이라는 호르몬의 방출을 유도하는데, 이 호르몬이 우리 몸의 성장 경로를 자극하고 식욕을 증가시키기 때문이다.[50-52] 어쩌면 카소모르핀의 영향일 수도 있다. 카소모르핀은 혈액뇌장벽을 통과해 뇌의 아편 수용체를 자극할 가능성이 있다. 그러나 카소모르핀의 아편과 같은 효과는 모르핀 등의 약물에 비하면 상당히 약하며 일부 유제품 단백질에는 아편 방지 특성도 있다(안타깝게도 이게 문제를 더 복잡하게 만든다).[53] 유제품의 매력은 성분을 농축하고 맛을 강화하는 가공 방법에서 나올 것이다. 여기에는 발효, 휘젓기, 소금에 절이기와 같은 전통적인 방법도 포함된다. 도대체 무엇이 유제품을 섭취할 때 식욕과 식습관에 대한 통제력을 잃게 만드는 것일까? 이에 대해 아직 확신할 수 있을 만큼 충분한 연구는 없다. 그러나 만약 당신이 과식을 멈추지 못해 어려움을 겪고 있다면 유제품을 끊는 실험을 해보길 권한다.

이전에 오랫동안 과식을 해온 한 60대 여성을 상담한 적이 있었다. 그녀는 케토제닉 식단으로 전환하려 했지만 강렬한 음식 갈망과 폭식 충동 때문에 3일을 넘길 수 없어 나를 찾아왔다. 그녀는 하루 최대 110g 정도의 치즈는 허용했기 때문에 매일 간식으로 크림치즈를 즐겨 먹고 있었다. 나는 모든 유제품을 끊어보라고 제안했다. 이 제안을 따른 결과 그녀는 3일 후에 가뿐히 케톤증에 접어들었고 새로운 식단을 유지하면서도 식욕을 잘 조절할 수 있었다.

유청 단백질은 보디빌더들에게 인기가 많다. 개별 아미노산으로 빠르게 소화되고 운동 후 근육 조직의 성장과 회복을 돕는 인슐린 급증을 자극하기 때문이다. 또한 단백질 쉐이크, 칩, 시리얼, 바와 같은 '케토 친화적' 제품을 만드는 가공식품 회사도 이를 좋아한다. 유청 단백질에는 탄수화물이 들어 있지 않아 포도당 수치를 높이지 않지만, 인슐린 수치를 크게 높여 지방 연소를 중단시키고 케톤 수치를 낮출 수 있다. 실제로 유청을 먹었을 때의 인슐린 반응은 순수 포도당에 대한 반응만큼이나 극적이다.[54](주의할 것: 라벨에 '케토 친화적'이라고 적혀 있다고 해서 그 제품이 반드시 케톤을 생성하거나 친화적일 것이라고 생각한다면 큰 오산이다.)

유제품의 지방도 문제가 될 수 있다

유제품 지방은 동물성 지방 중 유일하게 불포화지방보다 포화지방을 더 많이 함유한다는 점에서 흥미롭다. 포화지방 자체는 건강에 해롭지 않다. 더욱이 전지방 유제품*에 들어 있는 지방은 '지용성 비타민'을 포함한다. 풀을 먹고 자란 동물에게서 얻은 버터는 비타민 A의 좋은 공급원이자 MK-4(뇌가 선호하는 비타민 K2 형태)의 몇 안 되는 공급원 중 하나다.

유제품 민감성의 흔한 원인인 유당이나 유제품 단백질과 비교할 때, 유제품에 함유된 지방은 실제로 문제가 가장 적은 성분일 수 있다. 유제품 민감성이 있는 환자 중 일부는 버터(거의 유제품 지방으로만 이루어진)나 기버터(가열을 통해 단백질을 최대한 제거한)에는 비교적 괜찮은 반응을 보인다. 그러나 내 환자 중 몇몇은 기버터를 포함한 모든 유제품을 제대로 소화하지 못했다. 이는 그들이 제품에 남아 있을 수 있는 미량의 단백질에 민감하거나 유제품 지방 자체에 있는 알려지지 않은 문제 요소에 반응하고 있음을 시사한다. 안

---

*　지방을 제거하지 않은 유제품.

　　　　　　　　　3부 모든 식품에 대한 모든 진실

타깝게도 유제품 지방 민감성에 관한 연구는 아직 거의 없기 때문에 추측만 할 수 있을 뿐이다.

유제품에 든 칼슘이 정말 뼈에 좋을까

사람들이 유제품을 먹어야 한다고 말하는 가장 큰 이유는 그것이 뼈의 성장을 돕고 골다공증을 예방하는 칼슘이 풍부하다고 믿기 때문이다. 그러나 인간은 모두 유년기 이후에 우유를 소비하지 않고도 완전한 뼈와 치아를 생성할 수 있다. 칼슘 결핍을 진단하는 신뢰할 만한 방법이 없기 때문에 우리에게 실제로 필요한 칼슘의 양과 그것을 음식을 통해 충분히 섭취하고 있는지 확인하기는 어렵다. 그러나 몇몇 연구에 따르면 유제품은 뼈의 건강에 필수적이지 않을 수 있다. 예를 들어 노르웨이, 스웨덴, 덴마크 등 우유 섭취량이 많은 국가에서 고관절 골절 발생률이 세계에서 가장 높다고 보고되는 반면, 우유 섭취량이 적은 중국, 인도네시아, 인도의 발생률은 가장 낮다.[56] 또한 골다공증은 산업 시대 이전에는 드물었고 산업화된 지역에서 훨씬 더 자주 발생하는데,[57] 이는 골다공증이 우유 소비량보다는 현대의 생활방식과 더 밀접한 연관성이 있을 수 있음을 시사한다.

뼈에 칼슘이 필요한 것은 맞다. 하지만 전체적인 뼈의 건강은 식단에 포함된 칼슘만으로는 충분하지 않다. 칼슘을 최적으로 흡수하려면 비타민 D3가 필요하고, 그 칼슘이 뼈에 최적으로 결합하려면 비타민 K2가 필요하다. 앞서 언급했듯 포도당과 인슐린 수치를 건강한 범위로 유지하면 뼈를 손상시킬 수 있는 염증을 최소화하는 데 도움이 된다. 나트륨과 카페인은 모두 소변으로 배출되는 칼슘의 양을 증가시킨다. 뼈는 주로 단백질로 구성되어 있으므로 뼈 구조를 지탱할 만큼 충분한 단백질을 섭취하고 뼈 대사를 자극하기 위한 체중 부하 운동을 하는 것이 중요하다.[58]

유제품은 인슐린 저항성을 유발한다

식단에서 유제품의 역할을 재고해야 하는 가장 설득력 있는 이유는 수많은 인간 대상 임상 시험에서 유제품이 인슐린 수치를 높이고 인슐린 저항성을 유발한다는 사실이 밝혀졌기 때문이다. 덴마크의 한 흥미로운 실험에서 연구자들은 24명의 건강한 8세 소년에게 평소 먹던 식단에 하루 53g의 동물성 단백질을 추가하도록 요청했다.[55] 그들 중 절반은 이 추가 단백질을 250g의 동물성 단백질 형태로 섭취했고 나머지 절반은 탈지유 2L를 받았다. 7일 후, 고기를 먹은 소년의 공복 인슐린 수치와 인슐린 저항성은 달라지지 않은 반면 우유를 먹은 소년의 공복 인슐린 수치는 2배 높아졌고 인슐린 저항성은 75% 증가했다.

유제품은 정말 몸에 좋을까

- 유제품은 훌륭한 칼슘 공급원이다. 또한 비타민 C, 비타민 D, 철, EPA, DHA(때로는 요오드)를 제외한 대부분의 기타 필수 영양소의 훌륭한 공급원이다.
- 유제품은 모든 필수 아미노산을 제공하는 고품질 단백질을 포함한다.
- 유당 불내증은 매우 흔하다(이는 진화적으로 적절한 일이다).
- 유제품 단백질에 대한 알레르기나 민감성은 흔히 발생하며 위장장애, 여드름, 습진, 천식, 편두통, 만성통증증후군 혹은 기타 염증성 질병을 유발할 수 있다.

- 유제품은 인슐린 저항성, 대사 장애, 식욕 조절 장애나 체중 증가에 영향을 줄 수 있는 독특한 물질을 포함한다.
- 모든 유제품 카세인은 소화하기 어렵다. 특정 소 품종의 우유에는 A1 - 베타 카세인이 함유되어 있으며, 이는 마약성 혹은 염증성 물질이 될 수 있다.

유제품을 통해 뇌에 영양을 공급하고 보호하며 활력을 주는 팁

- 유제품을 완전히 끊는 실험을 시도해본 적이 없다면 30일 동안 모든 유제품을 끊고 기분에 변화가 있는지 확인해보길 바란다.
- 유제품에 중독되었다고 생각되거나 유제품을 먹었을 때 염증, 변비, 체중 증가, 우울, 집중력 저하, 피로감 등의 반응이 나타난다면 유제품을 식단에서 영구적으로 제거하는 것이 현명하다.
- 유제품을 끊었을 때 칼슘 부족이 걱정된다면 특정 동물성 식품(새우나 정어리, 멸치, 고등어 같은 작고 뼈가 연한 생선 등)에 칼슘이 많이 들어 있다는 점을 알아둬라. 일부 식물성 식품도 칼슘을 포함하며, 그중 생체 이용률이 가장 높은 식품은 십자화과 채소다(브로콜리, 양배추 등).
- 유제품을 끊었을 때 기분이 나아졌지만 영원히 끊고 싶지는 않다면 다양한 유제품을 한 번에 하나씩 섭취하며 어떤 것이 가장 영향이 적은지 확인해라. 예를 들어 유제품 단백질이 문제라면 버터 같은 저단백질 유제품은 꽤 잘 맞을 수 있다.
- 'A2 우유'를 찾아 A1 우유와 그 효과를 비교할 수도 있다. 순수 A2 우유는 소비자의 관심을 끌기 위해 명확하게 라벨이 붙어 있

을 것이다.

◦ 유당에 민감한 것 같다면 탄수화물이 전혀 들어 있지 않은 유제품을 찾아라. 경질치즈, 사워크림, 전지방 요구르트 등 발효 유제품은 발효 과정에서 유당이 제거되고 유제품 단백질이 부분적으로 분해되기 때문에 몸에 더 잘 맞을 수 있다.(그러나 발효 과정에서 유제품 단백질이 일부 사람들의 기분을 악화시킬 수 있는 방식으로 변하기도 한다. 여기에 대해서는 19장을 참조해라.)

◦ 식단에 유제품을 포함하기로 결정했다면 전지방 유제품이 영양가와 만족도가 더 높고 덜 가공되었다는 점을 참고해라.

우유는 특정 종을 위한 성장 성분을 가지고 있으므로 지구상에서 가장 복잡한 식품이다. 우리는 우유를 휘젓고, 발효하고, 탈지해서 다양한 유제품으로 만들지만 그 과정을 거치기 전의 우유 그 자체만으로도 성분이 상당히 복잡하다. 우리는 각각의 유제품이 정신적·신체적 건강에 어떤 영향을 미치는지 거의 알지 못한다. 그러나 유아기 이후 인간의 식단에 우유, 특히 다른 종의 우유가 포함되면 안 된다는 것은 분명하다. 유제품은 경계 대상이다. 아직 그 부정적인 영향을 정확히 지적할 수 없다고 하더라도 최적의 정신적·신체적 건강을 추구한다면 유제품을 완전히 피하는 것이 현명하다.

12장

곡물, 콩, 견과류와 씨앗: 주의 대상

∴

씨앗은 가장 내구성이 강하고 농축된 식품이다.
이들은 견고한 구명정 같아서 식물의 후손들을
불확실한 미래의 해안까지 운반하도록 설계되었다.

— 해럴드 맥기Harold McGee, 《음식과 요리》

우리는 곡물, 콩, 견과류, 씨앗이 서로 무관하다고 여기지만 그중 무엇을 깨뜨리든 그 안에 웅크리고 있는 작은 배아를 발견할 수 있다. 비록 우리가 '씨앗'이라고 이름 붙인 것은 그들 중 한 종류뿐이지만 깊이 살펴보면 모두 씨앗에 해당한다.

◦ 곡물은 풀의 씨앗이다(밀, 옥수수, 쌀, 귀리 등).
◦ 콩은 콩류의 씨앗이다(완두콩, 대두, 렌틸콩 등).
◦ 견과류는 나무의 씨앗이다(아몬드, 호두, 피스타치오 등).
◦ '씨앗'은 (주로) 꽃의 씨앗이다(해바라기씨, 양귀비씨, 참깨 등).

혼란을 피하기 위해 모든 곡물, 콩, 견과류, 씨앗을 포괄적으로 '종자식품'이라고 부르겠다.

유제품이 지구상에서 가장 복잡한 동물성 식품이라면, 종자식품은 지구상에서 가장 복잡한 식물성 식품이다. 자기들 종의 미래 세대를 보호하고 육성하는 일은 절대 쉽지 않다. 이런 막중한 책임 때문에 종자식품은 우리가 먹을 수 있는 식물성 식품 중 가장 영양가가 높은 동시에 문제도 가장 많다. 뇌와 전반적인 건강을 보호하려면 종자식품군, 특히 곡물과 콩류를 최대한 피하는 것이 중요하다. 그러나 만약 식단에 이 식품군을 포함시키고 싶거나 불가피하게 포함해야 하는 경우 더 안전하고 건강하게 섭취하는 방법을 알려주겠다.

종자식품의 이점과 위험성

곡물, 콩, 견과류, 씨앗은 식물에서 가장 영양가가 높은 부분이다. 작은 배아에서 뿌리, 새싹, 잎을 발달시켜 궁극적으로 하나의 독립된 묘목을 형성하기 위해 필요한 모든 영양소를 가지고 있어야 하기 때문이다. 모든 종자식품은 단백질이 들어 있어 묘목이 성장하는 데 필요한 아미노산을 제공하지만, 일반적으로 콩과 견과류는 곡물과 씨앗보다 단백질이 더 풍부하다. 그래서 대두, 완두콩, 견과류 같은 식품은 채식을 하거나 동물성 단백질이 부족한 환경에 있는 전 세계 수많은 사람들의 식단에서 중요한 주식이 된다. 곡물은 다른 종자식품보다 단백질과 지방 함량이 훨씬 낮음에도 불구하고

3부 모든 식품에 대한 모든 진실

콩, 견과류, 씨앗보다 가격이 저렴하고 대량으로 재배하기 쉽다. 따라서 전 세계 탄수화물 칼로리의 주요 공급원이며 많은 국가에서 주식으로 사용된다.

곡물, 콩, 견과류, 씨앗의 영양학적 이점을 따질 때 고려할 점이 있다. 종자식품군 구성원은 귀중한 후손을 위해 영양을 공급해야 할 뿐 아니라 싹이 틀 때까지 크고 작은 포식자와 생명을 위협하는 다양한 요소로부터 자신을 보호해야 한다. 동물들은 으르렁거리고, 물고, 돌진하고, 도망가는 등 행동 중심 전략을 사용해 잡아먹히는 것을 피하지만 식물은 움직이지 않고 소리도 내지 않는다. 이런 신체적 한계로 인해 무력하고 취약해 보일 수 있지만 식물도 외모는 속일 수 있다. 사실 종자식품은 모든 식물성 식품 중에서 가장 강력하게 무장한 존재다. 이들은 튼튼한 외부 껍질과 덮개를 착용할 뿐만 아니라 그 견고한 구조 안에 인간의 건강을 위협할 수 있는 독소와 항영양소 같은 보이지 않는 화학 무기를 비축하고 있다.

농업의 탄생

이스라엘의 사해 열곡 깊은 곳을 탐험하던 고고학자들은 호두 까는 기구로 사용했을 것 같은 움푹 패인 돌과 아몬드, 피스타치오, 기타 견과류 잔해를 발굴했다. 이는 선사 시대 조상이 기원전 78만 년 전부터 견과류를 섭취했음을 시사한다.[1] 이에 비해 인류는 약 1만 1천 년 전이 되어서야 정기적으로 상당한 양의 곡물을 소비하기 시작했다. 다만 모잠비크*에서 약 10만 년 전에 수수를 갈기 위해 석기를 사용한 흔적이 있긴 하다. 요르단강 서안 지구에서 발견된 보리와 귀리를 담은 대규모 저장 구조물을 통해 이런 사실을 알 수 있다.[2] 콩류의 경우 이스라엘에서 잠두를 재배하고[3] 남서 아시아에서 렌즈콩을 재배한[4] 증거는 1만 년 전으로 거슬러 올라간다.

대다수의 전문가는 약 1만 1천 년 전 비옥한 초승달 지대에서 농업이 탄생했다고 주장한다. 페르시아만에서 이집트 북부까지 아치형으로 뻗어 있는 이 '문명의 요람'은 티그리스강과 유프라테스강의 규칙적인 범람으로 인해 축복받은 비옥한 토양이 되었다. 향후 5천 년 동안 농업은 거의 모든 인류의 생활방식이 되었다. 우리는 사회적으로나 생물학적으로 그 대가를 톡톡히 치른 것으로 보인다. 역사가 유발 하라리는 저서 《사피엔스》에 이렇게 썼다. "밀 재배는 단위 영토당 훨씬 더 많은 식량을 제공했고, 그로 인해 호모 사피엔스가 기하급수적으로 번식할 수 있게 되었다. … 이것이 농업 혁명의 본질이다. 더 나쁜 조건에서도 더 많은 사람을 살릴 수 있는 능력이다."[5] 인류학 기록에 따르면 농경 사회에 살았던 사람들은 일반적으로 그 이전의 수렵 채집인들보다 키가 작았으며 신체에서는 미네랄 결핍, 영양실조나 전염병의 증거가 나타났다.[6] 수천 년이라는 시간은 우리가 이런 음식에 적응하기 위해 충분했다고 생각할 수 있지만 진화론적 관점에서 보면 눈 깜짝할 사이다. 우리 종인 호모 사피엔스의 나이는 약 20만 년이다. 이렇게 볼 때 우리는 역사상 기껏

---

*   아프리카 남동부의 공화국.

해야 5% 정도의 시간 동안만 곡물, 콩류를 섭취해왔다.

종자 식품의 다량 영양소

우유와 마찬가지로 모든 종자식품은 성장을 위한 자연의 레시피, 즉 탄수화물, 단백질, 지방이라는 세 가지 주요 영양소를 모두 적당량 포함한다. 그러나 이 둘에는 치명적인 차이점이 있다. 우유의 다량 영양소는 특정 포유류 종의 새끼를 위한 것이지만 종자 다량 영양소는 완전히 다른 왕국, 즉 (우리가 속한 동물의 왕국과는 반대되는) 식물 왕국의 새끼를 위한 것이다. 그러므로 식물들의 다량 영양소 구성이 인간의 영양에 최적이 아니라는 것은 놀랄 일이 아니다. 우리는 종자식품에 식물성 단백질과 복합 탄수화물이 풍부하고, 포화지방이 적으며, 콜레스테롤이 없기 때문에 몸에 좋다는 말을 자주 듣는다. 틀린 말은 아니다. 그러나 이들 단백질은 일반적으로 우리에게 필요한 아미노산을 균형 있게 함유하지 못했고, 대부분의 단백질과 탄수화물은 소화하기 어렵다. 그리고 포화지방이나 콜레스테롤은 피할 이유가 없다.

종자식품의 단백질을 먼저 살펴보자. 우리는 확실히 종자식품만으로도 모든 필수 아미노산을 얻을 수 있다. 하지만 그러기 위해서는 특별한 지식과 노력, 그리고 더 많은 양이 필요하다.

모든 종자식품은 아홉 가지 필수 아미노산을 포함하지만 일반적으로 그 양은 우리의 필요를 충족하기에 부족하다. 곡물은 라이신 함량이 낮은 경우가 많고 콩류는 메티오닌과 시스테인 함량이 낮은 경향이 있다.[7] 또한 종자 단백질은 우리의 이용을 방해하는 항영양소에 의해 보호받는다. 예를 들어 많은 종자식품은 프로테아제 억제제가 포함되어 있어 단백질을 개별 아미노산으로 분해하는 장내 효소를 방해한다. 이런 억제제는 조리했을 때 대부분 비활성화되지만[8] 종자식품에는 피트산염(열로 완전히 중화할 수 없는)과 탄닌(열로 파괴되지 않는) 등 여전히 해결해야 할 다른 항단백질 인자들이 있다.

과학자들은 이런 단백질 장애물들을 공유하기 위해 '소화 가능한 필수 아미노산 점수DIAAS'라는 단백질 품질 지수를 개발했다. 이 채점표는 다양한 단백질을 연구해 각각의 소화율과 아미노산 균형을 하나의 숫자로 표시한다. 아래 표에는 몇 가지 식물성, 동물성 식품의 소화 가능한 필수 아미노산 점수가 나열되어 있다.

단백질 공급원	소화 가능한 필수 아미노산 점수[9]	품질
전지우유*	114	
달걀(완숙)	113	
소고기	112	높은 품질
닭고기	108	
틸라피아**	100	
두부	97	
병아리콩	83	좋은 품질
농축 완두콩 단백질	82	
쌀밥	59	
익힌 완두콩	58	나쁜 품질
아몬드	40	
세이탄***(밀)	28	

* 지방을 분리하지 않은 우유. 젖소에서 짠 성분 그대로의 우유를 말한다.

** 열대 지역에서 나는 민물고기.

*** 밀의 글루텐을 이용해 만든 대표적인 식물성 고기.

소화 가능한 필수 아미노산 점수가 100 이상이면 해당 음식만 섭취해도 모든 필수 아미노산의 일일 요구량을 충족하거나 초과할 수 있음을 의미한다. 모든 동물성 식품의 소화 필수 아미노산 점수는 100 이상이다. 즉 우리가 필요로 하는 모든 아미노산이 소화되기 쉬운 형태로 함유되어 있다. 두부, 병아리콩, 농축 완두콩 단백질의 점수는 75에서 100 사이이므로 좋은 품질의 단백질로 간주된다. 나머지 식물성 단백질은 모두 75점보다 훨씬 낮은 점수를 받았다. 두부를 제외하고 식물성 식품만 사용해 아미노산 요구 사항을 충족하려면 단백질을 적절하게 선택하고 혼합해 최적화시켜야 한다. 그렇지 않으면 시간이 지나면서 단백질 결핍이 발생할 수 있다.

종자식품의 지방은 어떨까. 견과류와 씨앗은 곡물과 콩류보다 지방 함량이 훨씬 높은 경향이 있다. 포화지방 함량이 매우 높은 코코넛과 야자 낟알을 제외한 견과류와 씨앗에 들어 있는 대부분의 지방은 단일불포화지방산(주로 올레산)과 다중불포화지방산이며, 그중 두 가지는 필수 지방인 리놀레산과 오메가-3 알파리놀렌산이다.

6장에서 논의했듯 리놀레산은 다양한 식물성 식품과 동물성 식품에서 쉽게 찾을 수 있지만 알파리놀렌산은 구하기 훨씬 어렵다. 많은 동물성 식품은 알파리놀렌산을 아주 약간 포함하지만 아마씨, 호두, 치아씨드와 같은 일부 식물성 식품은 알파리놀렌산이 풍부해 오메가-3의 훌륭한 공급원으로 높이 평가된다. **그러나 알파리놀렌산은 우리가 필요로 하는 오메가-3가 아니다.** 우리에게 필요한 오메가-3는 면역 체계가 염증과 싸우는 것을 돕는 EPA와 뇌 발달, 뇌세포 신호 전달, 뇌 면역 체계 기능이나 에너지 생산에 중요한

DHA다.

사실 알파리놀렌산이 필요한 유일한 이유는 그것을 EPA와 DHA로 바꿀 수 있기 때문이다.[10] 뇌를 위한 DHA 분자를 만들 목적으로 알파리놀렌산을 활용하는 것은 좋지만, 안타깝게도 우리는 알파리놀렌산을 DHA로 전환하는 능력이 극히 낮다. 임신하지 않은 여성은 섭취한 알파리놀렌산의 최대 약 9%를 DHA로 전환하며, 남성의 전환율은 0~4%에 불과하다.[11] 이런 낮고 신뢰할 수 없는 전환율이 일반적인 성인들의 요구 사항을 충족하기에 충분한지는 불분명하지만, 15장에서 볼 수 있듯 임산부와 유아에게는 너무 적은 양이다. 차라리 EPA와 DHA를 필수 오메가-3 지방산으로 다시 분류하는 것이 더 합리적이다.[12] 왜냐하면 알파리놀렌산은 EPA와 DHA를 충분히 섭취하지 않는 경우에만 필요하기 때문이다. 이는 동물성 식품(또는 원하는 경우 비건 친화적인 해조류 유래 보충제)에서 얻을 수 있다.

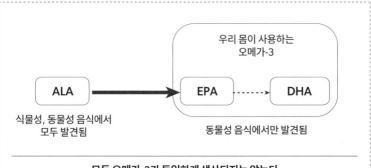

모든 오메가-3가 동일하게 생산되지는 않는다
식물성 식품에서 발견되는 유일한 오메가-3 유형은 알파리놀렌산인데, 우리 몸은 이를 EPA와 DHA(실제로 필요한 오메가-3)로 전환하는 데 어려움을 겪는다. 반면 동물성 식품은 자연적으로 EPA와 DHA를 포함하고 있다.

종자식품의 탄수화물도 살펴보자. 종자식품 탄수화물은 보통 두 가지 범주로 분류된다. 장 효소가 쉽게 포도당으로 소화하는 단순 전분과 전혀 소화할 수 없는 다양한 복합 설탕, 전분이나 섬유질이다.

모든 식물성 식품은 소화되지 않는 탄수화물을 포함한다. 종자식품 중에서 가장 풍부한 예는 **라피노스**다. 라피노스의 단순 당 분자(포도당, 과당, 갈락토오스)는 인간의 소화 효소가 풀 수 없는 긴 가닥으로 구성되어 있어 온전하게 상부 장관을 통과한다.[13] 이는 결장 박테리아에게는 좋은 소식인데, 이 박테리아는 **알파 갈락토시다제**라는 효소를 통해 라피노스를 개별 당 분자로 능숙하게 분해하기 때문이다. 우리의 결장세포는 당을 흡수할 수 없으므로 박테리아는 당을 발효시켜 **부티레이트**(결장세포가 에너지로 태울 수 있는)와 같은 단쇄 지방산과 수소, 이산화탄소, 메탄 등의 가스로 분해한다. 먹는 양과 민감한 정도에 따라 다르겠지만 이는 가벼운 불편함부터 심한 복부 팽만감, 경련, 소화불량, 메스꺼움 그리고 설사에 이르기까지 다양한 증상을 일으킬 수 있다.[14]

콩, 병아리콩, 렌틸콩 같은 콩류는 라피노스가 상대적으로 더 풍부해 소화 장애를 일으키는 것으로 악명 높다. 이 소화되지 않는 당류인 라피노스 계열은 실제로 인간 식단에서 속 부글거림을 유발하는 가장 큰 원인이다.[15] 종자식품을 물에 담그고, 싹을 틔우고, 발효하고, 요리하면 그 안에 든 라피노스 양을 줄일 수 있다. 일반 의약품 항가스 치료제인 '비아노'에는 대장균이 생성하는 것과 동일한 효소가 포함되어 있으므로 콩을 먹기 전에 이 효소를 먹으면 소장에서 전분이 당으로 분해되어 흡수된다.

영양 품질: 미량 영양소

많은 종자식품이 비타민 B(특히 B1, B2, B6, B9)를 포함하며 견과류도 비타민 E와 K1을 제공할 수 있다. 하지만 이 식품군은 상대적으로 미량 영양소가 부족하다. 표준 영양표는 종자식품이 마그네슘, 아연, 철, 구리 또는 망간 같은 필수 미네랄을 많이 함유한다고 말하지만, 식품에 영양소가 포함되어 있다고 해서 우리가 그 영양소를 흡수할 수 있는 것은 아니라는 점을 기억해라.

종자식품의 미네랄은 대개 접근하기 어렵다

모든 종자식품은 철, 아연, 칼슘, 마그네슘, 구리와 단단히 결합하는 미네랄 자석인 **피트산염**을 포함한다. 싹이 트는 시기가 되면 피트산염이 분해되어 어린 묘목의 성장을 지원하는 필수 미네랄을 방출한다.

인간은 피트산염을 비활성화해 미네랄을 떼어낼 수 있는 효소가 없기 때문에 대부분의 피트산염은 소화 과정에서 살아남아 결장까지 내려간다. 결장 박테리아가 이를 분해하기 시작하더라도 보통은 인체 위장에서 무사히 빠져나가 귀중한 미네랄이 몸 밖으로 배출되어버린다.[16]

종자식품은 우리가 다른 식품에서 미네랄을 흡수하는 것도 방해할 수 있다. 다음 그래프는 종자식품이 모든 동물성 식품 중 가장 풍부한 아연 공급원으로 알려진 대서양 굴의 아연 흡수를 차단하는 정도를 보여준다.[17] 1979년 실험에서 연구자들은 사람들이 굴을 먹었을 때 혈액 내 아연 수치가 최고조에 달하는 것을 발견해 아연 흡수가 매우 우수하다는 사실을 입증했다. 그러나 사람들이 굴을 검은콩과 함께 먹었을 때는 굴에서 나온 아연의 약 절반만을 흡수했고, 옥수수 토르티야와 함께 먹었을 때는 아연을 거의 흡수하지 못했다.

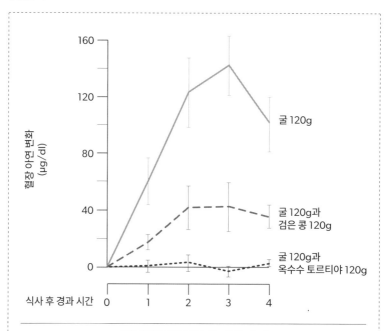

피트산염이 아연 흡수에 미치는 효과

콩, 옥수수나 기타 종자식품에서 발견되는 항영양소인 피트산염은 굴의 아연 흡수를 강력히 방해한다.

N.W. 솔로몬, R. A. 제이콥, O. 피네다, F. 비테리, "남성의 아연 생체 이용율에 관한 연구. Ⅱ. 유기물과 무기물 자원으로부터 아연 흡수" 진단검사 임상의학 학술지 94, no. 2(1979): 335-43

피트산염은 비헴철(식물성 식품에서 발견되는 유일한 형태의 철분)의 흡수만 차단할 수 있으며 헴철에는 무력하다.[18] 다행히도 동물성 식품에는 헴철과 비헴철이 혼합되어 있다. 따라서 스테이크, 오리,

홍합 등 철분이 풍부한 동물성 식품은 종자식품과 함께 섭취하더라도 여전히 헴철을 제공할 수 있다.

곡물을 물에 담그거나 요리하고, 싹을 틔우고, 발효시키면 피트산염 함량을 줄이는 데 도움이 될 수 있다.[19] 대부분의 곡물(옥수수 제외)은 껍질에 피트산염을 저장하는 반면 콩, 견과류나 씨앗은 보통 전분 중심부에 저장한다. 이는 밀알이나 현미처럼 밀기울이 제거되지 않은 통곡물은 피트산염 함량이 높지만 밀가루나 정백미 같은 정제된 곡물(밀기울이 제거된)은 피트산염 함량이 낮다는 것을 의미한다. 통곡물이 정제된 곡물보다 항상 영양가가 더 높다고 말할 수 없는 이유는 이 때문이다.

콩과 기장은 갑상선 기능을 방해한다

갑상선은 목 앞쪽에 위치한 나비 모양의 분비선이다. 이 기관은 필수 미네랄인 요오드와 (비필수) 아미노산인 티로신을 결합해 갑상선 호르몬을 만드는 것이 주요 임무다. 갑상선 호르몬은 뇌와 신체 모든 세포의 신진대사를 조절하고 여러 측면의 뇌 발달을 지시하며 기분, 에너지나 수면을 조절하는 수십 개의 유전자에 영향을 미친다.[20] 이런 이유로 갑상선 호르몬 활동이 낮은 사람(갑상선기능저하증)은 우울하고 무기력함을 느낀다. 갑상선이 오작동을 일으키면 갑상선이 커지고 부어서 갑상선종을 형성할 수 있다. 이렇게 갑상선에 스트레스를 줄 가능성이 있는 모든 물질(갑상선종으로 이어지든 아니든)을 **갑상선종 유발물질**이라고 하는데, 종자식품군에서 가장 주요한 갑상선종 유발물질은 **대두 이소플라본**과 **기장 플라보노이드**다.

대두 이소플라본: 콩의 이소플라본은 갑상선이 갑상선 호르몬에 요오드를 삽입할 때 사용하는 효소인 **갑상선 퍼옥시다제**를 억제한다. 이소플라본을 더 많이 섭취할수록 항갑상선 효과를 극복하기 위해 더 많은 요오드가 필요하다.

예를 들어 대두 기반 분유가 건강한 유아에게 갑상선기능저하증을 일으킬 위험을 증가시킨다는 사실은 1960년대부터 익히 알려져 왔다. 이런 이유로 제조업체는 대두 이소플라본의 항갑상선 효과를 상쇄하기 위해 대두로 만든 유아식에 요오드를 첨가해야 하며,[21] 소아과 의사는 갑상선기능저하증이 있는 어린이에게 대두 제품을 피하라고 권유한다.

대두가 성인에게도 항갑상선 효과를 일으킨다는 증거가 있다.[22] 8주 동안 진행된 한 무작위 대조 시험에서 연구진들은 경계선 갑상선기능저하증 환자 60명에게 하루 2mg의 대두 이소플라본(전형적인 잡식 식단의 추정량) 또는 하루 16mg의 대두 이소플라본(전형적인 채식 식단의 추정량)을 투여했다. 그 결과 채식주의자에게 대두 이소플라본을 투여하면 환자가 경계선(무증상) 갑상선기능저하증에서 본격적인(임상) 갑상선기능저하증으로 전환될 가능성이 3배 더 높았다.

독일연구재단의 상원식품안전위원회는 2009년부터 다음과 같이 권장했다. 요오드 결핍증, 무증상 갑상선기능저하증 또는 갑상선기능장애가 있는 사람들은 이소플라본 보충제를 피하고 식품을 통한 이소플라본 섭취도 하루 50mg(두부 110~230g에 해당하는 양) 이하로 제한해야 한다.[23]

기장 플라보노이드: 기장에 있는 플라보노이드는 특히 강력한 항갑상선 작용을 보여준다. 지역에 따라 기장에 대한 인식이 다르긴 하지만 보통은 새 모이나 글루텐 프리 밀 대체품, 또는 일상적인 곡물 정도로 알고 있다. 수단과 아프리카의 다른 여러 국가에서 진주기장*은 요오드 결핍 문제가 없는 지역에서도 어린이의 갑상선종 발생률을 높이는 데 크게 기여하는 것으로 추정되는 곡물이다.[24] 안타깝게도 물에 담그고 요리하고 싹을 틔우고 발효시키는 그 어떤 방법으로도 대두나 기장의 갑상선종 유발물질을 파괴할 수 없다. 노출을 줄이는 유일한 방법은 식단에서 이런 음식의 양을 제한하는 것이다.[25]

종자식품의 기타 항영양소들

피트산염과 갑상선종 유발물질이 종자식품이 가진 유일한 항영양소는 아니다. 코코아 콩과 아몬드는 미네랄 흡수를 방해하는 옥살산염 함량이 높은 종자식품의 예시다. 또한 코코아 콩과 호두는 단백질, 비타민 B1이나 철분 흡수를 방해하는 탄닌 함량이 높은 종자식품이기도 하다. 이에 대해서는 다음 장에서 다시 다루기로 하고, 지금은 잠시 항영양소에서 눈을 돌려보자. 코코아 콩이 당신이 즐겨 먹는 다크 초콜릿의 주요 성분이며 종자식품에 해당한다는 사실을 알고 싶지는 않을 테니 말이다.

---

* 가장 널리 재배되는 기장의 하나. 주로 아프리카와 인도에서 재배되며 전 세계 기장 생산량의 약 50%를 차지한다.

종자식품의 전투

모든 식물은 화학 무기를 사용해 자신을 방어하며, 특히 가장 강력히 방어되는 부분은 씨앗이다. 따라서 종자식품은 각각 고유한 방식으로 인체에 해를 끼치도록 고안된 수많은 악성물질을 포함한다.

렉틴과 인체 건강

씨앗이 압력을 받거나 손상되면(씹고 소화하는 과정에서 이런 일이 발생한다) 렉틴이라는 방어물질을 방출해 잠재적인 적을 식별하고 공격한다. 이 끈적끈적한 단백질은 외부 세포의 표면에 드러난 특징적인 탄수화물을 읽어 적과 아군을 구별한다. 모든 생명체는 다양한 종 특이적 렉틴으로 무장하고 있으며 그중 일부는 다른 것보다 훨씬 강력하다. 식물성 렉틴 중 가장 공격적인 것은 주로 곡물과 콩류로, 특히 강낭콩, 잠두, 땅콩(땅에서 나오지만 기술적으로는 콩류다), 완두콩, 대두, 밀에서 가장 높은 농도로 발견된다.

곡물, 콩류에 들어 있는 렉틴이 견과류나 씨앗에 들어 있는 렉틴보다 더 해로운 이유는 무엇일까? 이는 견과류 나무나 특정 씨앗을 맺는 식물들은 자신의 씨앗을 퍼뜨리기 위해 동물이 필요한 반면 곡물이나 콩류는 그렇지 않기 때문일 수 있다. 견과류와 씨앗을 생산하는 식물이 독성이 너무 심한 렉틴을 만들면 씨앗을 퍼뜨릴 동물들에게 해를 끼칠 위험이 있다. 반면 곡물과 콩류는 다른 종의 안전을 걱정할 필요가 없다. 곡물 씨앗은 바람을 타고 새로운 목적지로 이동하고, 콩 꼬투리는 태양열에 폭발해 씨앗을 공중으로 쏘아 올린다. 따라서 얼마든지 원하는 만큼 독성이 강한 렉틴을 만들 수 있다. 대부분의 식용 견과류와 씨앗은 큰 문제 없이 생으로 먹을 수 있지만, 곡물과 콩류는 렉틴 때문에 생으로 섭취하면 안 된다. 실제로 덜 익은 강낭콩과 잠두, 익히지 않은 프렌치콩과 러너콩* 등은 사람에게 식중독을 일으켜 가장 심각한 위장관 질병을 초래했다고 기록되어 있다.[26]

렉틴은 소화에 저항하며 다양한 방식으로 표적 세포에 결합하고 침투하거나 행동을 변화시킬 수 있다. 또한 일부 렉틴은 혈액세포를 서로 뭉치게 하거나 세포 증식을 자극하고, 리보솜(세포 단백질 공장)을 독살하고, 세포에 자살(세포 사멸)을 명령할 수 있다.[27] 실험실 연구에서 렉틴은 인간의 장세포를 손상시키는 것으로 나타났고, 동물 연구에서는 장 내벽에 구멍을 뚫는 것으로 나타났다. 이로 인해 연구자들은 렉틴이 인간의 장 투과성(일명 '장 누수')에도 기여할 수 있다고 추측하게 되었다.[28] 장누수증후군은 자폐증, 기분 장애, 조현병 등 특정 정신 질환을 앓고 있는 사람들에게 더 흔하지만 이것들이 서로 정확히 어떻게 관련되는지는 확실하지 않다.[29](염증을 유발하는 모든 것과 마찬가지로 혈당 수치가 높으면 염증이 높아져 장세포 사이의 연결도 느슨해진다.[30])

렉틴은 소화관세포에 침투해 혈액으로 들어갈 수 있으며,[31] 이로 인해 면역 체계가 렉틴에 대한 항체를 생성할 수 있다. UCLA 연구자들은 건강한 혈액 기증자의 약 15%가 밀, 강낭콩, 땅콩, 완두콩,

---

* 콩깍지 모양의 채소.

대두, 렌틸콩의 렉틴에 대한 항체에서 양성 반응을 보인다는 사실을 발견했다. 이 항체는 뇌와 신체 전반에 걸쳐서 다양한 조직과 단백질에 결합하는데, 그중에서도 밀 렉틴 항체가 가장 반응성이 높고 난잡하다. 렉틴이 우리 몸을 자극해 자신의 세포와 교차 반응을 일으키는 항체를 생성할 수 있다는 사실은 곧 종자식품(렉틴이 풍부한)이 자가면역 질병으로 가는 길을 닦는 무서운 존재일 수 있음을 뒷받침한다. 자가면역 질병은 면역 체계가 자신의 건강한 세포를 파괴 대상으로 삼는 상태를 말하기 때문이다.[32]

렉틴은 세포 경계를 파괴하는 데 아주 능숙하다. 따라서 연구자들은 약물이나 기타 물질을 안전하게 장 내막과 혈액뇌장벽을 지나 통과시켜야 할 때 렉틴을 사용한다. 펜실베이니아 주립대학교 과학자들이 실시한 쥐 대상 연구는 완두콩에서 분리한 렉틴을 사용해 파킨슨병을 일으키는 살충제가 위를 뚫고 미주 신경(장과 뇌를 연결한다)을 통해 뇌로 이동할 수 있는지 살펴봤다. 그 결과 살충제가 완두콩 렉틴과 수반되었을 때만 파킨슨병 증상이 발생했다. 연구자들은 "렉틴이 이 질병을 발병시키는 주요 환경 요인으로 작용할 수 있다"는 이론을 세웠다.[33]

렉틴 연구는 수십 년간 이어져 왔지만 인간을 대상으로 한 임상 연구는 거의 없다. 그래서 우리는 렉틴이 정신건강 문제에 영향을 미칠 가능성에 대해 오로지 추측만 할 수 있다. 그러나 식물이 인간의 행복을 염두에 두고 이런 물질을 생산할 리는 없다. 곡물과 콩류에 들어 있는 렉틴이 장에 구멍을 뚫고 면역 체계를 자극해 건강한 세포를 목표물로 삼고, 심지어 뇌까지 침투한다면 우리가 아직 완전히 이해하지 못한 방식으로 해를 끼칠 수 있다. 나는 당신이 조금 더 주의를 기울여 종자식품의 렉틴을 완전히 피하거나 적어도 위험을 최소화하기 위한 조치를 취하길 바란다.

다행히 대부분의 렉틴은 종자식품을 12시간 동안 미리 물에 담근 다음 최소 15분 동안 끓이면 거의 완전히 비활성화된다. 일부 전문가들은 1시간 정도는 끓여야 한다고 권장한다. 건조열(베이킹이나 로스팅)은 장시간 끓이는 것만큼 효과적이지 않으므로 곡물이나 콩가루 기반 식품의 경우 굽는 것보다는 삶는 것이 안전하다. 실제로 건식 로스팅은 생 땅콩에서 약 75%의 렉틴만 제거한다. 발아와 발효 역시 렉틴 함량을 어느 정도 감소시킨다.[34]

아마씨는 시안화물을 생산한다

아마씨는 오메가-3 지방산 알파리놀렌산이 풍부한 몇 안 되는 식물성 식품 중 하나다. 이로 인해 특히 완전채식을 따르는 사람들 사이에서 최근 몇 년간 인기 있는 '슈퍼푸드'에 등극했다. 하지만 과연 위험을 감수할 만한 가치가 있는 녀석일까?

생 아마씨 몇 개를 씹거나 스무디로 만들면 씨앗이 파괴된다. 그렇게 되면 씨앗 안에 있는 **리나마린**이라는 무해한 화학물질이 **시안화물**로 변한다. 시안화물은 미토콘드리아에 침투한 후 전자전달 사슬에 들어가 에너지 생산 능력을 차단하는 치명적인 화학물질이다. 다행스럽게도 우리 간은 일정량의 시안화물을 해독할 수 있으며(체중이 68kg인 사람은 시간당 4.2mg의 시안화물을 해독할 수 있다), 아마씨에 들어 있는 시안화물의 양은 상당히 적다(1큰술당 약 5mg).

3부 모든 식품에 대한 모든 진실

그러나 이런 추정치는 아마씨 공급원과 제조 방법, 소비자의 건강 상태에 따라 달라지므로 국가마다 지침이 제각각 다르다. 예를 들어 유럽식품안전청EFSA은 유아는 하루에 ⅓ 티스푼 이상의 아마씨를 섭취해서는 안 되며 성인은 하루 약 3.5 티스푼 이상 섭취하면 안 된다고 한다. 이를 넘어서면 혈중 농도가 독성(치명적이지는 않은) 범위에 들어갈 수 있다고 경고한다.[35] 반면 호주뉴질랜드식품기준 FSANZ은 아마씨가 대체로 안전하다고 말한다.[36]

아마씨 섭취와 연관된 사망(또는 질병) 사례가 문서화되어 있지 않다는 점에 안심할지도 모르지만 소량의 시안화물에 반복적으로 노출될 경우 뇌 미토콘드리아와 당신의 정신건강에 어떤 일이 일어날지 알 수 없다. 그러므로 설령 위험이 크지 않다고 하더라도 아마씨에 잘못된 종류의 화학물질이 포함되어 있다는 것을 고려하면 애초에 섭취할 필요가 없다.

글루텐, 밀 그리고 정신건강

엄밀히 말하면 글루텐은 독소도 항영양소도 아니다. 이는 단순히 밀, 보리, 호밀, 라이밀(밀과 보리의 교배종)에 함유된 단백질일 뿐이다. 글루텐을 먹었을 때 나타나는 문제점은 글루텐을 개별 아미노산으로 완전히 분해하기 위한 효소가 부족해서 발생한다.[37] 즉 우리는 밀이나 관련 곡물을 섭취하는 데 진화적으로 적절하게 적응하지 못했다. 완전히 소화되지 못한 유제품의 카세인 단백질 조각이 문제가 될 수 있었던 것처럼, 부분적으로 소화된 글루텐 조각도 문제를 일으킬 수 있다.

글루텐은 적어도 민감한 사람의 정신에는 분명한 위험을 초래한다. 글루텐은 셀리악병을 유발할 수 있는데, 이는 신체가 소장의 단백질에 대한 항체를 생성하는 자가면역 질병을 말한다. 셀리악병 환자들에게 정신 질환, 특히 자폐 스펙트럼 장애나 주의력 결핍 장애, 우울증, 불안이나 섭식 장애가 더 흔하다는 것은 이미 잘 알려져 있다.[38](셀리악병 환자 중 약 절반은 위장 증상이 전혀 없기 때문에 진단이 수년 동안 지연되는 경우가 많다.[39])

그러나 셀리악병이 없는 사람도 글루텐에 대한 면역 반응이 높아질 수 있다. 예를 들어 조현병, 자폐 스펙트럼 장애, 양극성 장애가 있는 사람은 일반인에 비해 혈액에 글루텐 유래 펩타이드(불완전하게 소화된 단백질 조각)에 대한 항체가 있을 가능성이 더 높다.[40] 조현병 환자의 경우 그렇지 않은 사람에 비해 이런 항체 수치가 최대 4배 더 높을 수 있다.[41]

조현병이나 자폐 스펙트럼 장애가 있는 사람들이 글루텐 프리 식단을 통해 증상을 개선했다는 사례 보고서가 발표된 바 있으며[42] 글루텐이 일부 환자의 우울증과 불안 증상에 영향을 미칠 수 있다는 연구도 여럿 있다.[43]

내가 알고 있는 사례 중 가장 잘 기록된 것은 환각, 편집증, 자살 충동 등 심각한 정신병적 증상을 보이는 14세 시칠리아 소녀의 사례를 소개한 2015년의 한 보고서다. 그 아이는 셀리악병이 아니었으며 전적으로 밀에 민감한 탓에 이런 증상을 보였다.[44] 이는 다소 극적인 예시이긴 하나 어떤 사람들에게는 밀이 정신의학적으로 상당히 위험할 수 있음을 보여준다.

3부 모든 식품에 대한 모든 진실

이런 임상적 우울증 사례를 직접 목격한 적도 있다. 그들은 식단에서 글루텐 함유 식품을 제거함으로써 심각한 양극성 우울증을 포함한 증상들을 완전히 해결했다. 그중 한 사람을 소개해보려 한다.

그는 20대 후반의 대학원생으로, 심각한 제2형 양극성 장애에 시달리다 도움을 받기 위해 나에게 찾아왔다. 우울증이 덮쳤을 때 그는 거의 하루 종일 침대에서 보낼 뿐 독서나 공부, 수업에 참여할 수 없었다. 경조증이 발생하면 우울증을 넘어 자해까지 생각할 정도가 되었다. 우울증을 앓고 있는 사람들 중 몇몇이 종종 그러듯 그 역시 면도칼로 팔뚝 피부를 얕게 베면 잠시나마 어느 정도 안정을 얻을 수 있었다. 이런 예측할 수 없는 기분 변화가 수년 동안 이어지면서 그의 삶은 중단되고 말았다. 그는 자살 충동과 자해 행위로 여러 차례 병원에 입원했고, 휴학으로 인해 학위 취득이 1년 늦어졌다. 아무런 효과 없이 불쾌한 부작용만 일으키던 정신과 약물을 시도한 후 그는 나에게 찾아와 식이요법에 관해 질문했다.

그는 팔레오 식단이나 케토제닉 식단 같은 큰 변화를 시도할 준비가 되지 않았기 때문에 더 간단한 방법이 있는지 물었다. 내가 권한 것은 글루텐 프리 실험이었다. 그는 이 실험을 열심히 따랐고, 일주일도 채 되지 않아 그와 그의 가족 모두 엄청난 변화를 알아차렸다. 에너지, 집중력, 생산성이 모두 향상되었고 이전보다 기분이 좋아졌다. 그는 이 식단으로 아주 큰 효과를 얻었기 때문에 곧 그의 가족 모두 이 식단을 채택했다.

어떤 사람이 글루텐 프리 식단으로 기분이 나아졌을 때, 이전에 기분을 망쳤던 범인이 글루텐 자체였는지 밀배아응집소(강력한 렉틴) 또는 글리포세이트(밀 작물에 일반적으로 살포되는 신경독성 살충제[45]) 같은 다른 성분이었는지는 특별한 검사 없이 확신하기 매우 어렵다.[46] 이 분야의 임상 연구는 아직 결론이 나지 않았다. 보통 사람들은 단순히 식단에서 글루텐 함유 식품을 제거하는 것만으로 정신과적 증상이 사라지는 경험을 하지는 못할 것이다. 그러나 정신건강 문제로 고통받고 있는 사람이라면 이런 시도를 통해 잃을 것은 없다. 지금 바로 글루텐 프리 식단을 시도하고 기분이 좋아지는지 확인하길 권한다.

정말 곡물을 먹지 않아도 괜찮을까

2020년 미국 식생활 지침은 곡물을 필수 식품군으로 나열했다. 그리고 성인에게 하루에 빵 6조각 또는 쌀 3컵에 해당하는 170g의 곡물을 섭취하라고 권장했다.[47] 종자식품 중에서도 영양가가 가장 낮은 곡물이 필수 식품으로 간주되는 이유는 무엇일까? 다른 곳에서는 얻을 수 없는 영양소라도 포함되어 있는 걸까?

영양 정책 입안자들은 다음과 같은 이유로 곡물이 건강한 식단에 속한다고 설명한다.

- 곡물은 복합 탄수화물과 섬유질이 풍부하다(사실이지만 과일과 채소에서도 얻을 수 있다).
- 곡물은 비타민 B를 포함한다(사실이지만 극소량이다).
- 곡물은 필수 미네랄을 포함한다(사실이지만 대부분 이용하기 어렵다).

◦ 곡물은 항산화제와 식물성 영양소를 포함한다(이 역시 사실이지만, 먼저 14장을 참조해라).

영국의 '잘 먹기Eatwell' 가이드는 곡물을 자체 그룹으로 지정하는 대신 '전분 함유 식품' 그룹에 넣었다. 따라서 해당 그룹의 5개 식품 중 4개가 곡물임에도 불구하고 곡물이나 곡물 제품이 명시적으로 요구되지는 않는다.[48] 이 '잘 먹기' 가이드는 곡물을 감자처럼 전분 함량이 높은 채소와 같은 범주에 넣음으로써 곡물이 다른 전분 식품에 비해 영양학적으로 이점이 없다는 점을 조용히 인정하고 있다.

이런 내용을 설명해도 사람들은 걱정을 버리지 못한다. "건강을 위해서는 통곡물을 먹어야 하지 않나요?" 그동안 이 말을 수없이 들었지만 이를 뒷받침할 증거는 없다. 2019년 뉴질랜드 연구자들은 58건의 인간 대상 임상 시험을 대상으로 포괄적인 메타 분석을 진행해 통곡물이 비만, 심혈관 질병, 제2형 당뇨병이나 특정 암을 포함한 수많은 만성 질환과의 싸움에 도움이 될 수 있다는 결론을 내렸다. 이 논문은 전 세계 과학자와 언론인으로부터 많은 관심을 받았다. 그러나 저자의 결론을 자세히 살펴보면 뭔가 문제가 있음을 느낄 수 있다. "식이 섬유 섭취를 늘리거나 정제된 곡물을 통곡물로 대체하라고 권하는 것은 인간의 건강에 도움이 된다."[49]

무엇이 이상한지 눈치챘는가?

이 연구자들은 통곡물이 포함된 식단을 곡물이 포함되지 않은 식단과 비교하지 않았다. 이들은 통곡물이 포함된 식단을 '정제된 곡물'이 포함된 식단과 비교하는 일반적인 실수를 범했다. 이 연구는 우리에게 통곡물이 건강에 좋다고 말할 수 없다. 이들이 말할 수 있는 것은 **통곡물이 정제된 곡물보다 좋다**는 것일 뿐이다. 내가 아는 한 애초에 우리에게 어떤 곡물이 필요한지를 탐구하려는 연구는 없다. 그 이유는 간단하다. 곡물로만 얻을 수 있는 영양소는 없기 때문이다.

다른 종자식품은 어떨까? 미국 식생활 지침은 최근 콩, 견과류, 씨앗을 살코기, 해산물, 가금류, 달걀과 함께 '단백질 식품' 그룹에 포함시켰다.[50] 이렇게 여러 식품을 하나의 그룹으로 묶는 것은 그 식품들이 영양학적으로 동일하다는 것을 의미하지만, 사실 종자식품은 모든 면에서 동물성 식품보다 열등하다.

간단히 말해서 종자식품은

- 종자식품은 모든 식물성 식품 중에서 가장 영양가가 높지만 동시에 가장 문제가 많은 식품이다.
- 종자식품은 다양한 비타민 B의 좋은 공급원이 될 수 있다. 견과류처럼 지방이 많은 종자식품은 비타민 E와 K1을 함유할 수도 있다. 종자식품에는 미네랄이 포함되어 있지만 항영양소로 인해 대부분 접근하기 어렵다.
- 대부분의 종자식품(대두, 퀴노아, 메밀 제외) 단백질은 불완전하다. 즉 아홉 가지 필수 아미노산을 충분히 제공하지 못하므로 동물성 식품 없이 아미노산 요구 사항을 충족하려면 추가적인 교육

과 계획이 필요하다.

- 곡물, 콩, 견과류, 씨앗은 장, 면역 체계, 갑상선, 미토콘드리아와 정신건강을 위태롭게 할 수 있는 방어 독소를 사용해 배아를 맹렬하게 보호한다.

- 곡물과 콩류에 들어 있는 방어 렉틴은 대부분의 견과류와 식용 씨앗에 들어 있는 것보다 독성이 더 강한 경향이 있다.

- 아마씨, 치아씨드, 호두는 오메가-3 지방산 알파리놀렌산의 좋은 공급원이지만 우리에게 실제로 필요한 오메가-3는 EPA와 DHA다.

- 아마씨에는 소량의 시안화물이 포함되어 있다. 이것이 인간의 건강에 어떤 위험을 초래하는지 여부는 불분명하다.

- 많은 종자식품, 특히 콩류는 과민성대장증후군을 유발할 수 있는 라피노스를 많이 함유한다.

종자식품으로 두뇌에 영양을 공급하고 보호하며 활력을 주는 팁

- 건강상의 위험이 이익보다 훨씬 크기 때문에 모든 곡물과 콩류를 완전히 피하길 권장한다. 이들은 탄수화물 함량이 높기 때문에 인슐린 저항성이 있는 사람들에게는 잠재적으로 안전하지 않다.

- 견과류와 씨앗도 문제가 있다. 이런 음식이 당신에게 어떤 영향을 미치는지 살펴보길 바란다.

- 동물성 식품을 먹지 않는 경우에는 단백질을 얻기 위해 콩이나 기타 종자식품에 의존해야 한다. 이럴 경우 최선의 선택은 15장을 참조하라.

- 정기적으로 콩을 먹으면 요오드 요구량이 더 높아질 수 있다. 갑상선기능저하증이 있는 경우 콩을 제한하라.
- 식단에 곡물 또는 콩류를 포함하려 한다면 피트산염 함량을 줄이고 렉틴과 기타 독소를 비활성화하는 기술(미리 물에 담그거나 끓이기)을 기억해라.
- 과민성대장증후군이 있는 경우 콩류와 견과류를 소화하기 매우 어려우므로 섭취를 제한해라. 쌀과 스펠트*는 소화하기 더 편안한 종자식품의 예시다.
- 동물성 식품을 먹지 않는 경우 오메가-3를 보충할 수 있는 가장 좋은(유일한) 공급원은 해조류에서 추출한 비건 친화적 보충제다.
- 식단에 일부 동물성 식품이 포함된다면 종자식품을 먹어야 할 영양학적 또는 건강상 이유는 없다.

나는 종자식품, 특히 우리 대부분이 어린 시절부터 매일 먹어온 곡물이 없는 삶을 상상하기 어렵다는 것을 알고 있다. 그러나 뇌와 나머지 신체의 건강상 이점을 고려하면 끊을 가치가 있다. 식단에서 곡물과 콩류를 제거하라는 나의 권고가 수십 년간의 세계 보건 정책과 수천 년의 인류 역사에 정면으로 맞서는 과격하고 위험한 주장으로 보일 수 있다는 것을 안다. 그리고 곡물과 콩류는 전 세계 모든 문화권에서 신뢰와 사랑을 받고 있다. 오늘날 수많은 사람이 식량 불안을 안고 살아가며, 생존을 위해 전분이 많은 곡물과

---

* 밀 품종의 하나.

콩류에 의존한다. 밀, 쌀, 옥수수를 합하면 전 세계 칼로리 섭취량의 60%를 차지한다.[51] 이것들은 일부 지역에서는 선택에 의해, 다른 지역에서는 필요에 따라 섭취된다. 그러나 대규모 인구의 생존을 보장하는 식이 전략과 뇌와 신체건강을 최적화하는 식이 전략은 반드시 구별되어야 한다. 더 나은 정신적·신체적 건강을 추구한다면 곡물과 콩류를 제거하는 것이 자연식품 식단에 적용할 수 있는 가장 중요한 변화다.

13장

과일과 채소:
친구와 적 구별하기

∴

식물이 생산하는 수많은 화학물질은 자연 선택에 의해
다른 생물이 자신을 건드리지 않고 내버려두도록 설계되었다.
그러나 식물이 만드는 다른 많은 물질은 정반대의 효과를
가지고 있어 다른 생물의 욕망을 자극해 자신에게 끌어들인다.

— 마이클 폴란Michael Pollan, 《욕망하는 식물》

과일과 채소는 우리에게 많은 것을 제공한다. 그들의 모양, 색상, 질
감은 놀라울 정도로 다양해서 우리가 먹는 요리에 독특하고 복잡
미묘한 맛을 더해준다. 또한 그들 중 다수는 여러 가지 필수 비타민
과 미네랄의 좋은 공급원이다. 땅 위에서 자라는 대부분의 채소는
탄수화물 함량이 낮기 때문에 인슐린 저항성이 있는 사람들에게
대사적으로 안전하고 케토제닉 식단에 아주 적합하다. 그러나 그
능력에는 한계가 있으며, 반드시 알아야 할 몇 가지 위험도 있다.
따라서 과일과 채소는 각각의 특성에 따라 평가받아야 한다.

과일과 채소는 훌륭한 슈퍼푸드로 널리 알려져 있어 많이 먹
을수록 건강에 좋다는 말을 자주 듣는다. 우리는 그것들을 먹을 때

비타민과 미네랄, 다채로운 항산화제와 풍부한 섬유질이 우리 영혼에 영양을 공급하고 만성 질환으로부터 보호하며 결장을 깨끗하게 청소해주는 모습을 상상한다. 미국 식생활 지침은 하루에 과일 2컵과 다양한 채소 2.5컵을 섭취하라고 권장한다.[1] 이는 모든 과일과 채소가 우리에게 필요하며 건강에도 똑같이 좋다는 뜻을 암시한다. 이런 권장 사항과 "무지개색 식단을 먹어라", "과일과 채소를 합쳐 하루 400g 섭취하라", "우리는 대부분 과일과 채소를 충분히 섭취하지 못하고 있다" 등의 모든 공식 선언은 전적으로 영양역학의 주장을 근거로 삼는다. 물론 그렇다고 해서 과일과 채소가 우리 몸에 안 좋다는 뜻은 아니다. 그저 그들이 건강에 어떤 영향을 미치는지 제대로 알기 위해 정확한 사실부터 새롭게 살펴봐야 한다는 뜻이다.

과일과 채소는 무엇인가

'과일과 채소'는 거의 매번 함께 언급되다 보니 둘의 생물학, 영양학적 효과가 비슷하다고 생각할지도 모르겠다. 하지만 실상은 전혀 다르다. 어떤 식물은 자신을 먹어달라고 유혹하기 위해 과일을 최대한 안전하고 매력적으로 만들려 애쓰지만, 자존심이 강한 녀석들은 자기 몸을 먹는 것을 원치 않는다. 그래서 모든 채소는 예외 없이 우리를 해치려 한다. 그 성공 여부와 해를 끼칠 수 있는 정도는 채소의 종류, 조리 방법, 섭취량, 신체 방어력에 따라 다르다.

씨앗이 있으면 과일이다

과일은 식물 생식 기관의 핵심인 씨방에 해당한다. 인간의 난소가 난자를 생산하고 저장하는 것처럼 식물의 씨방(과일)도 종자를 생산하고 저장한다. 인간의 난소와 달리 과일의 씨방은 씨앗을 분산시키는 역할도 해야 되기 때문에 영리한 전략들을 발전시켜왔다.[2] 식물이 우리 같은 포유류의 도움으로 식물을 퍼뜨리려면 씨앗을 달콤하고 즙이 많은 과육으로 감싸고 예쁜 색으로 칠해 나뭇가지에 매혹적으로 매달아야 한다. 사과나무 가지에 달린 탐스러운 사과처럼 말이다. 지나가던 곰이 그 사과를 통째로 삼키면 씨앗은 곰의 장 속으로 흘러들어가고, 배변을 통해 다시 바깥 세상으로 나온다. 곰이 이별 선물로 준 천연 비료와 함께 말이다. 곰은 아마 사과나무에서 멀리 떨어진 곳을 이리저리 돌아다녔을 것이기 때문에 씨앗도 멀리 떨어진 땅에 뿌려지게 된다.

　우리가 먹는 대부분의 과일은 상대적으로 독성이 없고 소화하기 쉽다. 인슐린 저항성이나 과당 불내증만 없다면 적당한 섭취는 안전하다(자세한 내용은 곧 설명하겠다). 보통 우리는 과일이 달콤하다고 생각하지만 그렇지 않은 경우도 많다. 예를 들어 크랜베리 씨앗은 더 푸른 목초지를 찾아 물에 떠다니는 것을 선호하므로 우리가 자신을 먹도록 유혹할 필요가 없다. 따라서 맛이 쓰고, 건조하며, 깃털처럼 가벼운 과일에 들어 있다. 또 어떤 과일은 심한 독성이 있다. 그중 한 사례가 플로리다나 카리브해 지역, 멕시코나 중앙아메리카에서 자라는 만치닐 나무 열매다. 때때로 '죽음의 작은 사과'라고도 불리는 이 작은 녹색 과일은 맛이 달콤하지만 수포성 궤

양과 화상을 일으키는 부식성 독소를 함유하고 있다.[3]

어떤 과일은 동물이 씨앗을 삼켜 운반해주기를 원할 수도 있지만, 보통 과일들이 가장 원하지 않는 것은 동물이 씨앗을 씹고 소화해 죽이는 것이다. 모든 씨앗은 이런 무서운 가능성을 피하기 위해 고유하고 영리한 방법을 고안했다. 딸기씨는 너무 작아서 씹을 수가 없고 토마토씨는 너무 미끄럽다. 복숭아씨는 바위처럼 단단해 뚫을 수 없다. 수박씨와 사과씨는 씹기 쉽지만 너무 쓴 탓에 보통은 뱉어내는 것을 선호한다. 물론 어떤 동물들은 통째로 삼키기도 한다. 더 대단한 점은 일부 식용 과일의 과육은 천연 완하제* 역할을 하는 소르비톨, 만니톨, 자일리톨 등의 당알코올을 포함한다는 것이다(자두즙도 이런 효과가 있다). 당알코올은 씨앗이 내장을 통과하는 속도를 높여 무사히 밖으로 빠져나갈 가능성을 높인다.

씨앗이 없으면 채소다

과일이나 씨앗이 아닌 식물의 모든 부분은 채소로 간주된다. 오이와 가지는 씨앗을 함유하고 있기 때문에 엄밀히 말하면 과일이고, 당근 뿌리, 샐러리 줄기, 시금치 잎은 채소다. 우리가 먹는 대부분의 채소는 특정 영양소들의 좋은 공급원이고 독소가 적다. 그러나 세계 대부분의 '채소'는 너무 쓰거나 독성이 있어서 먹을 수 없다. 우리가 마당에서 자라는 한 더미의 풀에 군침을 흘리지 않는 이유다. 영국에서 실시된 식물 조사에 따르면 국가 내에서 자라는 식물 종

---

* 변을 부드럽게 하여 배출시키는 약제.

의 약 ¼만이 식용 가능한 것으로 나타났다.[4]

식물 대 동물: 자연의 영원한 전쟁

고대 요리 그릇[5]과 덴마크 미라의 몸[6] 내부에서 과일과 채소의 흔적이 발견되었다는 것은 그것들이 최소한 1만 년 동안 인간의 메뉴에 포함되었음을 암시한다. 그러나 이런 물리적 증거가 없더라도 인류는 아마 탄생한 이래 과일과 채소를 자주 먹었을 것이다. 우리의 가장 가까운 영장류 친척인 침팬지도 과일과 채소를 많이 먹는다. 이는 우리 조상이 7백~9백만 년 전에 침팬지와 분화한 이래로도 같은 일을 해왔다는 것을 암시한다.[7]

수백만 년의 식물 섭취 경험은 우리가 식물을 이해하고, 식물보다 한 수 앞서며, 영양을 위해 식물을 안전하게 활용하기에 충분한 시간처럼 보일 수 있다. 그러나 식물은 지구상에 존재하면서 화학 무기고를 개발할 시간이 **수억 년**이나 있었다. 지금까지 식물계에서는 5만 가지 이상의 방어 화합물이 확인되었다.[8] 식물 중독으로부터 자신과 미래 세대를 보호하기 위해 우리 조상들은 냄새, 맛, 경험을 통해 식물의 어떤 부분을 안전하게 먹을 수 있는지 배워야했고, 힘들게 얻은 지혜를 다음 세대에 전달했다. 그와 동시에 우리 몸은 정기적으로 직면하는 폭력적인 식물 분자로부터 살아남기 위해 영리한 생물학적 대처 방법을 진화시켰다. 이런 과정이 없었다면 우리는 오늘날 우리가 먹는 대부분의 식물성 식품을 안전하게 섭취할 수 없었을 것이다.

우리가 가진 첫 번째 방어선은 쓴맛, 즉 자연이 독성을 전달하는 방식은 혐오하고, 단맛은 좋아하는 것이다. 방울양배추를 뱉어내는 아기들은 정말 뛰어난 진화 본능을 발휘하고 있다고 볼 수 있다. 반면 케일 같은 쓴 채소가 건강에 좋다고 말하는 요즘의 메시지들은 많은 성인에게 맛이 없더라도 삼켜야 한다고 억지로 설득시킨다. 오늘날 우리가 먹는 많은 과일과 채소는 쓴맛을 줄이고 설탕 함량을 높인 종들이다. 소비자에게 더욱 안전하고 식욕을 돋우는 상품을 만들기 위해 공들여 개량한 것이다.9

두 번째 방어선은 장에서 활약한다. 우리의 장 내벽은 적과 아군을 지능적으로 식별해 어떤 물질을 혈액으로 넣고 어떤 물질을 항문을 향해 계속 운반해 결국 몸 밖으로 배출해야 할지 결정한다.

이 장벽을 뚫고 혈액으로 들어가는 모든 불미스러운 물질은 즉시 우리의 세 번째 방어선인 간과 마주하게 된다. 피부를 제외하고 우리 신체에서 가장 큰 기관인 간은 혈액에서 위험한 물질을 걸러내고 이를 무해한 노폐물로 변환한 후 신체 밖으로 배출한다. 일반적으로 신장을 통해 소변으로 배출되곤 한다.

하지만 잘못된 식물성 식품을 너무 많이 섭취하면 이런 방어 기능이 모두 제압당할 수 있다. 더 나쁜 것은 장, 간, 신장의 건강이나 면역력이 좋지 않은 경우 소량의 특정 식물성 식품을 소화하는 능력조차 손상될 수 있다는 것이다(어떤 경우에는 거의 대부분, 또는 모든 식물성 식품을 소화하지 못하게 될 수도 있다).

과일과 채소의 영양학적 품질

우리는 과일과 채소가 필수 비타민과 미네랄을 듬뿍 공급해줄 것이라고 생각하지만 실제로 이 식품군이 제공하는 미량 영양소 목록은 상당히 짧다. 비타민 C, K1, B6, B9(엽산), 칼륨, 마그네슘, 망간, 칼슘, 그리고 비타민 A로 전환될 수 있는 베타카로틴과 같은 카로티노이드가 전부다(철과 같은 다른 영양소는 특정 과일과 채소에서 발견되지만 항영양소가 흡수를 방해한다). 대부분의 과일과 채소는 탄수화물 함량이 높고 단백질 함량이 낮으며 지방 함량은 매우 낮다(케토제닉 식단이 요구하는 것과는 거의 정반대다). 예외적으로 아보카도, 올리브, 야자 열매는 지방 함량이 높아서 기름을 추출해 병에 담을 수 있다. 이 기름은 씨가 아닌 과육에서 나오므로 종자 기름이 아니다. 대부분의 과일과 채소는 단백질과 지방 함량이 낮기 때문에 그것들이 우리에게 제공하는 주요 다량 영양소는 탄수화물이다.

탄수화물은 좋은가 나쁜가

식물성 식품과 동물성 식품을 비교할 때 가장 눈에 띄는 중요한 차이점이 있다. 우유를 제외한 모든 동물성 식품은 탄수화물 함량이 극히 낮은 반면, 대부분의 식물성 식품은 탄수화물 함량이 높다는 것이다. 이는 동물이 대부분의 에너지를 지방으로 저장하는 반면 식물은 대부분의 에너지를 탄수화물, 즉 전분 덩어리로 저장하기 때문이다. 몇몇 식물은 동물이 과일을 먹도록 유인하기 위해 과일에 달콤한 당을 첨가하기도 한다. 특히 과일과 뿌리채소(감자, 사탕무 등)에 탄수화물이 풍부하다.

　　탄수화물을 섭취할 필요가 없다고 해서 반드시 탄수화물이 '나쁘다'는 의미는 아니다. 사실 탄수화물은 그 자체로 매우 '좋다'. 그래서 우리 몸은 세포, 특히 뇌세포에 영양을 공급하기 위해 가장 먼저 포도당과 글리코겐을 만든다. 우리는 잡식동물로서 식물성 식품과 동물성 식품 모두에서 영양분을 추출할 수 있으며, 에너지를 얻기 위해 탄수화물과 지방을 태운다. 과일과 뿌리에 자연적으로 존재하는 정제되지 않은 설탕과 전분은 신진대사가 건강한 사람에게는 심각한 위험을 초래하지 않는다.

　　그러나 안타깝게도 많은 현대인은 심각한 수준의 대사 장애를 축적해왔으며, 더 이상 과일과 채소를 포함한 모든 종류의 탄수화물을 안전하게 처리할 수 없다. 인슐린 저항성 또는 당뇨병이 있는 경우 과일과 채소에 들어 있는 당분과 전분이 인슐린과 포도당 수치를 높일 수 있으며 시간이 지나며 정신적·신체적 건강을 모두 망가뜨릴 것이다.

　　종자식품과 마찬가지로 과일과 채소는 다양한 설탕과 전분을 포함한다. 그중 일부는 쉽게 포도당으로 소화되고 일부는 전혀 소화되지 않는다. 우리가 스스로 소화할 수 없는 물질은 결장으로 향해 장내 세균에 의해 발효된다.

발효성 탄수화물과 과민성대장증후군

발효성 탄수화물은 'FODMAPs'라고도 불리는데, 이는 **발효성 올리고당, 이당류, 단당류, 당알코올류**의 각 앞글자를 따서 만든 말이다. 때로 우리는 저항성 전분과 특정 FODMAPs가 함유된 식품을 섭취해 장내 미생물군집에 양분을 공급해야 된다는 말을 듣지만 과민성대 장증후군이 있는 경우 FODMAPs 섭취를 제한하는 것이 좋다.

과민성대장증후군은 북미, 북유럽과 호주에서는 인구의 10% 이상이 가지고 있을 정도로 흔하다.[10] 증상은 변비, 설사, 팽만감 또 는 경련이 포함되며, 과민성대장증후군 환자는 다른 사람들보다 불안이나 우울증 증상이 나타날 확률이 2~3배 더 높다.[11] 우리는 과 일과 채소를 더 많이 섭취해 섬유질 섭취를 늘리는 것이 건강의 비 결이라는 말을 항상 듣는다. 그러나 과일과 채소를 많이 섭취하면 그 안에 포함된 탄수화물 중 많은 부분이 소화되지 않아 때로는 이 익보다 해가 더 클 수 있다. 여러 연구에 따르면 과민성대장증후군 환자가 영양사의 지시에 따라 FODMAPs가 낮은 식단을 섭취했을 때 대다수는 기분이 훨씬 좋아지는 것으로 나타났다.[12]

유당을 제외한 모든 FODMAPs는 식물성 식품에서 유래하며 과일과 채소에서 가장 흔히 발견되는 것은 라피노스, 저항성 전분, 과당, 프룩탄 그리고 당알코올이다.

- '라피노스'는 앞서 콩류를 논할 때 소개했지만 **아스파라거스**와 **십 자화과 채소**(브로콜리, 양배추, 케일 등)에도 풍부하게 들어 있다.
- '저항성 전분'은 이름에서 알 수 있듯 장내 효소에 의해 소화되지 않는 전분이다. 저항성 전분을 함유한 과일과 채소로는 질경이,

3부 모든 식품에 대한 모든 진실

덜 익은 바나나, 돼지감자, 타이거넛츠,* 익혀서 식힌 감자 등이
있다.

∘ '과당'은 자연의 감미료이므로 식물성 식품이 달수록 과당 함유
량이 많다. 우리는 포도당을 잘 흡수하지만 과당은 흡수하기 어
려울 수 있다. 특히 동일한 양의 포도당이 동반되지 않는 경우 더
욱 그렇다. 달콤한 채소는 포도당과 과당의 균형이 적절한 경향
이 있지만 배, 사과, **수박, 멜론, 포도, 구아바, 망고, 파파야** 등 일부
과일은 과당을 더 많이 포함한다. 상부 위장관에서 흡수되지 않
은 이 과일들의 과당은 결장까지 내려가 발효된다.

∘ '프룩탄(한쪽 끝에 포도당 분자가 붙어 있는 과당 분자 사슬)'은 **마늘,
양파, 샬롯, 아티초크, 십자화과 채소**에 포함된다. 우리는 섭취하는
프룩탄의 약 10%만 소화하고 흡수할 수 있으므로 대부분이 결
장에서 발효된다.[13]

∘ '당알코올'은 **체리, 자두, 복숭아, 살구, 천도복숭아** 같은 핵과에 소
량 포함되어 천연 완하제 역할을 한다. 이런 과일을 과식하거나
건조된 상태(당알코올이 농축되어 있다)로 먹으면 설사 등의 증상
이 나타날 수 있다.

형편없는 소문: 섬유질의 오류

과일과 채소에 들어 있는 섬유질은 우리의 건강에 좋다고 널리 알
려져 있다. 그렇다면 섬유질이란 무엇이며, 어떻게 우리를 질병으

---

* 구석기 인류의 주식으로 이용된 식재료로, 한때 '슈퍼밀가루'라고 불리며 밀가루
대체재로 주목받았다.

로부터 보호할까?

뼈와 연골이 동물의 몸을 지탱하는 것처럼 섬유질은 식물의 구조적 뼈대를 제공한다. 섬유질에는 '수용성 섬유질'과 '불용성 섬유질'의 두 가지 유형이 있으며, 모든 식물성 식품에는 두 섬유질이 다양한 비율로 혼합되어 있다.[14] 흔히 수용성 섬유질은 속도를 늦추기 때문에 좋고, 불용성 섬유질은 속도를 높이기 때문에 좋다고들 말한다. 이런 불분명한 메시지는 지극히 혼란스러울 뿐만 아니라 우리의 위장 시스템이 자체적으로 행동을 조절한다는 사실을 전혀 신뢰하지 않고 있다.

불용성 섬유질: 억센 것. 우리 할머니는 불용성 섬유질을 '조사료'*라는 애정 어린 표현으로 부르곤 하셨다. 불용성 섬유질은 물을 흡수할 수 없다. 아스파라거스와 샐러리 줄기를 아주 질기고 끈끈하게 만드는 것이 바로 이 섬유질이다. 불용성 섬유질은 대장균조차 발효하기 어렵기 때문에 형태가 거의 변하지 않은 채 소화 시스템을 통과한다. 이는 장 내부에 무거운 '덩어리'를 추가해 내용물을 밀어내는 것을 돕는다고 알려져 있지만, 변비로 고통받는 상황에서 이미 막힌 시스템에 소화되지 않는 물질을 더 추가하면 장을 더 붐비게만 할 것이다. 상황이 더 나빠지는 셈이다.[15] 불용성 섬유질은 내장에서 잠재적인 독소를 제거한다고 알려져 있다. 그러나 결장을 깨끗하게 유지하기 위해 도움이 필요하다는 증거는 없으며,[16] 장을 둘러싸고 있는 근육은 끊임없이 움직이며 모든 것을 리드미

---

* 목초, 건초, 옥수수, 파, 씨 있는 과일의 껍데기 등으로, 에너지 함량이 적은 사료를 말한다.

       3부 모든 식품에 대한 모든 진실

컬하게 배출구를 향해 밀어내기 때문에 섬유질이 필요하지 않다. 또한 장의 안쪽 내벽은 일주일에 두 번씩 완전히 교체되기 때문에 섬유질로 장 벽을 닦을 필요도 없다.[17] 실제로 장을 불용성 섬유질로 문지르는 행위는 모자를 문지르는 것처럼 득보다 실이 더 클 수 있다. 이 섬유질은 너무 거칠어서 결장내막세포가 손상을 막기 위해 점액층을 지나치게 만들게 하기 때문이다.[18]

수용성 섬유질: 부푸는 젤. 수용성 섬유질은 액체를 흡수해 부분적으로 용해되면서 젤을 형성한다.(물 한 컵에 '메타무실' 같은 수용성 섬유 보충제를 넣고 저으면 이런 현상을 직접 확인할 수 있다.) 물을 간직하는 수용성 섬유질의 능력은 사과 같은 과일이 단단한 모양을 유지하면서도 물을 많이 품을 수 있게 해준다. 이 섬유질이 권장되는 세 가지 주요 이유는 다음과 같다.

① **수용성 섬유질은 콜레스테롤을 낮춘다.**[19] 우리가 섭취하는 콜레스테롤 중 일부는 수용성 섬유질 내에 물리적으로 갇힌다. 젤리 속 깊숙이 박혀 있는 과일 칵테일 조각처럼, 갇힌 콜레스테롤 분자는 장 내막과 접촉할 수 없고 흡수될 수도 없어 혈액으로 들어가는 콜레스테롤 양이 줄어든다. 하지만 이미 4장에서 콜레스테롤은 독소가 아니라 영양소라고 설명했다. 우리 몸은 콜레스테롤을 얼마나 흡수해야 하는지 스스로 현명하게 결정한다. 섬유질의 도움(또는 간섭)은 필요하지 않다.

② **수용성 섬유질은 혈당 급증을 완화할 수 있다.** 그렇다. 이 부풀어 오른 젤은 소화 속도를 늦춰 혈당 최고치를 10~20% 낮출 수 있다.[20] 하지만 혈당이 건강에 해로운 수준으로 치솟는 경우, 섬유질

을 먹기보다는 애초에 당 섭취를 줄이는 것이 맞다. 당 급증을 완전히 예방하려면 섬유질을 늘리는 대신 근본 원인인 탄수화물을 제거하는 것이 옳다.

③ **수용성 섬유질은 체중 감량에 도움이 된다.** 수용성 섬유질은 장에서 부풀어 오르고 소화 속도를 늦추며 포만감을 느끼게 해 음식을 덜 먹게 만든다. 또한 일부 음식 입자를 가둬 소화되는 것을 방지해 흡수되는 칼로리의 양을 줄인다.[21] 그러나 수용성 섬유질이 체중 감량을 유도한다는 임상 시험 결과는 아직 확실히 나타나지 않았다.

우리 몸의 미생물 생태계도 섬유질을 원할까

당신이 무언가를 먹을 때 그것은 오직 당신만을 위한 일은 아니다. 장에 살고 있는 거의 30조 개에 이르는 박테리아를 위해 먹고 있는 것이기도 하다.[22] 때로 어떤 이들은 우리가 직접 섬유질을 소화하고 흡수할 수 없더라도 미생물군집을 위해 섭취해야 한다고 말하기도 한다.

박테리아는 종류에 따라 선호하는 음식이 다르기 때문에 특정 종류의 박테리아가 좋아하는 음식을 먹으면 그 종이 번창한다. 어떤 결장 박테리아는 수용성 섬유질을 발효시키는 것을 좋아하며, 그 과정에서 생성되는 분자 중 하나가 **부티레이트**라고 불리는 단쇄지방산이다. 부티레이트는 결장세포에 영양을 공급하고 염증을 낮추기 때문에 많은 미생물군집 과학자는 수용성 섬유질이 장건강에 필수적이라고 믿는다. 그렇다면 정말 식단에서 수용성 섬유질을 제거하면 결장세포가 손상될까?

아마 그렇지는 않을 것이다. 우선 수용성 섬유질은 장내 세균이 부티레이트를 생성하도록 자극하는 유일한 물질이 아니다. 우리에게는 아미노산을 부티레이트로 전환할 수 있는 박테리아들이 있다.[23] 둘째, 부티레이트는 결장세포에 영양을 공급하고 보호할 수 있는 유일한 물질이 아니다. 부티레이트 분자는 BHB 분자(케톤)와 거의 동일하다. 케톤은 결장세포를 위한 훌륭한 연료원이며 부티레이트보다 훨씬 더 강력한 항염증 특성을 가진다.[24] 따라서 케톤증 상태에 있는 경우 결장세포는 수용성 섬유질 섭취 여부에 관계없이 케톤 순환을 통해 영양분을 잘 공급받고 보호받는다.

섬유질과 장-뇌 연결

우리 몸 속에 신비한 미생물군집이 있어 음식을 소화하고, 내장을 보호하고, 면역 체계를 조절하고, 뇌와 소통하는 일을 돕는다는 생각은 우리의 상상력을 사로잡았다. 과학자들이 지금까지 발견한 내용은 아주 흥미롭다.

뇌와 장내 미생물군집은 뇌와 복부 기관을 연결하는 큰 신경인 미주 신경을 통해 직접적으로 서로 소통한다. 또한 혈액을 통해 이동하는 화학적 전달물질을 통해 간접적으로도 소통한다. 식단을 바꾸면 장에 살고 있는 박테리아의 수와 유형이 24시간 이내에 빠르게 변한다. 이는 아주 역동적이고 반응이 빠른 시스템이다.[25] 우리가 이 공생 무리를 제어해 기분을 조절할 수 있다는 상상은 상당히 설득력 있게 들리지만, 미생물군집 역시 저마다의 미세한 정신을 가지고 있으므로 그 30조 개에 달하는 녀석들을 하나의 특정한 방향으로 조종하기 어렵다는 점을 명심해야 한다.

2022년에 한 연구진은 음식과 뇌-장 내 미생물 시스템, 자폐 스펙트럼 장애, 우울증, 인지 저하를 포함한 몇 가지 정신 장애 그룹에 대한 기존 연구를 검토해 이런 결론을 내렸다. "현재까지의 기계적인 인간 연구를 토대로 특정 식단과 미생물 매개 뇌 기능 사이의 인과관계를 결론짓기는 증거가 불충분하다."[26] 즉 과학자들은 우리가 섭취하는 음식이 미생물군집, 뇌 또는 신경 정신 질병 위험에 어떻게 영향을 미치는지 아직 이해하지 못했다는 말이다.

안타깝게도 이 흥미로운 분야는 아직 초기 단계인 탓에 음식 선택이 미생물군집과 뇌건강 사이의 관계에 어떤 영향을 미치는지는 말할 것도 없고, 우리 안에 있는 미생물들의 건강을 개선하기 위해 무엇을 어떻게 먹어야 하는지도 알려주지 못한다. 그러니 지금은 당신의 직감을 믿는 쪽이 낫다. 소화가 잘 되는 음식은 해를 끼치지 않는다. 당신에게 맞지 않는 몇몇 고섬유질 식품을 피한다고 해서 건강이 나빠진다는 증거는 없다.

과일과 채소의 심각한 독소들

우리는 모든 과일과 채소가 순수하고 선량하다고 배웠다. 그래서 그것들을 먹은 뒤 상태가 나빠져도 설마 과일과 채소 때문일 것이라고는 생각하지 않는다. 실제로 많은 사람이 기분을 개선하기 위해 과일과 채소 섭취량을 2배로 늘리지만 어떤 경우에는 이 전략이 역효과를 낳을 수 있다. 앞서 모든 채소(그리고 몇 가지 과일)에 잠재적으로 해를 끼칠 수 있는 방어화학물질이 들어 있다는 사실을 살펴보았다. 모든 사람이 채소를 완전히 끊어야 한다고 겁을 주려는 것은 아니다. 대다수의 사람은 다양한 채소를 잘 견뎌낸다. 나의 목표는 당신이 건강을 최적화하려고 할 때 그를 몰래 방해하는 식품이 있을지도 모른다는 것을 알리고, 그런 음식에 호기심과 열린 마음을 가지도록 격려하는 것이다. 만약 정신적·신체적 건강 문제가 있다면 모든 과일과 채소를 용의자 명단에 포함시키기 바란다. 식물성 식품의 독소 종류를 논의하는 것은 이 책의 범위를 벗어나므로 여기서는 정신건강을 위험에 빠뜨릴 가능성이 가장 높은 몇 가지 과일과 채소에 초점을 맞추겠다.

가지류에는 신경독이 들어 있다

식용 가능한 가지류(가지과 식물)를 만나보자.

- **가지과**: 토마토, 토마티요,* 가지, 감자류(고구마와 참마를 제외한 모든 유형), 가든허클베리**
- **고추과**: 고추류(피망, 고추, 할라피뇨, 피멘토,*** 페퍼론치니, 파프리카, 붉은고추, 타바스코**** 등)
- **구기자과**: 구기자

---

* 멕시코 요리에 많이 쓰이는 장과류. 작고 둥근 녹색의 형태로 수염 토마토라고도 한다.
** 아프리카가 원산지인 가지과 식물로, 진한 흑자색 열매가 열려 잼이나 파이를 만들 때 쓰인다.
*** 작고 빨간, 맛이 순한 고추.
**** 멕시코가 원산지인 고추로, 이것으로 만든 소스가 유명하다.

언뜻 보기에 이 식물들은 서로 전혀 관련이 없어 보이지만, 자세히 보면 같은 가족임이 드러난다. 모두 작고 귀여운 '녹색 요정 모자'를 쓰고 있기 때문이다.(감자는 이런 모자를 쓰지 않지만 감자 식물의 열매는 그렇다.) 가지류 음식을 '치명적인 가지류'나 가지 가계도의 다른 계열에 속하는 유독한 친척과 혼동해서는 안 된다.

가지류는 박테리아, 곰팡이, 바이러스나 곤충을 방어하는 살충제인 **글리코알칼로이드**를 생산한다. 이는 세포막을 파괴하는 물질로 작은 수류탄처럼 세포막 내의 콜레스테롤을 공격해 세포 내부 물질이 새어 나오게 하거나 심지어 세포를 터뜨릴 수도 있다.

또한 글리코알칼로이드는 신경 가스와 똑같은 방식으로 작용하는 신경독이다. 우리 몸의 신경세포와 근육세포 사이에는 신호를 전달하는 역할을 하는 신경전달물질인 아세틸콜린이 있는데, 이를 분해하는 효소인 **콜린에스테라제**가 글리코알칼로이드에 의해 차단된다. 이 효소가 차단되면 아세틸콜린이 시냅스에 축적되어 근육세포를 과도하게 자극한다. 글리코알칼로이드의 유형과 복용량에 따라 발작, 마비, 호흡 곤란, 심지어 사망까지 초래할 수 있다. 또한 글리코알칼로이드는 혈액뇌장벽을 통과해 아세틸콜린이 관리하는 각성, 주의력이나 기억 회로에 영향을 미칠 수 있다.

감자에 포함된 글리코알칼로이드는 독성이 매우 높으며 싹이 튼 감자, 녹색 감자, 썩은 감자, 손상되거나 덜 익은 감자에 위험할 정도로 많은 양이 들어 있을 수 있다. 어느 학생의 감자 글리코알칼로이드 중독 사례를 살펴보면 극도의 불안, 혼란, 심지어 환각을 포함한 다양한 정신과적 증상과 함께 구토, 발열, 설사와 혼수상태 같

은 심각한 증상이 나타났다는 내용이 담겨 있다.[27]

가지 역시 상당량의 글리코알칼로이드를 함유할 수 있으며, 가지의 쓴맛이 강할수록 더 많은 양이 들어 있다고 보면 된다.[28] 녹색 토마토는 글리코알칼로이드로 가득 차 있지만 햇볕에 익으면서 그 수치가 급격하게 떨어지므로 잘 익은 빨간 토마토의 글리코알칼로이드 양은 아주 적다. 고추와 구기자 열매에도 미량만 포함되지만,[29~30] 가지에 민감한 몇몇 환자들은 이 과일을 먹었을 때 나쁜 반응을 보인다.

글리코알칼로이드는 내구성이 강해 일반적인 조리와 가공 과정에서도 살아남는다. 따라서 노출을 줄이는 유일한 방법은 애초에 그것을 먹지 않는 것이다. 감자의 경우 껍질에 글리코알칼로이드가 들어 있기 때문에 감자 껍질을 벗기고 녹색 부분, '눈(싹이 트는 새싹)'이나 손상된 부분을 제거하면 거의 다 사라진다. 반면 가지 글리코알칼로이드는 주로 씨앗과 과육에 있으므로 껍질을 벗겨도 별 도움이 안 된다. 글리코알칼로이드는 순환계로 흡수되어 제거되기까지 며칠이 걸릴 수 있으므로 너무 많은 가지류를 자주 섭취하면 글리코알칼로이드가 점점 순환계에 축적될 수 있다.[31]

모든 종류의 고추는 씨앗 내부와 주변에 캡사이시노이드가 포함되어 있어 곤충, 기생충, 곰팡이로부터 고추를 보호한다.[32](포유류들은 매운맛 때문에 이를 꺼리기도 하지만 흥미롭게도 대부분의 인간은 매운맛을 꽤 즐긴다.)

이 화끈한 계열 중 우리에게 가장 친숙한 것은 후추 스프레이와 통증 완화 크림의 유효 성분인 캡사이신이다. 캡사이시노이드는 뇌 외부에서 신경 말단의 통증 수용체에 결합해 일시적인 작열감과 장기간의 무감각을 유발한다. 이 매운 물질은 혈액뇌장벽을 통과해 뇌와 척수에 축적될 수도 있다. 동물 대상 연구에 따르면 일반적으로 적당한 양의 캡사이신은 독성이 없지만 너무 자주 섭취하거나 다량으로 투여할 경우 발작을 일으킬 수 있으며 미토콘드리아를 파괴해 뉴런을 죽일 수도 있다.[33]

대부분의 임상 연구는 캡사이신의 잠재적인 위험보다 건강상 이점에 초점을 맞추고 있지만,[34] 어린이가 과다 복용하거나 '매운 음식 먹기 대회'에서처럼 극단적으로 섭취하면 심각한 통증, 메스꺼움, 구토, 고혈압, 심장마비, 졸도가 발생할 수 있다.[35] 민감한 환자들은 어떤 종류의 가지류를 먹든 작열감(가장 흔하게는 발바닥에서), 속 쓰림, 과민 반응을 겪을 수 있다. 고추는 전 세계에서 쓰이는 핵심 재료로 대부분의 경우 이를 잘 견딜 수 있지만 어떤 것이든 정신건강 문제를 겪고 있다면 가지류를 식단에서 완전히 제거해 그것이 당신의 기분을 방해했던 것은 아닌지 확인해보길 바란다.

가지류에는 렉틴도 들어 있다

가지류는 상당량의 렉틴을 함유한 유일한 과일이자 채소이므로 피해야 할 이유가 하나 더 늘어난다. 렉틴 부작용을 최소화하려면 먹기 전에 끓이거나 껍질을 벗기고 씨앗을 제거해야 한다(렉틴은 주로 껍질과 씨앗에 들어 있기 때문이다).

카사바는 시안화물을 생산한다

카사바 뿌리는 쓴 품종과 달콤한 품종으로 나뉘는 뿌리채소다. 달콤한 품종은 타피오카의 주요 성분이고, 그것으로 만든 가루는 밀가루를 대체할 글루텐 프리 식품으로 점점 인기를 얻고 있다. 어쩌면 당신이 다니는 식료품점에도 '카사바칩' 등의 신제품이 등장했을지도 모른다. 더 중요한 사실은 달콤한 카사바가 아프리카, 라틴 아메리카, 동남아시아와 카리브해 지역에 사는 수억 명의 주식이라는 점이다.

그러나 안타깝게도 이 신선한 카사바 뿌리에는 리나마린이 들어 있어 뿌리가 손상되거나 씹히면 시안화물로 변한다. 앞 장에서 살펴본 아마씨와 똑같은 경우다. 심지어 달콤한 카사바에는 아마씨보다 훨씬 많은 양의 리나마린이 함유되어 있으므로 카사바 뿌리는 절대 날것으로 섭취해서는 안 된다. 설상가상으로 우리 몸은 스스로를 보호하기 위해 시안화물을 **티오시안산염**으로 전환하는데, 티오시안산염이 시안화물보다 독성이 훨씬 적고 신체에서 제거하기 쉽기 때문이다. 그러나 티오시안산염은 갑상선 기능을 방해한다. 그러므로 카사바는 미토콘드리아성 독성물질이자 갑상선종 유발물질이다.

세계보건기구는 시안화물 농도가 최대 10ppm인 식품은 섭취해도 안전하다고 말한다.[36] 그러나 신선하고 달콤한 카사바 뿌리 하나에는 시안화물이 최대 100ppm까지 포함될 수 있으며, 껍질을 벗기고 끓이면 함량이 줄어들 수 있지만 완전히 제거되지는 않는다. 실제로 조리, 햇볕 건조, 분쇄, 발효 등의 카사바 해독 방법은 불완전해서 신뢰할 수 없다.[37]

그렇다면 건강식품 매장의 스낵 코너를 차지한 카사바 제품에는 시안화물이 얼마나 들어 있을까? 호주 모나쉬 대학 과학자들이 확인한 결과 멜버른 지역 시장에서 구입한 카사바칩, 가루 등 고도로 가공된 타피오카 카사바 제품은 물론 호주에서 제조된 모든 카사바 제품에는 측정하기 어려울 정도로 아주 미미한 수준의 시안화물이 포함되어 있었다.[38] 그러나 다른 국가에서 수입한 모든 카사바칩에는 10ppm 한도를 훨씬 초과하는 시안화물이 들어 있었다. 평균적으로 수입 카사바칩은 96ppm의 시안화물을 함유했으며, 어떤 제품에는 무려 148ppm이 들어 있었다. 몇몇 국가(호주와 뉴질랜드 등)는 공식적으로 카사바 제품에 시안화물 10ppm 제한을 채택했지만 다른 국가는 그렇지 않았다. 따라서 카사바 제품에 들어 있는 시안화물 양은 정부 규정에 따라 달라진다.

전 세계에서 소비되는 카사바는 대부분 달콤한 품종이지만 쓴 카사바를 소비하는 곳도 있다. 쓴 카사바에는 최대 2,000ppm의 시안화물이 포함되므로 독성이 매우 높다.[39] 종종 쓴 카사바에 의한 시안화물 중독이 발생하기도 하는데, 2017년 미국질병통제센터는 우간다(인구의 57%가 카사바를 주식으로 삼는)에서 98명에게 이런 사례가 나타났다고 보고했다. 그중 33명이 입원했고 2명이 사망했다.[40] 사하라 이남 아프리카의 일부 지역에서는 쓴 카사바에 과도하게 의존한 탓에 인지 장애나 마비 등 심각하고 파괴적인 신경 미발달, 그리고 정신과 신경퇴행성 질병이 발생하고 있다.[41]

선택의 여지가 있다면, 쓴맛이든 단맛이든 모든 카사바 제품을 완전히 피하는 것이 좋다.

십자화과 채소는 갑상선 기능을 방해할 수 있다

브로콜리, 방울양배추, 케일 같은 십자화과 채소는 종류가 너무 많아서 농산물 코너를 거의 뒤덮곤 한다(전체 목록은 17장을 참조하라).

십자화과 채소는 잘리거나 흠이 나거나 씹혔을 때 박테리아, 곰팡이, 곤충, 벌레를 공격하고 죽일 수 있는 **이소티오시아네이트**라는 천연 살충제를 생성한다.[42] 이 물질은 갑상선종 유발물질로 작용하기도 한다. 이들의 항갑상선 효과는 콩이나 기장에 비해 상당히 약한데, 검사 결과 십자화과 채소 중에서 가장 강력한 항갑상선 활성을 보이는 것은 방울양배추, 콜라드그린,* 러시안/시베리안 케일이다. 십자화과를 요리하면 이소티오시아네이트 양이 줄어들기 때문에[43] 대부분의 십자화과 채소는 생으로 대량 섭취하지 않는 한 갑상선 문제를 일으킬 가능성이 거의 없다.[44] 그렇다 하더라도 갑상선기능저하증이나 요오드 결핍증이 있는 경우 가능한 섭취를 피하는 것이 현명하다.

기타 독소 그리고 항영양소

과일과 채소에는 다음 표에 나열된 독소들을 포함해 수많은 위험한 화학물질이 숨어 있다. 이런 잡다한 물질들은 대량으로 섭취하거나 특별히 더 민감한 사람이 아닌 이상 심각한 문제를 일으킬 가능성이 적다.

---

*   십자화과에 속하는 녹색잎채소.

독소	건강상의 위험	대표적인 과일 또는 채소
옥살산염	미네랄 흡수를 방해하고 결정화되어 민감한 사람에게는 신장 결석을 유발할 수 있다.	스타프루트,* 시금치, 대황, 비트, 라즈베리
탄닌	장 내벽에 결합해 자극을 주고 티아민과 철분 흡수를 감소시키며 소화를 방해한다.	찻잎, 포도 껍질, 크랜베리, 석류
쿠마린	다양한 약물 처리를 담당하는 간 효소를 차단한다. 햇볕에 대한 민감성을 증가시킨다.	계피, 감귤 껍질, 녹차
살리실산염	신경독성(매우 높은 용량일 때)	사과, 포도, 아보카도, 감귤류 등(대부분의 과일에는 살리실산염이 포함된다)
티오설피네이트	응고 시스템을 방해한다.	마늘, 양파, 대파, 쪽파
사포닌	세포막을 파괴하고 소화를 방해한다.	감초 뿌리, 인삼, 알팔파(실 콩나물) 싹
쿠쿠르비타신	모세혈관에 체액 누출을 일으켜 구토와 위장 출혈을 유발할 수 있다.	애호박, 호박, 수박

이 목록이 너무 부담스럽거나 혼란스럽게 느껴져도 걱정은 마라. 나는 과일과 채소에 대한 정보를 압축해 '더 친절하고 부드러운' 식물성 식품이라는 특별한 목록을 만들었다. 이 목록은 17장에서 소개할 조용한 팔레오 식단의 음식 목록에서 볼 수 있다. 이 책의 모든 요리법은 그 목록을 중심으로 설계했다. 그러므로 당신은 좀 더 조용하게 식사한다는 것이 어떤 의미인지 느낄 수 있을 것이다.

무지개색 식단의 위험성

∘ 몇몇 과일과 채소는 비타민 C, K1, B6, B9(엽산), 칼륨, 마그네슘, 망간, 칼슘 또는 베타카로틴의 좋은 공급원이다.

---

* 열대과일의 하나로, 단면이 별 모양이다.

- 대다수의 사람은 다양한 과일과 채소를 먹어도 문제가 없지만 어떤 사람들은 민감하다.
- 몇몇 과일과 채소는 과민성대장증후군을 유발할 수 있는 FOD-MAPs를 많이 함유한다.
- 모든 과일과 채소가 방어화학물질을 포함하지만 가장 우려되는 것은 다음과 같다.
  - 신경독과 렉틴을 함유한 가지류
  - 시안화물을 생산하는 카사바
  - 항갑상선 성분이 있는 십자화과 채소

과일과 채소를 통해 뇌에 영양을 공급하고 보호하며 활력을 주는 팁

- 영양분이 가장 높은 과일과 채소의 예시로는 십자화과 채소, 짙은 녹색 잎채소, 사탕무, 아보카도, 호박, 땅콩호박 등이 있다.
- 영양분이 가장 낮은 채소는 아이스버그 양상추,* 샐러리, 오이, 무, 감자 등이 있다.
- 대부분의 달콤한 과일은 독성이 없고 소화하기 쉽기 때문에 인슐린 저항성이 없다면 적당히 즐길 수 있다.
- 인슐린 저항성이 있는 경우 달콤한 과일과 전분 함량이 높은 채소는 피하고, 저당 과일과 전분 함량이 낮은 채소를 섭취하는 것이 좋다.
- 소화가 잘 안 되는 사람이 과일과 채소를 많이 먹으면 장건강에

---

* 잎이 공처럼 단단히 말려 있는 상추.

문제가 발생할 수 있다. 이럴 경우 잘 요리한 후 적정량만 섭취하고 낮은 FODMAPs 식품을 선택하면 소화율을 높일 수 있다.

○ 카사바와 가지류를 피하고 생 십자화과 채소는 줄여라.

○ 요리를 하면 대부분의 독소가 줄어들지만 일부 영양소(특히 비타민 B와 C)는 열을 가하거나 끓는 물에 넣어야만 파괴된다.

과일과 채소는 맛있고 영양가도 있는 식품이지만 우리에게 어떤 영향을 미치는지 세심히 살펴야 한다. 대부분의 임상 연구는 이들의 잠재적인 이점에만 초점을 맞추고 위험을 간과하기 때문에 우리는 과일과 채소가 우리 건강에 미칠 수 있는 부정적 영향에 대해 거의 알지 못한다. '무지개색 식단'을 먹는 게 건강에 좋다는 섣부른 믿음은 연구자들이 임상 시험에서 어떤 가설을 테스트할지 선택하고 연구 결과를 해석하는 과정에도 영향을 미친다. 이런 기이한 믿음 때문에 엉터리 슈퍼푸드가 떠오르고 있다.

14장

슈퍼푸드, 보충제,
그리고 항산화에 관한 미신

∴

삶이 있는 곳에 희망찬 생각이 있다.

—제럴드 리버만Gerald Lieberman

뇌에 영양을 공급하려면 필수 영양소가 충분히 든 식품을 선택해야 한다. 뇌에 활력을 불어넣으려면 포도당과 인슐린 수치를 건강한 범위로 유지해야 한다. 그렇다면 뇌를 보호하기 위해서는 어떻게 해야 할까? 정제된 탄수화물 같은 초가공 성분을 제거하거나 심각한 독소를 함유한 밀, 카사바 등의 식물성 식품을 피하는 것만으로 충분할까? 아니면 암, 치매나 기타 심각한 만성 질환에 대한 면역 체계를 강화하기 위해 특정한 음식을 챙겨 먹어야 할까? 그런 음식에는 정말 영양가 이상의 독특한 질병 퇴치 효능이 있는 걸까?

수많은 영양역학 연구들은 식물성 식품을 다양하고 충분하게 섭취하는 것이 가장 건강한 전략이라고 말한다.[1] 대부분의 실험 과학자는 이 주장의 타당성에 의문을 제기하지 않고, 그저 액면 그대로 받아들인다. 식물성 식품이 우리의 건강을 위험으로부터 지켜준다는 근거 없는 믿음 때문에 학계와 식품 산업, 건강보조식품 회사에 종사하는 진지한 연구자들이 수십 년 동안 과일과 채소만 들여다봤다. 그 안에 들어 있는 성분 중 과연 어떤 것이 인간의 건강에 특별히 유익한지 알아내기 위해서 말이다. 달을 보지 않고 달을 가리키는 손가락 끝만 바라본 셈이다.

처음에 연구자들은 동물성 식품보다 식물성 식품에 더 풍부하게 들어 있는 몇 가지 영양소에 집중했다. 비타민 C, 비타민 E, 베타카로틴(비타민 A로 바뀌는) 등이다. 그러나 안타깝게도 이런 미량 영양소의 효능을 검사한 인간 대상 임상 시험 결과는 참혹했다.

- 비타민 C는 암 환자의 수명을 연장하거나 심장마비를 예방하지 못했다.[2]
- 비타민 E는 심장병을 예방하지 못했으며 고용량에서는 오히려 **수명이 단축**되었다.[3]
- 베타카로틴은 남성 흡연자의 폐암 발병률을 높였다.[4]

여기서 배울 수 있는 교훈은 우리에게 비타민이 필요하긴 하지만 필요 이상으로 많이 섭취하면 시스템의 균형이 깨져 의도하지 않은 결과를 초래할 수도 있다는 것이다.

비타민을 향한 열기가 식자 연구자들은 새로운 식물 슈퍼히어로가 필요하다고 생각했다. 마침 1990년대에 식품과 그 안에 든 성

3부 모든 식품에 대한 모든 진실

분의 항산화 능력을 정량화할 수 있는 새로운 기술이 등장했고, 이번에는 과일과 채소 안에 강력한 항산화 특성을 가진 특수한 **식물화학물질**이 있을 것이라는 믿음이 탄생했다.

식물화학물질이라는 용어는 말 그대로 식물에 있는 화학물질을 의미하므로 수천 개의 물질이 이 범주에 속한다.(그중 극히 일부만이 인간이 섭취해야 할 필수 영양소에 해당함에도 불구하고 어떤 사람들은 종종 '식물화학물질'과 '식물영양소'를 같은 의미로 사용하곤 한다.) 이 식물화학물질은 왜 우리가 다양한 식물성 식품을 먹어야 되는지에 답하는 가장 인기 있는 이론이 되고 말았다.

가장 면밀하게 연구된 식물화학물질은 **폴리페놀**이다. 폴리페놀은 모든 식물에서 발견되며 각각 고유한 목적을 바탕으로 수천 가지 모양과 크기를 보인다. 식물은 폴리페놀을 사용해 태양 복사열과 자외선, 포식자로부터 자신을 보호하며 과일을 아름다운 색으로 물들인다. 당신도 아마 플라보노이드, 이소플라본, 탄닌, 안토시아닌 등 폴리페놀 계열을 지칭하는 용어나 레스베라트롤, 커큐민 같은 폴리페놀 분자의 이름을 들어본 적 있을 것이다.

2004년 미국 농무부는 실험실에서 항산화 활동을 측정하는 방법인 '활성산소 흡수능력ORAC'을 활용해 몇몇 식품들의 순위를 매기고, 그것을 온라인 데이터베이스로 유포했다. 항산화 이론의 돛에 바람을 불어넣는 일이었다. 슈퍼푸드와 보충제를 파는 마케팅 담당자는 제품에 건강 증진 효과가 있다는 증거로 ORAC 값을 자랑스럽게 내밀 수 있게 되었으며, 영양 당국은 항산화 능력을 '무지개색 식단 먹기' 등의 공공 정책 캠페인과 엮어 홍보하기 시작했다.[5]

그러나 2012년이 되자 미국 농무부는 "항산화 능력을 나타낸 값은 폴리페놀 등 특정 생체활성화합물이 인간 건강에 미치는 영향과 관련이 없다"는 이유로 웹사이트에서 해당 데이터베이스를 삭제했다. 그들은 또 이렇게 말했다.

> 특정한 식품이나 식이 보충제를 파는 회사들은 제품을 홍보하기 위해 활성산소 흡수능력 값을 일상적으로 악용하고 있다. … 체외(시험관) 방법으로 추산한 식품의 항산화 능력 데이터가 체내에서도 같은 효과를 낼 것이라고 추정할 수 없다. 시험관에서 항산화 능력이 높다고 측정된 많은 식이 항산화제가 임상 시험에서는 분명하지 않은 결과를 보였다.[6]

즉 이들은 식품 분자가 시험관에서 항산화제로 작용한다고 해서 인체에서도 같은 기능을 하지는 않는다고 말하고 있다.

외딴 숲에서 홀로 쓰러진 나무처럼, 미국 농무부의 공식적인 항산화 이론 폐지는 아무런 이목도 끌지 못했다. 대중과 과학자들은 폴리페놀과 기타 비영양성 식물화학물질에 매혹되어 그들의 잠재적인 이점이 거의 전적으로 비과학적인 추측에 근거한다는 사실을 인식하지 못했다.

비타민 C나 엽산 등의 영양소를 제외한 대부분의 식물화학물질은 우리 건강에 필수적인 것으로 보이지 않는다. 당신이라면 필수 영양소와 정원에서 자라는 식물화학물질의 차이를 구분할 수 있겠는가? 알란 크로지어Alan Crozier와 동료들은 2009년 리뷰 기사에서 이렇게 설명했다. "신체에는 비타민을 축적하고 유지하기 위한 특정 메커니즘이 있다. 반면 식물화학물질은 비영양 생체이물질(존재해서는 안 되는 이물질)이기 때문에 대사 작용을 거쳐 효율적으로 제거된다."[7]

다시 말해 영양소들은 귀한 손님으로 환영받으며 몸 속에 머물도록 초대받는 반면, 식물화학물질은 반갑지 않은 침입자로 취급되어 강제로 제거된다. 필수 영양소는 혈액으로 흡수되어 우리 세포들의 환영을 받고 종종 특수 수용체의 도움도 받지만 다른 식물화학물질을 위한 수용체는 없다. 대부분의 식물화학물질은 생체이용률이 낮다. 즉 흡수하기 어렵거나 간에서 독소로 처리되어 즉시 중화되고 신장으로 보내져 폐기된다.[8] 우리 인간이 제대로 살아가기 위한 대사 반응에서 필수 영양소의 역할은 명확하다. 그중 어느 하나라도 부족하면 심각한 병에 걸리거나 사망하게 된다. 반면 비영양성 식물화학물질의 생물학적 이점은 순전히 가설에 불과하다. 아이러니하게도 식물화학물질의 생물학적 관련성을 알아내려다 난처한 상황에 처한 과학자들은 "확실한 증거가 부족하니까 식물화학물질을 소비해야 한다"고 권한다.

예를 들어 그들의 논문은 이런 식으로 결론을 내린다. "아직까지는 식물화학물질의 혜택에 대한 주장이 확실하지 않고, 몇몇 주장은 분명히 심각한 한계가 있는 방법론에 기반해 문제가 있다. 그럼에도 우리는 일부 식이 폴리페놀이 건강과 웰빙에 긍정적으로 기여할 가능성이 있다는 점에 낙관적이다. 현재 지식 상태에서는 식물화학물질의 소비 범위를 최대화하려면 가능한 다양하게 먹는 것이 바람직한 조언으로 보인다."[9]

해석: 식물화학물질이 몸에 좋다는 확실한 증거는 없지만, 우리가 그럴 수도 있다고 계속 믿고 있으므로 만약을 대비해 가능한 한 많이 섭취해둬라.

슈퍼푸드란 정말 존재할까

무지개색 식단을 고수했을 때 치매와 같은 무서운 질병을 피할 수 있는 가능성이 조금이라도 있다면 건강을 위해 일단 먹는 것이 좋지 않을까? 마케팅 전문가들은 건강에 대한 우리의 희망, 그리고 두려움을 떨치고 싶은 욕망을 잘 알고 있다. 그래서 자신들이 파는 식물성 식품을 단순한 식품(필수 영양소의 공급원)이 아닌 건강을 강화하는 초능력 슈퍼푸드로 포장한다. 대표적인 사례로 어느날 갑자기 두뇌식품 슈퍼스타로 급부상한 블루베리, 다크 초콜릿, 레드 와인을 살펴보겠다.

블루베리

블루베리는 1990년대 중반 슈퍼푸드계에 등장했다. 야생 블루베리가 항산화 활동의 활성산소 흡수능력 척도에서 1위를 차지했다는 통지를 받은 북미야생블루베리협회WBANA는 마케팅 전략을 쇄신할 기회를 잡았다. 당시 해당 협회 전무이사는 "블루베리를 머핀에 넣으면 맛이 좋다고 홍보하려 했었죠. … 건강 문제는 전혀 고려하지 않았어요"[10]라고 이전 전략을 회상했다. 그 역사적 순간을 되짚으며 잡지 〈아웃사이드〉의 저널리스트 더그 비렌드Doug Bierend는 이렇게 썼다.

> 과일에 대한 영리한 홍보는 오늘날 '건강식품 집착의 시대'를 여는 데 도움을 줬다. 블루베리는 이제 단순히 맛있는 간식이나 균형 잡힌 식품이 아니라 암 퇴치제, 염증 차단제, 인지 기능 방어제로 여겨진다. 각 베리가 영양학적 측면에서 미 해군 특수부대 정도의 역할을 하게 된 것이다. … 그렇게 슈퍼푸드가 탄생했다.[11]

미국의 블루베리 소비는 1999년부터 2014년 사이에 599% 증가했으며,[12] 영국에서 슈퍼푸드로 홍보된 후 단 2년 만에 매출이 2배로 뛰었다.[13]

블루베리의 초능력은 **안토시아닌**이라고 불리는 보랏빛 폴리페놀에 들어 있는 것으로 추정된다. 그러나 이 예쁜 색소는 생체 이용률이 낮다. 우리 몸속에 들어가면 약 ⅓이 소화관에서 파괴되고, 흡수할 수 있는 대부분의 색소도 신체에서 빠르게 제거된다.[14] 12건의 인간 대상 무작위 대조 시험을 검토한 2019년 리뷰 기사에서는 블루베리 섭취가 인지와 기분에 미치는 영향이 불분명하다는 결과가 나왔고[15] 연구 결과를 해석하기 어렵다고 결론지었다. 더군다나 과학자들은 식료품점에서 흔히 보는 자연 상태의 블루베리를 사용하는 경우가 거의 없다. 보통은 동결 건조된 블루베리나 블루베리 추출물, 즙, 분말을 설탕물, 탄산음료, 주스 또는 우유에 혼합해 사용한다. 이를 항상 적절한 대조군과 비교하는 것도 아니다. 한 연구에

서는 블루베리 농축액을 설탕과 두 가지 인공 감미료를 함유한 (비
알코올) '과일 코디얼'*과 비교했다.[16] 연구자들은 그 검토 결과를 두
고 "블루베리를 추가했을 때 나타난 효과는 제한적이었지만, 이 연
구는 블루베리의 효능이 부족하다는 결정적인 증거로 해석되어서
는 안 되며 오히려 추가 시험을 통해 효과를 제대로 증명할 필요가
있다"고 결론지었다.[17] 증명할 수는 없지만 그것이 곧 사실이 아님
을 의미하지는 않는다는 말이다.

　　그렇다면 블루베리는 다른 과일보다 더 건강에 좋을까? 블루
베리의 주요 미량 영양소는 비타민 C, K1, 망간인데, 이 모든 측면
에서 블루베리보다 뛰어난 과일을 쉽게 찾을 수 있다. 예를 들어 딸
기는 비타민 C를 7배 더 많이 함유하고 당은 절반만 들어 있다.[18] 블
루베리가 아주 사랑스럽고 맛있는 건 맞지만, 그것이 특별한 건강
상 이점을 제공한다는 증거는 없다.

다크 초콜릿

다크 초콜릿이 슈퍼푸드로 부상한 것은 1990년대로, 하버드 의과
대학 방사선학과 교수인 노먼 홀렌버그Norman Hollenburg가 파나마 해
안에 사는 쿠나 인디언들의 심장병, 제2형 당뇨병, 뇌졸중, 암 발병
률이 상당히 낮다는 사실을 관찰하면서 시작되었다. 그의 연구팀
은 이 섬 주민들이 건강이 좋지 않은 다른 섬 주민들보다 "코코아
함유 음료를 10배, 생선은 4배, 과일은 2배" 더 많이 섭취한다는 점

---

*　　물에 묽혀 먹을 수 있도록 만든 농축된 과일 음료.

에 주목했다. 그중에서 "추가 연구를 위한 후보자"로 당첨된 것은 코코아였다.[19] 연구 결과 쿠나 코코아는 시중에서 판매되는 코코아 제품보다 쓴맛이 나는 플라바놀(폴리페놀의 일종)이 훨씬 더 풍부하다는 사실이 밝혀졌다(일반 코코아 제품은 소비자의 입맛에 맞추기 위해 플라바놀 함량을 줄였기 때문이다).[20] 홀렌버그는 '마즈Mars'*라는 기업과 협력했고, 임상 시험을 위해 플라바놀이 풍부한 특별한 코코아 제품을 개발했다. 2003년에 실시된 첫 번째 연구에서는 플라바놀이 풍부한 코코아가 건강한 젊은 성인은 물론 70~80대 건강한 노인의 뇌 혈액도 개선한다는 사실을 발견했다.[21]

이후 마즈와 다른 초콜릿 제조업체들은 코코아가 노인의 사고와 기억에 미치는 잠재적인 이점을 탐구하기 위해 수많은 연구에 자금을 지원했다. 그러나 그중 대부분은 실험에 다크 초콜릿 자체를 사용하지 않았으며, 몇몇 연구는 아무런 뇌건강상의 이점도 발견하지 못했다. 대부분의 연구자는 음료나 캡슐에 플라바놀 강화 코코아 분말을 추가해 연구에 사용했다. 이런 고농도 플라바놀 코코아 실험에서 몇몇 실험자는 인지력 개선을 보였지만 나머지는 그렇지 않았다.[22]

우리는 코코아 플라바놀의 약 80%를 흡수하지만 먹는 즉시 다른 분자로 변환시키기 때문에 그것이 뇌로 통과해 들어갈 수 있는지는 불분명하다.[23] 그러나 어쩌면 뇌를 직접 통과할 필요가 없을 수도 있다. 코코아의 효능은 혈관을 확장해 혈액이 뇌로 더 잘 흐르

---

* 　　대표적인 상품으로는 '스니커즈', '몰티저스', 'M&M'S'가 있다.

게 만드는 능력과 관련될 수도 있기 때문이다. 혈액 순환이 좋아질수록 뇌가 더 많은 산소와 영양분을 섭취하게 되는 것은 사실이다.

　다크 초콜릿을 먹는 것이 인지력이나 기억력을 향상시킨다는 증거는 아직 없다. 어쩌면 우리는 다크 초콜릿에 너무 낙관적인 생각을 가지고 있거나, 단순히 초콜릿을 더 많이 먹을 이유를 찾고 있는 게 아닐까? 이 연구에서 사용된 플라바놀의 하루 복용량은 500~900mg이었다. 우리가 초콜릿만으로 그 양을 얻을 수 있을까? 레딩 대학의 연구팀이 41개의 초콜릿바를 검사했을 때 플라바놀 함량은 1g당 0.1mg에서 3.2mg까지 엄청나게 다양했다. 무려 30배 이상 차이가 나는 것이다.[24] 다크 초콜릿바는 밀크 초콜릿바보다 플라바놀 함량이 높았지만, 다크 초콜릿바 안에서는 각 바의 코코아 비율과 플라바놀 함량 사이에 아무런 관계도 없었다. 따라서 당신이 좋아하는 초콜릿바에 플라바놀이 얼마나 들어 있는지 직접 알 수 있는 방법은 없다. 코코아 비율이 높은 바의 유일한 이점은 일반적으로 설탕 함량이 훨씬 낮다는 것이다(설탕은 산화 스트레스의 강력한 촉진제이므로 초콜릿을 먹는다면 반드시 저설탕 브랜드를 골라라).

　운이 좋게도 당신이 가장 좋아하는 초콜릿바가 플라바놀을 가장 높은 농도(1g당 3.2mg)로 함유한다고 가정해보자. 그럼 이 연구에 사용된 플라바놀 최소 복용량에 도달하기 위해 해당 초콜릿을 156g(바 크기에 따라 다르지만 대략 1.5개 정도) 먹어야 한다. 그러나 운이 나빠 가장 낮은 농도(1g당 0.1mg)가 포함되어 있다면 최소 복용량에 도달하기 위해 하루에 5,000g(초콜릿바 50개)이 필요하다. 아무리 열렬한 초콜릿 애호가도 그렇게까지 먹기는 쉽지 않을 것이다.

레드 와인

적포도 껍질에는 항산화 특성을 지닌 폴리페놀인 **레스베라트롤**이 들어 있어 심혈관이나 뇌에 좋다고 알려졌다. 레스베라트롤은 포도나무가 회색 곰팡이와 싸우기 위해 생산하는 살균제. 회색 곰팡이가 감히 포도를 잠식하려 들면 레스베라트롤은 "유령 미토콘드리아 외에 다른 세포 구조물은 하나도 보이지 않을 때까지" 포도를 안쪽에서 바깥쪽으로 체계적으로 해체하기 시작한다.[25]

레스베라트롤은 1997년 과학자들이 생쥐의 피부 종양 성장을 늦추는 효과가 있다는 사실을 발견하면서 항산화제에 합류했다. 레드 와인에 항암화학물질이 들어 있다는 생각은 대중을 매료했고 레드 와인 판매량은 급증했다.[26] 이후 희망적인 연구자들은 알츠하이머병을 포함한 모든 종류의 인간 질병을 대상으로 레스베라트롤을 검사했지만 결과는 실망스러웠다.[27] 경증에서 중등도의 알츠하이머병 환자를 대상으로 레스베라트롤(하루 500~2,000mg)을 수년 동안 투여한 임상 시험에서는 특별한 인지적 이점이 발견되지 않았으며, 한 연구에서는 상당한 뇌 수축이 보고되기도 했다.[28]

이 모든 연구가 레스베라트롤을 사용했다는 점에 주목해라. 사람들이 원래 궁금해했던 것은 레스베라트롤이 아닌 레드 와인의 효과였다. 불행하게도 인지 장애나 알츠하이머병이 있는 사람들에게 레드 와인이 미치는 영향을 검사한 연구는 없다. 그 이유 중 가장 큰 하나는 임상 시험에 사용되는 레스베라트롤의 **최저 복용량**을 달성하려면 레드 와인을 하루 5백 병 마셔야 한다는 사실이다. 일반적인 피노누아* 한 병에는 1mg 미만의 레스베라트롤이 들어 있으며,[29] 그 극소량의 레스베라트롤은 산화 스트레스의 강력한 촉진제인 알코올의 바다에서 헤엄치고 있다.[30] 과학자들이 레스베라트롤을 이용해 제거하겠다고 노력하는 바로 그 산화 스트레스 말이다.

폭음(여성의 경우 2시간 이내에 4잔 이상, 남성의 경우 5잔 이상으로 정의된다)과 정기적인 과음(여성의 경우 하루에 1잔 이상, 남성의 경우 하루에 2잔 이상)은 의문의 여지없이 신체와 정신건강을 위협한다. 세계보건기구는 알코올이 유해하게 사용될 때 2백 가지가 넘는 질병의 원인이 되며 전 세계적으로 매년 3백만 명 이상이 알코올로 인해 사망한다고 추정한다. 그렇다면 이 한도 이하로만 알코올을 섭취하면 어떨까? 저녁 식사에 레드 와인 한 잔을 곁들이는 것은 안전할까? 심지어 건강에 좋을 수도 있을까?

간에 들어가는 모든 알코올 분자는 최우선 독소로 취급된다.[31] 우리 간은 알코올이 들어오는 것을 감지하자마자 혈당을 높이기 위한 포도당 생성이나 에너지 생산을 위한 지방 연소 같은 다른 중요한 작업을 중단하고 알코올을 제거하는 데 집중한다. 이런 대사 탈선은 간 내에 비정상적인 지방이 생성되고 저장되게 만들 수 있다. 이 때문에 과음이 알코올성 지방간 질병으로 이어질 수 있는 것이다. 알코올을 해독하는 과정은 염증과 산화 스트레스를 유발해 간뿐만 아니라 뇌 미토콘드리아에도 손상을 준다.[32]

그렇다면 협응력과 판단력, 기억력을 손상시키는 것으로 악

---

*   프랑스 부르고뉴의 대표적인 포도 품종으로 만든 와인으로, 전 세계에서 사랑받는 레드 와인 중 하나다.

명 높은 독성 액체인 와인이 애초에 어떻게 치매 예방과 연관되었을까? 이는 북부 지중해 문화에 매료된 영양역학 그룹의 섣부른 가정 탓이다. 그들에게는 그 지역 사람들이 미국인보다 더 건강해 보였고, 레드 와인을 즐겨 마신다는 것을 알아차렸다. 그리고 레드 와인의 존재가 그들의 건강에 어느 쪽으로든 기여하고 있는 게 틀림없다고 가정했다(아마 희망하기까지 했을 것이다).[33] 월터 윌렛 교수가 1993년 처음으로 공개했던 지중해식 식단 식품 피라미드는 곡물로 꽉 찬 삼각형과 그 옆에 놓인 레드 와인 한 잔이 특징이었다.[34] 그러나 레드 와인이 지중해식 식단의 건강상 이점에 기여한다는 가정은 인간 대상 임상 시험에서 검토된 적이 없으며, 30년 이상 과학자, 정책 입안자와 일반 대중을 오도하기만 했다.

레드 와인은 뇌에 도움이 되는 음료가 아니다. 어떤 종류든 정신건강 문제가 있고 현재 술을 어느 정도 마시고 있다면, 최소 30일 동안 술을 끊고 그것이 기분, 수면, 집중력, 생산성, 전반적인 삶의 질에 어떤 영향을 미치는지 평가해보길 바란다.

음식이 정말 약이 될 수 있을까

어떤 음식은 우리 몸에 필요하지 않고 먹었을 때 명백히 거부됨에도 불구하고 건강 슈퍼히어로로 높이 평가된다. 이런 혼란이 벌어진 데는 다 이유가 있다. 고대의 지혜로운 가르침에 따르면 일부 식물에는 약효가 있으며 이는 전적으로 사실이다.

식물화학물질은 위협적인 동시에 치료 효과를 가질 수 있다.

브로콜리에 들어 있는 이소티오시아네이트인 **설포라판**이 이런 명백한 역설의 좋은 예시다.

브로콜리가 들판에 평화롭게 놓여 있을 때는 설포라판이 생산되지 않는다. 이 자극적인 물질은 살아 있는 세포(브로콜리세포 포함)에 매우 강한 독성을 발휘하므로 식물은 스스로를 안전하게 유지하기 위해 독성을 일으키는 두 가지 성분을 별도의 구획에 저장한다. 그러나 브로콜리를 자르거나 씹으면 그 구획이 터져 두 성분이 혼합되며 살충 성분이 있는 '겨자 폭탄'인 설포라판이 생성된다.[35] 이는 곤충의 내장 내벽에 침투해 곤충이 성장하고 번성하는 데 필요한 필수 단백질을 분해하기 시작한다.

검색 엔진에 '설포라판'이라는 단어를 입력하면 설포라판의 항염증이나 항산화 능력을 소개하는 기사를 볼 수 있을 것이다. 설포라판은 암세포를 죽이고 산화 스트레스로 인한 손상으로부터 뇌를 보호하며 나쁜 정신건강을 치료할 수 있다. 그러나 설포라판 자체는 항산화제가 아니며 염증에 대해서도 무력하다. 결국 이는 세포를 보호하는 것이 아니라 **손상시키도록** 설계된 화학 무기이며, 우리 신체도 이를 안다. 우리는 몸에 들어온 설포라판의 약 75%를 흡수하지만 설포라판이 세포에 들어오자마자 신체 내부의 항산화 시스템을 작용해 가능한 빨리 그것을 결합, 중화, 배출한다. 이로 인해 약 9시간 내에 몸에서 모두 사라진다.[36] 암 예방 연구에서 나타난 모든 이점은 설포라판 자체에서 직접 기인한 것이 아니라 오히려 우리 자신의 건강한 방어 메커니즘을 활성화시키는 능력 때문이라는 사실이 잘 알려져 있다.

3부 모든 식품에 대한 모든 진실

설포라판은 혈액뇌장벽도 통과할 수 있으며, 최신 연구들은 설포라판이 특정 정신 질환에 도움이 될 수 있음을 시사한다. 심장병 병력이 있는 66명의 환자를 연구한 6주간의 무작위 대조 시험에서는 설포라판 정제가 위약보다 경증에서 중등도의 우울증 증상을 감소시키는 것으로 나타났다.[37] 그리고 점점 더 많은 연구에서 어린이와 성인의 자폐 스펙트럼에 대한 개선 효과가 입증되고 있다.[38]

설포라판 추출물이 자폐증과 우울증 증상을 감소시킬 수 있다면, 브로콜리를 자연식품으로 섭취하는 것도 정신건강에 도움이 될까? 이는 일반적인 논리의 비약이다. 농축된 식물 독소가 기존 질병과 싸우는 데 도움이 될 수 있다고 해서 해당 식물성 식품을 정기적으로 섭취하는 것이 반드시 질병 예방에 도움이 되는 것은 아니다. 극단적인 예를 들자면 화학요법 약물은 암세포를 죽일 수 있지만 그것을 매일 조금씩 복용한다고 해서 암이 예방되는 것은 아니다. 브로콜리 자체를 정기적으로 섭취하는 것이 정신 질환을 예방하거나 치료할 수 있는지 조사한 임상 연구는 아직까지 없다.

설포라판은 식품이 아니라 브로콜리에서 추출한 약품이다. 모든 약은 위험을 수반하므로 꼭 필요한 경우에만 사용해야 한다. 몇몇 연구는 설포라판이 방어 경로를 과도하게 자극하고[39] 암 성장을 촉진할 수 있다는 결과를 보여준다.

나는 '약이 되는 음식'이라는 개념을 다시 생각해봐야 한다고 본다. 음식의 목적은 우리에게 영양과 활력을 주는 물질을 제공함으로써 인간의 정상적인 생물학적 기능을 지원하는 것이다. 어떤 약을 만든 주체가 식품회사든 제약회사든. 약의 목적은 정상적인 인간의 생물학적 기능을 방해하는 것이므로 표적 개입이 필요한 질병이 있는 경우에만 고려해야 한다. 음식과 의약품 사이의 경계가 모호해지면 슈퍼푸드를 향한 희망은 점점 커지게 된다. 이는 그저 슈퍼푸드 산업의 주머니를 채울 뿐이다.

슈퍼푸드라는 허황된 꿈

어떤 음식을 '슈퍼푸드'로 만드는 것은 무엇일까? 바로 마케팅이다. 슈퍼푸드라는 용어는 과학적, 법적 정의가 없기 때문에 누구나 별다른 검증 없이 원하는 식품에 이 용어를 붙일 수 있다. 실제로 다소 모호해 보이는 건강에 대한 주장은 오히려 슈퍼푸드의 매력을 높이며 과학적 설명을 초월하는 신비한 분위기를 빚어낼 수 있다. 2022년 '글로브 뉴스와이어'*는 전 세계 슈퍼푸드 시장이 2020년 1억 7천 2백만 달러에서 2027년 2억 8천 8백만 달러로 성장할 것으로 예상된다고 보고했다. "'슈퍼과일'은 제품 중에서 약 45%의 점유율을 차지하는 가장 큰 부문이다. 적용되는 분야는 음료가 가장 많고, 베이커리, 제과 제품, 과자 등이 그 다음 순서다."[40]

　슈퍼푸드는 보통 자연식품이 아니며, 슈퍼푸드 재료를 이용해 만든 달콤한 음료, 제과류, 과자 제품인 경우가 많다는 것을 기억해라. 석류 같은 자연식품에 인체의 활성산소를 억제할 수 있는 흡수성 폴리페놀이 포함되어 있다고 하더라도(물론 그렇지는 않다) 주스

---

*　미국의 보도자료 서비스.

로 만들어 곡선 모양의 230ml짜리 병에 넣고 산화 스트레스를 강력하게 촉진하는 설탕 32g을 추가하면 폴리페놀의 역할이라고 알려진 다양한 효과를 묻어버리기에 충분하다.[41]

수십 년간의 과학적 연구가 막다른 골목에 다다랐음에도 우리는 여전히 믿음을 버리지 못한다. 다채로운 식물성 식품이 치매와 기타 현대 질병, 즉 질 나쁜 식습관과 건강에 해로운 현대 생활방식으로 인해 발생하는 질병으로부터 우리를 구해줄 수 있다는 믿음 말이다. 그러나 튼튼한 뇌건강의 비결은 초콜릿을 더 많이 먹고 와인을 더 많이 마시는 데 있지 않다. 그동안 믿어온 것이 사실이 아니라면 고통스러운 현실을 직시하고 힘든 선택을 해야 한다.

사람들은 덧셈의 힘을 믿고자 한다. 원래 먹던 식단에 각종 과일과 채소 추출물이 포함된 알약을 하나 더 추가하는 일은 쉽다. 덧셈은 적극적이고 긍정적이며 힘을 실어주는 느낌을 주지만, 사실 건강에 유익한 것은 덧셈이 아니라 뺄셈이다. 우리는 이미 과도한 염증과 산화 스트레스를 유발하는 원인이 무엇인지 안다. 주요 용의자는 고도로 정제된 탄수화물, 정제된 식물성 기름, 알코올과 과식이다. 나는 당신에게 권한다. **음식이 당신의 몸에 해를 끼쳐서는 안 된다.** 설포라판과 같은 식물화학물질을 추가해 세포를 항산화 과잉 상태로 전환하는 대신, 먼저 주요 용의자를 제거해 염증과 산화 스트레스를 진정시키는 것이 좋지 않을까?

진실이 당신을 자유롭게 하리라
나는 필요한 경우 기존에 가진 질병을 치료하기 위해 약과 보충제를 사용하는 것을 전적으로 지지하지만, 가능하면 음식에 집중하는 접근 방식으로 질병의 근본 원인을 직접적으로 다루기를 선호한다. 슈퍼푸드 신화는 당신에게 계속 나쁜 것들을 먹고 마시도록 권할 것이다. 내가 당신에게 건네고 싶은 조언은 간단하다. 뇌에 영양을 공급하고 활력을 주는 자연식품을 선택하고, 세포와 신진대사를 손상시키는 식품은 피해라. 초콜릿을 먹거나 와인을 마시기로 결정했다면 섭취량을 조절하고 그것이 위험할 수 있다는 사실을 늘 염두에 둬라. 그리고 그것이 건강한 습관이 아니라 방종이라는 점을 기억하라. 우리는 지난 수십 년 동안 동물성 식품을 의심하라고 교육받았다. 반면 식물성 식품에게는 합당한 것보다 더 많은 신뢰를 줬다. 이런 식물 편향적 사고방식은 사물을 있는 그대로 볼 수 없게 만들고 과학적 증거가 없는 슈퍼푸드 신화와 '식물 기반' 식단을 번성하게 해 우리 정신건강을 해칠 수 있다.

3부 모든 식품에 대한 모든 진실

15장

식물 기반 두뇌: 모험에 나서다

∴

2050년까지의 과제, 즉 고품질 단백질과
전 세계적으로 가장 문제가 많은 미량 영양소 문제를
해결하려면 그 기본은 여전히 동물성 식품이어야 한다.

— 마틴 코헨Martin Cohen, 프레데릭 르로이 Frédéric Leroy,
《식물 기반 식단의 어두운 측면The Dark Side of Plant-Based Food》

동물성 식품이 질병을 유발하고 식물성 식품은 그에 맞서 싸운다는 흔한 믿음을 고려할 때, 채식 기반 식단이 가장 건강한 식단으로 여겨지는 것은 놀라운 일이 아니다. 그러나 역사 속 대부분의 문화권에서 표준이 되었던 것은 거의 가공되지 않은 동물성 식품과 식물성 식품을 혼합한 식단이었다. 1952년 이전에는 비타민 B12를 따로 보충하는 것이 불가능했기 때문에 채식주의 식단은 이례적이었고(식물이 전혀 없는 '육식' 식단과 마찬가지로) 완전채식은 불가능했을 것이다.[1]

일반적으로 동물성 식품이 식물성 식품보다 영양학적으로 우수하고 우리에게 해를 끼칠 가능성이 적다. 그러므로 동물성 식품을 혼합 식단의 중심으로 삼는 것이 건강을 지키는 가장 안전하고 믿을 만한 방법이다. 그러나 미국심장협회, 세계보건기구 등 영향력 있는 보건 기관은 인간 건강을 보호하기 위한 최선의 전략으로 **식물 기반 영양 접근**을 점점 더 권장하고 있다.[2,3]

식물 기반 식사가 의학적으로 주류화되면 문제가 아주 심각하다. 그런 식단 중 일부가 공공 정신건강에 의도하지 않은 결과를 초래할 것이 확실하기 때문이다('식물 기반'이라는 용어는 사람마다 다른 의미를 갖기 때문에 '그중 일부'라는 것을 강조했다).[4] 이런 모호함은 특히 의학적 조언에서 문제를 일으킨다. 의학적 조언은 명확해야 한다. 그러나 '식물 기반'이라는 용어는 살코기 등 모든 동물성 식품을 허용하는 지중해식 식단부터 유제품이나 달걀만 허용하는 채식 식단, 동물성 식품을 전혀 포함하지 않는 완전채식 식단까지 다양한 식단 패턴을 포괄한다. 생물학적 관점에서 보면 채식과 완전채식의 차이는 엄청나다. 따라서 '식물 기반'이라는 용어로는 다 설명할 수 없는 두 가지, 즉 채식주의(베지테리언)와 완전채식(비건)을 구별해야 한다.

정확한 전달을 위해 미리 설명하자면 이 책에서 '채식주의'라는 단어는 유제품이나 달걀을 포함한 혼합 식단을 의미하고, '완전채식'이라는 단어는 동물성 식품을 전혀 포함하지 않은 식단을 말한다. 그리고 '완전채식에 가까운'이라는 용어는 동물성 식품 비율이 매우 낮아 추가적인 보충 없이는 영양 요구 사항을 충족하기 어려운 식단을 뜻한다.

전 세계 15억 명의 채식 인구 중에서 자발적으로 채식을 하는

3부 모든 식품에 대한 모든 진실

사람은 5%에 불과하다. 나머지 사람들은 고기를 먹을 여유가 없어서 어쩔 수 없이 채식을 한다.[5] 자발적인 채식주의자 중에는 전체 인구의 약 30%가 채식을 하는 인도처럼 종교적 또는 문화적 이유로 오랫동안 고기를 피해온 사람들이 포함된다.[6] 채식주의는 점점 대중화되고 있다. 조사에 따르면 현재 미국, 영국, 독일 성인의 5%, 캐나다인의 8%가 채식주의자라고 밝혔다.[7] 또한 현재 호주, 뉴질랜드, 이스라엘, 스웨덴에 거주하는 사람의 10% 이상이 채식주의자 또는 완전채식주의자라고 한다.[8]

완전채식과 채식주의 식단은 공중보건, 동물 복지, 환경에 관심을 둔 소비자들의 마음과 생각을 사로잡고 있다. 구글 검색 데이터에도 이런 추세가 반영된다. 아래 그래프를 살펴보자.

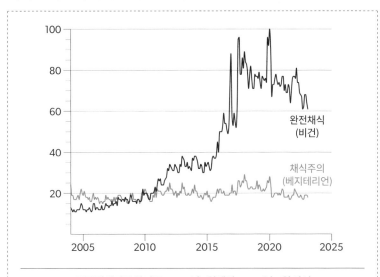

구글 검색어로 살펴본 2004년 1월에서 2023년 2월 사이 미국 내 채식주의(베지테리언)와 완전채식(비건)의 상대적 숫자.
구글 트렌드는 검색어의 상대적 인기도를 비율(최대 100)로 나타내 보여준다.

채식주의에 대한 관심은 2004년 이후 꾸준하게 유지되고 있는 반면, 완전채식에 대한 관심은 2016년부터 상승하기 시작했다.

사람들이 동물성 식품을 먹지 않는 이유는 여러 가지다. 나와 함께 일했던 대학생들은 대부분 건강상의 이유가 아니라 연민으로 인해, 즉 동물과 지구의 건강을 위해 채식을 결정했다고 말했다. 채식과 완전채식을 권장하는 주류 의료 전문가들의 조언도 그들의 선택을 뒷받침했기 때문에 갈등할 필요도 없었다. 채식을 선택한 그들에게 더 나은 건강은 덤으로 따라오는 것이었지, 더 높은 이상을 위해 희생해야 하는 것이 아니었다. 그러나 안타깝게도 그들의 정신적·신체적 건강은 바로 위태로워졌다. 채식 기반 식단은 우리가 믿어왔던 것과는 매우 다른 결과를 가져오기 때문이다.

식물성 식단에는 어떠한 증거도 없다

현재 채식주의나 완전채식이 정신 질환에 어떤 영향을 미치는지 알려주는 과학적 증거는 없다. 그러나 이런 식단이 제2형 당뇨병이나 심혈관 질병 등에 영향을 줄 수 있음을 입증하는 임상 시험은 꽤 많이 있다. 신진대사와 혈관건강은 정신건강과 긴밀히 연결되므로 이런 연구는 자세히 살펴볼 가치가 있다.

여러 연구가 있지만 그중에서도 가장 잘 알려졌고 많이 인용되는 연구를 소개하겠다. 의사이자 연구자인 딘 오니쉬Dean Ornish, 콜드웰 에셀스틴Caldwell Esselstyn과 닐 버나드Neal Barnard가 수행한 연구로, 이들은 모두 각자 연구한 특정한 식단을 바탕으로 유명한 책

을 쓰기도 했다.(콜린 캠벨Colin Campbell 교수의 저서 《무엇을 먹을 것인가》
에 대해 들어봤을지도 모르겠다. 이 책은 동물성 단백질이 암을 유발하므로
자연식품으로 구성된 완전채식을 해야 한다고 주장한다. 이 책에 있는 정보
는 인간 대상 임상 시험보다는 영양역학에 기초하고 있기 때문에 그 결과를
여기서 분석하지는 않겠다.)

딘 오니쉬 박사의 1990년 라이프스타일 심장 실험*에서는 초
저지방 채식이 심장병 환자의 관상동맥 협착 정도를 감소시키는
것으로 나타났으며, 이 결과는 그의 식단이 심장병을 치료할 수 있
다는 주장으로 이어졌다.[9]

이 연구는 28명의 관상동맥 질병 환자에게 곡물, 콩류, 채소,
과일, 달걀 흰자와 무지방 유제품으로 구성된 식단을 처방한 1년
간의 무작위 대조 시험이었다. 또한 지방, 기름, 단순 당 첨가를 피
하고, 알코올과 카페인을 제한하고, 하루 30분 동안 운동하고, 매
일 스트레스 관리 기술을 연습하고, 전문가들의 도움을 받고, 흡연
을 중단하고, 비타민 B12 보충제를 섭취하라는 지시를 내렸다. 반
면 20명의 환자로 구성된 대조군은 식이요법이나 생활방식에 관
해 아무런 조언을 받지 않았다. 1년 후 오니쉬 박사의 식단을 적용
한 실험군의 협착 정도는 2.2% 감소했는데, 이는 대조군의 협착증
이 3.4% 악화된 것에 비해 의미 있는 개선이었다.

콜드웰 에셀스틴 박사는 초저지방 채식을 통해 관상동맥 질
병의 진행을 저지하고 역전시킬 수 있다는 사실을 입증한 사람으

---

*   '라이프스타일 실험'은 생활 방식을 변화시키는 실험을 말한다.

로 잘 알려져 있다. 1995년 그는 5년 이상 지속된 심장마비 연구에서 중증 삼중혈관 관상동맥 질병(50% 이상 막힘)을 앓고 있는 22명의 환자에게 곡물, 콩류, 렌틸콩, 채소, 과일, 무지방 요구르트는 먹게 했지만 기름과 알코올, 카페인은 제한했다. 또한 환자들은 콜레스테롤 저하제와 일일 종합비타민을 처방받았으며 정기적으로 전문가의 지원을 받았다. 실험을 완료한 7명의 환자에서 협착증이 평균 7%로 크게 감소했다.[10]

닐 버나드 박사는 제2형 당뇨병과 비만을 포함해 다양한 건강 상태를 가진 실험자들을 대상으로 수많은 완전채식 임상 시험을 수행했다. 그가 적용한 식단은 지방 함량이 매우 낮고 유제품과 달걀을 제외했지만, 그 외에는 딘 오니쉬 박사와 콜드웰 에셀스틴 박사가 활용한 식단과 동일했다. 그는 혈당 지수가 낮은 음식을 추천하고 비타민 B12 보충제를 복용할 것을 권장했으나 운동이나 다른 생활방식의 변화를 요구하지는 않았다. 버나드 박사는 자신이 고안한 식단이 최근 3개월간의 평균 혈당 수치를 의미하는 **헤모글로빈 A1C** HbA1C를 낮추기 때문에 제2형 당뇨병을 역전시킬 수 있다고 주장했다.

국제적으로 인정되는 제2형 당뇨병 완화의 정의는 당뇨병 치료 없이도 3개월 이상 헤모글로빈A1C를 6.5% 미만으로 유지하는 것이다.[11] 99명의 환자를 대상으로 한 버나드 박사의 74주 무작위 대조 시험에서 완전채식을 따른 49명의 환자는 기존의 식이요법을 유지한 환자보다 더 나은 결과를 얻었지만, 헤모글로빈A1C 수준을 당뇨병이 아닌 범위로 낮춘 사람은 아무도 없었다.[12]

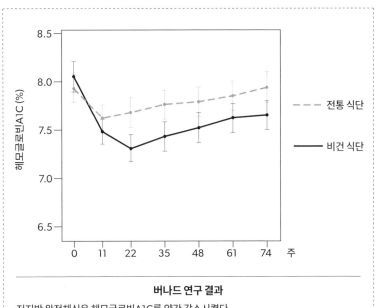

버나드 연구 결과

저지방 완전채식은 헤모글로빈A1C를 약간 감소시켰다.

닐 버나드 외. "제2형 당뇨병 치료에 있어 저지방 완전채식 식단과 전통적인 당뇨병 식단;
74주 무작위 대조 임상 시험" 미국 임상 영양학 학술지 89, no. 5(2009)

대조적으로 저탄수화물 식단은 대규모 연구에서 제2형 당뇨병을 완화시키는 효과가 있는 것으로 나타났다. 인디애나 대학 비만의학 전문가 사라 홀베르그Sarah Hallberg 박사와 버타 헬스의 공동 연구자들은 349명의 환자에게 1년 동안 저탄수화물 식단을 제공했을 때 평균 헤모글로빈A1C 수치가 7.6에서 6.3으로 떨어지는 것을 발견했다.[13] 영국국립보건서비스British National Health Service 의사 데이비드 언윈 박사도 저탄수화물 식단을 섭취한 186명의 환자를 대상으로 비슷한 성공을 거뒀다. 이들의 헤모글로빈A1C 수치는 7.9에서 6.4로 감소했으며, 거의 3년에 달하는 관찰 기간 동안 환자의 51%가 관해를 달성했다.[14] 이는 무작위 대조 시험은 아니지만 제

2형 당뇨병을 완화시키기 위해 식단에서 동물성 식품을 제거하거나 저지방 식단을 섭취할 필요가 없음을 보여준다. **지방과 단백질은 혈당을 높이지 않는다. 혈당을 높이는 것은 탄수화물이다.** 버나드 박사가 관찰한 헤모글로빈A1C 감소는 정제된 탄수화물을 피한 것으로 인해 발생했다고 보인다. 그는 참가자들에게 "콩과 녹색 채소 같은 혈당 지수가 낮은 음식을 선택"하라고 조언했다.

딘 오니쉬, 콜드웰 에셀스틴 그리고 닐 버나드 박사의 연구에 따르면 식습관과 생활방식의 변화가 심혈관과 대사건강에 긍정적인 변화를 가져올 수 있다. 이는 아주 강력한 메시지다. 이 메시지가 혼란스러워지는 지점은 이 연구들이 식단에서 고기를 제거해야 좋은 효과를 얻는다는 주장의 증거로 자주 이용된다는 것이다. 그러나 **이 연구들 중에서 단순히 식단에서 고기만을 제거한 것은 없다.** 거의 모든 지방(식물성 기름 포함), 모든 정제된 탄수화물이나 모든 가공식품이 함께 제거되었다. 그리고 많은 경우 운동, 금연, 콜레스테롤 저하 약물 등 수많은 다른 변화도 함께 시행되었다. 따라서 고기를 먹지 않는 것이 이런 계획의 건강상 이점과 관련이 있는지 확인하기는 불가능하다.

나는 식단의 다른 주요 측면을 바꾸지 않고 동물성 식품만 제거한 인간 대상 임상 시험을 보지 못했다. 즉 **인간의 식단에서 동물성 식품을 제거하는 것이 건강에 좋다는 과학적 증거는 아직 없다.**

그런 연구가 나오기 전까지 우리는 의문을 품을 수밖에 없다. **'자연식품 식물성 식단'**의 건강상 이점이 사실 식물성 식단과는 아무런 관련이 없고, 자연식품에서만 비롯된 것이라면 어떨까? 내가 대학 정신과 의사로 일한 13년 동안 가공식품 완전채식을 하는 학생들은 여럿 만났지만 자연식품 완전채식(또는 그밖의 자연식품 식단)을 먹는 학생들은 거의 보지 못했다. 일반적인 대학 캠퍼스 음식 문화는 우스꽝스럽다. 완전채식을 선택한 학생들은 동물성 식품을 피하기는 하지만 다른 학생들처럼 달콤한 커피와 스무디, 그래놀라 바, 파스타, 머핀, 감자칩, 초콜릿, 에너지 음료나 쿠키를 하루 종일, 심지어 밤까지 먹는다. 제대로 계획되지 않고 적절히 보충되지도 않는 완전채식은 영양 결핍으로 이어질 수 있다. 이를 표준 미국식 식단에 수반되는 염증, 산화 스트레스에 연관시키는 것은 뇌 손상과 뇌 기능 장애로 가는 확실한 처방이다. 이 재능 있고 야심찬 젊은이들은 모든 동물성 식품을 충실히 피했음에도 정신적으로나 육체적으로 좋은 건강을 누리지 못했다. 비만, 여드름, 충치, 제2형 당뇨병, 탈모, 철분 결핍, 만성 통증, 우울증, 불안, ADHD, 폭식증 등은 인생의 전성기를 살아가고 있는 이 젊은 학생들에게 너무나 빈번하게 일어났다. 이 주제를 15년 이상 연구하며 수천 명의 환자와 만나본 결과 한 가지 사실만은 분명했다. 사람들이 완전채식을 선택하는 이유는 다양하겠지만, '더 나은 정신건강'은 그중 하나가 될 수 없다는 것이다.

완전채식의 부족한 영양과 정신건강 위험

식물성 식품만으로는 뇌의 영양을 충족할 수 없다. 권위 있는 보건 기관들은 만장일치로 완전채식에 비타민 B12를 보충하면 된다고 권장한다. 식물성 식품에는 비타민 B12가 부족하기 때문이다. 엄밀히 말하면 비타민 B12는 모든 식물성 식품에서 누락된 유일한 필수 영양소다. 그러나 진실을 따져보면 완전채식의 영양 결핍 문제는 비타민 B12를 훨씬 뛰어넘는다. 전 세계 영양 당국은 비타민 B12 이외에도 따로 보충해야 할 영양소가 있다는 말에 크게 동의하지 않지만, 추가적인 위험이 존재한다는 점은 인정한다. 완전채식과 그에 거의 유사한 식단을 옹호하는 당국들조차 말이다.

2019년 하버드 대학 월터 윌렛 교수가 이끄는 37명의 과학자로 구성된 국제 그룹은 '인류세*의 식품: 지속 가능한 식품 시스템에서 건강한 식단을 얻는 것에 관한 식이-란셋 위원회'라는 제목의 영향력 있는 보고서를 발표했다.[15] 이 위원회의 임무는 2050년까지 전 세계 사람들을 위해 환경적으로 지속 가능하고 최적의 건강을 달성할 수 있는 식단을 고안하는 것이었다. 이들은 전 세계 인류 식단에서 동물성 식품의 양을 0g으로 줄이는 것이 목표를 달성하는 가장 좋은 방법이라고 결론지었다. 이 보고서는 또 엄격한 완전채식의 경우 비타민 B12 보충이 필요하지만, 그들이 권장하는 식단은 임산부의 철분, 오메가-3 지방산 요구량이나 10대 여성의 철분 요구량을 충족하지 못할 수도 있다고 썼다. 또한 영양실조인 사람들에게는 동물성 식품을 권장하고, 2세 미만 어린이에게는 모유 수유를 권한다(그들의 식단 계획이 2세 미만 어린이에게는 적합하지 않다는 것을 의미한다). 그들은 동물성 단백질이 대부분의 식물성 단백질 공

---

* 인류가 지구 기후와 생태계를 변화시켜 만들어진 새로운 지질시대를 말한다.

3부 모든 식품에 대한 모든 진실

급원보다 품질이 더 좋다는 점과 고품질 단백질이 "유아와 어린이의 성장에 특히 중요하며, 근육량이 감소하는 노년층에게도 중요"하다는 점을 인정한다.[16] 그러나 완전채식에 관한 문헌을 읽을 때 거의 늘 그렇듯, 이런 중요한 예외 사항과 주의 사항은 강조되지 않아 아주 면밀하게 읽어내야만 한다. 때로는 복잡한 수사학을 분석하는 능력이나 특별한 영양 지식도 필요하다.

식이-란셋 위원회의 영향력 있는 보고서는 영양학적 위험을 과소평가하면서 완전채식을 권장하는 일반적인 관행을 잘 보여준다. 사람들은 저마다 개인적인 이유로 완전채식을 선택할 수 있다. 그러나 의료 전문가가 건강상 위험을 명시적으로 밝히거나 경고하지 않고, 식단 계획이나 추가적인 보충에 대한 명확한 조언도 제공하지 않으면서 건강에 좋다며 완전채식을 권장하는 것은 전혀 다른 문제다. 다른 모든 의학적 조언과 마찬가지로 우리 의사들은 환자가 정보에 입각해 선택할 수 있도록 위험과 이점을 모두 제시해야 한다. 그렇게 하지 않으면 의학적으로 무책임하다고 볼 수 있고 잠재적인 위험까지 일으킬 수 있다.

2022년 네덜란드 연구자들은 수십 건의 영양 측정 연구를 체계적으로 검토해 완전채식주의자는 비타민 B12, 비타민 D, 아연, EPA, DHA, 요오드가 결핍될 가능성이 더 높다는 사실을 발견했다(완전채식주의자의 90% 이상이 요오드 결핍이었다).[17] 또한 이들은 골밀도가 낮을 가능성이 더 높았고, 여성일 경우 철분이 결핍될 가능성도 더 높았다.

뇌는 제대로 기능하기 위해 모든 필수 영양소를 필요로 한다.

이들 중 어느 하나라도 결핍되면 정신건강이 악화될 수 있다. 영양 결핍이 당신에게 미치는 영향은 결핍이 시작된 나이, 심각도, 지속 기간, 기타 건강 문제나 추가적인 결핍을 포함한 여러 요인에 따라 달라진다. 결핍이 어린 나이에 시작되었거나 오랫동안 지속되고 매우 심각한 수준일 경우 돌이킬 수 없는 손상이 발생할 수 있다.

영양 결핍	정신건강 위험
비타민 B12	행동 변화, 정신병, 인지 장애[18]
철	ADHD,[19] 불안, 우울증, 정신병, 수면 장애[20]
아연	ADHD,[21] 우울증,[22] 정신병[23]
요오드	갑상선기능저하증, 불안[24]
DHA/EPA	ADHD, 자폐증, 기분 장애, 조현병, 치매[25]

영양소와 정신 장애 사이의 관계는 여전히 불분명하다. 할 수 있는 일은 둘의 연관성을 관찰해 인과관계를 추측하는 것이다. 그러나 이 규칙에도 예외가 있다. 비타민 B12 결핍의 경우 간단한 보충을 통해 심각한 정신과적 증상이 명백히 역전되는 것을 볼 수 있다.

수많은 사례 보고와 연구에 따르면 비타민 B12 결핍은 우울증, 정신병부터 섬망과 치매에 이르기까지 다양하고 심각한 정신과적 문제를 유발할 수 있다.[26] 파키스탄 연구자들은 어린 시절부터 락토채식주의 식단(달걀은 먹지 않고 유제품은 먹는 채식)을 먹어온 젊은 성인 100명을 잡식을 해온 또래 성인 100명과 비교했다. 그 결과 51명의 채식주의자에게서 비타민 B12 결핍이 나타났다(잡식주의자 중에서는 3명뿐이었다). 설상가상으로 그중 31명은 우울증이 있었고 11명은 정신병, 7명은 기억 장애가 있었다. 채식주의자들 사이에서

3부 모든 식품에 대한 모든 진실

우울증은 2배 이상, 정신병은 3배 이상 흔했다.[27] 극단적인 예로 완전채식으로 인해 비타민 B12가 점차 부족해진 젊은 엄마는 자신과 아이를 돌볼 능력을 상실하고 한 번에 한 단어밖에 말할 수 없을 정도로 심각한 치매에 걸렸다. 비타민 B12 결핍을 오랫동안 방치하면 영구적인 뇌 손상을 초래할 수 있다. 다행히도 그녀는 비타민 B12 주사를 맞고 몇 달 만에 완전히 회복되었다.[28]

모든 종류의 식물성 식품에서 누락된 영양소가 오직 비타민 B12뿐이라면 그것만 보충하면 채식 식단도 안전하다고 생각할 수 있다. 그러나 그것만으로는 충분하지 않다. 다시 한번 말하지만 식물성 식품에 영양소가 포함되어 있다고 해서 우리가 그 영양소를 흡수할 수 있는 것은 아니다.

- 일부 식물에는 영양 흡수를 방해하는 항영양소가 들어 있다.
- 일부 식물 영양소는 우리 몸에서 사용되기 위해 인간에게 친숙한 형태로 변환되어야 한다.
- 식물에 부족한 일부 영양소는 상황에 따라서는 꼭 필요하다.

식물 영양소의 단점

식물의 영양적 한계	필수 영양소
식물에 들어 있지 않음	비타민 B12
변환 필요	DHA와 EPA 비타민 K2 비타민 A

낮은 생체 이용률	철
	아연
	칼슘
식물성 식품에는 부족함	요오드
	콜린
	셀레니움
	라이신, 메티오닌, 글리신(아미노산)
조건부 필수(식단에 라이신과 메티오닌이 부족한 경우에만 필요)[29]	카르니틴(라이신과 메티오닌으로 만들어짐)
	타우린(메티오닌과 시스테인으로 만들어짐)[30]

안타깝게도 위의 영양소 중 어떤 것이 완전채식에 보충되어야 하는지는 영양 당국 간 합의된 바가 없다. 왜냐하면 특정한 상황에서는 신중히 계획하기만 한다면 식물만으로 해당 영양소를 충분히 섭취하는 것이 가능할 수도 있기 때문이다. 이런 영양학적 회색 지대는 심각한 영양 결핍의 가능성을 열어준다. 특히 영양 흡수를 방해하는 위장 질병이 있는 사람들처럼 영양 요구량이 더 높은 경우 더 그렇다. 60세 이상이거나 질병, 부상, 수술로부터 회복 중인 경우, 만성 질환이 있는 경우, 영양가 있는 식물성 식품이나 고품질 보충제를 충분히 섭취할 수 없는 경우도 마찬가지다. 영양 당국은 이런 위험성을 간과하거나 경시하고 무시해 어떤 것을 보충해야 하는지 혼란과 논쟁을 불러일으킨다.

이 중요한 고려 사항들은 내가 완전채식을 말할 때 '만약, 그리고, 그러나'라고 부르는 것들이다. 나의 기본적인 입장은 완전채식이 우리 건강에 최적은 아니지만 다음과 같은 경우에는 안전할 수 있다는 것이다.

∘ '만약' 영양가 있는 자연식품이 식단의 중심이 된다면.

3부 모든 식품에 대한 모든 진실

- ‘그리고’ 현명하게 보충된다면.
- ‘그러나’ 임신 중이거나, 모유 수유 중이거나, 아직 성장 중인 경우는 해당되지 않는다.

생애 첫 1,000일의 중요성

엄마가 아이에게 줄 수 있는 가장 큰 선물 중 하나는 크고 아름답고 건강한 두뇌다. 세계적인 정신건강 위기를 해결하려면 정신 질환을 치료하는 더 효과적인 방법뿐만 아니라 애초에 그것이 발생하지 않도록 예방하는 방법도 찾아야 한다. 뇌 발달의 이정표는 엄마 뱃속에 있을 때부터 만 2세 사이인 생애 첫 1,000일 동안이다. 이 기간은 우리 삶에서 가장 중요한 ‘건설’ 시기이다. 신체가 형성되고 발달하는 모든 단계는 각기 시간이 정해져 있다. 필요한 때에 정확히 영양소 공급이 이루어지지 않으면 지적 장애부터 심각한 선천적 결함, 자연 유산에 이르기까지 여러 문제가 발생할 수 있다.

부모의 나이가 너무 많거나 환경오염물질 노출 또는 사회경제적 결핍과 약물 남용 등도 모두 뇌 발달에 지장을 초래할 수 있지만 부적절한 영양 섭취는 이런 위험 요인 중 가장 간단하게 해결할 수 있는 가장 중요한 문제다. 건강한 두뇌를 만들기 위한 기본 구성 요소는 음식이기 때문이다. 좋은 소식은 건강한 음식을 접할 수 있고 건강한 식단이 무엇인지 정확히 안다면 아기에게 우수한 정신건강의 기초를 다질 재료들을 먹일 수 있다는 점이다. 그리고 이를 위해서는 식단에 동물성 식품을 포함해야 한다.

초기 임신부들은 식단에 동물성 식품을 포함시켜 아기의 두뇌에 쉽게 영양을 공급할 수 있다. 동물성 식품 없이는 아기의 영양 요구를 충족시키는 것이 사실상 불가능하다. 임신 중 가장 우려되는 영양소(표준 현대식 식단에서 가장 얻기 어려운 영양소)는 콜린, 비타민 D, DHA, EPA, 엽산, 요오드, 철분이다.(임신 계획이 있는 완전채식주의자는 이 목록에 비타민 B12와 타우린을 추가해야 한다.) 엽산을 제외한 모든 미량 영양소는 일반적으로 동물성 식품보다 식물성 식품에서 찾기 어렵거나 식물성 식품에는 전혀 들어 있지 않다. 그래서 완전채식주의자와 채식주의자 임신부가 낳은 아기는 심각한 영양 결핍을 겪을 위험에 처한다. 세계보건기구와 유니세프는 모든 유아에게 최소 생후 첫 6개월 동안 모유만 먹이고, 최소 2세까지도 계속해서 모유(원할 경우 다른 음식과 함께)를 먹일 것을 권장한다. 그러나 연구자들이 완전채식이나 채식주의 식단을 충분히 따른 산모의 모유를 분석한 결과 비타민 B12, DHA, EPA와 타우린 함량이 너무 낮은 경향이 있었으므로 이를 추가로 보충해야 한다.[31]

사실 이 대체 불가능한 동물성 영양소는 동물성 식품을 의도적으로 최소화하거나 아예 없애는 완전채식이나 그에 가까운 식단은 물론, 전형적인 잡식성 식단에서도 충분히 얻기 어렵다. 그러나 이런 심각한 우려에도 불구하고 미국, 영국, 캐나다, 호주, 뉴질랜드는 국가 지침으로 임신과 모유 수유 중인 여성의 완전채식을 명시적으로 지지하거나, 이 문제를 직접적으로 다루지 않는다. 또한 각 지침에서 권하는 보충 사항도 국가마다 크게 다르다.

임신 기간 동안 안전한 완전채식 방식을 배우고, 계획하며, 적절히 보충하고, 의학적으로 모니터링하는 일은 아주 복잡하다. 또한 성장 과정에 있는 유아나 어린이, 청소년의 경우 영양 요구 사항이 크게 증가한다. 이를 고려해 독일영양협회 같은 일부 국가보건 기관, 유럽소아위장병학·간장학·영양학회, 벨기에 왕립의학 아카데미는 임신, 모유 수유, 유년기, 청소년기 동안 완전채식을 하지 말 것을 명시적으로 권고한다.[32] 벨기에 왕립의학 아카데미는 2018년에 이 문제에 대해 다음과 같은 설득력 있는 입장을 발표했다.

> 특히 급속한 성장 기간 동안 어린이에게 잠재적으로 불안정할 수 있는 식단을 제공하는 것은 의학적으로 권장되지 않으며 심지어 금지되어야 한다. 이는 불안정한 식단 보충제 섭취를 정당화하고 임상적, 생물학적 검사를 빈번하게 요구한다. 이 식이 개념은 … 더 이상 전통적인 식단과 유사하지 않고 어린이에게 시행하기에는 비윤리적인 '처치'라고 볼 수 있다.[33]

이제 뇌 발달의 기적이라는 맥락에서 영양소들을 살펴보자. 그것들이 뇌 발달 과정에서 얼마나 중추적인지 확인하고, 그 물질들이 없으면 어떤 문제가 발생할 수 있는지 알게 될 것이다.

두뇌의 탄생

많은 여성이 자신이 임신했다는 사실을 깨닫기도 전인 임신 3주차, 그들의 몸속에서는 평범하고 작은 신경세포 판이 조용히 팽창하고 동그랗게 감기기 시작한다. 27일이 되면 가장자리가 서로 만나 압축되어 튜브 모양의 신경관을 형성한다. 6주차가 되면 뇌가 이 관 꼭대기에서 튀어나오기 시작하고 관의 나머지 부분은 척수가 된다. 단 3주 만에 아기의 중추신경계 전체의 기반이 완성된다. 이 빡빡한 일정의 성공도는 비타민 B12와 엽산에 달려 있다. 이 둘은 함께 작용하며 새로운 구조를 만드느라 바쁘게 증식하는 세포들을 위해 새로운 DNA 분자의 복사본을 만든다. 임신 첫 한 달 동안 이런 비타민 중 하나라도 부족하면 신경관이 완성되지 못해 유산으로 이어지거나 척추 이분증과 같은 신경관 결손이 발생할 수 있다.[34] 완전채식이나 채식주의 식단을 따르는 여성은 엽산 결핍 위험은 높지 않지만 비타민 B12 결핍은 훨씬 더 흔하다. 또한 임신으로 인해 저장량이 더 고갈되므로 잘 보충하는 것이 중요하다.[35]

임신 기간 전체에 걸쳐 뇌 발달을 지시하는 것은 요오드로 만들어진 갑상선 호르몬이다. 요오드는 정상적인 뇌 발달에 매우 중요하므로 심각하게 결핍되면 발달 장애를 초래한다.(요오드화 소금 운동* 이전에는 상당히 흔한 일이었다.) 이런 결핍은 유럽과 미국에서도 여전히 흔하게 나타나며, 경증 내지 중등도의 결핍은 낮은 IQ 점수와 약한 지적 장애로 이어질 수 있다. 대부분의 식물성 식품은 요오드 함량이 낮기 때문에 완전채식은 요오드 결핍 위험을 증가시킨다.[36]

임신 3분기**로 접어들면서 집중적인 뇌 형성 마라톤이 시작된다. 만 2세까지 계속되는 이 과정에서 뇌세포는 분주하게 증식하

---

* 요오드 결핍이 정신 지체와 발육 부진 등의 원인으로 지목되면서 1990년 이래로 소금에 요오드를 첨가하려는 움직임이 나타났다.

** 임신 28주부터 40주까지를 말한다.

3부 모든 식품에 대한 모든 진실

며 새로운 구조를 형성하고, 새로운 목적지로 이동하며, 새로운 축삭을 생성해 안전한 통신 경로를 구축한다. 폭풍처럼 몰아치는 이활동에는 엄청나게 많은 막이 필요하다. 이 긴 성장을 준비하기 위해 뇌는 생성되는 모든 새로운 세포의 막에 넣을 엄청난 양의 DHA와 콜린을 비축하기 시작한다.

성장 중인 아기는 하루 40mg의 **DHA**를 흡수한다. 이는 성인이 흡수하는 양의 10배가 넘는다. 새로운 시냅스와 수초, 미토콘드리아 모두 DHA가 필요하다. 이 귀중한 오메가-3 지방산은 단순한 세포막 구성 요소를 넘어 새로운 뉴런을 피질 내 할당된 위치로 안내하는 신호 분자 역할도 한다. 또 취약하고 어린 뇌를 손상으로부터 보호하는 강력한 항염증과 항산화 특성도 있다.[37]

다시 한번 말하지만 식물성 식품에는 DHA가 전혀 들어 있지않다. 식물성 식품이 함유한 유일한 오메가-3 지방산은 알파리놀렌산인데, 우리는 이를 DHA로 전환하기 어렵다. DHA 전환 능력이 세상 누구보다 뛰어난 임산부라 해도 엄청난 양의 DHA를 필요로 하는 아기의 뇌를 충족시키기엔 역부족이다. 연구에 따르면 잡식 식단을 먹는 산모에 비해 채식주의자와 완전채식주의 산모의 제대혈, 모유, 아기의 DHA 수치가 ⅓에서 ⅔ 더 낮다는 사실이 일관되게 밝혀졌다.[38] 대다수의 전문가가 이런 관찰 결과에 동의한다. 알파리놀렌산만으로는 발달 중인 뇌의 DHA 요구 사항을 충족하기 어렵다.

어린 시절의 DHA 결핍은 장기적인 위험으로 이어질 수 있다. 임신 3분기에 DHA을 충분히 공급받지 못한 조산아의 뇌세포 네트워크는 연결성이 미흡하고 수초가 부족하다. 신시내티 대학 연구자들은 ADHD, 기분 장애, 정신 장애가 있는 사람들의 뇌도 마찬가지로 덜 발달되어 있다는 것을 발견했다.[39] 마치 작업 도중에 페인트가 다 떨어진 예술가처럼, 임신 3분기에 DHA가 부족하면 발달 중이던 인간의 두뇌는 가장 귀중한 걸작인 피질을 미완성 상태로 남겨두어야 한다. 이는 정상적인 임신 기간을 누리지 못한 조산아가 겪는 일과 동일하다.

새로운 막을 탄생시키려면 엄청난 양의 **콜린**이 필요하다. 따라서 임신 3분기 동안 태아의 콜린 수치는 일반적인 성인의 수치보다 거의 6배 가까이 높다. 콜린이 없으면 뇌는 학습과 기억을 위한 핵심 신경전달물질인 아세틸콜린이나 우리 세포막에서 가장 풍부한 분자 중 하나인 **포스파티딜콜린**을 만들 수 없다. 콜린은 또한 뇌의 발달을 지시하는 유전자를 조절한다. 콜린 부족은 뇌 전체에 문제를 일으키는데 특히 뇌의 학습과 기억 센터인 해마에 위험하다. 해마는 제대로 형성되고 기능하기 위해 콜린에 크게 의존하기 때문이다. 콜린은 1998년까지 필수 영양소로 인식되지 않았기 때문에 임신 중 콜린 결핍이 어린이와 성인에게 어떤 영향을 주는지 거의 알려지지 않았다. 최근 연구에 따르면 자폐증, 조현병, 인지 장애를 일으킬 수 있다고 한다.[40] 식물성 식품은 대부분 콜린 함량이 낮기 때문에 완전채식은 콜린 결핍 위험을 증가시킨다. 이런 중요성에도 불구하고 오늘날 임산부의 90% 이상이 (식이 선호도와 관계없이) 콜린을 충분히 섭취하지 못하고 있으며 대부분의 임신부용 비타민 보충제도 여전히 콜린을 포함하지 않는다.[41]

두뇌 형성에는 에너지가 필요하다. 이는 많은 전자전달 사슬이 바쁘게 ATP를 생산한다는 것을 의미한다. 이 작은 발전기는 **철분** 없이는 작동할 수 없다. 따라서 임신 중 철분 결핍은 뇌에 돌이킬 수 없는 손상을 일으킨다. 특히 에너지가 부족한 해마는 임신 중 철분 결핍에 취약해 평생에 걸친 기억력 문제를 야기할 수 있다. 철분이 부족한 임신부에게서 태어난 아기는 회백질 네트워크가 덜 발달하고, 어머니의 목소리를 인식하는 데 어려움을 겪으며, ADHD에 걸릴 위험이 높다.[42] 스웨덴에서 50만 명 이상의 어린이를 분석한 결과 임신 첫 30주 이내에 '철분 결핍성 빈혈' 진단을 받은 여성의 아이들은 자폐 스펙트럼 장애나 지적 장애가 있을 가능성이 2~3배 더 높았다.[43] 식물성 식품에 들어 있는 철분의 형태는 생체이용률이 낮기 때문에 가임 연령의 채식주의자나 완전채식 여성은 체내에 철분이 적게 저장된 경향을 보인다.[44]

마지막은 **비타민 D**다. 인슐린이 성장을 조절하는 핵심 관리자인 것처럼 비타민 D의 역할도 아주 중요하다. 비타민 D는 뇌 발달의 복잡한 과정을 조율하고, 해로운 산화 스트레스에 맞서 싸우며, 뇌 면역 체계의 적절한 기능을 보장한다. 따라서 임신 첫날부터 반드시 필요한 스테로이드 호르몬이다. 임신 3분기에 이르면 비타민 D는 뼈 형성에 깊이 관여하므로 임신 후반기에 갈수록 아기에게 점점 더 많은 양의 비타민 D를 공급해야 한다. 아기의 비타민 D 수치는 임신 1분기에 2배로 증가하고 3분기에 가까워지면 다시 2배로 증가한다. 식물성 식품에는 비타민 D가 포함되어 있지 않으며, 버섯과 효모(엄밀히 따지면 식물이 아닌)에서 발견되는 형태는 비타민

D2다. 이는 동물성 식품에 있는 비타민 D3보다 비타민 D 수준을 높이고 유지하는 데 덜 효과적이다.[45] 비타민 D 결핍은 흔한 증상이지만 완전채식이나 채식을 하는 사람에게 발생할 가능성이 훨씬 높으며 이들은 골다공증 발병률도 더 높다.[46] 임신 중 여러 가지 영양 결핍이 자폐증 위험을 증가시킬 수 있지만 그중에서도 가장 강력한 증거는 비타민 D 결핍이다. 아마 비타민 D가 임신 전반에 걸쳐 뇌 발달을 지시하는 중요한 역할을 하기 때문일 것이다.[47]

비타민 D, 햇빛, 그리고 인슐린 저항성

비타민 D를 반드시 식단에서 얻을 필요는 없다. 충분한 햇빛을 받으면 우리 몸이 스스로 만들 수 있기 때문이다. 뇌는 출산 후에도 비타민 D를 요구하지만, 아기의 비타민 D 수치는 출생 후 급격히 떨어진다. 대자연은 바깥 세상으로 나온 아기가 햇빛을 받고 스스로 비타민 D를 만들기를 기대한다. 그러나 현대의 생활방식은 실내 중심으로 바뀌었고, 우리는 피부 손상을 걱정해 햇빛을 피하기 때문에 많은 아기는 햇빛 아래에서 보낼 시간이 줄어들었다. 보통 일주일에 30분 정도만 한낮의 햇빛을 받으면 충분하지만,[48] 피부색이 어둡거나 적도에서 멀리 떨어진 곳에 사는 사람들은 더 오래 햇빛에 노출되어야 할 수 있다.

그러나 햇빛 노출이 부족한 것은 많은 산모와 유아에게서 비타민 D 결핍이 나타나는 이유 중 하나에 불과하다. 우리가 맞서 싸워야 할 또 다른 주요 요인은 인슐린 저항성이다. 일반적으로 사람들은 비타민 D 결핍이 인슐린 저항성을 유발한다고 알고 있지만, 이제는 그 반대도 가능하다는 것이 잘 알려져 있다. 인슐린 저항성은 비타민 D를 활성화하고 반응하는 능력을 방해하기 때문에 이 역시 비타민 D 결핍의 원인이 될 수 있다.[49]

우리가 먹는 현대 식단은 이런 귀중한 물질들이 부족하다. 그러므로 어떤 식단을 선호하든 미래의 모든 엄마에게 임신부용 비타민 보충제가 권장되는 것은 타당해 보인다. 그러나 불행하게도 그 제품들의 품질은 아주 다양하며 그중 대부분이 여전히 필요한 것을 모두 충분히 포함하고 있지 않다. 따라서 영양에 주의를 집중시키는 것은 여전히 매우 중요하다. 선도적인 임신부 영양 전문가인 릴리 니콜스Lily Nichols는 이렇게 경고했다. "안타깝지만, 기존의 산전 영양 조언을 따른다면 당신은 분명 영양 결핍 식단을 섭취하게 될 것이다."[50]

그러므로 임신을 계획하고 있다면 임신하기 6개월 전부터 모유 수유를 마칠 때까지 영양이 풍부한 동물성 식품으로 식단을 강화하는 것이 좋다. 뇌 발달의 가장 중요한 시기에 영양이 풍부한 동물성 식품을 먹지 않아 불필요한 위험을 감수할 이유는 없다. 우리가 아직 임신 중 최적의 영양 요구량과 영양 결핍으로 인한 장기적인 정신과적 위험에 대해 잘 알지 못한다는 점을 고려하면 위험을 피하는 것이 현명하다.

이는 무척 중요한 주제이지만 이 책에서는 여기까지만 다루고 본래 논의로 돌아가려 한다. 만약 당신이 임신 중이거나, 모유 수유를 하고 있거나, 임신을 계획하고 있다면 평소 어떤 식단을 선호하든 릴리 니콜스가 쓴 《임신을 위한 찐 먹거리》를 읽고 적절한 영양과 보충에 대한 전문가의 조언을 살펴보길 바란다. 이 포괄적인 책은 잡식주의자와 채식주의자 모두를 위해 사려 깊고 잘 연구된 조언을 담고 있다.

마지막으로 당신이 채식주의자 또는 완전채식주의자로서 임신을 고려하고 있다면 임신 전 보충제 섭취, 식이요법 계획과 임상 모니터링에 대한 맞춤형 조언을 반드시 얻어야 한다. 이 분야에 깊은 지식과 경험을 가진 의료 전문가와 꼭 상담하길 바란다.

더 나은 뇌건강을 위해
채식과 완전채식을 최적화하는 방법

당신이 임신하지 않은 성인이고 완전채식 또는 채식주의 식단을 섭취하고 있다면, 더 나은 정신건강을 위해 식단을 최적화하는 데 도움이 될 몇 가지 제안을 들려주겠다. 이런 제안을 따르더라도 여전히 보충제가 필요할 수도 있다. 보충제의 필요성은 평소 먹는 음식과 건강 상태, 그리고 기타 요인에 따라 달라지므로 경력이 많은 건강 관리 전문가와 상담해 맞춤형 조언을 받길 바란다.

단백질(아미노산): 달걀, 견과류, 두부에 집중

식물성 단백질은 대부분 아홉 가지 필수 아미노산을 충분히 포함하지 않으며, 특히 라이신과 메티오닌이 부족하다. 그러나 적절하게 계획한다면 채식이나 완전채식으로도 아미노산 요구량을 충족할 수 있다.

채식주의자: 달걀을 정기적으로 먹어라. 만약 달걀을 먹지 않는다면 유제품이라도 먹어서 동물성 영양분을 공급받아야 한다. 다만 유제품은 때로 문제를 일으킬 수 있다는 점을 명심해라(11장 참조).

3부 모든 식품에 대한 모든 진실

완전채식주의자: 콩류, 견과류, 씨앗은 아미노산이 가장 풍부한 자연식품이다(콩류의 독소나 항영양소를 줄이는 방법은 12장 참조). 칼슘이 보충된 두부는 생체 이용률이 뛰어난 완전단백질이며 저탄수화물, 고칼슘이라는 추가적인 장점도 가진다. 다른 완전단백질 공급원으로는 퀴노아, 메밀(글루텐이 없는 곡물), 퀸(곰팡이에서 분리된 단백질) 등이 있다. 모든 종류의 밀가루, 가공 시리얼, 글루텐이 함유된 곡물(밀, 보리, 호밀, 라이밀*)을 피해라. 식물성 우유를 고를 때는 식물성 기름이 들어 있지 않은 무가당 우유를 택해라. 가공육 대체품, 특히 식물성 기름, 설탕, 기타 산업적으로 가공된 재료로 만든 대체품은 피하는 것이 좋다.

지방: 지방이 많은 과일과 견과류에 집중

버터 스프레드, 식물성 기름, 트랜스 지방을 피해라. 아보카도, 올리브, 야자 열매, 견과류, 씨앗, 코코넛 등 식물성 식품을 섭취해 건강한 지방을 얻어라. 건강에 더 좋은 첨가 지방에는 올리브유, 아보카도유, 팜유, 코코아 버터나 냉압착 견과류 기름 등이 있다.

탄수화물: 과일과 채소에 집중

인슐린 저항성이 없다면 과일이나 전분이 많은 채소를 즐겨도 좋다. 신진대사를 건강하게 유지하려면 혈당이 낮은 품종(7장 참조)을 선택하고 정제된 탄수화물은 꼭 피해라.

---

*   밀과 호밀의 교잡으로 만들어진 식물.

만약 이미 인슐린 저항성이나 제2형 당뇨병이 있는 경우 저탄수화물 식단을 고려하길 권한다. 이런 사람들은 곡물, 과일, 그리고 전분 함량이 높은 콩류와 채소를 최소화하거나 아예 없애는 것이 좋다. 저탄수화물 채식 식단을 구성하는 것은 어렵지 않지만 저탄수화물 완전채식 식단은 분명 어려움이 있다. 그렇다 해도 콩, 마카다미아, 아몬드, 대마씨 같은 저탄수화물 단백질 공급원을 충분히 섭취한다면 완전채식도 불가능하지만은 않다.

더 나은 뇌건강을 위해

이제부터 살펴볼 이 책의 마지막 부분에서는 내가 임상 작업에서 가장 자주 활용하는 세 가지 식이요법 전략을 제시하고자 한다. 이 세 가지 식단의 공통적인 핵심은 동물성 식품이다. 그러나 만약 당신이 식단에 동물성 식품을 포함하는 것을 원하지 않는다면 바로 위의 제안은 동물성 식품이 없는 상황에서 뇌에 더 나은 영양을 공급하고, 보호하고, 활력을 주는 데 큰 도움이 될 것이다. 그리고 설령 동물성 식품을 고려하지 않는다고 하더라도 4부를 꼭 읽어보길 권한다. 4부에서는 추가적인 두뇌식품의 특성과 케토제닉 식사법, 음식 민감성 등 모든 사람이 알아둘 가치가 있는 중요한 정보를 소개할 것이기 때문이다.

4부

희망은
식단에

16장

조용한 식단
접근법

이제 새롭게 시작할 시간이 왔다.

　우리는 여러 세대에 걸쳐 잘못된 영양 정보를 학습해왔다. 즉 평생 두뇌에 부적절하게 영양을 공급해왔다는 뜻이다. 희망적인 소식은 뇌건강에 좋은 식단을 먹으면 신체적 변화뿐만 아니라 기분도 아주 좋아진다는 것이다. 어떤 변화가 일어날지 기대되지 않는가? 그 가능성을 알아내는 것은 당신의 몫이다. 당신 인생의 전망은 그동안 상상하지 못했던 방식으로 바뀔 수 있다.

두뇌식품의 규칙

식단을 바꿔보기로 결심했다면 먼저 가장 가치 있는 식단은 무엇이며 그 근거는 무엇인지 알아보자. 영양, 보호, 활력이라는 기준점으로 돌아가야 한다. 우리는 이데올로기나 설문지 기반 추측, 또는 희망적 사고에서 벗어나 생물학에 기반한 신선하고 새로운 두뇌식품 규칙을 만들어볼 것이다.

뇌에 건강한 식단은 다음 사항을 충족해야 한다.

① 영양: 모든 필수 영양소를 제공해 두뇌에 영양 공급하기

- 영양이 풍부한 동물성 식품을 포함해라.
- 항영양소 함량이 높은 식물성 식품, 특히 곡물과 콩류를 피해라.

② 보호: 해로운 성분이 든 식품을 제거해 두뇌 보호하기

- 자연식품 원칙을 따르라(다음 페이지 참조).
- 정제된 탄수화물, 식물성 기름, 알코올은 염증과 산화 스트레스를 유발하므로 피해야 한다.
- 카사바(미토콘드리아와 갑상선에 독성을 발휘한다), 아마씨(미토콘드리아에 독성을 미칠 수 있다), 대부분의 가지과(신경계에 독성이 있다) 같은 독성이 높은 식물성 식품을 피해라.
- 유제품은 아예 끊는 편이 좋다.
- 당신의 몸에 귀를 기울여야 된다. 소화 장애, 불면증, 피로, 뇌 흐림 증상 등 정신적·신체적 부작용을 유발하는 음식은 염증을 일

으키는 것일 수 있으므로 가급적 제한해라.

③ 활력: 혈당과 인슐린 수치를 건강한 범위로 유지해 뇌 대사를 보호함으로써 뇌에 활력 주기

- 정제된 탄수화물을 피해라.
- 유제품 단백질 분말을 피해라.
- 포도당과 인슐린 수준을 건강한 정도로 유지할 수 있게 탄수화물 양을 맞춤 설정해라.

자연식품 원칙 따르기

자연식품에는 영양 표시 라벨이 필요하지 않다. 그러므로 사실 최고의 영양 표시는 '영양 표시가 전혀 없는 것'이라고 할 수 있다. 내가 생각하는 자연식품에 대한 정의는 다음과 같다.

① 자연에서 발견할 수 있는 단일 성분의 식물성 또는 동물성 식품(달걀, 복숭아, 생선 등).

② 부패하기 쉬운 식품(좋은 음식은 잘 상한다).

③ 안전하게 먹기 위해 가공할 필요가 거의 또는 전혀 없는 식품(껍질을 벗기고, 자르고, 요리하는 것은 괜찮다).

이런 규칙을 따르면 우리는 뇌에 건강한 식단을 구성하는 방법을 새로 이해하게 된다. 이 두뇌식품 규칙을 논리적으로 따져보면 지중해식 식단은 뇌에 좋은 식단이 아니라는 결론을 얻게 된다.

지중해식 식단에는 곡물, 콩류와 유제품이 필요하고 상당한 양의 정제된 탄수화물이 허용되기 때문이다. 또한 완전채식도 답이 아니라는 결론에 도달한다. 완전채식은 동물성 식품이 부족해 콩류, 강화 가공식품과 보충제에 의존하지 않고는 모든 필수 영양소를 얻을 수 없다. 이런 두뇌식품 규칙을 충족시키는 가장 친숙하면서도 광범위한 식단은 **팔레오 식단**이다. 동물성 식품을 강조하고 곡물, 콩류, 유제품, 정제된 탄수화물이나 현대 가공식품은 배제하기 때문이다. 인슐린 저항성 또는 제2형 당뇨병이 있다면 저탄수화물 버전의 팔레오 식단을 따르거나 **케토제닉 식단**으로 전환해야 할 수도

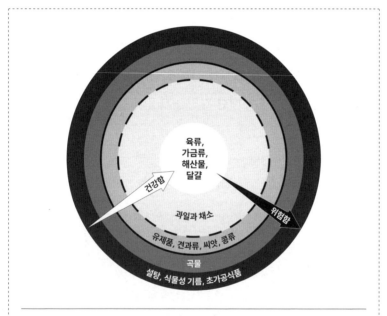

뇌건강 식단의 핵심 원칙

새로 시도할 식단의 핵심은 비유제품 동물성 식품으로 구성된다. 과일과 채소는 허용 범위 내에서 보충할 수 있다. 유제품, 견과류, 씨앗, 콩류는 영양가는 있지만 위험하다. 곡물, 설탕, 식물성 기름과 초가공식품은 완전히 피하는 것이 좋다.

4부 희망은 식단에

있다. 만약 장건강, 신진대사 또는 면역 체계가 이미 심각하게 손상되었다면 다양한 식물성 식품을 견딜 능력을 상실했을 수 있다. 이럴 경우 임시 탐색 전략으로 **육식 식단**으로 효과를 볼 수도 있다.

표준 팔레오, 케토제닉, 육식 식단을 선택한 사람들이 그 계획을 최대한 잘 실천할 수 있도록 부록 B에 내가 가장 좋아하는 자료를 담아두었다. 그러나 이런 식단으로도 충분한 효과를 얻지 못했거나 나에게 가장 잘 맞는 식단을 좀 더 효율적으로 찾아내고 싶다면 지금부터 소개할 '조용한 식단' 계획이 분명 도움이 될 것이다.

조용한 식단은 무엇이 다른가

표준 팔레오, 케토제닉, 육식 식단은 두뇌식품 규칙을 충족하는 데 도움이 되지만 최고의 건강을 달성하기에는 부족한 면이 있다. 이것이 내가 조용한 팔레오 식단, 조용한 케토제닉 식단, 조용한 육식 식단이라는 대안을 만든 이유다. 내가 이 계획들을 '조용하다'고 말하는 것은 이들이 신진대사, 장, 갑상선, 면역 체계와 미토콘드리아를 더 조용하게 만들도록 수정되었기 때문이다. 따라서 표준 팔레오, 케토제닉, 육식 식단을 넘어서는 이점을 제공할 수 있다.

조용한 식단 계획이 표준 식단과 다른 이유는 아래와 같은 점에 기초한다.

- 포도당과 인슐린 수치를 높이지 않는다.
- 염증과 산화 스트레스를 감소시킨다.

- 식물 독소와 항영양소를 최소화했다.
- 가장 흔한 음식 민감성 원인들을 제거했다.
- 소화하기 쉬운 장 친화적인 음식을 강조한다.

이 조용한 식단들은 다음과 같은 문제로 어려움을 겪는 경우에 특히 도움이 될 수 있다.

- 과민성대장증후군
- 만성 통증 또는 섬유근육통
- 편두통
- 만성 피로
- 음식 중독
- 없앨 수 없고 원인도 알 수 없는 정신적, 육체적 문제
- 음식 민감성 또는 화학적 민감성

음식 과민증은 점점 일반화되어 선진국에서는 5명 중 최대 1명이 이 문제를 앓고 있다.[1] 장 내부를 둘러싼 세포는 미생물군집, 면역 체계와 협력해 어떤 음식 분자가 흡수되어야 하고 어떤 것은 거부되어야 하는지 결정한다. 이 정교한 시스템에서 어느 한 요소라도 손상되면 음식에 비정상적인 반응을 보일 수 있다. 왜 그렇게 많은 사람이 특정한 음식을 견딜 능력을 상실해가는지 명확히 설명할 방법은 없지만 몇 가지 설득력 있는 이론들이 있다. 그중 하나는 **독성물질로 인한 내성 상실** 개념이다. 이는 살충제, 석유화학 용제

나 연기, 미세 플라스틱과 같은 환경 독소에 노출됨으로 인해(제2차 세계대전 이후 만연해진 문제들이다) 면역 체계가 약화되어 우리가 평소에 먹고 견딜 수 있었던 음식과 화학물질에 극도로 민감해졌다는 이론이다.[2] 다른 잠재적인 원인으로는 미생물군집을 고갈시키는 항생제,[3] 장 염증을 유발하는 유화제(폴리소르베이트80, 레시틴, 잔탐검, 카라기난 등)[4] 같은 식품 첨가물, 호르몬의 균형과 기능, 리듬을 교란시키는 **내분비교란물질**(플라스틱, 콩 파이토에스트로겐, 살충제 등)이 있다.[5]

원인이 무엇이든 음식 알레르기나 과민증이 있는 사람들은 장 투과성이 떨어져 장이 샐 가능성이 더 높아진다는 증거가 늘어나고 있다. 즉 소화되지 않은 음식 입자를 통제해야 할 장세포 사이에 틈이 벌어진다는 말이다. 원래 장세포는 서로 긴밀히 접합해 원치 않는 음식물이나 기타 물질이 혈액으로 유입되는 것을 막는다.[6] 그런 물질들이 장세포 사이의 틈을 통해 순환계로 몰래 유입되면 면역 체계는 이를 외부 침입자로 간주해 염증 반응을 일으킬 수 있다.

어떤 음식에 정말 알레르기가 있는 경우, 그것을 아주 조금만 먹어도 신체가 자극돼 많은 양의 히스타민이 분비된다. 히스타민은 두드러기, 목 부종, 천명음*을 유발하는 것은 물론이고 심하면 생명을 위협할 정도의 알레르기 증상을 유발할 수 있는 강력한 신경전달물질이다. 반면 음식 민감성 증상은 덜 극적이고, 덜 구체적이며, 더 다양한 양상을 보인다. 음식 민감성 반응에는 여드름, 천

---

* 기도가 좁아져서 호흡할 때 '쌕쌕', '그렁그렁' 하는 호흡음이 나타나는 것.

식, 소화불량, 피로, 편두통, 관절통, 복부 팽만감, 복통, 발목 부종, 뇌 흐림 증상, 불안, 불면증, 우울증과 같은 여러 가지 고통스러운 증상이 포함된다. 증상이 나타나기까지는 몇 시간에서 며칠이 걸릴 수 있으며 그 심각도는 섭취한 음식의 양에 따라 다르다. 따라서 이런 경우 그 음식을 아주 자주 먹지 않는 한 소량 정도는 문제가 되지 않을 수 있다.[7]

음식 민감성의 증상은 아주 다양하고 때로는 모호하다. 그래서 많은 사람이 자신에게 그런 증상이 나타난다는 사실조차 깨닫지 못한다. 만약 당신이 환경적 또는 화학적 민감성이 있거나 섬유근육통, 만성 피로, 과민성대장증후군처럼 진단하기 어려운 '미스터리 증후군'으로 고통받고 있다면 본인은 모르는 음식 민감성이 있을 가능성이 매우 높다. 그러나 안타깝게도 가정용 검사 키트 제조업체의 주장과는 달리 아직 음식 민감성을 확인하는 신뢰할 만한 검사는 없다.[8] 따라서 민감도를 확인하는 유일한 방법은 의심되는 음식을 식단에서 잠시 제외해보는 것이다. **의심스러운 음식이 있으면 과감하게 섭취를 끊어보길 권한다.** 이를 위해서는 한 번에 하나의 음식만을 제거해야 하기 때문에 다소 지루하게 느껴질 수 있다. 특히 일반적으로는 한 가지 음식에만 민감성을 나타내지 않는다는 점도 파악을 더 어렵게 한다. 그러나 이런 문제가 이제 정말 많은 사람에게 영향을 미치고 있다는 점을 고려하면, 내가 소개하는 세 가지 '조용한 식단'이 반갑지 않을 수 없다. 이 식단은 모두 음식 민감성을 일으키는 일반적인 원인을 제거했으므로 직접 하나씩 제거하는 수고로움을 감수하며 좌절감을 느낄 필요가 없다.

조용한 팔레오 식단

팔레오 식이 패턴은 콜로라도 주립대학 교수인 로렌 코데인^{Loren} Cordain 박사에 의해 처음 대중화되었다. '팔레오^{Paleo}'는 '구석기 시대 Paleolithic'의 줄임말이다. 이 식단은 단작 농업과 가축화가 시작되지 않았던 거의 2백만 년 전 수렵채집인 조상들이 먹었던 방식을 반영한다. 간단히 말해서 팔레오 식단은 가장 '인간다운' 식단이다. 코데인 교수는 그의 저서 《구석기 다이어트》에서 이렇게 말했다. "우리 유전자는 자연 환경에서 사냥, 낚시나 수집을 통해 얻은 음식에 잘 적응하도록 되어 있다."[9] 팔레오 식단은 고기, 해산물, 가금류, 달걀, 과일, 채소, 견과류, 씨앗 등을 허용한다. 안전하게 먹기 위해 가공을 할 필요가 거의 또는 전혀 없는 자연식품들이다. 물론 구석기 시대 이후로 식물성 식품과 동물성 식품의 품질이 크게 변했기 때문에 선사 시대 조상들이 먹던 방식 그대로 먹는 것은 불가능하다. 팔레오 식단을 따른다는 것은 고대 조상들이 먹었던 것과 똑같이 먹는다는 것이 아니라, 그들이 먹지 않았을 음식(곡물, 콩류, 유제품, 산업적으로 가공된 식품, 정제된 탄수화물, 식물성 기름, 술, 첨가된 설탕)을 피하는 것이다.

팔레오 식단은 지중해식 식단이나 케토제닉 식단만큼 많이 연구되지는 않았지만 몇몇 양질의 연구가 그것이 다른 여러 식단에 비해 대사건강상 이점이 있음을 보여준다.[10] 팔레오 식단은 일반적으로 특별한 의학적 관찰이 필요하지 않으며 모든 연령대에 적합하다. 나는 아동정신과 의사는 아니지만 부모들이 자녀의 정신건강을 위해 무엇을 먹이면 좋을지 물어볼 때 팔레오 식단부터 시작하는 것이 좋다고 추천한다.

'표준' 팔레오 식단은 뇌건강을 위한 훌륭한 출발점이기는 하지만 장건강 문제, 음식 과민증 또는 자가면역 질병이 있는 경우 견과류와 씨앗은 물론 과일과 채소까지 포함하는 무지개색 식단이 잘 맞지 않을 수 있다. 그것들 중 일부가 문제를 일으킬 수 있기 때문이다. 표준 팔레오 식단의 또 하나의 단점은 인슐린 저항성을 갖고 있는 대다수의 사람에게 탄수화물 함량이 너무 높다는 것이다. 이는 이 식단이 과일과 전분이 든 채소를 무제한으로 허용하는 탓이다. 나는 이런 잠재적인 문제를 모두 해결하기 위해 조용한 팔레오 식단을 만들었다.

조용한 팔레오 식단의 특징은 과일과 채소를 '더 친절하고 부드러운' 식물성 식품으로 제한한다는 것이다. 이 식품들은 소화하기 쉽고 독소와 항영양소 함량이 낮으며 혈당 지수도 낮다. 이 식단은 신경독이 포함된 카사바, 아마씨나 모든 가지류(잘 조리한 감자 제외)를 제외한다. 표준 팔레오 식단은 탄수화물에 상한선을 두지 않지만, 조용한 팔레오 식단은 혈당이 낮은 과일과 채소를 중심으로 일일 탄수화물 총량을 약 90g으로 제한한다. 따라서 포도당과 인슐린 수치를 더 낮고 안정적으로 유지할 수 있게 해준다. 만약 조용한 팔레오 식단으로도 혈당과 인슐린 수치가 충분히 낮아지지 않는다면 케토제닉 식단으로 전환하는 것을 고려해보길 바란다.

조용한 케토제닉 식단

케토제닉 식단은 특정한 음식 목록을 제공하지 않는다. 이는 다량 영양소 규칙(저탄수화물, 중간 정도의 단백질, 고지방)을 중심으로 삼는 대사 계획이다. 즉 해당 규칙을 준수하고 치료 수준의 케톤증 상태까지 도달하는 한 원하는 모든 음식을 먹을 수 있다. 또한 케토제닉 식단은 어떤 음식을 선택하는지에 따라 품질이 엄청나게 달라질 수 있다. 모든 케토제닉 식단은 케톤증으로의 전환을 통해 뇌에 활력을 주지만, 그렇다고 해서 그 모든 식단이 뇌에 적절한 영양을 공급하거나 보호해주는 것은 아니다.

대부분의 케토제닉 식단 계획은 크림이나 버터 같은 풍부한 유제품을 포함한다. 고지방 요구 사항을 충족하는 가장 맛있고 쉬운 방법이기 때문이다. 그러나 유제품은 염증의 흔한 원인이며 식욕과 인슐린 수치를 높여 원치 않는 체중 증가를 초래할 수 있다. 또한 많은 케토제닉 식단이 식물성 기름으로 만든 샐러드 드레싱이나 견과류 가루, 감미료, 유청 단백질로 만든 쿠키 등 '케토 친화적인' 간식에 의존한다. 이는 위험한 가공식품이다. 이런 식품에 이끌리는 것을 이해하지만, 최적의 뇌건강은 단지 케톤에만 달려 있지 않다는 점을 명심해라. 만약 영양소가 부족하거나 염증 성분이 포함된 케토제닉 식단을 따를 경우 정신건강은 별로 좋아지지 않을 수 있다. 대부분의 케토제닉 식단이 가진 이런 단점으로 인해 나는 조용한 케토제닉 식단을 만들었다.

조용한 케토제닉 식단이 특별한 이유는 조용한 팔레오 식단의 음식 목록에 기반하므로 유제품, 초가공 성분, 가장 자극적인 식물성 식품이 제외된다는 것이다. 쉽게 말해 조용한 케토제닉 식단은 조용한 팔레오 식단에서 고탄수화물 과일과 채소를 뺌으로써 더 큰 장점을 제공한다.

일반적인 케토제닉 식단과 마찬가지로 조용한 케토제닉 식단도 포도당과 인슐린 수치를 잘 낮추기 때문에 신진대사를 조용하게 만들지만, 독성이 낮은 자연식품에 중점을 둬 안전성과 영양가가 더 높다. 따라서 전반적인 건강과 삶의 질을 높여줄 가능성이 크다. 그러나 이미 장이나 면역건강이 손상되었거나 여러 음식 민감성을 앓고 있는 사람의 경우 조용한 케토제닉 식단이 포함하는 식물성 식품이 여전히 불편하게 느껴질 수 있다. 만약 조용한 케토제닉 식단에서 원하는 결과를 얻지 못했다면 육식 식단을 시도하는 것이 좋다.

조용한 육식 식단

'육식 식단'이라는 용어는 사람마다 다른 의미를 가지지만, 기본적으로는 식단에서 식물의 수를 줄이거나 아예 먹지 않을 때 더 건강하다는 철학을 내포한다. 육식 식단은 자연적으로 탄수화물 함량이 매우 낮고 지방 함량은 상대적으로 높다. 이런 점에서 대부분의 육식 식단은 케토제닉 식단이라고 할 수 있다.

육식 식단은 소고기만 섭취하는 좁은 계획부터 유제품과 달걀 등 모든 동물성 식품을 허용하는 광범위한 계획까지 다양하다. 어떤 육식 식단은 향신료, 커피, 알코올을 포함하기도 하는데, 이것들은 모두 식물에서 나온다. 내가 계획한 조용한 육식 식단은 식물을 전혀 포함하지 않는다. 이 식단이 포함하는 메뉴는 아주 간단하다. 고기, 해산물, 가금류, 일반적인 육수와 소금이 허용되지만 유제품,

428   4부 희망은 식단에

달걀, 가공육은 제외된다. 이런 동물성 식품은 민감성이 있는 사람에게 큰 문제가 될 수 있기 때문이다.

나만의 방법 노트 작성하기

나에게 가장 잘 맞는 식단을 찾는 가장 효율적인 방법은 다음 페이지의 '조용한 식단 로드맵'을 따르는 것이다. 이는 조용한 팔레오 식단부터 시작하며, 나는 대부분의 사람에게 이 전략을 추천한다. 그러나 지금 당장 조용한 팔레오 식단으로 전환하는 것이 부담스럽다면 기존의 식단을 지속하되 한 번에 한 가지 건강한 변화를 일으켜보면 어떨까? 원하는 결과에 도달하기까지 시간이 좀 더 걸릴 수도 있지만, 이 접근 방식이 더 쉽게 느껴진다면 장기적으로는 성공 확률이 높아진다. 다음은 시도해볼 수 있는 가장 효과적인 단계들이다.

- 설탕 첨가 금지
- 알코올 금지
- 패스트푸드 금지
- 액체 칼로리 금지

- 곡물 금지
- 식사 사이에 간식 금지
- 식물성 기름 금지
- 매일 밤 16시간 단식

(예: 스무디, 설탕이 첨가된 음료, 우유, 크림 또는 프림)

이 조치는 모두 건강에 유익하지만 한 번에 한 단계씩 접근하다보면 기분이 크게 개선되는 것을 느끼기에 충분하지 않을 수 있다. 인내심을 갖고 당신의 속도에 맞춰 계속 전진해라. 직접 변화를 체감할 수 있을 때까지 이 건강한 시도를 이어나가라.

조용한 식단 로드맵

조용한 식단 과정의 목표는 정신적·신체적 건강을 지원하는 선에서 가장 제한이 적고 즐겁게 먹을 수 있는 식단을 찾는 것이다. 이 로드맵은 조용한 팔레오 식단에서 시작해 필요에 따라 조용한 케토제닉 식단 또는 조용한 육식 식단으로 이어질 수도 있고, 그렇지 않을 수도 있다. '나쁜 것부터 제거하기' 작전이라고 볼 수 있는 이런 식단들은 의심스러운 음식을 하나씩 제거하기 때문에 실망스러운 시행착오 과정을 겪지 않고도 정신적(혹은 신체적) 문제가 음식이나 신진대사 문제에서 비롯된 것인지를 가능한 한 빨리 알아낼 수 있다. 이 계획 중 하나를 통해 기분이 좋아지면 점차 식단을 확장하면서 안전한 한계 범위가 어디까지인지 알아볼 수 있다.

1단계(일단 여기서 시작하자) : 조용한 팔레오 식단(2~6주)

- 식단의 전반적인 영양 품질을 개선한다.
- 장, 뇌, 면역 체계에 더 순한 음식을 먹어 염증을 줄인다.
- 포도당과 인슐린 수치를 낮추고 안정시키지만 아직 케톤증 상태까지 가지는 않는다.
- 조용한 케토제닉 식단을 향해 나아가는 2주간의 신진대사 디딤돌 단계라고 할 수 있다.

최소 6주 동안 조용한 팔레오 식단을 따른 뒤에 신진대사, 정신건강, 신체건강을 재평가해라. 그 시점에 혈당이 안정적으로 건

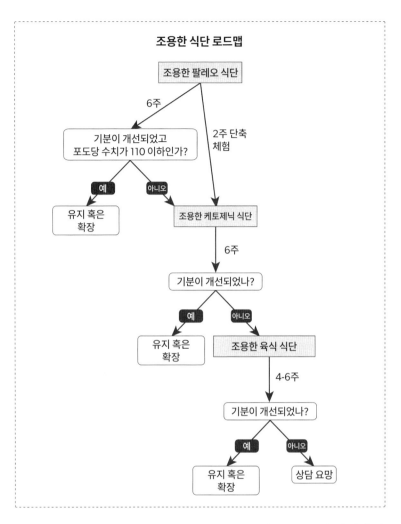

조용한 식단 로드맵

조용한 팔레오 식단

6주 → 기분이 개선되었고
포도당 수치가 110 이하인가?

2주 단축 체험 → 조용한 케토제닉 식단

기분이 개선되었고 포도당 수치가 110 이하인가?
- 예 → 유지 혹은 확장
- 아니오 → 조용한 케토제닉 식단

조용한 케토제닉 식단
6주 → 기분이 개선되었나?
- 예 → 유지 혹은 확장
- 아니오 → 조용한 육식 식단

조용한 육식 식단
4-6주 → 기분이 개선되었나?
- 예 → 유지 혹은 확장
- 아니오 → 상담 요망

강한 범위에 있고 정신적·신체적 건강이 개선된 것을 발견했다면 조용한 팔레오 식단을 장기적으로 계속해도 좋다. 또는 음식 선택 범위를 넓혀 더 다채로운 팔레오 식단을 견딜 수 있는지 확인할 수 있다. 그러나 혈당이 여전히 불안정하거나 너무 높고, 기분이 원하는 만큼 좋지 않다면 조용한 케토제닉 식단으로 전환하는 것을 고려해보길 바란다.

　주의할 점은 케토제닉 식단이나 육식 식단을 시도하고 싶어도 먼저 최소 2주 동안은 조용한 팔레오 식단을 따라야 한다는 것이다. 표준 식단으로 하루에 수백 그램의 탄수화물을 섭취하던 사람이 하루 20g 이하인 케토제닉 식단 또는 육식 식단으로 무리하게 뛰어들면 시스템에 큰 충격을 줄 수 있다. 이는 일시적이긴 하지만 불필요한 문제를 초래할 수 있고, 특정 약을 복용 중이거나 기저질환이 있는 경우에는 상당히 위험할 수도 있다(18장 참조). 조용한 팔레오 식단은 90g의 탄수화물부터 시작하므로 포도당과 인슐린 수치를 보다 점진적으로 낮춰 케토제닉 식단 또는 육식 식단으로 훨씬 더 편안하게 전환하는 디딤돌 역할을 한다.

2단계 : 조용한 케토제닉 식단(최소 6주)

- 케톤증에 들어갈 수 있을 만큼 포도당과 인슐린 수치를 낮추고 그에 적응할 수 있게 오랫동안 유지한다.
- 케톤증 상태가 정신건강에 어떤 영향을 미치는지 탐구한다.

　6주 동안 조용한 케토제닉 식단을 섭취한 후 신진대사, 신체, 정신건강을 재평가해라. 결과에 만족한다면 이 식단을 장기적으로 지속하거나 기본 규칙을 유지하면서 점차 음식 선택 범위를 넓혀볼 수 있다. 더욱 다양한 자연식품을 견딜 수 있는지 알아보는 과정이다(구체적인 방법은 아래 설명을 참고하라). 만약 조용한 케토제닉 식단이 충분히 (또는 전혀) 도움이 되지 않았다면 여러 가지 음식 과민증을 가진 것일지도 모른다. 이럴 경우 조용한 육식 식단으로 넘어가길 권한다.

3단계 : 조용한 육식 식단(4~6주)

육식 식단은 케토제닉 식단이므로 이 식단이 당신에게 적합한지 확인하기 전에 18장을 읽어보길 권한다. 조용한 팔레오 식단에서 더 빠르게 전환하고 싶다면 바로 조용한 육식 식단으로 넘어가 6주 동안 지속하는 것이 좋다. 만약 중간에 조용한 케토제닉 식단을 거쳤다면 이미 꽤 오랫동안 케톤증 상태에 있었을 것이다. 따라서 식물이 전혀 없는 이 식단의 잠재적인 효과를 느끼려면 최소 4주 정도는 지속해야 한다. 경우에 따라 4주 또는 6주가 되는 시점에 대사상태나 정신건강을 재평가해라. 효과가 잘 나타났다면 조용한 육식 식단을 계속하거나 음식 선택 범위를 넓히는 실험을 해볼 수 있다.

식단을 확장하는 방법

이 조용한 식단들을 시행하다 보면 얼마나 더 다양한 음식을 견딜 수 있는지 궁금해질 수 있다. 그럴 경우 한 번에 하나씩 새로운 음식을 추가해 안전한지 살펴봐라. 예를 들어 조용한 팔레오 식단에서 좋은 효과를 봤지만 견과류가 없어 아쉬웠다면 3~7일 동안 매일 견과류를 먹으면서 기분이 어떤지 확인해봐라. 큰 문제가 없다면 다음 실험으로 넘어갈 수 있다. 절인 고기, 더 많은 양의 십자화과 채소와 씨앗, 다양한 향신료 등 새로 추가하고 싶은 것을 하나씩 원하는 순서대로 시도해보고, 음식과 증상 일지에 반응을 기록해라. 기분을 악화시키는 음식을 식별했다고 해서 반드시 그것을 인생에서 영원히 제거할 필요는 없다. 그저 당신의 상태를 더 잘 통제할 수 있게 해주는 좋은 정보를 얻었을 뿐이다.

건강한 신진대사와 탄탄한 체질을 갖춘 사람이라면 다양한 식물성 식품과 동물성 식품을 섭취할 수 있다. 그렇다면 식단을 확장할 때 어느 지점에서 선을 그어야 할까?

나는 당신의 개인적인 특성이 어떻든, 우리가 **뇌에 좋은 팔레오**라고 부르는 것까지만 허용하기를 권장한다. 고기, 해산물, 가금류, 달걀, 과일, 채소(카사바, 그리고 잘 요리한 감자를 제외한 모든 가지류는 멀리하라), 견과류, 씨앗(아마씨 제외), 허브, 향신료는 즐겨도 좋다. 그 대신 식후 혈당, 공복 인슐린, 공복 중성지방을 정기적으로 계속 모니터링하면서 이 중 어느 하나라도 건강한 범위를 벗어나면 최적의 지점을 찾을 때까지 탄수화물 섭취량을 줄여라.

식단을 확장할 때는 인내심이 필요하다. 분명한 목적 의식을 품은 채로 새로운 음식을 도입해야 한다. 그렇게 해야 그 음식이 당신에게 어떤 느낌을 주는지 더 정확하고 솔직하게 평가할 수 있다. 식단 계획을 자꾸 완화하다 보면 예전 습관으로 돌아가 목표를 잃어버리기 쉽다.

4부 희망은 식단에

조용한 식단에서 효과를 얻지 못했다면

만약 이런 계획 중 어느 것도 도움이 되지 않았다면 당신의 증상은 식단과 관련이 없을 가능성이 높다. 그러나 내가 수백 명의 환자들과 함께 일하며 이런 원칙을 적용해본 결과, 식단의 영양과 대사 품질을 개선했을 때 아무 이익도 얻지 못한 사람은 손에 꼽을 정도였다. 따라서 당신도 큰 이점을 얻을 가능성이 높다. 만약 증상이 충분히 개선되지 않았거나 전혀 반응이 없었다 해도 뇌건강에 도움이 되는 식단 원칙을 계속 지켜나가길 권장한다. 포도당과 인슐린 수치를 건강한 범위 내에서 유지할 수 있도록 탄수화물 허용량에 맞춘 팔레오 식단을 따라야 한다. 이렇게 하면 나중에 식습관 관련 정신적·신체적 건강 문제가 발생하지 않도록 예방할 수 있다.

17장

조용한
팔레오 식단

식단으로 우리의 마음과 정신을 변화시키는 첫 번째 단계는 개인화된 팔레오 식단을 시도하는 것이다. 이 장에서 그 정확한 방법을 보여주려 한다. 시작하기 전에 먼저 의학적, 심리적으로 여행을 떠날 준비를 할 필요가 있다. 우선 정신과 신체건강을 점검하고 목표를 명확히 세우는 것부터 시작하자.

정신건강 측정하기

이 책의 부록 A에는 ADHD, 우울증, 조증, 불안, 강박 장애, 음식 중독, 섭식 장애나 인지 장애를 평가할 수 있는 간단한 설문지를 제공하는 링크가 있다. 당신의 상황에 해당하는 설문지를 선택해 작성하고 보관해둬라.(어떤 것을 선택해야 할지 확실하지 않다면 모두 작성하길 권장한다.) 식단을 변경한 지 6주가 되었을 때 이전에 작성한 설문지를 보지 말고 동일한 설문지를 새로 작성해 둘을 비교해라. 그 짧은 기간 동안 얼마나 많은 것이 개선되었는지 보고 아마 깜짝 놀랄 것이다.

대사건강 측정하기

인슐린 저항성 징후가 있는지 검사해보라(206쪽의 인슐린 저항성 검사 목록 참조). 목록에 있는 모든 검사를 수행할 필요는 없다. 검사하기 가장 편리한 것을 택해라. 다음은 내가 모든 사람에게 권장하는 대사 검사다.

- 돈이 들지 않고 간편한 검사: 허리 - 키 비율 계산하기, 혈압 측정하기
- 저렴한 혈액 검사: 공복 지질 패널*(일명 '콜레스테롤 검사'로 중성지방 대 HDL콜레스테롤 비율을 계산하는 데 필요하다), 공복 인슐린, 공복 혈당, 헤모글로빈A1C 검사

담당 임상의에게 이런 검사를 받기 어렵다면 소비자 주문 검

---

*   지질 패널 검사는 혈액 속의 다양한 지방, 즉 지질 수치를 측정하는 혈액 검사다.

사실 서비스를 통해 직접 검사를 주문할 수 있다. 자가 주문 검사는 건강 보험이 적용되지 않지만 위에 나열된 각 검사의 비용은 미국에서는 보험 적용 없이도 30달러 이하다. 미국에 거주하고 근처에 '랩코프'* 검사 장소가 있다면 콜레스테롤 과학자 데이브 펠드만Dave Feldman이 설립한 'OwnYourLabs.com' 서비스를 이용해 비용을 절약할 수 있다. 그 수익금의 일부는 시민과학재단에 기부된다.

결과지에서 개선이 필요한 영역이 여럿 나타나도 낙담하지 마라. 고혈당, 인슐린, 중성지방 수치 등 인슐린 저항성 지표들은 이 장의 식이요법을 적용하면 단 몇 주 만에 실질적으로 개선될 수 있다. 복잡하게 생각하지 말고, 지금 당신의 상태를 받아들이고 이 과정을 잘 따라하면 된다.

이런 실험실 검사 외에도 식단을 변경하기 전 최소 1주 동안, 그리고 식단을 변경한 후 최소 첫 2주 동안 집에서 혈당 수치를 확인하길 권장한다. 집에서 혈당을 모니터링하는 방법과 건강한 혈당 범위에 대한 내용은 7장에서 소개했다. 참고로 혈당을 측정하는 가장 간단한 방법은 손가락 채혈 혈당 측정기를 사용하는 것이다(선택지가 많고 가격도 저렴하다). 만약 궁극적으로 케토제닉 식단까지 변화를 이어가려 한다면 포도당과 케톤을 모두 측정하는 측정기를 구입하는 것이 좋다(나는 케토모조 GK+ 측정기를 사용한다).

혈당 수치를 추적하는 가장 좋은 방법은 연속 혈당 모니터CGM를 사용하는 것이다. 연속 혈당 모니터는 손가락 채혈 측정기보다

---

* 세계적인 생명과학 기업.

4부 희망은 식단에

비싸지만 통증이 없고 더 많은 정보를 제공한다. 이런 모델은 기능이나 가격 면에서 꾸준히 발전하고 있으므로 구매하기 전에 후보들을 잘 살펴보거나 의료 관계자에게 추천을 받는 것이 좋다.

추가 검사도 고려하라

인슐린 저항성은 우리 정신에 문제를 일으키는 주요 원인이지만, 유일한 원인은 아니다. 따라서 염증, 비타민 B12나 철분 같은 특정 영양의 결핍, 또는 셀리악병*이나 갑상선 질병 같은 자가면역 질병 등 다른 일반적인 원인을 찾기 위해 몇 가지 추가 실험실 검사를 권장한다. 광범위하거나 전문적인 값비싼 검사를 받을 필요는 없다. 몇 가지 간단하고 신중하게 선택된 검사로 충분하다. 가장 유용하다고 생각되는 검사 목록은 부록 A에서 확인할 수 있다. 개인별 권장 검사는 담당 의료 전문가와 상담하라.

나의 음식 민감성 파악하기

아직 음식 민감성을 진단하는 실험실 검사가 없기 때문에 많은 사람이 자신에게 어떤 민감성이 있는지 모를 수 있다. 앞서 논의했듯 음식 민감성은 다양한 당황스러운 증상들을 유발하며 증상의 일관성도 없을 수 있다. 아래의 체크리스트를 활용해 어떤 음식을 먹었

---

*   자가면역 질병의 일종으로, 글루텐 민감성이 증가해 나타나는 알레르기 질환이다.

을 때 몇 가지 증상이 일어나는지 확인해라. 음식 민감성이 의심되는 경우 먹은 음식과 증상 일지를 기록해 음식과 기분 사이의 연관성을 찾아보길 바란다.

음식 과민증 증상 체크리스트

다음 증상 중 단 하나라도 반복적으로 나타난다면, 해당 증상 옆에 체크 표시를 하고 조용한 식단을 따랐을 때 증상이 개선되는지 확인해라.

□ 복부 팽만감	□ 피로
□ 두통	□ 온몸이 쑤시고 아픔
□ 뇌 흐림 증상	□ 다크서클
□ 여드름	□ 가려움
□ 피부 건조	□ 손발이 타는 듯한 느낌
□ 복통	□ 속 쓰림
□ 부비동 충혈	□ 재채기
□ 피부 홍조	□ 심장 두근거림
□ 체액 저류*	□ 천명음/기침
□ 변비/설사	□ 가스/속이 부글거림
□ 메스꺼움	□ 족저근막염
□ 역류	□ 습진

*   신체 조직이나 관절에 체액에 축적되어 몸이 붓는 현상.

무엇을 바꾸고 싶은가

식단을 바꾸기 전에 당신의 개인적인 동기를 파악하는 시간을 잠시 가지자. 왜 변화가 필요하다고 느꼈는가? 왜 하필 지금인가?

최근 감정이나 몸 상태가 어땠는지 최대한 자세히 떠올리고, 식단을 변경함으로써 개선하고 싶은 정신적·신체적 증상 목록을 작성해라. 6주 후에 다시 보고 들을 수 있게 음성이나 영상으로 기록을 남기는 것도 좋다. 글에는 담을 수 없는 말투, 에너지, 태도까지 포착할 수 있기 때문에 특히 강력할 것이다.

다음으로 당신의 기분 상태가 어떻게 변하면 좋겠는지 최대한 구체적으로 기록해라. 원하는 바를 단기 목표("좀 더 활력이 넘쳤으면 좋겠어요")와 장기 목표("항우울제를 끊고 싶어요")로 나누면 더 좋다. 지금은 단기 목표에 집중할 시간이다.

영국의 임상 심리학자 젠 언윈Jen Unwin 박사와 비만, 제2형 당뇨병 치료를 위한 저탄수화물 식이요법을 전문으로 하는 데이비드 언윈 의사 부부는 사람들의 건강한 전환을 돕기 위해 'GRIN'이라는 간단한 4단계 프로세스를 만들었다. 이를 잘 따르면 당신의 목표를 현실로 만들 수 있다.[1]

G는 목표 Goals**를 의미한다.** 단기 목표를 최대 3개 선택해라. 가족의 목표도, 의사의 목표도 아닌 바로 당신의 목표 말이다. 그 목표를 달성하면 인생에 어떤 변화가 생길까? 당신은 어떤 변화를 기대하고 있는가? 원하는 미래를 구상할 때는 최대한 구체적으로 떠올리는 것이 좋다. 내가 만난 한 환자는 짜증을 덜 내고 싶고, 손주들

이 자신과 보내는 시간에 더 관심을 가져주길 바란다고 말했다.

R은 자원^{Resources}을 의미한다. 목표 달성을 돕기 위해 어떤 자원을 활용할 수 있는가? 살면서 어려운 일을 성취해본 경험이 다들 하나쯤 있을 것이다. 당신의 인생에 닥친 어려움은 무엇이었고 어떻게 극복했는지 떠올려보자. 그리고 당신의 강점 목록을 작성해라. 혹시 최근에 자신이 부정적으로만 느껴졌다면 다른 사람들에게 당신에게서 어떤 강점이 보이는지 물어봐라.

I는 증가^{Increments}를 의미한다. 식단을 한꺼번에 바꾸는 것이 부담스럽다면 작은 것부터 시작해라. 당장 시도할 수 있는 변화를 한 가지 고르고, 그것을 달성한 뒤에 다음 변화로 넘어가라. 아이디어가 필요하다면 바로 이전 장에서 건전한 변화 목록을 참고해도 좋다.

N은 알아차림^{Noticing}을 의미한다. 당신은 습관을 바꾸려고 노력하고 있다. 아무리 작은 성공이라도 스스로 알아차려 보자. 하루를 마무리할 때마다 스스로에게 "오늘의 잘한 일은 무엇일까?" 하고 질문해라. 우리 중 누구도 변화를 향해 일직선으로 나아가지는 못한다. 실수는 학습 과정의 정상적인 한 부분이다. 긍정적인 것에 집중하고 모든 작은 승리를 축하하자.

당신은 혼자가 아니다

의료 전문가나 정신건강 전문의에게 새로운 식습관을 시도하고 싶다고 알려라. 그들이 당신의 목표에 동의한다면 구체적인 건강 목표를 짚어주고, 어떤 검사가 필요한지 알려줄 것이다. 주기적으로 만나 진행 상황을 모니터링하고 필요한 약물을 조정해주는 등 도움을 줄 수도 있다. 어떤 종류든 저탄수화물 식단(18장 참조)을 시도하기로 결정했다면 의료 지원을 받는 것이 좋지만 하루 약 90g의 탄수화물을 포함하는 조용한 팔레오 식단은 대부분의 사람들에게 안전하다. 다만 현재 식단에 하루 수백 그램의 정제 탄수화물이 포함되어 있거나 고혈압, 고혈당 또는 심장병으로 약을 복용하고 있는 경우 담당 의료인과 상담하기 바란다. 탄수화물 섭취량이 한 번에 크게 감소하면 혈당이나 혈압이 달라질 수 있으며, 그에 따라 약물 복용량을 줄여야 할 수도 있다.

당신의 여정에 동참하거나 옆에서 응원의 목소리를 보태줄 가족, 친구, 동료가 있는지 확인하는 것도 도움이 된다. 이런 사회적 지원은 온라인상이든 오프라인상이든 당신의 성공 가능성을 크게 높여줄 것이다.

의료적, 정서적 지원을 어떻게 찾아야 할지 모를 경우 부록 B를 참조하라.

조용한 팔레오 식단의 음식 목록

동물성 식품(고기, 생선, 가금류, 달걀)

◦ 신선하거나 갓 냉동한 고기, 가금류, 해산물, 달걀은 모두 허용된다. 지방이 많은 고기는 1회 제공량당 단백질이 적기 때문에 조금 더 섭취해도 단백질 허용량을 초과하지 않을 수 있으며, 지방

함량은 높을수록 좋다. 가금류의 검은 고기*는 흰 고기**보다 영양가가 높다. 고기, 해산물, 가금류는 전분으로 코팅되거나 걸쭉한 그레이비, 달콤한 소스, 달콤한 마리네이드, 설탕이 함유된 럽***이 추가되지 않아야 한다.

◦ 콜드 컷,**** 베이컨, 숙성 소고기, 육포, 절인 소시지, 훈제 연어 등 숙성되거나 가공된 고기는 히스타민 함량이 높을 수 있으므로 피해라(19장 참조).

지방
◦ 모든 종류의 동물성 지방(유제품은 제외): 소 지방, 오리 지방, 거위 지방, 닭 지방, 라드 등.
◦ 과일 기름: 엑스트라 버진 올리브유, 비정제 아보카도유, 비정제 팜유.

채소
◦ 양상추: 거의 모든 품종의 양상추가 허용된다(아이스버그, 로메인, 비브, 보스턴, 청상추, 적상추, 오크리프, 바타비아, 버터헤드 등). 다만 생 시금치 잎 등 상추가 아닌 샐러드 채소나 루콜라, 케일, 생 양배추, 적색 치커리, 겨자잎, 물냉이 등 생 십자화과 채소는 피해라.

---

* 다리살 등 지방이 많은 부분으로, 요리 후 짙은 색으로 변한다.
** 가슴살, 날개 등 단백질이 많은 부분으로, 요리 후 흰색으로 변한다.
*** 여러 가지 향신료를 배합해 고기에 문지르고 숙성시키는 것.
**** 런천 미트, 샌드위치 햄 등으로 쉽게 상하는 육류를 차가운 상자에 보관하다가 잘라서 팔았던 문화에서 유래했다.

- 꽃상추
- 버섯
- 돼지감자
- 샐러리
- 익힌 파스닙** ▪
- 익힌 아스파라거스
- 히카마(멕시코 감자)
- 물밤(마름열매)

- 당근 ▪
- 글로브 아티초크*
- 익힌 시금치
- 익힌 샐러리 뿌리
- 익힌 비트(이파리는 제거) ▪
- 회향***
- 익힌 고구마 ▪/마 ▪

'▪' 표시된 채소는 혈당 지수가 다소 높으며, 특히 구웠을 때 혈당이 급증할 수 있으므로 끓이거나 볶는 편이 낫다.

과일(씨앗이 포함된 모든 식품은 엄밀히 말하면 과일이다)

- 모든 신선한 과일, 또는 냉동 과일이 허용된다. 다만 구기자(가지과), 가든허클베리(가지과), 스타푸르트(옥살산염 함량이 천문학적으로 높은)는 제외다.
- 오이
- 아보카도
- 올리브
- 호박: 모든 종류의 호박이 허용된다. 호박, 노란호박, 애호박, 델

---

* 아티초크는 고대 그리스부터 즐겨 먹던 채소로, 특유의 맛으로 전 세계에서 사랑받는다. 글로브 아티초크는 그중 가장 일반적인 종류다.
** 뿌리채소. 인삼처럼 생긴 곧은뿌리가 있으며 향기가 난다.
*** 미나리과 식물로 약재, 식품, 향신료로 사용된다.

리카타호박, 국수호박, 버터넛호박, 땅콩호박, 도토리호박, 후바드호박, 패티팬호박 등.

- 혈당 급등을 피하기 위해 열대 과일과 기타 고혈당 과일은 제외해라. 수박, 파인애플, 바나나, 망고, 포도, 배는 다른 과일보다 혈당을 더 높이는 경향이 있다.

- 말린 과일을 피해라. 과일을 건조시키면 설탕이 농축되고 수분은 제거되므로 과식하기 쉽다. 말린 과일은 대부분 아황산염이나 기타 방부제가 들어 있으며 건블루베리나 건크랜베리처럼 상당히 달게 가공된다.

- 퓌레로 만든 과일을 피해라(자연 상태의 과일보다 인슐린 수치를 높인다).

- 과일주스도 피하는 것이 좋다. 요리 레시피로 소량 첨가하는 것정도는 괜찮다. 가끔 물, 탄산수 또는 아이스티에 조금씩 넣는 것도 괜찮다.

까다롭게 조리해야 하는 음식들

- **파속 식물은 완전히 조리해야 한다.** 이 계열에는 양파, 마늘, 리크, 쪽파, 샬롯, 골파가 포함된다. 채소가 부드러워지고 유황화학물질의 '톡 쏘는 맛'이 사라질 때까지 완전히 조리해라.

- **감자*는 껍질을 벗기고 조리해라.** 감자 껍질은 먹지 않는 것이 좋으므로 껍질을 벗기고 눈, 싹, 녹색 반점, 손상되거나 썩은 부분을 조심스럽게 제거해라. 이 또한 완전히 요리해서 먹어야 한다.(고구마와 참마를 제외한 모든 종류의 감자에 해당되는 내용이다.)

- **십자화과 채소도 조리해서 먹어라.** 하루에 한 번만 먹는 것이 좋고, 만성 변비가 있는 경우 실험적으로 십자화과 채소를 모두 피하기를 권한다. 십자화과에는 다음 채소들이 포함된다.

- 루콜라
- 브로콜리, 브로콜리니,* 브로콜리 라베**
- 모든 종류의 양배추(사보이양배추,*** 배추 등)
- 방울양배추
- 콜라드그린
- 케일
- 마카****
- 겨자잎
- 루타바가(스웨덴 순무)
- 다채
- 와사비
- 청경채
- 콜리플라워
- 고추냉이
- 콜라비
- 미즈나(일본 겨자잎)
- 무
- 근대
- 순무
- 물냉이

'▪' 표시된 채소는 혈당 지수가 다소 높으며 특히 구웠을 때 혈당이 급증할 수 있으므로 끓이거나 볶는 편이 낫다.

---

*   브로콜리와 카이란을 접목해 만든 채소로 브로콜리보다 작고 긴 줄기를 가진다.
**   꽃눈과 함께 채소로 식용하는 식물로 잎이 많고 작은 꽃과 줄기가 달린 것이 특징이다.
***   결구형 양배추의 일종. 일반 양배추보다 봉오리가 더 넓게 퍼져 있고 부드럽다.
**** 둥근 뿌리가 특징이며 안데스 산맥 인근의 원주민들이 섭취하던 식물이다.

채소 관련 주의 사항

○ 생 채소를 조심해라. 소화 시스템이 민감하고 특히 변비에 시달리는 경우 생 채소를 소화하기 힘들 수 있다. 너무 많이 먹지 않도록 주의해라.

○ 쓴 채소를 피해라. 채소는 신선할 때 먹는 것이 좋다. 냉동 채소의 경우 사용 직전에 꺼내어 섭취해라. 어떤 채소들은 시간이 지나면 쓴맛이 나고 방어 독소가 많아져 질병을 유발할 수 있으므로 일주일 이상 냉장고에 보관하지 마라.

○ 씨앗과 껍질에 주의해라. 음식 민감성이 높은 경우 채소에서 껍질과 씨앗을 제거하면 소화가 편해질 수 있다.

○ 평소 복부 팽만감, 변비, 복통을 겪는 사람이라면 섬유질을 피하라. 이런 상황에서 일반적으로는 섬유질 섭취량을 늘리라는 조언을 받지만 나는 그 반대를 제안한다.

조미료

○ 소금.

○ 모든 종류의 잎이 많고 꽃이 피는 허브는 허용된다(바질, 파슬리, 딜, 백리향, 고수, 타라곤* 등).

○ 후추 열매는 모든 색상(검은색, 흰색, 분홍색 등)이 허용되지만, 파프리카, 붉은 피망, 칠리 파우더, 붉은 고춧가루 같은 가지류 고추에서 추출한 향신료는 허용되지 않는다.

---

*   달콤한 향기와 매콤하면서 쌉쌀한 맛이 일품인 향신료로, 프랑스 요리에 자주 쓰인다.

- 바닐라 추출물(글리세롤에 함유된 것은 피해라. 알코올에 든 것은 괜찮다).
- 레몬과 라임즙: 소량의 껍질은 포함해도 괜찮다.
- 시큼한 식초: 달콤한 발사믹 식초를 피해라.
- (유제품이 함유되지 않은) 버터 올리브유, 레몬 올리브유 등 주입 올리브유는 주입된 소스가 승인 목록에 있는 한 괜찮다(예를 들어 마늘이 주입된 기름은 피해야 된다).
- 겨자, 계피, 육두구, 고수, 생강 등과 같은 씨앗, 나무껍질, 뿌리에서 추출한 향신료를 피해라.

음료수

- 물과 무가당 탄산수(원하는 경우 천연 과일 엑기스로 맛을 낸 것도 괜찮다). 감귤류나 작은 과일 조각, 민트, 바질, 오이 등을 넣고 냉장 보관해 향이 나는 탄산수나 아이스티를 직접 만들 수 있다.
- 무가당 커피와 차(카페인에 관한 정보는 20장을 참조하라).

얼마나 먹어야 할까

이제 무엇을 먹어야 할지 알았으니 얼마나 먹어야 할지 생각해볼 차례다. 아무리 건강한 식단도 너무 많이 먹거나 너무 적게 먹으면 건강에 해로울 수 있다. 따라서 음식의 양은 음식의 질만큼 중요하다. 다행스럽게도 조용한 팔레오 식단의 음식들은 자연스럽게 만족감을 주고 중독성이 없기 때문에 과식하기가 더 어렵다. 그러나 음

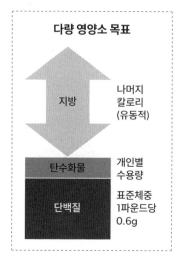

다량 영양소 목표

지방 — 나머지 칼로리 (유동적)

탄수화물 — 개인별 수용량

단백질 — 표준체중 1파운드당 0.6g

식 중독 병력이 있는 사람은 이 계획에서도 과식하거나 소식하지 않도록 주의해야 한다. 단백질, 지방, 칼로리 요구 사항은 사람마다 다르며 안전하게 처리할 수 있는 탄수화물의 양도 제각각이므로 각자의 상태에 맞게 다량 영양소를 조정하는 것이 성공의 열쇠다.

다량 영양소 목표는 아래의 간단한 계산을 사용해 추정할 수 있다. 직접 계산하고 싶지 않다면 영양 전문가와 상담해 계획을 맞춤화해라. 만약 당신이 음식 관련 문제가 없었고 늘 안정적인 체중을 쉽게 유지했다면 자연스러운 식욕을 믿어보는 것도 나쁘지 않다. 이럴 경우 의도적으로 단백질, 지방, 칼로리 섭취량을 관리할 필요가 없을 수도 있지만, 건강한 목표 범위가 어느 정도인지 알아두면 분명 도움이 된다. 내 웹사이트에서 각 음식에 단백질, 지방, 탄수화물이 얼마나 들어 있는지 정리된 '조용한 식단 다량 영양소 가이드'를 무료로 받아볼 수 있다. 여러분의 시작을 돕기 위해 아래에 몇 가지 대략적인 추정치도 제공하니 참고 바란다.

1. 단백질 우선순위

단백질 필요량을 추정하려면 먼저 다음과 같은 간단한 공식을 사용해 표준체중IBW을 계산해야 한다.

4부 희망은 식단에

여성(체격과 근육량이 평균이라고 가정): 키의 처음 150cm에 대해 45kg를 더한 후 150cm를 초과하는 키 2.5cm당 2.25kg를 추가한다. 예를 들어 키가 160cm인 경우 예상 표준체중은 45kg + 7kg = 52kg이 된다. 키가 150cm 미만인 경우 45kg에서 키 2.5cm당 0.9kg을 뺀다.

남성(체격과 근육량이 평균이라고 가정): 키의 처음 150cm에 대해 48kg를 더한 후 150cm를 초과하는 키 2.5cm당 2.7kg를 추가한다. 예를 들어 키가 178cm인 경우 예상 표준체중은 48kg + 27kg = 75kg이 된다.

표준체중은 성별, 키, 체격을 기반으로 한 불완전한 개념이다. 만약 당신의 예상 표준체중이 너무 높거나 낮다고 생각된다면 당신이 최선이라고 믿는 추정치를 활용해도 좋다.

다음으로 표준체중을 사용해 일일 단백질 요구량을 추정해보자. 단백질 권장량은 전문가마다 의견이 다른데, 표준체중 1파운드당 0.4~0.75g으로 범위가 넓다. 나는 일단 **표준체중 1파운드(약 0.5kg)당 0.6g의 단백질**로 시작하길 권장한다. 예를 들어 표준체중이 125파운드인 경우 125에 0.6을 곱하면 일일 단백질 섭취량 추정치(일일 75g)에 도달할 수 있다.

팁: 큰 달걀 1개에는 6g의 단백질이 들어 있다. 대부분의 고기, 해산물, 가금류는 해당 부위에 지방이 얼마나 많은지에 따라 30g당 5~8g의 단백질이 포함된다(지방이 적은 살코기는 더 많은 단백질이 들어 있다).

2. 탄수화물 맞춤화하기

평소 혈당 수치를 모니터링하면 안전하게 견딜 수 있는 탄수화물의 양을 파악하는 데 도움이 된다. 탄수화물 내성은 사람마다 차이가 크지만, 이제 대부분의 사람들은 어느 정도 인슐린 저항성을 겪고 있으며 '정상적인' 식단에 든 탄수화물의 양조차 안전하게 처리하지 못한다.(미국 식생활 지침은 전체 칼로리의 45~65%를 탄수화물에서 얻을 것을 권장하며, 이는 하루 2천 칼로리를 섭취하는 식단의 경우 225~325g의 탄수화물에 해당한다.) 반면 조용한 팔레오 식단은 **하루 약 90g의 저혈당 탄수화물**로 시작한다. 건강에 해로운 포도당과 인슐린 급증의 위험을 최소화하려면 탄수화물을 각 끼니에 분산시켜야 한다. 하루에 세 끼를 먹는다면 매 끼니마다 조용한 팔레오 식단의 '더 친절하고 부드러운' 과일이나 채소 목록에 포함된 탄수화물을 약 30g 섭취해라. 일반적으로는 매 식사에 전분이 없는 채소 1인분에 전분 함량이 높은 채소 1인분 또는 과일 1조각을 추가하면 된다. 케토제닉 식단과 달리 탄수화물 함량을 정확하게 알 필요는 없다. 아스파라거스, 오이, 양상추처럼 전분이 없는 채소는 탄수화물 함량이 매우 낮기 때문에 원할 경우 끼니마다 즐겨 먹을 수 있다.

팁

딸기 = 10g/한 컵

라즈베리와 블랙베리 = 15g/한 컵

블루베리 = 20g/한 컵

사과, 바나나, 오렌지, 배= 각각 25g/1개

고구마 1개 또는 땅콩호박 = 각각 25g/한 컵

흰 감자 = 35g/1개

조용한 팔레오 식단은 케톤증에 빠지는 것을 방지하기 위해 하루 90g의 탄수화물부터 시작한다. 그러나 이미 상당한 수준의 인슐린 저항성이 있는 경우 90g도 너무 많을 수 있다. 그러므로 식후 혈당 수치가 건강한 범위에 머무를 수 있게 혈당 수치를 계속 관찰해야 한다. 가정 혈당 모니터링은 그 '최적 지점'을 발견하는 열쇠가 될 것이다. 혈당이 건강한 범위를 벗어나면 일일 탄수화물 섭취량을 식사당 5~10g으로 줄이고 다시 살펴봐라. 그러나 조용한 팔레오 식단을 따르는 동안에는 하루 60g 미만으로 낮추면 안 된다. 그럴 경우 케톤증에 들어갈 수 있는데 이는 지금 단계에서 도달해야 할 목표가 아니다.

3. 지방은 유동적이다

나머지 칼로리는 지방에서 얻는다. 얼마나 섭취해야 할지는 필요한 에너지(칼로리)의 양에 따라 달라진다. 인간의 단백질 요구량은 상대적으로 적으며, 대부분의 사람은 원하는 결과를 얻기 위해 탄수화물을 상당히 낮게 유지해야 한다. 그러므로 지방은 유연성이 가장 큰 곳이다. 조용한 팔레오 식단의 첫 6주 동안은 칼로리나 지방량을 계산하기보다 식욕을 기준으로 삼는 것이 좋다. 즉 만족감을 느낄 때까지 지방을 섭취하는 것부터 시작해라. 신진대사가 바뀌면 평소보다 배고픔을 더 느끼는 것이 일반적이다. 초반에는 지방을 과식하는 것처럼 느껴질 수 있지만 일단 포도당과 인슐린 수치가 안정되면 식욕도 대개 잠잠해진다. 때로 체중이 원하지 않게, 혹은 필요 이상으로 빠지거나 식사 사이에 배가 고프다면 지방 섭취량을 늘려보라. 그렇게 하면 문제가 해결되는 경우가 많다. 조용한 팔레오 식단에는 유제품과 견과류(일반적으로 가장 중독성이 크다고 여겨지는 지방 유형)가 없기 때문에 지방을 과식할 확률이 적다. 그러나 체중이 너무 증가할 경우 지방 섭취를 줄여야 할 수도 있다.

식단이 고정적일 필요는 없다

조용한 팔레오 식단의 장점은 단백질, 지방, 칼로리를 의도적으로 제한할 필요가 없다는 점이다. 이는 체중 감량을 위한 것이 아니라 건강한 삶의 방식을 위한 것이기 때문이다. 당신이 해야 할 일은 승인된 음식 목록을 지키고 과일이나 전분 함량이 높은 채소 섭취량을 식사당 1인분으로 제한하며 주기적으로 혈당을 모니터링하는 것뿐이다. 혹시 요리를 즐기고 조금 더 창의적인 식단을 만들기를 원한다면 21장에서 조용한 팔레오 식단의 식사 계획과 레시피를 찾을 수 있다. 이 식단을 따르는 일은 정말 간단하다. 동물성 단백질 공급원이나 전분이 없는 채소를 오일과 함께 졸여 그 위에 오일을 살짝 뿌리고, 디저트로 과일 한 조각을 먹는 것 정도면 충분하다. 아래는 이들을 하나의 식사로 만드는 일이 얼마나 쉬운지 보여주는 예시다(이 샘플 메뉴는 74g의 단백질을 제공한다).

아침: 달걀 3개에 오리기름 1~2큰술을 넣고 조리한 채소 오믈

렛(단백질 18g), 사과 1개.

점심: 올리브유, 레몬즙, 아보카도, 허브를 곁들인 샐러드('더 친절하고 부드러운' 채소로 만든), 그 위에 구운 연어 140g를 얹는다(단백질 30g). 디저트로 블루베리 한 컵.

저녁: 구운 닭다리 2개(단백질 26g), 찐 애호박 한 컵, 구운 고구마.

대부분의 경우 이 편안한 계획을 통해 어느 정도 효과를 볼 수 있지만 각자의 신진대사에 맞게 추가 조정이 필요할 수도 있다. 혈당과 인슐린 수치는 안정적이지만 체중이 다소 증가하는 것 같다면 지방 섭취량을 약간 줄여라. 식사 후 혈당이 너무 높아지면 탄수화물 섭취량을 줄여라(단, 하루 섭취량을 60g 미만으로 줄이지는 마라). 하루 60g의 탄수화물로도 혈당이 여전히 높게 유지되거나 정신건강이 충분히 개선되지 않았다면 다음 전략으로 케토제닉 식단을 고려해보길 바란다.

18장

조용한
케토제닉 식단

조용한 팔레오 식단으로도 혈당이나 인슐린 수치가 충분히 떨어지지 않았거나 기대했던 정신건강상 이점을 얻지 못한 경우 케토제닉 식단을 시도해볼 차례다. 케톤증은 뇌가 작동하는 방식을 근본적으로 변화시켜 기분 개선, 명확한 정신, 감정 회복력과 마음의 평화를 경험할 수 있게 해준다. 이번 장에서는 케토제닉 식단이 당신에게 적합한지 확인하고 케톤증으로 최대한 편안하게 전환하기 위해 어떤 방법을 취해야 하는지 알아볼 것이다. 단, 이 식단을 시도하기 전에 최소 2주 동안 조용한 팔레오 식단을 먼저 실천해 혈당과 인슐린 수치가 점차적으로 낮아질 수 있게 해야 한다.

출발 전 살펴볼 것

케토제닉 식단은 혈당, 혈압, 인슐린 수치를 매우 빠르게 낮출 수 있는 강력한 대사 중재 과정이다. 이는 건강한 변화지만 너무 빠르게 진행되면 불편함을 느끼거나 잠재적으로 위험할 수도 있다. 특히 혈당약이나 혈압약을 복용하는 경우 더욱 그렇다. 케토제닉 식단이 이런 약품과 결합되면 혈당이나 혈압이 위험할 정도로 낮아질 수 있으므로, 식단을 바꾸기 전에 해당 약을 처방한 의사에게 알려 계속 복용해도 좋은지 확인하는 것이 중요하다. 주치의에게 당신의 상태를 검사하고 증상을 모니터링해 필요한 약품을 조정해달라고 요청해라.

케토제닉 식단으로 전환하는 동안 육체적, 정신적으로 의사의 도움을 충분히 받길 권한다. 특히 어떤 종류든 처방약을 복용 중이거나 기존 질병이 있는 경우, 또 자살 충동, 자해, 조울증, 정신병, 해리, 공격적인 생각이나 행동, 혼란스러운 상황처럼 심각한 증상을 경험한 경우라면 더욱 그렇다. 이런 증상을 최근에는 겪지 않았더라도 케토제닉 식단을 시작한 첫 몇 주 동안 몸이 새로운 평형을 찾으면서 증상이 일시적으로 다시 나타날 가능성이 있다. 가장 중요한 것은 당신의 안전이다. 그러니 주의하길 바란다.

이 책이 케토제닉 식단의 유일한 가이드는 아니다. 이 책은 당신과 당신 곁의 의료 전문가를 도와 성공 가능성을 높이는 정보 소스가 되고자 한다. 적절한 의료 전문가를 만날 수 없는 경우 부록 B에서 제안 사항을 참조하길 권한다.

다음과 같은 경우, 이 장의 내용만으로 케토제닉 식단을 시도하면 안 된다.

- 18세 미만.
- 저체중(BMI 20 이하): BMI는 체질량 지수를 의미한다. BMI 계산 링크는 부록 B를 참조해라.
- 임신 또는 모유 수유 중인 경우.
- SGLT2 억제제(카나글리플로진, 다파글리플로진, 엠파글리플로진, 에르투글리플로진 등)를 복용 중인 경우.

다음 중 하나라도 해당되는 경우도 마찬가지다.

- 신경성 식욕부진이 나타나는 경우.
- 정신건강이 취약한 경우(정신병, 자살 충동, 조증, 초조, 공격적이거나 폭력적인 생각, 혼란, 최근의 외상 경험 등이 새로 발생했거나 악화되는 상황 등).
- 활성 약물을 남용하고 있는 경우.
- 급성 질병이나 부상을 겪고 있는 경우(인플루엔자, 화상, 맹장염, 머리 부상, 코로나19, 폐렴 등).
- 신부전.
- 급성 췌장염.
- 포르피린증.*
- 지방이나 케톤을 에너지로 사용하는 능력을 방해하는 지방/케

---

* 혈액 색소 성분인 포르피린이 혈액과 조직에 침적하는 선천성 대사이상증.

톤 대사의 유전자적 장애가 있는 경우(대개 유아기에 진단된다). 여기에는 글리코겐 축적병 I형, 원발성 카르니틴 결핍, 카르니틴 팔미토일 전이효소 결핍증 I형이나 II형, 카르니틴 전이효소 결핍, 피루브산 카르복실라제 결핍, 숙시닐 - CoA 아세토아세테이트 전이효소 결핍, 아실 - CoA 탈수소효소 결핍, 베타 - 케토티올라제T2 결핍, 메틸말로닐 CoA 에피머라제 결핍, 3 - 하이드록시 아실 - CoA 결핍이 포함된다.

다음 중 하나에 해당하는 경우 먼저 전문가와 상담해라.

- 당뇨병(1형 또는 2형)
- 통풍
- 신장 질병
- 잦은 신장 결석 발생
- 비만 수술 경험
- 담낭 질병/담낭 절제 수술 경험
- 당뇨병, 고혈압, 심장병 관련 약물 복용
- 암(미리암 칼라미안Miriam Kalamian이 쓴 《암 환자를 위한 케토Keto for Cancer》라는 책을 읽어보길 권한다.[1])
- 뇌전증(찰리 재단Charlie Foundation이 운영하는 웹사이트에서 많은 정보를 얻을 수 있다.)
- 전문 운동선수일 경우(제프 볼렉Jeff Volek과 스티븐 핀니Stephen Phinney 박사, 팀 녹스Tim Noakes 교수, 카린 진Caryn Zinn 박사의 연구 참조.)

- 심장병
- 췌장 질병
- 간 질병

평소 진료를 받는 의사에게 연락해 케토제닉 식단을 시도하고 싶다고 알리고 도와줄 수 있는지 물어봐라. 그밖에도 케토제닉 식단에 대해 잘 알고 있는 영양사, 또는 당신의 식사 계획을 맞춤화하는데 도움을 줄 수 있는 케토 코치 또는 상담사의 도움을 받을 수도 있다(부록 B에 케토에 정통한 임상의를 찾는 데 도움이 될 정보를 소개했다).

만약 당신의 주치의가 이 계획에 찬성하지 않는다면 우려되는 점이 무엇인지 알려달라고 요청해라. 그 우려 사항이 당신의 신체적 또는 심리적 상황과 관련된 것이라면 그들의 말을 경청할 필요가 있다. 하지만 만약 당신이 그 평가에 동의하지 않는다면 신뢰할 수 있는 다른 의사에게서 2차 소견을 받아봐도 좋다.

혹시 담당 의사가 케토제닉 식단에 부정적이거나 건강에 해롭고 안전하지 않다고 생각하는 경우 조금 더 알아볼 의향이 있는지 물어봐라. 부록 B에는 건강 전문가를 위한 자료도 들어 있다. 주치의가 별 관심을 보이지 않는다면, 특히 당신이 처방약을 복용하고 있거나 당뇨병, 고혈압, 심장병 같은 심각한 질병이 있다면 새로운 주치의를 찾아야 할 수도 있다.

케토 매크로 추정하기

케토제닉 식단이 다량 영양소 요구 사항을 결정하는 과정은 본질적으로 이전 장에서 설명한 내용과 동일하다. 주요 차이점은 신진대사가 케톤증으로 전환될 수 있을 만큼 탄수화물 섭취량을 줄여야 한다는 것이다. 나이, 신진대사의 상태, 활동 수준, 기존 질병, 체성분, 스트레스 수준, 약물, 건강 목표를 점검하면 탄수화물을 얼마나 제한해야 하고 이상적인 단백질과 지방 섭취량은 얼마인지 결정하는 데 도움이 된다. 아래 원칙을 사용해 다량 영양소 1차 기준점을 설정하고 필요에 따라 조정해라. 예상 매크로를 계산하기 위해 온라인 도구를 사용하고 싶다면 부록 B에 있는 제안 사항을 참조하길 권한다.

단백질 우선순위 지정: 케토제닉 식단은 단백질 요구량이 팔레오 식단보다 높지 않으므로 동일한 예상 단백질 목표(450쪽 참조)를 설정하되 필요한 경우 추가로 조정해라.

탄수화물 맞춤화: 많은 케토제닉 식단과 마찬가지로 조용한 케토제닉 식단은 하루 약 20g의 탄수화물부터 시작한다. 이 정도가 대부분의 사람이 케톤증으로 전환할 수 있을 만큼 낮기 때문이다. 그러나 세상에는 다양한 탄수화물 내성이 존재하기 때문에 어떤 사람은 케톤체를 생성하기 위해 탄수화물 섭취량을 훨씬 더 줄여야 하는 반면, 다른 사람들, 특히 운동선수나 몸을 많이 쓰는 직업을 가진 사람들은 하루에 20g 이상을 섭취해도 케톤증 상태를 유지할 수 있다. 근육이 작동할 때 포도당을 태워 에너지를 얻기 때문이다. 조용한 케토제닉 식단의 탄수화물은 거의 전적으로 과일과 채소에서 나오므로 탄수화물 허용량에 따라 안전하게 포함할 수 있는 과일과 채소의 양이 결정된다. 보통 전분이 없는 채소는 하루 2~3컵으로 섭취를 제한하고 과일 섭취량은 아주 낮게 유지해야 한

다(예를 들어 베리류는 한 손에 쥘 정도면 충분하다).

탄수화물을 계산하는 방법은 두 가지가 있다.

○ '총 탄수화물 양'에는 설탕, 전분, 섬유질, 당알코올을 포함한 모든 소화 가능하거나 불가한 탄수화물이 포함된다.
○ '순 탄수화물 양'에는 완전히 소화 가능한 탄수화물만 포함되므로 순 탄수화물은 총 탄수화물에서 섬유질과 당알코올을 뺀 것과 같다.

이 책은 총 탄수화물 양에서 섬유질의 양을 뺀 값을 추적하고자 한다. 만약 이를 기준으로 삼았을 때 케톤증을 달성하는 데 어려움이 있다면 총 탄수화물 양을 기준으로 섭취량을 다시 계산해봐라.

지방 수치: 나머지 칼로리는 지방에서 얻어야 한다. 잘 구성된 케토제닉 식단은 식욕을 적절하게 조절하는 경향이 있다. 따라서 우리의 본능을 더 신뢰할 수 있기 때문에 의도적으로 지방 칼로리를 계산하거나 제한할 필요가 없다. 케톤증 상태에 있는 경우 인슐린 수치가 지방 저장 효소를 활성화할 만큼 높지 않기 때문에 원치 않게 체중이 증가하는 경우는 드물다.

팁: 지방 1큰술(올리브유, 오리 지방, 라드, 우지 등) = 지방 14g (~120칼로리)

다량 영양소는 어떻게 계산할까

단백질과 탄수화물은 1g당 각각 4칼로리, 지방은 1g당 9칼로리를 함유한다.

표준체중이 56kg이라면 일일 단백질 요구량 추정치는 75g(300칼로리)이 된다. 그리고 조용한 케토제닉 식단은 일일 탄수화물을 20g(80칼로리)으로 제한한다.

단백질 + 탄수화물 칼로리 = 하루 380칼로리.

하루에 필요한 칼로리가 1,800칼로리라면 나머지 칼로리는 지방에서 얻어야 한다. 즉 '1,800칼로리−380칼로리 = 1,420칼로리'의 지방이 필요하다. 지방 1큰술에는 약 120칼로리가 포함되므로 하루에 약 12큰술, 즉 식사당 4큰술(1/4컵)이 해당된다. 그러나 모든 자연 단백질 식품은 자연적으로 어느 정도의 지방을 포함하므로 매 식사에 2~3큰술의 지방을 첨가하는 것만으로도 충분하다. 지방이 매우 많은 고기를 섭취하거나 아보카도처럼 지방이 많은 식물성 식품을 포함하는 경우에는 그것만으로도 충분할 수 있다.

조용한 케토제닉 식단의 음식 목록

조용한 케토제닉 식단은 조용한 팔레오 식단에서 탄수화물을 매우 낮춘 버전이다. 따라서 탄수화물이 많은 과일과 채소를 제외한다는 점에서 유일한 차이가 발생한다.

동물성 식품(고기, 해산물, 가금류, 달걀)

- 최상의 결과를 얻으려면 일일 단백질 허용량을 잘 지켜야 한다. 고기의 지방을 잘라내거나 껍질을 제거할 필요는 없다. 앞서 언

급한 것처럼 숙성된 고기, 절인 고기, 훈제 고기나 가공된 고기는 히스타민 함량이 높을 수 있으므로 피하는 것이 좋다(19장 참조).

전분이 없는 채소(탄수화물 양을 계산해 일일 한도를 초과하지 않도록 주의)

◦ 양상추: 거의 모든 품종의 양상추가 허용된다(아이스버그, 로메인, 비브, 보스턴, 청상추, 적상추, 오크리프, 바타비아, 버터헤드 등). 다만 생 시금치 잎 등 상추가 아닌 샐러드 채소나 루콜라, 케일, 생 양배추, 적색 치커리, 겨자잎, 물냉이 등 생 십자화과 채소는 피해라.

◦ 꽃상추

◦ 버섯

◦ 글로브 아티초크

◦ 돼지감자

◦ 익힌 시금치

◦ 샐러리

◦ 익힌 아스파라거스

◦ 회향

◦ 히카마(멕시코 감자)

◦ 물밤(마름열매)

과일

아래에 나열된 것은 탄수화물 함량이 가장 낮은 과일들이다. 탄수화물 함유량을 계산하고 개인별 일일 탄수화물 한도를 유지하는 한 구기자 열매나 스타푸르트를 제외한 모든 과일이 허용된다.

◦ 아보카도

◦ 올리브

◦ 딸기

◦ 블랙베리

◦ 라즈베리

◦ 레몬

◦ 라임

◦ 오이

◦ 호박들: 호박, 애호박, 노란호박, 여름호박, 국수호박

채소 선택을 위한 특별 고려사항

○ **파속 식물은 완전히 조리해야 한다.** 이 계열에는 양파, 마늘, 리크, 쪽파, 샬롯, 골파가 포함된다. 채소가 부드러워지고 유황화학물질의 '톡 쏘는 맛'이 사라질 때까지 완전히 조리해라.

○ **십자화과 채소도 조리해서 먹어라.** 하루에 한 번만 먹는 것이 좋고, 만성 변비가 있는 경우 실험적으로 십자화과 채소를 모두 피하기를 권한다. 십자화과에는 다음 채소들이 포함된다.

○ 브로콜리, 브로콜리니, 브로콜리 라베

○ 모든 종류의 양배추(사보이양배추, 배추 등)

○ 루콜라	○ 청경채
○ 방울양배추	○ 콜리플라워
○ 콜라드그린	○ 고추냉이
○ 케일	○ 콜라비
○ 마카	○ 미즈나(일본 겨자잎)
○ 겨자잎	○ 무
○ 루타바가(스웨덴 순무)	○ 근대
○ 다채	○ 순무
○ 와사비	○ 물냉이

조미료

○ 맛소금을 포함한 소금.

○ 모든 종류의 잎이 많고 꽃이 피는 허브는 허용된다(바질, 파슬리,

딜, 백리향, 고수, 타라곤 등).

- 후추 열매는 모든 색상(검은색, 흰색, 분홍색 등)이 허용되지만, 파프리카, 붉은 피망, 칠리 파우더, 붉은 고춧가루 같은 가지류의 고추에서 추출한 향신료는 허용되지 않는다.
- 바닐라 추출물과 기타 천연 추출물은 승인 목록에 있는 식품에서 공급되는 한 먹어도 괜찮다.
- 레몬과 라임즙: 소량의 껍질은 포함되어도 괜찮다.
- 시큼한 식초: 달콤한 발사믹 식초를 피해라.
- (유제품이 함유되지 않은) 버터 올리브유, 레몬 올리브유 등의 주입 올리브유는 주입된 소스가 승인 목록에 있는 한 괜찮다(예를 들어 마늘이 주입된 기름은 피해야 한다).
- 겨자, 계피, 육두구, 고수, 생강 등과 같은 씨앗, 나무껍질, 뿌리에서 추출한 향신료를 피해라.

음료수

- 물과 무가당 탄산수(원하는 경우 천연 과일 엑기스로 맛을 낸 것도 괜찮다). 감귤류나 작은 과일 조각, 민트, 바질, 오이 등을 넣고 냉장 보관해 향이 나는 탄산수나 아이스티를 직접 만들 수 있다.
- 무가당 커피와 차(카페인에 관한 정보는 20장을 참조하라).

최소 6주 동안 조용한 케토제닉 식단을 따르는 것이 결과를 극대화하는 가장 효율적인 방법이다. 그러나 그렇게 오랫동안 유제품이나 견과류를 끊는 것이 어렵게 느껴지고, 더 폭넓은 음식을 포함하는 케토 식단을 원한다면 그것을 따라도 좋다. 다만 어떤 식단이든 적절한 단백질이 포함되고 건강한 자연식품을 기반으로 하는지 확인해야 한다. 나는 버타 헬스 웹사이트2에서 스티븐 핀니 박사와 제프 볼렉 박사가 작성한 '잘 구성된 케토제닉 식단의 10가지 특성'을 읽고 부록 B의 케토제닉 식단 자료를 참조할 것을 권장한다.

케톤 모니터링

케톤을 측정하는 것이 필수는 아니지만 초기에는 꼭 해보길 강력히 추천한다. 우리가 먹는 음식이 신진대사에 어떤 영향을 미치고, 그것이 다시 정신건강에 어떤 영향을 미치는지 잘 파악할 수 있기 때문이다.

앞서 5장에서 간이 지방을 태울 때 그것을 아세토아세트산, 아세톤, BHB라는 세 가지 유형의 케톤체로 분해한다고 설명했다. 아세토아세트산은 혈액에서 불안정한 상태로 존재하기 때문에 일부는 소변으로 빠져나가고 일부는 자연적으로 아세톤(숨을 내쉴 때)으로 변한다.

혈액 케톤 모니터링: 케톤을 측정하는 가장 정확한 방법은 BHB를 측정하는 혈액 측정기를 사용하는 것이다.(케토모조 GK+처럼 케톤과 포도당을 모두 측정하는 측정기를 고르는 게 좋다.) 검사를 위해 손가락(또는 발가락)을 찔러야 한다는 단점이 있지만, 보통 하루에 한 번 측정하는 것으로 충분하며 케톤증 상태를 유지하는 방법을 배운 후에는 측정 빈도를 줄일 수 있다.

소변 케톤 모니터링: 소변 검사(아세토아세트산 측정)는 쉽고 저렴하며 아프지 않다. 검사 스트립의 색상이 어두울수록 소변 내 아세토아세트산 수치가 높다는 뜻이다. 그러나 이 방법은 다소 부정확하다. 소변 내 아세토아세트산의 양은 수분 공급 정도, 마지막으로 방광을 비운 후 시간 경과, 신체가 아세토아세트산을 얼마나 효율적으로 사용하는지 등 다양한 요인에 따라 달라지기 때문이다. 소변 검사는 기본적으로 마지막으로 방광을 비운 이후 신체에서 손실된 아세토아세트산의 양을 측정하므로 케톤증 상태인지 여부를 실시간으로 알 수는 없다. 그러나 이는 지난 몇 시간 동안 케톤증 상태에 있었는지 여부를 "예-아니오"로 답한다는 점에서 유용하다.

호흡 케톤 모니터링: 호흡 검사(숨을 내쉴 때 아세톤 측정)는 고통이 없다. 또한 측정기 자체는 비싸지만 검사 스트립이 필요하지 않으므로 길게 보면 비용을 절약할 수 있고 원하는 만큼 자주 검사하는 것도 가능하다.

이 검사들은 모두 귀중한 정보를 제공하지만, 가장 정확한 실시간 데이터를 얻고 싶다면 혈액 검사를 권장한다. 어떤 사람들은 하루 동안 케톤 수치가 어떻게 변하는지 알기 위해 같은 날에 혈액 검사와 소변, 호흡 검사를 모두 받고 그 결과를 종합하기를 좋아한다. 만약 혈액 측정기로 하루에 한 번만 검사할 수 있다면 그 날의 첫 식사를 하기 전 단식 시간에 검사하는 것이 좋다.(팁: 아침 식사를 최소 2시간 미뤄 단식을 연장한다면 매일 뇌가 치유되는 시간을 조금 더 확보할 수 있다.) 케톤 수치는 어떤 음식을 먹고 스트레스를 얼마나 받았는지, 운동을 했는지 여부에 따라 상당히 달라질 수 있기 때문에 첫 식사 전에 검사하면 매일의 수치를 가장 명확히 비교할 수 있다 (이런 변화는 정상이다). 또한 케톤은 하루 동안 점점 증가하는 경향이 있으므로 하루가 시작되고 한참 뒤에 검사한다면 종일 케톤증 상태에 있었는지 아니면 오후에만 그랬는지 알 수 없다.(많은 사람은 하루 종일 케톤증 상태에 있으면 기분이 좋아진다.)

케톤 목표 범위

이 주제에 대해 다시 알아보려면 9장을 참조하라. 나는 1.0~3.0mM 사이의 혈중 케톤 수치를 시작 목표로 삼아 최소 6주 동안 매일 대부분의 시간을 이 범위 내에서 유지해볼 것을 권장한다. 호흡 측정기는 아세톤을 PPM(백만분율) 단위로 측정하는데, 치료적 케톤증은 2~40 PPM 범위에 해당한다. 소변 스트립을 사용할 경우 중간~높음 수준을 목표로 해라(중간 색에서 어두운 색). 어떤 사람들은 최상의 기분을 느끼려면 케톤을 특정 범위 내로 유지해야 할 수 있지만, 누군가는 케톤 수준에 덜 민감할 수 있다. 식단에 관해 이런 경험을 많이 쌓을수록 자신에게 해당하는 치료 범위가 어느 정도인지 알게 될 것이다. 케톤 수치가 낮은 편임에도 기존의 목표를 충분히 달성하고 있다면 억지로 더 높이려고 노력할 필요는 없다. 당신에게 중요한 것은 증상을 치료하는 것이지 케톤에만 집중하는 것이 아니다.

가장 긴 여정: 케톤 적응 단계

케톤증 상태로 접어들기까지는 시도하는 방법과 나이, 체력, 건강 상태, 약물 같은 대사의 세부 사항에 따라 3일 정도 걸릴 수 있다. 그러나 케톤 측정에서 좋은 수치가 나왔다고 해서 당신의 세포가 에너지를 얻기 위해 효율적으로 연소하고 있다는 뜻은 아니다. 신진대사가 포도당을 주로 연소하는 것에서 지방을 태우는 것으로 전환됨에 따라 시스템이 조정되고 새로운 균형을 찾는 동안 일정 기간 불편함을 느낄 수 있다. 어떤 사람들은 신진대사가 유연해 편안하게 케톤증 상태로 전환된다. 40대 미만이거나, 신체적으로 건강하거나, 신진대사가 원활하다면 유연한 범주에 속할 수 있다. 그러나 그렇지 않은 경우 케톤증의 첫 1~2주 동안 집중력 장애, 과민성, 두통, 탄수화물 갈망, 현기증, 수면 장애, 다리 경련, 심장 두근거림, 기력 저하, 운동력 저하, 메스꺼움, 설사 또는 변비 같은 '케토플루' 증상을 경험할 수 있다. 이 증상들은 수일 혹은 길어야 2주 정도 지속되는데, 이 장에서 추천하는 방법을 잘 따른다면 증상을 줄이거나 거의 피할 수 있다.

불공평하게도 정신건강 문제가 있는 사람들은 케톤증으로 전환하면서 추가적인 어려움에 직면한다. 여기에는 불안이나 우울증의 일시적인 악화, 감정 기복, 심지어 경조증(불면증, 활력 증가, 불안, 과잉행동과 같은 경미한 조증 증상)도 포함될 수 있다. 내 경험에 따르면 이런 문제는 잘 발생하지 않으며, 설령 일어나더라도 대체로 3주안에 해결된다. 다음과 같은 방법을 따른다면 케토플루로 인한 심리적 불편함을 최소화하거나 피할 수 있다.

4부 희망은 식단에

- 최소 2주 동안 조용한 팔레오 식단을 따른 후 점진적으로 케토 제닉 식단으로 전환한다.
- 매일 틈틈이 전해질을 보충한다(아래 내용을 참조하라).
- 수분을 충분히 섭취한다.
- 스트레스를 낮게 유지한다.
- 충분한 수면 시간을 확보한다.
- 가벼운 운동을 한다.

만약 이런 전략도 충분히 도움이 되지 않는다면 전환 중에 약간 더 높은 케톤 수준을 지원하기 위해 케톤 보충제나 중쇄 트리글리세리드 오일을 잠시 사용하는 것을 고려할 수도 있다(아래 내용을 참조하라).

과도기 동안 감당하기 어려울 정도의 심리적 증상이 나타나면 자연식품이나 바나나 혹은 고구마 반 개 등 탄수화물이 풍부한 간식을 먹으며 잠시 숨을 돌려라. 그러면 1시간 내에 기분이 나아질 것이다. 먼저 자신을 돌본 뒤에 조용한 팔레오 식단으로 돌아가 다시 시작해라. 케토제닉 식단으로 전환하는 것이 심리적으로 힘들게 느껴지더라도 당신의 잘못이 아니다. 이는 당신과 주치의가 몸에 더 편안한 방식으로 계획을 조정해야 한다는 것을 의미한다. 그런 과정에는 임시로 보충제나 약물을 사용하고, 케톤증에 점진적으로 진입할 수 있게 식단을 변경하거나 전해질 문제를 해결하는 방식이 포함될 수 있다.

미네랄을 주의해라

높은 인슐린 수치는 신체가 물과 염분을 유지하게 만든다. 이로 인해 수분 무게가 증가하고 다리 아래쪽이 붓기 시작하면서 무겁고 부풀어오르는 느낌이 들 수 있다. 케톤 식이요법으로 인해 인슐린 수치가 떨어지면 신장에서 나트륨과 수분이 대량 배출된다. 이는 건강한 변화지만 인슐린 수치가 너무 빨리 떨어지면 나트륨 수치도 같은 상황을 겪을 수 있다. 이럴 때 부신(신장 위에 위치한)은 이를 긴급 상황으로 인식해 나트륨을 너무 빨리 잃지 않도록 더 많은 나트륨을 보유하라고 신장에 지시한다. 신장이 이를 수행할 수 있는 유일한 방법은 칼륨을 일부 배출하는 것이다. 따라서 케토제닉 식단에 적응할 때 나트륨과 칼륨을 추가로 섭취하는 것이 아주 중요하다.

하루 종일 물을 많이 마시고 전해질을 보충해라. 이 부분을 간과할 경우 탈수 증상을 겪거나 미네랄 불균형이 발생할 수 있다. 미네랄 불균형이 경미할 때는 현기증, 두통, 집중력 장애, 변비, 다리 경련 등의 증상을 보일 수 있다. 더 심각할 경우 심장 두근거림과 저혈압이 나타날 수 있으며, 심하면 의식 상실로 이어질 수 있다. 음식에 소금을 넉넉히 넣고 사골 육수 등 짠 음식을 먹고, 집에서 만든 전해질 음료(다음 페이지 참조)나 전해질 보충제(감미료가 포함되지 않은 제품이 좋다)를 섭취해라. 미네랄 불균형 증상이 나타날 경우 전해질을 추가로 섭취하면 보통 몇 분 내에 기분이 나아질 것이다. 만약 전해질도 도움이 되지 않는다면 저혈당 때문에 나타난 증상일 수 있으므로 혈당을 검사해보길 바란다. 55mg/dl 미만인 경우 즉시 과일주스 한 큰술을 섭취하고 15분 후에 다시 검사해라. 55~70mg/dl 사이인 경우 메스꺼움, 떨림, 발한, 현기증, 심장 두근거림, 혼란, 극심한 졸음 또는 협응력 저하 등의 증상이 있을 때만 주스를 먹으면 된다.

케토 적응 기간의 예상 전해질 요구량

- 하루에 나트륨 5g(바다소금 약 2.5티스푼)
- 하루에 칼륨 4g(음식이나 염화칼륨으로 만든 소금 대체물에서 가장 쉽게 얻을 수 있다)
- 마그네슘은 하루에 약 400mg(1일 2회 글리시네이트 마그네슘 200mg 또는 '슬로우매그' 머슬하트 마그네슘 하루 2-3정 복용)

몸이 새로운 평형을 찾으면 전해질을 계속해서 보충할 필요가 없어질 수도 있다.

집에서 전해질 용액을 만드는 방법

'몰톤' 브랜드의 라이트 소금(나트륨과 칼륨 함유) 2티스푼과 베이킹소다 ¼ 티스푼을 물 약 1L에 녹이고 한 모금씩 마신다. 신선한 레몬즙과 으깬 얼음을 곁들이면 더욱 상큼한 맛을 느낄 수 있다. 나트륨과 칼륨은 원하는 만큼 계속 사용할 수 있지만 베이킹소다는 6주 이상 사용하지 마라.(베이킹소다를 조금 넣으면 전환 중에 혈액이 지나치게 산성화되는 것을 막을 수 있다. 이런 혈액 산성화는 때때로 나타난다.) 다만 매장에서 구입한 이온 음료를 통해 전해질을 보충하지는 마라. 모든 이온 음료는 케톤 수치를 도로 낮출 수 있는 감미료를 포함하기 때문이다.

참고: 심장이나 신장 질병, 고혈압이 있는 경우 전해질 교체에 관해 의료진과 논의해야 한다.

케토제닉 식단에서 기대할 수 있는 효과

대부분의 케토플루 증상은 첫 1~2주 내에 해결되지만 에너지 부족 증상 등은 더 지속될 수 있다. 이때 필요한 건 인내심이다. 적응 증상은 일반적으로 6주차에 해결된다.

정신건강의 변화와 개선을 기다릴 때 보통 첫 3일이 가장 힘들다. 어떤 사람들은 4일차에 접어들었을 때 상당한 개선을 경험하기도 하지만, 대부분은 3주차에 유의미한 개선을 보였다. 6주 후에도 상태가 나아지지 않으면 문제를 분석해 다른 접근 방식을 시도하거나 전문가와 상담하길 권한다. 만약 6주 후에 부분적인 개선만 나타났지만 조용한 육식 식단으로 넘어가고 싶지 않은 경우 조용한 케토제닉 식단을 6주 더 지속하며 몸이 적응하고 치유할 시간을 더 확보해주는 것도 도움이 된다.

약물 관리

정신과 약물을 복용하고 있는 사람은 케토제닉 식단을 시도할 때의 변화가 더 힘들게 느껴질 수 있다.

- 일부 약물은 포도당과 인슐린 수치를 높이거나 인슐린 저항성을 유발해 케톤증 달성을 어렵게 만들 수 있다.
- 케톤증 전환은 일부 약물의 혈중 농도에 영향을 미칠 수 있다.
- 몇몇 약물은 케토제닉 식단과 결합했을 때 신장 결석 같은 특정 의학적 문제가 발생할 위험을 높인다.

∘ 식이요법이 제대로 효과를 발휘하면 대부분의 약물이 너무 강하게 작용하기 시작해 빠르면 3주차부터 잠재적으로 심각한 부작용을 일으킬 수 있다.

정신과 약물이 아닌 약물도 같은 문제를 일으켜 케톤증 달성을 방해할 수 있다. 프레드니손,* 콜레스테롤 저하 스타틴 약물, 대부분의 액체 약물(설탕이 포함되기 때문에) 등이 그 예시다.

아직까지 케토제닉 식단을 시도할 때 정신과 약물을 어떻게 관리해야 하는지 다룬 출판물은 없다. 너무 새로운 분야라 아직 치료 합의 지침을 만들 수 있을 만큼의 집단적 경험이 없는 탓이기도 하고, 정신과 약물 관리는 케토제닉 식단을 적용하는 경우뿐만 아니라 모든 상황에서 복잡한 일이기 때문이기도 하다. 약물 관리에 대해 더 깊은 내용을 다루는 것은 이 책의 범위를 벗어나므로 추가 자료에 대해서는 부록 B를 참조해라.

어떤 사람들은 이런 특별한 고려 사항으로 인해 케토제닉 식단이 너무 극단적이거나 위험해 정신건강 문제가 있는 사람들에게 좋지 않다는 결론을 내릴지도 모른다. 하지만 이 발생 가능한 문제는 대부분 식단 자체가 아니라 사용하고 있는 약물이나 기존 질병과 관련 있다. **약물은 정상적인 생리활동을 방해하도록 설계되었다는 것을 기억해야 한다.** 우리 몸의 정상적인 생리활동은 진화적으로 포도당 기반 대사 상태와 케톤 기반 대사 상태 사이를 오가도록 설계되었다.

---

* 중등도~중증 류마티스 관절염 치료에 사용하는 부신피질 호르몬제 약물.

이런 정상적인 생리적 작용을 방해하는 것은 약물이다. 복용하는 약물에 따라 식욕을 조절하거나 만족스러운 혈중 케톤 수치에 도달하는 데 시간이 더 걸릴 수 있다. 하지만 이를 극복하기 위해 시간과 노력을 들일 가치는 충분하다. 케톤증 상태에 도달해 화학 반응이 안정되고 나면 열에 아홉은 그 상태에 만족하게 될 것이다.

당신이 이 문제의 복잡성을 이해할 수 있길 바란다. 특히 처방약을 복용하는 경우 홀로 이 여정을 시작해서는 안 된다는 것도 말이다. 설령 케톤증에 쉽게 진입해 케토 적응 과정을 무사히 통과하고, 케토제닉 식단을 통해 기분이 좋아지고, 약물 치료로 인한 문제가 전혀 없다고 하더라도 복용하는 약물의 양을 줄이려면 여전히 의학적 도움이 필요하다. **전문가의 도움 없이 약물 치료 계획을 변경하거나 정신과 약물을 갑자기 중단하면 안 된다.** 대부분의 정신과 약물은 금단 증상을 최소화하기 위해 천천히 조심스럽게 감량해야 한다. 그 증상은 현기증, 찌릿찌릿한 느낌 같은 불편한 증상부터 심각한 우울증이나 발작처럼 생명을 위협하는 증상까지 약물에 따라 다양하게 나타난다. 약물을 줄이는 방법에는 일률적인 접근 방식이 없으므로 필요에 따라 처방을 해준 임상의와 상담하길 바란다.

케토제닉 식단은 모든 사람이 약물을 줄이거나 끊는 데 도움이 되지는 않는다. 그 문제에 대해서는 당신과 담당의가 가능한 방안을 찾아내야 한다. 그러나 조용한 케토제닉 식단은 체중 증가, 졸음, 고혈당 같은 일반적인 부작용을 없애 정신과 약물 치료의 긍정적인 효과를 도울 수 있다. 만약 특정 정신과 약물이 유익하다는 것은 알지만 효과를 제대로 보지 못했다면, 케토제닉 식단이 약물 치료 계획에 큰 도움이 될 수 있다.

케톤 보충제의 역할

케토에 적응하는 데 어려움을 겪고 있다면 일시적으로 케톤 보충제를 사용하는 것이 도움이 될 수 있다. 그중 한 방법은 간에서 BHB로 빠르게 전환되는 오일을 섭취하는 것이고, 다른 방법은 실제 BHB가 포함된 케톤 보충제를 먹는 것이다.

중쇄 트리글리세리드 오일은 산업적으로 100% 정제된 무향무취의 오일이다. 음식에서 발견되는 대부분의 지방은 장쇄 트리글리세리드이며 케톤으로 분해되는 데 많은 시간이 걸린다. 반면 중쇄 트리글리세리드는 길이가 짧기 때문에 간에서 훨씬 더 빠르게 케톤으로 전환된다. 따라서 몇 시간 동안 약간 더 높은 혈중 케톤 수치를 유지할 수 있다. 이런 오일을 고를 때는 다량의 카프릴산('C8'이라고도 한다)이 포함된 제품을 선택하는 것이 좋다. 카프릴산이 다른 중쇄 트리글리세리드보다 케톤을 더 효과적으로 증가시키기 때문이다. 중쇄 트리글리세리드의 최대 권장 복용량은 하루 세 번 2큰술 정도지만 종종 소화 장애를 일으키는 경우가 있으므로 한 번에 1티스푼씩 시작해 천천히 늘려보길 권한다. 덜어내지 않고 쉽게 음료에 섞을 수 있는 중쇄 트리글리세리드 파우더 제품은 충전재를 사용해 분무건조*한 물질이므로 유제품과 콩, 또는 말토덱스트

---

* 액체 상태의 재료를 뜨거운 바람 중에 분무 분산시켜 급속히 건조해 분말 상태의 제품을 얻는 건조법을 말한다.

린이나 포도당 시럽과 같은 정제된 탄수화물이 들어 있을 수 있다. 구매하기 전에 라벨을 꼭 읽어보길 바란다.

코코넛 오일에 함유된 지방의 약 절반가량도 중쇄 트리글리세리드이다. 하지만 그중 극히 일부만이 케톤으로 빠르게 전환될 만큼 짧기 때문에 코코넛 오일은 매우 약한 케토제닉 보충제다.[3] 코코넛 오일의 주요 이점은 포화지방이 풍부하고(아주 만족스러울 정도다) 맛이 좋으며 최대 섭씨 176도의 조리 온도에서도 안정적이라는 것이다. 그러나 코코넛은 기술적으로 씨앗에 해당하므로 몇몇 사람에게 문제가 될 수 있어서 조용한 식단에는 포함하지 않았다. 만약 당신이 코코넛 오일을 잘 받아들이는 편이라면 정제되지 않은 코코넛 오일을 식단에 추가해볼 수 있다.

케톤염은 나트륨이나 칼슘 같은 염에 결합된 BHB 분자다. 가격이 비싸고 혈액에서 지속되는 시간은 2시간 미만이라 보통 정기적으로 복용하기에는 부담스러운 편이다. 또 맛이 좋지 않기 때문에 대부분의 제품에 감미료가 첨가되고, 카페인이 포함된 종류도 많다. 종종 품질이 좋지 않은 제품도 있으므로 라벨을 주의 깊게 읽어 적절한 양의 BHB가 포함되어 있는지 확인해야 한다(괜찮은 제품은 일반적으로 복용량당 약 12g의 BHB가 포함된다). 제품을 복용하고 45분 뒤에 케톤을 측정해 제품이 돈만큼 가치가 있는지 확인해봐라. 보통 케톤염 제품은 나트륨 함량이 높으므로 이를 섭취할 때 나트륨을 보충할 필요는 없다.

케톤 에스테르*는 병에 담긴 순수한 액체 BHB다. 이런 화학물질은 매우 비싸고(분리하는 데 비용이 많이 들기 때문에) 맛도 아주 형편없다. 이는 케톤을 실질적으로(때로는 3.0mM까지) 높이지만, 케톤염과 마찬가지로 혈액에 머무르는 시간은 짧다. 또한 혈중 케톤을 매우 급증시켜 신체의 자체 케톤 생성 과정을 하루 종일 중단시켜버릴 수 있다. 이런 한계에도 불구하고 케톤증을 원하지만 케토제닉 식단을 따를 수는 없는 사람들(식단을 스스로 관리할 수 없는 인지 장애가 있는 사람, 음식 선택에 대한 통제력이 부족한 사람이나 거주형 보호 시설 또는 기타 시설 환경에 거주하는 사람 등)에게 유용할 수 있다.

나는 일반적으로 케토제닉 식단을 따르는 사람들에게 케톤 보충제나 중쇄 트리글리세리드 오일 보충제의 장기간 사용을 권장하지 않는다. 비용도 들고, 산업적으로 정제된 물질이라 체내에 오래 지속되지 않으며 보통 사람들에게는 굳이 필요하지 않기 때문이다. 잘 구성된 케토제닉 식단을 따르고 있다면 신체는 필요한 모든 케톤을 24시간 내내 무료로, 자연스럽게 생성한다. 어떤 케톤 보충제도 높은 포도당과 인슐린 수치를 예방할 수 없다. 그런 일을 할 수 있는 것은 식단뿐이다.

케톤 수치를 조절하는 방법

충분한 케톤 수준을 달성하거나 유지하는 데 어려움을 겪고, 그 결

---

*   에스테르는 유기산과 알코올의 결합에서 물을 제거할 때 생성되는 화합물을 말한다.

과 좋은 성과를 얻지 못하는 일은 빈번하게 나타난다. 내가 상담한 사람들은 종종 케토제닉 식단의 효과가 없었다거나 정신건강 상태를 악화시켰다고 말한다. 확인 결과 거의 모든 경우 케톤증 상태가 충분히 지속적으로 유지되지 않았거나 단 며칠 만에 식단을 중단한 것으로 나타났다. 그때마다 나는 이렇게 말한다. **"최소 6주 동안 지속적으로 케톤증 상태를 위해 노력하지 않았다면 아직 시도하지 않은 것이나 마찬가지입니다. 무엇이 가능할지는 아직 알 수 없어요."**

케톤이 너무 낮다면: 케톤이 1.0mM 미만에서 더 이상 오르지 않는 경우 숨겨진 탄수화물이나 감미료, 단백질 분말 등 인슐린을 자극하는 성분(조용한 케토제닉 식단에서는 둘 다 권장하지 않는다)이 들어 있지 않은지, 과식이나 복용하는 약물의 영향은 아닌지 살펴보라. 식단에 포함된 단백질과 탄수화물의 양이 식후 인슐린 수치의 상승 정도를 결정하며, 인슐린 수치가 높을수록 케톤 수치는 낮아진다는 점을 기억해야 한다. 케톤 수치가 너무 낮으면 먼저 탄수화물을 하루 총 20g으로 제한해보길 권장한다. 다른 전략이 도움이 되지 않는 경우 단백질을 줄여볼 수 있지만, 표준체중 1파운드당 0.4g 미만으로는 줄이면 안 된다. 스트레스, 수면 부족, 부상, 질병, 특정 약물도 케톤 수치를 낮출 수 있다.

케톤이 너무 높다면: 케톤이 3.0mM 이상으로 오르고, 불편함이 느껴지거나 체중이 급격히 감소한다면 아마 더 많은 음식이 필요한 상태일 것이다. 이런 경우 보통 불면증, 식욕, 동요, 산만함 등의 증상이 나타난다. 탄수화물을 추가하는 것을 고려하기 전에 먼저 단백질을 추가해보길 바란다.

4부 희망은 식단에

케톤증 상태가 오락가락한다면: 케톤이 낮과 밤에 걸쳐 변동하는 것은 지극히 정상적인 일이지만, 우리는 어떤 순간이든 케톤을 1.0mM에서 3mM 사이로 유지하는 것을 목표로 삼았다. 케톤증 상태에 반복적으로 들고 나는 경우 신진대사가 기어를 바꾸고 지방을 연소하는 데 적응하기 어려울 것이다. 이런 대사 연옥 상태를 나는 '무인지대'*라고 부른다. 이는 우리를 케토 적응 단계에 무기한 가둬둘 수 있기 때문에 실망으로 이어질 수 있으며, 육체적으로나 심리적으로 불편할 수도 있다.

달력에 케톤의 추세를 기록하고 케톤이 1.0mM 이상에 도달하는 날짜에 별표를 해라. 목표는 6주간 매일 별을 모으는 것이다. 케톤증 상태에 자주 들고 나는 경우 음식과 운동 일지를 기록해 무엇이 문제인지 알아내길 권장한다. 6주 동안 케톤 수치가 몇 차례 낮아지는 정도는 괜찮다. 하지만 일관성을 유지할수록 신진대사가 더 빨리 지방 연소 모드로 전환되어 더 큰 이점을 얻을 수 있다. 일단 그 상태로 확고하게 전환되면 탄수화물에 대한 갈망이 줄어들거나 아예 사라지는 경향을 느낄 수 있을 것이다.

케톤증이 중단되면 어떤 일이 일어날까

의도적으로, 또는 실수로 케톤증 상태에서 벗어나면 정신과 약물을 갑자기 중단한 것처럼 정신 이상 증상이 다소 빠르게(때로는

---

* 두 국가 사이의 어느 측에도 속하지 않는 중간 지대를 일컫는다.

24시간 이내에) 다시 나타날 수 있다. 새로운 식단에 도전하기 전에 정신건강 전문가와 협력해 이런 상황에 적용할 수 있는 맞춤형 플랜 B를 만들어둬라. 특히 심각한 정신과 문제를 치료하기 위해 케토제닉 식단을 사용하는 경우에는 반드시 그러는 편이 좋다. 임시 응급 처치를 위해 속효성 약물을 준비하거나, 케톤증 상태로 돌아올 때까지 스스로를 안전하게 보호할 수 있는 계획을 마련하는 것이 좋다.

지방 연소 모드에 적응한 것은 아주 귀중한 (때로는 힘들게 얻은) 대사 상태다. 케톤증 상태에서 벗어나 있는 기간이 길어질수록 케토 적응을 처음부터 다시 거쳐야 할 가능성이 높아지므로 가능한 한 빨리 케톤증 상태로 돌아가는 길을 찾는 것이 좋다. 어떤 이유로든 '케톤증 중단'이 발생한 경우 아래의 간단한 방법이 도움이 될 수 있다. 이 방법은 포도당과 인슐린 수치를 최대한 효율적으로 줄여 지방 연소 과정으로 빨리 다시 돌아가도록 고안되었다. 만약 이미 일주일 이상 케톤증 상태에서 벗어났거나 아래 전략이 감정적 또는 신체적 불편함을 야기하는 경우, 이 중 하나를 다시 시도하기 전에 최소 일주일 동안 조용한 팔레오 식단으로 돌아가길 권장한다.

단식 시작과 케톤 보충제 추가: 케톤이 최소 1.0mM으로 상승할 때까지 단식한다. 육수나 전해질 보충제를 섭취하고, 물과 무가당 탄산수를 충분히 마셔라. 단식 상태를 더 편안하게 지속할 수 있도록 외인성 케톤을 보충하거나 육수에 약간의 중쇄 트리글리세리드 오일을 추가할 수 있다.

고지방 자연식품 섭취와 간헐적 단식: 만족스러운 상태에 도달할 때까지 아래 목록에 있는 음식만 섭취해라.

- 기름에 조리한 달걀(유제품은 금지된다)
- 삼겹살, 돼지목살, 등갈비(잘 소화하는 경우 베이컨도 가능하다)
- 양고기 뱃살, 양갈비
- 기름진 생선: 지방이 많은 정어리, 고등어, 연어, 장어, 청어, 갈치 등
- 아보카도(하루 최대 1개)
- 육수, 물

이러한 음식은 모두 지방 대 단백질 비율이 높고 탄수화물이 거의 또는 전혀 없기 때문에 자연적으로 케톤이 생성된다. 따라서 음식의 양을 계산할 필요가 없다. 5일차까지 케톤이 최소 1.0mM 수준으로 증가하지 않은 경우 동일한 음식 목록을 따르되 하루에 한두 번만 먹고 밤사이 14~16시간 동안 단식해 식사 범위를 좁혀라.

운동 효과: 운동은 간의 글리코겐 수치를 감소시켜 지방 연소 시작에 걸리는 시간을 단축시킨다. 탄수화물을 많이 섭취했지만 바로 다음 날 정상 궤도로 돌아가고 싶다면, 그날 밤이나 다음 날 아침에 고강도 운동을 해 더 빨리 코너를 돌아올 수 있다.

6주 단기 전략 이후

이 책은 6~12주의 단기 발전 전략을 기준으로 작성되었다. 이 기간이 지난 후 당신은 그동안 학습한 내용을 기반으로 자신만의 맞춤

형 식단 로드맵을 설계할 수 있다.

조용한 케토제닉 식단이 정신건강 증상을 조절하는 데 효과가 있었다면(아마 굉장한 경험이었을 것이다), 그 방식을 지속해도 좋다. 그러나 보다 다양한 식단을 원한다면 16장에 설명된 대로 음식 목록을 조심스럽게 확장하며 절인 고기, 견과류나 더 다양한 (저탄수화물) 채소와 양념을 포함해볼 수 있다.

케토제닉 식단으로 개선 효과를 본 내 환자들은 대부분 식단을 중단하면 정신과 증상이 다시 나타났다고 보고했다. 그러나 어떤 사람들은 1~2년 동안 케토제닉 식단을 지속한 후 다시 탄수화물의 양을 늘려도 기존의 증상이 재발하지 않을 정도로 충분한 치유를 경험하기도 했다. 이런 일은 젊거나, 신진대사가 원활하거나, 신체적으로 건강하거나, 정신건강 문제가 심각하지 않은 경우 발생할 확률이 높다. 물론 가장 안전한 방법은 포도당 수치와 정신건강 증상을 모니터링해 탄수화물이 어디까지 안전한지 확인하면서 일일 탄수화물 허용량(과일이나 채소)을 천천히 늘리는 것이다.

만약 케토제닉 식단을 장기적으로 계속하고 싶다면 얼마든지 그렇게 해라. 자연식품으로 잘 구성된 케토제닉 식단은 모든 필수 영양소를 제공하고 케톤을 적당한 범위로 유지하기 때문에 오래 지속해도 안전하다. 몇몇 헤드라인은 케토제닉 식단이 당장은 건강을 개선할지 몰라도 나중에는 건강을 위협할 것이라 경고하지만, 모두 영양역학에서 나온 근거 없는 이야기다. 또 다른 일반적인 비판은 케토제닉 식단이 아직 장기적으로 연구되지 않았기 때문에 오랜 기간 따르면 위험하다는 것이다. 그러나 어떤 식습관 패턴도

4부 희망은 식단에

모든 사람이 남은 생애 동안 안전하게 따라갈 수 있다고 보장할 수 없다. 다른 식단과 마찬가지로 정기적으로 건강 검진을 하고 진행 상황을 보며 시행하면 된다.

그러나 인간의 신진대사, 영양이나 만성 질병에 대해 우리가 알고 있는 모든 것을 고려할 때 혈당과 인슐린 수치를 조절하는 것은 장기적으로 정신과 신체건강을 개선하고 보호할 수 있는 가장 좋은 방법이다. 그리고 케토제닉 식단은 이를 달성하는 데 매우 효과적이다.

19장

조용한
육식 식단

.

조용한 팔레오 식단이나 조용한 케토제닉 식단에서 기대했던 이점을 얻지 못했다면 단기 육식 식단에서 효과를 볼 수 있을지도 모른다. 16장에서 언급했듯 육식 식단은 식물성 식품 없이 고기만 먹는 식단부터 유제품, 달걀, 향신료, 알코올, 때로는 꿀(꿀벌에서 생산되므로 동물성 물질이다)을 포함하는 식단까지 다양하다. 언뜻 보면 육식 식단은 극단적이고 비합리적이며 위험한 것처럼 보일 수 있다. 그러나 식물성 식품과 동물성 식품의 생물학적 차이를 객관적으로 살펴보면 이런 비정통적인 식습관이 건강에 어떻게 도움이 되는지 쉽게 파악할 수 있다.

왜 육식 식단인가

채소를 먹지 않는 식단은 식물성 식품(곡물, 콩류, 설탕, 전분, 섬유질 등)이 가지고 있는 모든 식물성 독소나 항영양소(11장에서 언급한 것처럼 달걀과 유제품에도 몇 가지 항영양소가 포함되어 있다) 등 여러 나쁜 원인을 효율적으로 제거한다. 식물은 때로 몸에 해로울 수 있기 때문에 적어도 잠시 동안 모든 식물성 식품을 끊는 것은 독특한 치료상의 이점을 제공할 수 있다. 특히 다양한 식물성 식품을 안전하고 편안하게 견딜 능력을 상실할 정도로 방어력이 손상된 사람들에게는 더욱 그렇다. 나는 환자를 돌보면서 육식 식단이 만성 변비나 과민성대장증후군을 해결하고, 음식 중독과 폭식을 진정시키고, 체중 감량 정체기를 깨기 위해 없어서는 안 될 식단이라는 것을 발견했다. 이 단순한 식단은 케톤증에 들어가고 싶지만 너무 우울하거나 압박감에 눌려 음식 목록을 기억하고 규칙을 따르거나 탄수화물을 계산할 수 없는 사람들에게도 훌륭한 제안이다.

우리가 육식 식단에 접근하게 된 배경은 동물성 식품으로만 구성된 식단이 인간이 먹을 수 있는 가장 건강하고 안전하며 영양가 높은 식단이라는 이론에 근거한다. 이 식단을 옹호하는 사람들은 식물성 식품이 불필요하고, 영양학적으로 열등하며, 잠재적으로 인간 건강에 해로울 수 있다고 생각한다. 육식 식단(또는 어느 특정한 식이 패턴)이 모든 사람에게 이상적이라고 확신할 수는 없지만 임상적, 개인적 경험에 따르면 잘 구성된 육식 식단은 몇몇 사람에게 독특한 치유 효과를 발휘했다.

육식 식단의 역사와 과학

식물성 식품이 부족한 캐나다 북극에 사는 이누이트 사냥꾼을 포함해, 다양한 사람들이 오랫동안 고기를 주식으로 먹거나 오로지 고기만 섭취했는데도 질병에 걸리지 않았다는 역사적 기록이 있다. 게리 타우브스는 뛰어난 저서 《굿 칼로리 베드 칼로리》에서 다음과 같이 썼다.

> 1914년에서 1916년까지 캐나다 북극 해안 코로네이션만 지역에 살았던 캐나다 인류학자 다이아몬드 제니스는 "이누이트족은 '자신들 식단에 추가할 수 있는 것은 아무것도 없었기 때문에' 주변에서 구할 수 있는 식물에 거의 관심을 기울이지 않았다. 3개월 동안 이누이트족의 전형적인 식단은 '과일도 없고, 채소도 없고, 아침저녁으로 얼음물이나 뜨거운 물로 씻어낸 물개 고기만 먹는 것'이었다"라고 말했다.(변호사이자 노예 폐지론자인 리차드 핸리 다나 주니어도 1840년 범선에서 보낸 삶에 대한 회고록 《돛대 앞에서 보낸 2년》에서 "16개월 동안 우리는 하루에 세 번씩 신선한 소고기만 먹고 지냈지만 병에 걸리거나 건강이 나빠지지 않았다"라고 기록해 인간은 채소와 과일이 없는 식단으로도 잘 살 수 있다고 증언한 바 있다.)[1]

현대 육식 식단은 인간 건강에 어떤 영향을 미치는지 아직 엄격한 임상 시험으로 탐구되지 않은 새로운 개념이다. 그러나 호기심 많은 과학자들은 벌써 그 물에 발가락을 담그기 시작했다.

4부 희망은 식단에

2021년, 보스턴 소아병원의 벨린다 레너즈^{Belinda Lennerz} 박사와 동료들이 실시한 '최소 6개월 동안 육식 식단을 따랐다고 보고한 성인 2천 명 이상을 대상으로 시행한 소셜미디어 설문조사'에 따르면 그들 중 95%가 식단 자체와 식단의 건강상 이점 모두에 만족하는 것으로 나타났다. 특히 정신건강과 관련해서는 대다수가 음식에 대한 갈망 감소(91%), 에너지(89%), 정신적 명료함(85%), 집중력(83%), 수면(69%)이 개선되었다고 보고했다. 정신과적 우려가 있었던 479명 중 48%가 증상이 완전히 해결되었다고 말했으며, 다른 48%는 증상이 호전되었고, 4%만이 효과가 없었다고 보고했다. 이런 추세는 상당히 희망적이지만 이 정보는 전적으로 자원자의 응답에 기초한다는 점을 감안해야 한다. 구체적인 데이터(혈액 검사, 활력 징후 또는 공식적인 정신과 평가 등)는 수집되지 않았다. 또한 적어도 6개월 이상 이 식단을 유지해온 사람들만 참여 자격을 얻었기 때문에 애초에 이 식단에 긍정적인 생각을 가진 사람들이 설문에 참여했을 가능성이 높다.

내과 의사인 카사바 토스^{Csaba Tóth} 박사와 신경생물학자인 즈오피아 클레멘스^{Zsófia Clemens} 박사는 헝가리의 국제의료영양중재센터^{International Center for Medical Nutritional Intervention}를 지휘하고 있으며, 그곳에서 암이나 자가면역 질병처럼 치료가 어려운 진행성 질병을 앓고 있는 사람들에게 완전 육류 식단을 처방하고 있다. 그들의 프로토콜은 고기와 지방(네 발 달린 동물만 해당)으로만 구성된 식단으로 시작하며, 이는 나중에 '팔레오 케토제닉 식단(선택된 식물성 식품을 허용하는 육류 기반 계획)'으로 확장될 수 있다. 그들은 만성 질환이 주로 장 투과성 증가(장 누수)에서 비롯되며, 이는 특별한 육식 계획으로 치유될 수 있다고 본다. 이와 관련해 발표된 사례 보고서는 흥미로운데, 아직 인슐린 생산 능력이 남아 있는 1형 당뇨병(인슐린 주사가 필요하지 않지만 결국 췌장의 인슐린 생산 능력을 파괴하는 자가면역 질병) 사례와 방사선이나 화학요법을 사용하지 않고 2년 이상 종양 성장을 멈춘 여러 암 사례를 포함한다.[2]

육식 식단의 영양분은 충분할까

대부분의 영양소는 식물성 식품보다 동물성 식품에 더 풍부하고 생체 이용률도 더 높다. 그러나 중요한 예외가 있다. 《내분비학, 당뇨병, 비만에 대한 최신 견해Current Opinion in Endocrinology, Diabetes, and Obesity》 학술지에 게재된 기사에서 영양과학 작가이자 육식 식단 전문가인 앰버 오헌Amber O'Hearn은 식물성 식단이 모든 필수 영양소에 대한 우리의 일일 요구 사항을 충족할 수 있는지 분석한다.[3]

그녀는 영양 요구 사항이 상황에 따라 다르다는 점(즉 우리가 먹는 음식에 따라 다르다)과 비타민이나 미네랄 섭취에 관한 표준 권장 사항은 일반적인(상대적으로 고탄수화물인) 식단의 맥락에서 결정되었기 때문에 동일한 규칙이 적용되지 않는다는 점을 주지시키면서 시작한다. 그럼에도 그녀는 식물을 먹지 않고도 표준 영양소 요구 사항을 충족하는 것이 가능하며, 이를 위해서는 특정 동물성 식품, 특히 간을 포함해야 할 수도 있다고 결론지었다.

간은 당근과 같은 주황색 채소와 연관되는 비타민 A, 그리고 잎채소와 연관되는 엽산(비타민 B9)의 풍부한 공급원이다. '엽산folate'이라는 단어는 잎을 의미하는 라틴어 'folium'에서 유래했지만 간이 시금치(최고의 엽산 공급원 중 하나로 간주됨)보다 엽산이 더 풍부하다. 다만 엽산은 열에 의해 쉽게 파괴되므로 간을 너무 익혀 먹지 않도록 주의하길 바란다.

비타민 C를 생각할 때 우리는 고기가 아닌 감귤류를 떠올린다. 3장의 내용을 되짚어보면 괴혈병 피해에서 선원들을 구한 것은 감귤류였다. 그러나 앰버 오헌은 신선한 고기만으로도 괴혈병을 치료할 수 있다는 사실이 수세기 동안 알려져 왔으며, 동물성 식품에 들어 있는 소량의 비타민 C는 우리의 필요를 충족시키기에 충분하다고 지적한다. 엽산과 마찬가지로 비타민 C도 열에 민감하므로 음식을 너무 익히지 않도록 주의해야 한다. 가끔은 사시미, 참치 타르타르* 또는 소고기 타르타르 같은 생식을 선택해도 좋다. 그래도 여전히 비타민 C를 충분히 섭취하지 못할까 걱정된다면 물이나 탄산수에 신선한 레몬이나 라임즙을 짜 넣거나 보충제를 섭취하는 것도 좋은 방법이다.

칼슘의 경우 유제품이나 특정 종류의 해산물을 식단에 포함하지 않는 한 요구 사항을 충족할 수 있는지가 불분명하다. 유제품을 먹지 않는다면(되도록 피할 것을 권장한다) 새우, 정어리, 멸치, 고등어 같은 작고 뼈가 연한 생선이 좋은 칼슘 공급원이다. 해산물에 알레르기가 있거나 칼슘 보충제를 섭취하고 싶다면 비타민 D3와 비타

---

*   육회 또는 날생선 등을 칼로 잘게 다진 것.

민 K2가 함유된 물질을 선택해야 한다(마그네슘 보충제를 잘 소화할 수 있다면 그것도 포함한다). 이런 영양소는 칼슘을 적절히 흡수하고 활용하는 데 도움을 준다.

이 책은 단기 전략으로 작성되었으므로 장기간 육식 식단을 따르고 싶다면 의료 전문가와 협력해 전반적인 건강과 영양 상태를 주기적으로 모니터링하며 변화가 필요한지 확인해라. 안전을 유지하려면 육식 식단을 시작하기 전 몇 가지 영양 혈액 검사를 받아 기본 상태를 확인하고 3개월 후에 다시 측정해보는 것이 좋다. 육식 식단에서 가장 모니터링할 가치가 있는 영양소는 비타민 A(이 식단에서는 간과 지방이 많은 생선이 가장 좋은 공급원이다), 비타민 C(고기에는 희귀하다), 엽산(부드럽게 조리된 간), 비타민 E(연어, 송어, 거위), 비타민 D(햇빛과 동물성 지방)다. 아쉽게도 비타민 K2나 칼슘 부족을 확인할 수 있는 좋은 검사는 아직 없다.

조용한 육식 식단

조용한 육식 식단은 케토제닉 식단에 해당한다. 다른 케토제닉 식단을 시작하기 전에 팔레오 식단을 따랐던 것처럼 조용한 육식 식단을 시작하기 전에도 최소 2주 동안 조용한 팔레오 식단을 따라야 한다. 케토제닉 식단이 당신에게 적합한지 확인하려면 조용한 육식 식단을 고려하기 전에 18장을 주의 깊게 읽는 것이 좋다. 원한다면 중간에 조용한 케토제닉 식단을 거치지 않고 조용한 팔레오 식단에서 조용한 육식 식단으로 바로 전환해도 괜찮다. 하지만 케톤증에 원활하게 도달하려면 18장에 설명된 것처럼 준비 단계와 예방 조치를 철저히 취해야 한다.

이 책에서 소개하는 조용한 육식 식단은 영양과학에 대한 내 기존 연구와 다른 버전의 육식 식단을 따랐지만, 주된 내용은 음식 민감성과 기타 건강 문제로 어려움을 겪고 있는 환자들의 경험에서 비롯되었다. 조용한 육식 식단의 음식 목록은 주로 신선하고 가공되지 않은 육류, 가금류, 생선, 조개류, 내장육, 육수, 소금, 물 또는 탄산수로 구성된다. 식단을 이 정도로 단순화하면 상대적으로 깨끗한 상태에서 시작할 수 있으며, 이는 정신적·신체적 건강 증상이 음식 과민증에 뿌리를 두고 있는지 판단하는 데 도움이 된다.

조용한 육식 식단은 유제품과 달걀을 배제하고 숙성, 가공, 훈제, 보존, 발효된 가공 동물성 식품을 최소화한다. 제한해야 할 물질의 예로는 베이컨, 건조 숙성 소고기, 훈제 연어, 핫도그, 육포, 햄, 살라미 소시지, 콜드 컷 등이 있다.

모든 조용한 식단과 마찬가지로 조용한 육식 식단도 유제품을 제거한다. 염증, 소화 문제, 인슐린 수치 상승, 식욕 증가나 체중 증가의 일반적인 원인이기 때문이다. 조용한 육식 식단은 달걀 섭취도 제한하는데, 거의 완벽한 식품이긴 하지만 알레르기와 음식 민감성을 일으키는 흔한 원인이기 때문이다.[4] 달걀과 유제품은 모두 미국식품의약국이 선정한 가장 흔한 아홉 가지 음식 알레르기 목록에 포함되며 민감한 사람들에게 비알레르기 문제 반응을 일으킬 수 있다.[5]

음식 민감성과 정신건강: 사례로 살펴보기

리사는 60대 초반의 간호사로 17세부터 몸을 쇠약하게 하는 공황발작을 빈번히 겪으며 살아왔다. 20~30대에는 달걀과 유제품이 포함된 채식을 했고, 40대가 되어 불안이 심해지면서 다시 고기를 먹기 시작했지만 증상은 호전되지 않았다. 그녀는 대화 치료, 인지 행동 치료, 안구운동 둔감화 및 재처리요법뿐만 아니라 우울증과 불안을 치료하기 위한 다양한 약물을 시도했다. 대화요법은 최소한의 효과만 있었고 약물은 도움이 되지 않거나 견딜 수 없는 부작용을 일으켰다. 상당한 완화를 가져온 유일한 약은 클로나제팜이었다. 우리를 만나기 전까지 그녀는 15년 동안 이 약을 복용하고 있었다.

그녀의 건강은 서서히 악화되었고 클로나제팜을 투여한 지 몇 년 만에 만성피로증후군이라는 진단을 받았다. 그러던 어느 날, 약속 시간에 늦은 그녀는 이동하는 차 안에서 완숙 달걀을 집어먹었다. 그 외에는 평소 즐겨 마시는 커피는커녕 음식이라고는 어떤 것도 먹고 마실 시간이 없었다. 그리고 몇 분 만에 본격적인 공황발작을 겪었다. 시행착오를 통해 그녀는 달걀(특히 흰자)이 공황발작을 유발한다는 사실을 알아냈다. 그러나 두 차례에 걸친 알레르기 검사에서 그녀는 음식 알레르기가 없는 것으로 나타났다. 그녀는 나에게 이렇게 말했다.

"심리 치료사에게 내 어린 시절에 대해 이야기하면서 수천 달러를 들인 것을 생각하면, 공황발작이 달걀 때문에 발생했다는 사실을 발견했을 때 정말 비명을 지르고 싶은 심정이었어요! 저는 이제 매일 복용하던 클로나제팜을 끊은 지 1년이 되었고 생각했던 것보다 정신적·신체적 건강이 훨씬 더 좋아졌습니다. 달걀 민감성을 제때 진단하지 못해 공황발작 완화 목적으로 먹었던 클로나제팜은 결국 의존성을 높여 제 정신건강을 악화시켰어요. 아마 그게 만성피로증후군의 원인이 된 것 같아요."

4부 희망은 식단에

히스타민 불내증: 신선도가 중요하다

모든 조용한 식단과 마찬가지로 조용한 육식 식단은 신선한 동물성 식품을 강조한다. 숙성되고, 소금에 절여지고, 가공된 동물성 식품은 여러 가지 불쾌한 증상을 유발할 수 있는 신경전달물질인 히스타민 함량이 높기 때문이다.

식물이나 동물이 죽는 즉시 박테리아는 단백질을 히스타민과 기타 생체 아민(생물학적 활성을 갖는 단백질 조각)으로 분해하기 시작한다. 히스타민(혹은 여기서 다루지 않는 기타 아민)은 냉동하거나 끓이거나 우리 입에 들어올 때까지 음식에 계속 축적되므로 '숙성된' 식품일수록 히스타민이 더 많이 들어 있다. 게다가 우리 인간은 의도적으로 신선한 식품에 박테리아를 첨가해 발효시키거나 소금 처리한다. 유통기한이 길고 맛이 더욱 강렬한 물질을 만들기 위해서다. 또 우유를 발효시켜 치즈를 만들고, 돼지고기가 베이컨이 될 때까지 다양하게 가공한다. 연어를 훈제해 훈제연어를 만들기도 한다. 두텁게 쌓인 박테리아가 단백질을 분해해 숙성된 립아이 스테이크가 만들어지는 동안 우리는 몇 달 동안 소고기를 걸어놓는다. 이런 '미식' 식품은 모두 히스타민 함량이 매우 높을 수 있다.

다행스럽게도 건강한 장이 히스타민을 중화하는 효소를 만들어줘 우리는 대부분 히스타민 함량이 높은 음식도 적당량 섭취할 수 있다. 그러나 장이 손상되었거나 특정 약물(이부프로펜 같은 '비스테로이드 소염제' 포함)을 복용하는 경우, 술을 마시거나, 극심한 스트레스를 받거나, 비타민 B6, 비타민 C, 구리 또는 아연이 부족한 경우 히스타민을 중화하는 능력이 저하될 수 있다. 그러면 히스타민이 장 내벽을 뚫고 들어가 몸에 작용하게 된다. 이 상태를 **히스타민 불내증**이라고 하며 이는 중년 여성에게 흔히 발생한다.

히스타민은 8개 기관에 있는 4개의 서로 다른 수용체에 결합하므로 상당한 양의 히스타민이 순환계에 유입되면 편두통, 낮 시간의 졸음, 두드러기, 복통, 자궁 경련, 천명음 등 몸 전체에 예측할 수 없는 다양한 증상이 나타날 수 있다. 심장 두근거림, 불면증, 가려움증, 안면 홍조, 발목 부종, 혈압 변동 등도 흔히 나타나는 증상이다.[6]

안타깝게도 히스타민 불내증을 진단할 수 있는 간단한 검사는 아직 없다. 따라서 히스타민 불내증이 의심되는 경우 첫 번째 단계로 저히스타민 식단을 시도해야 한다(내가 소개한 세 가지 조용한 식단은 모두 히스타민 함량이 낮다). 동물성 식품은 식물성 식품보다 단백질을 더 많이 함유하기 때문에 숙성될수록 히스타민이 더 많이 축적되는 경향이 있다. 그러나 신선한 아보카도, 시금치, 딸기처럼 자연적으로 히스타민 함량이 높거나 우리 몸의 히스타민 방출을 자극하는 식물성 식품도 몇 가지 있다. 히스타민 노출을 줄이는 가장 좋은 방법은 신선한 고기, 해산물, 가금류를 먹는 것이다. 그러나 소고기의 경우 신선한 제품을 구하기가 쉽지 않다. 소고기는 식료품점이나 정육점에 유통되기 전에 섬유질을 부드럽게 하기 위해 몇 주 동안 숙성시키는 것이 표준 관행이기 때문이다.

히스타민 불내증을 피하기 위한 팁

- 식료품점이나 현지 정육점에 상품 수령일과 포장일을 문의해라.
- '해상 냉동' 해산물을 구입하거나 신뢰할 수 있는 수산시장에서 해산물을 구입해라.
- 포장된 육류는 구입 전 포장일자를 확인하고, 냉동식품은 당일 조리하거나 바로 냉동해라. 끓이거나 냉동하면 히스타민 생성이 중단되지만 이미 생성된 히스타민은 파괴되지 않으며, 냉동식품은 해동하자마자 히스타민 생성이 재개된다.
- 남은 음식은 냉장 보관해도 히스타민이 계속 축적되므로 48시간 이상 보관하지 마라. 콜드컷과 로티세리* 치킨은 히스타민 함량이 특히 높을 수 있다.
- 식사 전에 히스타민 중화효소 보충제(디아민산화효소, 줄여서 DAO)를 복용하면 도움이 될 수 있다.

더 많은 히스타민 불내증 관련 자료는 부록 B를 참조하라.

*　고기를 쇠꼬챙이에 끼워 돌려가며 굽는 방식을 말한다.

조용한 육식 식단 매크로

육식 식단이라고 해서 **단백질** 요구량이 더 높지는 않지만, 많은 사람은 케토제닉 식단보다 더 많은 단백질을 섭취하면서도 표준 케토제닉 식단과 동일한 수준의 케톤증을 달성하고 유지하기를 원한다. 따라서 표준체중 0.5kg당 0.6g이 아닌 **약 0.8g의 단백질**부터 시작하도록 하자. 예를 들어 표준체중이 55kg이라면 하루에 약 100g

의 단백질부터 시작해라. 참고로 '살코기가 80%인' 다진 생 소고기 450g에는 약 80g의 단백질이 포함된다. 따라서 다진 소고기만 먹는다면 하루에 약 560g이 필요하다. 육식 식단은 눈에 보이는 탄수화물이 없기 때문에 이 식단의 '케톤 조절 손잡이'는 단백질과 탄수화물이 아니라 오로지 단백질만 잡고 있을 것이다. 단백질 섭취가 증가하면 인슐린 수치도 증가해 케톤이 감소한다. 케톤 수치가 너무 낮거나 몸이 좋지 않다면 식사에 지방을 더 추가해라. 케톤 수치가 너무 높으면 단백질 섭취량을 표준체중 0.5kg당 1.0~1.2g으로 늘려라. 만약 케톤이 계속 부족하고 기대했던 정신건강상의 이점을 경험하지 못한 경우 단백질 섭취량을 표준체중 0.5kg당 0.6~0.7g으로 낮추는 것이 좋다.

지방 요구량은 항상 그렇듯 에너지(칼로리) 요구 사항에 맞춰야 하지만, 기본적으로 지방 대 단백질 비율은 최소 1:1을 목표로 삼는 것이 좋다. 즉 단백질 1g당 최소 1g의 지방이 필요하다.

예를 들어 표준체중이 55kg인 경우 하루에 100g의 단백질과 최소 100g의 지방을 섭취하는 것으로 시작한다.(위의 예시와 비교하자면, 동일한 560g의 다진 소고기에는 약 115g의 지방이 들어 있다.)

어떤 사람들은 1.5:1으로 약간 더 높은 지방 대 단백질 비율을 유지할 때 더 나은 결과를 얻는다. 그것이 더 케토제닉에 가깝기 때문이다. 앞서 언급한 카사바 토스와 즈오피아 클레멘스는 이보다 훨씬 더 높은 2:1의 지방 대 단백질 비율을 권장한다. 따라서 다양한 비율을 실험해 당신에게 맞는 비율을 찾는 것이 좋다. 더 높은 지방 대 단백질 비율을 달성하려면 식료품점에서 흔히 볼 수 있는 고기 부위에 약간의 동물성 지방을 추가해야 한다. 보통은 현대 소비자 취향에 맞게 지방을 잘라냈을 것이기 때문이다. 다양한 동물성 식품에 포함된 단백질과 지방의 양을 추정하기는 어렵다. 고기의 부위, 정육점에서 지방을 손질한 정도, 조리 방법, 심지어 그 동물에게 무엇을 먹였는지에 따라 지방과 단백질의 비율이 달라지기 때문이다. 그러나 눈에 보이는 지방이 있는 대부분의 붉은 고기 부위에는 지방 대 단백질이 최소한 1:1의 비율로 포함되어 있다. 지방이 적은 흰 살 가금류, 새우, 돼지 등심과 같은 살코기는 섭취를 최소화하거나 지방을 많이 추가해야 한다. 현지에 있는 좋은 정육점에 갈 수 있다면 더 기름진 고기나 다진 고지방 고기를 특별 주문해라. 그런 정육점이 없다면 어떤 방법으로든 신선 또는 냉동 고기를 구입하는 것을 고려하길 권장한다.

신진대사가 케토제닉 육식 식단에 적응함에 따라 몇 주 내로 식욕이 더욱 안정될 것이다. 그리고 자신에게 단백질과 지방이 얼마나 필요한지 알게 되어 더 본능적으로 식사해도 문제가 발생하지 않는다. 일반적으로 여성은 하루에 450~670g의 육류, 해산물, 가금류를 섭취하고 남성은 하루에 450~900g을 섭취할 수 있게 되지만 당신의 식욕에 따라 식사량을 정해도 좋다.

조용한 육식 식단의 음식 목록

고기

◦ 신선하거나 갓 냉동한 고기, 가금류, 해산물은 모두 허용된다. 다

만 전분으로 코팅되거나 걸쭉한 그레이비, 달콤한 소스, 달콤한 마리네이드, 설탕이 함유된 시럽이 추가되지 않아야 한다.

◦ 콜드 컷, 베이컨, 숙성 소고기, 육포, 절인 소시지, 훈제 연어 등 숙성되거나 가공된 고기는 히스타민 함량이 높을 수 있으므로 주의해라.

◦ 지방이 많은 고기는 지방 대 단백질 비율이 더 높기 때문에 조금 더 섭취하더라도 단백질 허용량을 초과하지 않을 수 있으며, 지방 함량은 높을수록 좋다.

◦ 고지방 선택지에는 다음의 항목들이 포함된다: 삼겹살, 돼지엉덩이, 돼지목살, 오리가슴살(껍질째), 소갈비살, 꽃등심 스테이크, 다진 소고기(살코기 80% 이하), 어린 양갈비, 어린 양찹, 다진 양고기, 닭다리살(껍질째)

◦ 붉은 고기, 조개류, 간, 지방이 많은 생선은 흰 닭고기나 칠면조 가슴살, 흰살 생선 필레보다 영양분이 풍부하다. 부드럽게 익힌 간을 포함시키는 것도 좋다. 간 맛을 좋아하지 않는다면 요리 전 다진 고기에 소량 섞어 넣는 방식으로 첨가하는 방법도 있다.

육수

식물성 재료나 향신료를 사용하지 않고 붉은 고기, 해산물, 가금류를 이용해 만들어야 한다.

동물성 지방

수지, 오리 지방, 거위 지방, 닭 지방, 라드 등이 허용된다. 베이컨 지방은 히스타민 함량이 높기 때문에 피해야 한다. 유제품도 피하는 것이 좋다.

소금

물이나 일반 탄산수

과일, 채소, 허브, 향신료, 커피, 차는 이 식단에 포함되지 않는다.

육식 식단이 맞닥뜨릴 수 있는 어려움

모든 특수한 식단이 사회적 어려움을 마주하지만 육식 식단은 특히 더 어려울 수 있다. 고기로만 식단을 구성하는 경우, 한 끼에 더 많은 양의 고기가 필요하므로 식당에서 비용이 많이 들 수 있다. 친구 집에서 식사할 때도 고기를 더 달라고 요청하면 분위기가 어색해질지도 모른다. 심지어 조미료, 소스, 양념장은 사용하지 말아달라고 부탁해야 할 수 있어 친구가 난처해할 수 있다.

어떤 사람들은 육식 식단이 지루하다고 생각한다. 다양하고 편리한 동물성 식품인 유제품과 달걀을 생략하기 때문이다. 그러나 나는 많은 사람이 이 식단에 얼마나 만족하는지, 그리고 이런 식으로 먹는 것을 얼마나 좋아하는지 알고 무척 놀랐다. 당신이 어떻게 생각하게 될지는 직접 경험해봐야 알 수 있다.

오랫동안 엄격히 육식 식단을 따르다가 벗어나면 새로운 음식을 먹었을 때 다소 격한 반응을 경험할 수 있다. 이는 아마도 우리가 식물성 독소를 처리하기 위해 사용했던 효소 시스템이 깊게 잠들었거나 미생물군집이 변화했기 때문일 수 있다. 이럴 경우 새로운 식단에 적응하는 재조정 시간이 필요하다. 먼저 허브, 베리 또는 과일 기반 차와 같은 승인 목록에 있는 아주 적은 양의 식물성 식품을 포함시켜 건강한 상태를 유지하는 것이 좋다. 이런 '육식 식단에 가까운' 접근 방식은 장기적으로 유지하기가 더 쉽지만 혜택은 더 적어질 수도 있다.

6주 단기 전략 이후

조용한 육식 식단을 4~6주 지속한 후 기분이 만족스럽다면 이 식단을 장기간 지속하거나 한 번에 한 가지씩 음식을 확장하면서 안전한 한계가 어디까지인지 확인할 수 있다(16장 참조).

만약 조용한 육식 식단이 당신에게 적합하지 않다면 특정 동물성 식품이 당신에게 맞지 않는 것일 수 있다. 어쩌면 해산물을 잘 견디지 못하는 것일지도 모른다(달걀, 유제품, 생선, 조개류는 모두 '9대' 알레르기나 민감성 원인 중 하나다). 이런 경우 실험적으로 일주일 동안 해산물을 제외하고 신체 반응을 지켜보는 것이 좋다. 문제를 더 복잡하게 만드는 것은 현재 우리가 먹는 동물성 식품이 예전과 질적으로 다르다는 것이다. 인간과 마찬가지로 동물들도 살충제, 중금속, 항생제, 환경오염물질, 스트레스, 적은 햇빛, 곡물과 식물성 기름을 기반으로 한 부자연스러운 식단으로 인해 건강이 망가지고 있다. 안타깝게도 미국에서 판매되는 대부분의 돼지고기와 닭고기 지방에는 리놀레산 함량이 매우 높다(10장 참조). 이런 이유로 나는 동물성 지방으로 라드나 슈말츠(닭 지방)보다는 소나 양 지방이나 오리 지방을 사용하는 것을 추천한다. 종에 적합한 식단을 먹으며 건강하고 깨끗한 환경에서 자란 동물에게서 얻은 동물성 식품을 찾기 위해 최선을 다하길 바란다.

조용한 팔레오 식단, 조용한 케토제닉 식단, 조용한 육식 식단 모두 증상 개선에 도움이 되지 않았다면 어쩌면 식단과 관련이 없는 증상일 수 있다. 이런 경우 기능의학 또는 통합정신의학 전문 정신과 의사와 상담해 정신건강 문제의 다른 잠재적 근본 원인을 살펴보길 권한다.

20장

당신은 할 수 있다!
실용적인 팁과 자주 묻는 질문

새로운 식단을 과학적으로 이해하는 일은 쉽지만 당장 식사에 적용하기는 어렵다. 따라서 이 장에서는 그 일을 조금 더 쉽게 해낼 수 있게 돕고자 한다. 조용한 식단 전략은 더 나은 정신건강을 위한 평생 처방이 아닌 단기 발견 전략이다. 이 계획이 너무 제한적이어서 장기적으로 유지할 수 있을지 걱정된다면 지금 이 과정은 음식이 정신건강에 어떤 영향을 미치는지 파악하기 위한 최소 6주간의 실험일 뿐이라는 점을 기억해라. 최종적으로 어떤 식단을 선택할지 정하기에는 아직 너무 이르다. 당신이 조용한 식단을 장기간 시도하기로 결정했든 아니든 나는 당신의 부엌에 있는 해로운 식품을 건강한 자연식품으로 교체하는 과감한 행동을 격려하고자 한다.

주방부터 해독하자

설탕, 유제품, 시리얼, 곡물, 콩류, 가공식품, 알코올, 밀가루, 식물성 기름이나 정제된 탄수화물로 만든 모든 물질(소스, 드레싱, 양념장, 마요네즈 등)을 집에서 제거해라. 모두 건강에 해로운 녀석들이다.

건강과 행복을 위한 주방 재정비
- 신선/냉동 육류, 해산물, 가금류
- 달걀
- 신선/냉동 과일이나 채소('더 친절하고 부드러운' 음식 목록 참조)
- 참치나 연어, 기타 생선류(히스타민 불내증이 있는 경우 주의 필요)
- 허브, 조미료, 천연 추출물, 시큼한 식초, 소금(조용한 식단 음식 목록 참조)
- 엑스트라 버진/비정제/냉압착 과일 기름: 올리브유, 아보카도유, 팜유
- 오리나 소, 양에서 얻은 지방 같은 비유제품 동물성 지방
- 탄산수
- 자극적인 향신료 대신 과일 등 '더 친절하고 부드러운' 재료로 만든 허브티

팁: 식습관이 맞지 않는 사람과 함께 산다면 당신이 먹을 음식은 냉장고와 식품 창고의 별도 공간에 보관하고, 당신이 먹고 싶어 할 만한 음식들은 눈에 띄지 않게 보관해달라고 요청하는 것이 좋

다. 눈으로 보면 분명 먹고 싶어지기 때문이다.

식사 시간과 간헐적 단식

5장에서 설명했듯 장시간 음식을 먹지 않으면 신진대사가 지방 연소 모드로 전환되어 필수적인 유지 관리와 치유가 가능해진다. 이런 원칙은 간헐적 단식의 많은 건강상 이점을 설명해준다. 식사 시간을 조정하는 것은 강력한 방법이지만, 단기 발견 전략 과정에서는 먼저 음식 계획에만 집중하기를 권한다. 혈당과 인슐린 수치를 낮추고 나면 식사 횟수를 줄이는 것도 더 쉬워진다. 케토제닉(또는 육식) 식단의 케토 적응 단계 이후에는 더더욱 쉽다. 케토 적응은 식사와 식사 사이에 에너지를 얻기 위해 지방에 접근하도록 세포를 훈련시키기 때문이다. 표준 고탄수화물 식단을 따르는 사람들은 간헐적 단식을 시도할 때 종종 배고픔을 느끼지만, 이미 지방에 적응된 경우 이런 현상이 잘 나타나지 않는다.

식사 시간이 몇 주 내에 저절로 교정되지 않거나 더 효과적인 방법을 찾고 싶다면 식사 사이에 간식을 먹지 않거나 매일 밤 14~16시간 동안 단식하는 기술을 시도해볼 수 있다. 저녁 식사 후에 아무것도 먹지 않고, 아침 식사도 2시간 미루는 방법이다. 이런 간단한 간헐적 단식은 다양한 방식으로 도움이 될 수 있다.

단식은 궁극적으로 식사를 전혀 하지 않는 것을 말한다. 단식 기간 동안 정신건강 증상이 호전된다면 당신이 가진 문제가 식단이나 신진대사 문제에 뿌리를 두고 있음을 강력히 암시하며, 이는 매우 희망적이고 힘을 실어주는 발견이다. 예를 들어 아침에는 좋은 기분으로 일어나지만 하루를 보내며 기분이 나빠진다면 음식이 당신을 우울하게 만든다는 신호일 수 있다.

단식은 마치 절벽에서 돌을 던지는 것처럼 인슐린을 확 떨어뜨린다. 우리가 먹는 음식은 모두 어느 정도 인슐린을 높이므로 아무것도 먹지 않는 것보다 효과적으로 인슐린을 낮추는 방법은 없다. 잠시 건강한 식단에서 벗어나 혈당과 인슐린 수치를 다시 조절해야 하는 경우 단식이 가장 효율적인 방법이다. 이것이 바로 내가 먼저 식단부터 정리하라고 권하는 또 다른 이유다. 고탄수화물/고인슐린 식단과 단식 사이를 왔다갔다 하면 혈당과 인슐린 수치가 급격히 상승하거나 하락해 정신적·신체적으로 불편할 수 있다. 반면 저인슐린 조용한 식단을 하면 단식이 훨씬 쉬워진다.

단식은 케토제닉 과정이다. 식이요법만으로 혈당이나 인슐린을 조절하는 것이 어렵다면 간헐적 단식과 조용한 팔레오 식단, 조용한 케토제닉 식단, 또는 조용한 육식 식단을 결합해 효과를 배가할 수 있다. 케토제닉 식단을 따르고 싶지 않다면 간헐적 단식을 통해 탄수화물 섭취를 제한하지 않고도 케톤증 효과를 얻을 수 있다.

단식은 마음챙김을 촉진한다. 식사 사이에 아무것도 먹지 않거나 14시간 동안 단식하는 것이 불안하다면 일단 단식을 진행하면서 차분히 정신적·신체적 반응을 관찰해봐라. 조금 불편하게 느껴지더라도 14시간 동안 음식 없이 지내는 것이 완벽하게 안전하다는 사실을 확인해라. 이렇게 연습하면 음식과의 관계를 깊이 이해하는 데 도움이 된다.

참고: 저체중이거나, 거식증 또는 식사 제한 병력이 있거나, 임신 혹은 모유 수유 중인 경우에는 단식을 하지 않는 것이 좋다. 의료 전문가와 상의 없이 16시간 이상 금식하는 것은 금물이다. 간헐적 단식에 대한 자세한 내용을 보려면 단식 전문가인 제이슨 펑Jason Fung 박사의 연구 결과를 추천한다.

간식을 먹어도 될까

조용한 식단에는 간식이 없다. 식사 사이에 아무것도 먹지 않는 것이 중요하기 때문이다. 그러나 케토제닉 식단으로 처음 전환할 때 식사 사이에 배가 고픈 것은 지극히 정상이다. 배고픔을 진정시키고 싶다면 식욕이 가라앉을 때까지 첫 1~2주 동안 자연식품 케토제닉 간식을 먹어도 괜찮다. 그런 간식으로는 완숙 달걀, 오이 또는 으깬 아보카도를 곁들인 샐러리 스틱, 집에서 만든 닭고기나 참치 샐러드 한 숟가락, 올리브 한 줌이 있다. 몇 주가 지나도 식사 사이에 배가 고프다면 식사에 저단백질이나 지방의 양을 늘려야 할 수도 있다.

간편식품도 괜찮을까

조용한 식단은 상온에서 보관할 수 있는 식품이 아닌 신선한 자연식품으로 구성되기 때문에 조용한 식단을 따르는 '팔레오 친화적' 이거나 '케토 친화적' 제품을 찾는 데 애를 먹을 수 있다.

대부분의 팔레오 간편식은 자연식품에 기반하지만 보통 견과류 가루, 코코넛 설탕 같은 정제된 성분을 포함하며, 심지어 뇌에 위험한 카사바 가루가 포함된 제품이 점점 더 많아지고 있다.

맛있는 미트바(프로틴바)는 대부분 고추 등의 가지류 향신료를 포함하며 히스타민 불내증이 있는 경우 상온 보관 가능한 육류가 잘 맞지 않을 수 있다. 히스타민 불내증이 없다면 탄수화물 함량이 매우 낮고 가지류 향신료가 없는 미트바, 건조 소시지, 육포를 선택해라. 견과류를 잘 소화하는 편이라면 너트바도 편리한 간식이 될 수 있다. 그러나 끈적하고 달콤한 재료가 함께 들어 있지 않은지 잘 살펴봐라. 성분 라벨에서 탄수화물 함량이 얼마인지 확인하고 늘 안전한 한도 내에서 유지해야 한다.

대부분의 '케토 친화적' 제품은 케토도 아니고 친화적이지도 않다. 그런 제품들은 모두 탄수화물 함량이 매우 낮지만 장점은 그게 끝이다. 보통 인공 감미료, 식물성 기름, 견과류 가루, 유청 단백질 분말을 포함한 정제된 단백질 분말로 만들어지며, 이는 순수 포도당만큼 인슐린을 자극한다.

천연 혹은 인공 감미료 선택하기

꿀은 천연이고 정제되지 않았기 때문에 팔레오에 적합한 감미료지만, 그렇다고 해서 그것이 대사에 좋은 식품이라는 의미는 아니다. 몇몇 꿀은 설탕보다 포도당(혹은 과당)이 적게 들어 있어 설탕만큼 포도당 수치를 높이지는 않지만 인슐린 수치는 확연히 높인다.[1]

케토제닉 식단을 따르고 있다면 감미료 사용에 주의해야 한다. 설탕 대체물은 계속 단 것에 대한 갈망을 일으켜 건강한 계획을 지키기 어렵게 만들 수 있다.

그나마 나은 선택은 알룰로스, 에리스리톨, 몽크푸르트, 스테비아다. 천연 물질에서 추출되고 일반적으로 사람들이 잘 소화하며, 포도당 수치를 높이지 않고 인슐린 수치에도 거의 또는 전혀 영향을 미치지 않기 때문이다. 그러나 말티톨, 자일리톨, 소르비톨은 피해야 한다. 이런 천연 당알코올은 혈당과 인슐린을 급격히 올리고 위장 장애를 유발한다. 특히 말티톨이 가장 심하다. 아스파탐, 아세설팜칼륨, 사카린, 스플렌다 등 포도당과 인슐린 수치를 모두 높일 수 있는 인공 감미료를 피해라.(스플렌다는 혈액에서 포도당으로 분해되는 두 가지 단당인 덱스트로스와 말토덱스트린이 수크랄로스와 혼합된 형태다.)

케토제닉 식단에 감미료를 포함하기로 결정했다면 최소한으로 사용하면서 그것이 당신에게 어떤 영향을 미치는지 살펴봐라. 불행하게도 지금까지의 식품 연구들은 케토제닉 식단을 따를 때 감미료가 인슐린과 식욕 수준에 어떤 영향을 미치는지 알려주지 않는다. 좋아하는 감미료가 포함된 음료를 마시고 한 시간이 지났을 때 케톤 수치가 어떻게 변화하는지 검사해봐라. 케톤이 크게 떨어졌다면 감미료가 인슐린 수치를 높였을 가능성이 있으므로 피해야 한다.

좋은 소식은 케토제닉 식단을 지속하면 단 것에 대한 관심이 상당히 줄어든다는 점이다. 또한 많은 사람이 오이, 가리비, 브로콜리 같은 음식에서 미묘한 단맛을 느끼게 되었다고 말한다. 그럼에도 여전히 단맛이 부족하다고 느끼는 사람들을 위해 몇 가지 선택지를 알려주겠다.

조용한 케토제닉 식단을 따르고 있다면 때때로 약간의 라즈베리, 블랙베리 또는 딸기를 먹어도 좋다. 조용한 팔레오 식단은 혈당이 건강한 범위를 유지하는 한도 내에서 더 많은 양의 과일을 포함할 수 있다. 조용한 식단 전략을 완수한 후, 소화가 잘 되고 식습관을 방해하지 않는 무설탕 간식을 발견하면 장기 계획에 포함시켜도 좋다. 특히 설탕과 밀가루로 만든 음식을 멀리하는 데 도움을 준다면 더욱 그렇다. 유청 단백질, 콩 단백질 또는 인공 감미료가 함유된 초가공 간식 대신 알룰로스, 몽크프루트, 스테비아 또는 에리스리톨로 단맛을 냈지만 유제품은 포함되지 않은 다크 초콜릿 같은 저탄수화물 간식을 선택해라.

카페인도 끊어야 할까

카페인은 신경전달물질, 호르몬, 신진대사에 복합적인 영향을 미치는 향정신성 물질이다. 카페인은 스트레스 호르몬(아드레날린과 코티솔)의 방출을 자극하며, 250mg 이상 섭취하면 포도당 수치가 약간 높아진다.[2] 또한 글루타메이트(뇌의 '가속 페달')와 도파민 활동을 자극하고 가바(뇌의 '브레이크 페달')와 아데노신(수면 촉진 신경전달물질)의 활동을 억제한다.[3] 이런 생화학적 효과는 왜 카페인이 긍정적이고 기민한 느낌을 갖게 하고 때로는 왜 불면증[4]과 공황발작[5]의 원인이 되는지 설명해준다.

평소 커피를 즐겨 마시는 편이라면 커피콩도 씨앗이라는 점을 명심해야 한다. 또한 그것을 커피로 만들 때 항영양소인 탄닌이 포함된다는 점에 유의해라.

카페인이 혈액에서 완전히 제거되기까지는 16~24시간이 걸린다. 민감한 사람이라면 아침에 소량만 섭취했더라도 그날밤 양질의 수면을 방해받을 수 있는 것이다. 대사가 느릴 경우 시간이 지나며 카페인이 혈액에 축적되어 카페인 섭취 시기와 무관해 보일 수 있는 만성 불안과 불면증을 유발할 수 있다. 또한 카페인은 식욕 신호 시스템을 불안정하게 만든다. 단기적으로는 식욕을 억제할 수 있지만, 오후에 카페인이 떨어지면 반동적으로 배고픔이 나타날 수 있다.

카페인은 종종 내성과 신체적 의존을 유발한다. 즉 시간이 지나면서 동일한 자극 효과를 얻기 위해 더 많이 복용해야 할 수 있으며, 섭취를 중단하면 두통, 우울증, 피로, 집중력 저하 같은 금단 증상이 나타날 수 있다. 카페인 제거 실험을 시도하기로 결정했다면 금단 증상을 최소화하기 위해 횟수를 점차적으로 줄이고 카페인을 섭취하지 않았을 때 어떤 느낌을 받는지 적어도 30일 동안 관찰해봐라.

몇 가지 곤란한 상황에 대처하는 방법

새로운 식습관으로 전환하면서 여러 어려움과 장애물을 직면할 수 있다. 그런 문제를 더 쉽게 헤쳐나갈 몇 가지 팁을 소개한다.

사교 모임

저녁 식사에 초대되었을 때 당신이 먹을 수 있는 요리를 한 가지 준비해달라고 미리 제안해라. 그럼 당신도 굶지 않을 수 있고 초대한 사람은 당신의 식단에 맞춰야 한다는 압박감을 덜 느낄 것이다. 그날의 메인 요리에 당신이 먹을 수 없는 소스나 토핑이 추가된다는 것을 미리 알았다면 당신이 먹을 분량을 따로 준비해줄 수 있는지 물어봐라.

온갖 음식이 가득한 공개 시식 행사에 갈 때면 가기 전에 뭔가를 먹어서 배고픔을 달래고 유혹을 덜 받게 해라. 사람들이 왜 어떤 음식을 먹지 않는지 궁금해하면 "저에게 맞지 않는 음식이 무엇인지 알아내기 위해 음식 제거 실험을 하고 있어요"라고 설명해라. 이렇게 중립적이고 자신을 중심에 둔 방법으로 설명하는 편이 좋다. 당신의 정신적·신체적 건강 문제를 개인적인 일로 만들며, 다른 사람이 먹는 음식에 선입견을 가지고 있지 않다는 것을 드러낼 수 있기 때문이다.

외식

식당들은 대부분 식물성 기름과 품질이 낮은 재료를 사용하기 때문에 조용한 식단 원칙을 따르기 어렵다. 식당에서 판매하는 고기, 해산물, 가금류는 양념장과 소스에 미리 버무려지므로 식당에서 건강에 해로운 재료가 없는 음식이 제공될 가능성은 거의 없다고 보면 된다. 걱정할 필요는 없다. 식당(또는 다른 곳)에서는 계획을 완벽하게 이행하려고 노력하지 마라. 그저 최선을 다하기만 하면 된다. 조용한 식단 지침을 90%라도 따르고 있다면 당신은 아주 잘하고 있다!

여행

보온 도시락 가방과 얼음팩을 가지고 여행하는 것을 고려해봐라. '쿨러쇼크Cooler Shock'에서 나온 얼음팩은 수 시간 냉동 상태를 유지하고 최대 10시간 동안 음식을 얼음처럼 차갑게 유지하는 특수 젤이 들어 있다. 이런 제품을 이용하면 비행기로 이동할 때도 부패하기 쉬운 음식을 가져갈 수 있다. 여행지 숙소로는 냉장고가 있는 호텔 방이나 주방이 딸린 곳을 선택하는 것이 좋다.

치팅 데이

조용한 식단 전략을 더 철저히 따를수록 눈에 띄는 이점이 많아질 것이다. 그러나 그 과정을 완료한 후에 안전하게 '치팅 데이'를 가질 수 있는지는 당신의 기질과 '치팅'에 대한 정의에 따라 달라진다. 어떤 사람은 달거나 탄수화물이 많은 음식을 즐기고도 다음 날 쉽게 건강한 계획으로 돌아갈 수 있지만, 어떤 사람은 폭식이 다시 시작돼 몇 주 또는 몇 달 동안 힘든 시간을 겪을 수도 있다. 시행 중이던 식단에서 잠시 벗어나기로 결정했더라도 팔레오 식단 정도에서 선을 긋는 것이 좋다. 바나나, 짭짤한 견과류, 구운 고구마에서 멈춰라. 그 선을 넘어 쿠키, 아이스크림, 감자칩 등의 독성 영역으로 들어가면 훨씬 위험해진다. 자연식품은 중독성이 적기 때문에 다시 기존 식단으로 돌아가기 훨씬 쉬울 것이다.

4부 희망은 식단에

건강하게 먹으려면 돈이 많이 든다는 오해

건강에 좋은 자연식품은 일반적으로 돈을 절약해준다. 붉은 고기, 내장육, 동물성 지방에 대한 서구 사회의 오랜 혐오로 인해 가장 영양가가 높은 몇몇 동물성 식품은 오늘날 가장 저렴한 식품이기도 하다. 검은 고기 가금류, 지방이 많은 다진 소고기, 달걀, 홍합, 간, 돼지목살 등이 그런 식품이다. 저인슐린 식단을 섭취하면 배가 덜 고프고 음식이 덜 필요하며 구입하는 음식의 양도 줄어든다. 간식과 달달한 음료를 먹는 데 썼던 많은 돈도 절약할 수 있다. 또한 더 건강해질 것이므로 약이나 병원 진료 등에 드는 의료비를 절약할 수 있다.

중독성 있는 식사

학계에서는 정제된 탄수화물과 초가공식품에 대한 중독이 과연 실제로 존재하는 현상인지 계속해서 논쟁을 벌이고 있다. 하지만 나는 20년 넘게 정신과 의사로 일하며 그런 환자를 수천 명이나 만났다(그리고 개인적으로도 50년 동안 이 문제와 씨름하고 있다). 나는 이런 중독이 실제로 존재하고, 강력한 영향력으로 공중보건을 위협한다고 확신한다. 자연식품은 식물성이든 동물성이든 파괴적인 식습관을 불러일으키지 않는다. 반면 공장에서 만든 식품은 대부분 거부할 수 없는 풍미, 질감과 다량 영양소 구성을 만들기 위해 식품에서 추출하고 농축하고 혼합한 물질이 많이 들어 있다.

이런 물질에 대한 중독은 약물이나 알코올 중독보다도 관리하기 어렵다. 약물과 알코올 없이 살 수 있을지는 몰라도 식사를 끊는 것은 불가능하기 때문이다. 저녁 메뉴를 고를 때마다 건강한 음식을 선택하는 것은 중독성이 강한 현대 음식 환경에서는 정말 어려운 일이다.

케톤증 상태에 머무는 것은 중독성 있는 음식들의 유혹으로부터 당신을 지켜줄 갑옷을 입는 것과 같다. 그럴 때 우리 뇌는 식사 사이에 에너지를 얻기 위해 지방을 태우며 만족감을 느끼므로 당을 요구하지 않는다. 케톤증 상태에 있을 때 몸에 좋지 않은 음식을 거부하는 것이 훨씬 쉬워지지만, 케톤증은 기적의 치료법이 아니다. 케톤이 내부 갈망은 억제할 수 있어도 외부의 유혹에는 여전히 취약할 수 있다. 눈앞에서 맛있는 냄새를 풍기는 음식, 사회적 상황, 스트레스 등이 우리 안에 잠들어 있던 야수를 깨울 수 있다. 어떤 식단을 따르든 음식 중독 경력이 있는 사람들은 과식을 할 위험과 평생 싸워야 한다. 만약 당신에게도 중독성 식습관이 있다고 판단되는 경우 회복의 여정을 시작할 수 있도록 부록 B에 관련 자료를 첨부했다. 그리고 여기에서도 몇 가지 팁을 소개한다.

- 장 보러 가기 전에 사야 할 목록을 작성하고 그것에만 집중해라.
- 배고플 때는 쇼핑하지 마라. 그리고 편의점을 멀리해라.
- 유난히 자제력이 없다고 느껴지는 날에는 다른 사람에게 대신 장을 봐달라고 요청하거나 식료품 배달 서비스 이용도 고려해봐라.
- 비슷한 문제를 겪고 있는 다른 사람들을 만나 서로 돕고 배울 수 있다.
- 가장 거부하기 어려운 음식이 무엇인지 알아내고 일상 패턴을

조정해 가능한 한 그 음식을 피해라.

○ 음식에 대한 생각을 없애주는 활동과 상황에 집중해라.

운동할 때 주의할 점

운동은 탁월한 대사건강의 두 기둥 중 하나다. 운동으로 나쁜 식단을 해결할 수는 없지만, 식단만으로 최적의 대사건강을 달성할 수 없는 것 또한 사실이다. 운동은 기분, 에너지, 수면, 신진대사에 놀라운 효과를 발휘한다. 운동은 탄수화물 내성, 뇌 혈액 순환, 대사 유연성, 인슐린 민감성을 개선하고 자신감, 체력, 활력과 힘을 키워준다. 이 책에서 다루지 않은 식물과 동물의 주요 차이점은 동물이 움직이도록 설계되었다는 것이다. 당신은 동물이다! 식물이 되어서는 안 된다! 당신이 즐길 수 있는 활동을 찾아 몸을 움직여라. 운동은 어떤 유형이든 건강에 좋지만 근력 운동과 고강도 인터벌 트레이닝은 달리기나 자전거 타기 같은 유산소 운동보다 신진대사를 더 자극하고 효율적이다.

케토 적응의 초기 단계에는 너무 무리하게 운동하지 마라. 당신의 현재 에너지 수준을 기준으로 삼아라. 혹시 당신이 케토제닉 또는 육식 식단에 적응하면서 현재 활동 수준을 유지하기를 원하는 운동선수라면 이 책에 있는 계획을 조금 조정해야 할 수도 있다. 부록 B를 참조하면 도움이 될 것이다.

이 코스를 유지해라

성취할 가치가 있는 일에는 노력이 필요하고, 당신은 좋은 식단을 시도할 만큼 가치 있는 사람이다. 변화를 만들어내려면 스스로에게 투자해야 한다. 새로운 목표를 달성하기 위해 노력하고 배우고 발전하면 자신감과 자존감, 그리고 좋은 인격이 찾아온다. **모든 '아니오' 뒤에는 '예'가 있다.** 케이크, 감자튀김, 초콜릿을 거부할 때 그 대신 무엇에게 '예'라고 말할 것인가? 당신의 목표는 무엇이고, 그 목표가 왜 중요한지 스스로에게 상기시켜라. 이 여정에는 약간의 희생이 따르지만 그 보상은 당신의 인생을 바꿀 것이다. 당신에게 가장 큰 고통을 안겨주는 '나쁜 음식'이 떠나갔음을 애도하고 그것을 포기한 결과로 당신이 누리게 될 혜택을 환영해라.

당신의 정신이 늘 건강하길

지금까지 우리는 음식과 기분 사이의 강력한 연관성을 탐구하는 긴 여정을 걸어왔다. 당신은 이제 무엇을 해야 할지 알게 되어 기쁠 것이다. 어쩌면 당신을 우울하고, 불안하고, 불안정하고, 산만하고, 깜빡깜빡하게 만든 것은 유전자나 어린 시절의 문제, 트라우마 병력, 스트레스 수준, 뇌의 화학적 불균형이 아닐 수 있다. 당신의 정신건강 문제는 나쁜 음식에서 기인했을 가능성이 있다. 이것이 사실인지 아닌지 판단하는 가장 좋은 방법은 직접 식단을 바꿔보고 마음이 바뀌는지 확인하는 것이다.

21장

식사 계획 및
조리법

∴

패트리샤 달리(https://patriciadaly.com)는 국제적으로 유명한 영양 치료사다. 그녀는 대사건강 프로토콜을 실제로 구현하는 전문가로, 15년 전 공격적인 안암eye cancer을 진단받았을 때 케토제닉 식단으로 이겨내 식단의 효과를 인정받았다. 그녀는 암 환자를 위한 요리책이자 가이드인 《케토제닉 부엌The Ketogenic Kitchen》의 공동 저자이기도 하다. 스위스에서 태어나 아일랜드에 살고 있는 그녀의 창의적인 요리법은 유럽 특유의 감각을 담고 있다.

패트리샤는 조용한 식단의 두뇌식품 규칙을 맛있는 요리법과 7일 식사 계획으로 구체화했다. 그래서 좀 더 조용히 먹는 것이 어떤 느낌인지 경험할 수 있게 해준다. 그녀가 만든 식사 계획을 그대로 따라도 좋고, 가장 관심 있는 요리법을 골라 활용하거나 조용한 식단 음식 목록을 사용해 자신만의 요리법을 개발해도 좋다. 시리얼, 토스트, 요구르트, 베이컨 등 전형적인 아침 식사 음식은 모든 종류의 조용한 식단에서 제외되기 때문에(심지어 달걀마저도) 이 책에 나오는 아침 식사 레시피 중 일부는 이상해 보일 수 있다. 그러나 조용한 팔레오 식단 또는 조용한 케토제닉 식단을 따르는 경우 매일 아침 간단한 오믈렛을 먹을 수 있다. 패트리샤는 각 식사에 가장 잘 어울리는 지방 유형을 제시하지만, 당신이 따르는 식단의 승인 목록에 있는 건강한 지방으로 대체해도 괜찮다.

이 식사 계획은 하루 2천 칼로리를 기반으로 하며 하루에 약 75g의 단백질을 제공한다. 단백질 요구량은 사람마다 다를 수 있으므로 각자의 목표치에 따라 단백질 함량을 쉽게 높이거나 낮추는 데 도움이 되는 '단백질 맞춤화' 정보를 각 레시피에 추가했다(일일 단백질 요구량을 추정하려면 17장을 참조해라). 이 식단표를 그대로 따르려 한다면 다음 날 먹을 요리에 사용할 특정 재료를 준비하라는 '사전 준비' 메모에 주의를 기울이는 것이 좋다.

이제부터 소개할 조용한 케토제닉 식단 계획은 하루에 약 75g의 단백질과 20g의 순 탄수화물(총 탄수화물에서 섬유질을 뺀 것)을 포함하는 단백질 15%, 탄수화물 10%, 지방 75%의 '변형된 케토제닉 식단'이라고 할 수 있다.

그럼 이제 당신의 식단을 만들어볼 차례다!

조용한 팔레오 식단
식사 계획

Day 1		레시피 페이지
아침	채소 오믈렛	524
점심	마요네즈를 곁들인 새우볶음	535
저녁	올리브와 다채로운 채소가 들어간 레몬 치킨	548
사전 준비	다음 날 점심을 위한 고구마 조리	
Day 2		
아침	망고 살사를 곁들인 간단한 미트볼	525
점심	딜(허브) 참치 샐러드	537
저녁	양고기 어깨살 압력 요리	550
사전 준비	다음 날 점심을 위한 감자 조리	
Day 3		
아침	오리가슴살을 넣은 고소한 수프	526
점심	달걀 샐러드	539
저녁	구운 닭고기	552
사전 준비	다음 날 점심을 위한 샐러리 뿌리 조리, 여분의 닭다리살 남겨놓기	
Day 4		
아침	팬에 구운 돼지갈비	528
점심	샐러리 뿌리와 사과 샐러드를 곁들인 치킨 랩	540
저녁	볼로네제 스파게티	554
Day 5		
아침	신선한 채소를 곁들인 프리타타	529
점심	새콤한 샤르물라를 곁들인 허브 피자	542
저녁	촉촉한 연어말이	556
사전 준비	다음 날 점심을 위한 연어 추가 조리	
Day 6		
아침	치카두(치킨 튀김)	531
점심	연어 채소 크림 수프	544
저녁	구운 삼겹살과 채소 볶음	558
사전 준비	다음 날 점심을 위한 고구마 조리	
Day 7		
아침	송어를 넣은 케저리	533
점심	연어를 채운 양송이	546
저녁	석류, 민트, 회향 샐러드를 곁들인 간 구이	560

조용한 케토제닉 식단
식사 계획

Day 1		레시피 페이지
아침	채소 오믈렛	524
점심	마요네즈를 곁들인 새우볶음	535
저녁	올리브와 다채로운 채소가 들어간 레몬 치킨	548
사전 준비	다음 날 점심을 위한 호박 조리	
Day 2		
아침	더 간단한 미트볼	525
점심	딜(허브) 참치 샐러드	537
저녁	양고기 어깨살 압력 요리	550
Day 3		
아침	오리가슴살을 넣은 고소한 수프	526
점심	달걀 샐러드	539
저녁	구운 닭고기	552
사전 준비	다음 날 점심을 위해 여분의 닭다리살 남겨놓기	
Day 4		
아침	팬에 구운 돼지갈비	528
점심	아티초크 타프나드를 곁들인 치킨 랩	541
저녁	볼로네제 스파게티	554
Day 5		
아침	신선한 채소를 곁들인 프리타타	529
점심	새콤한 샤르물라를 곁들인 허브 피자	542
저녁	촉촉한 연어말이	556
사전 준비	다음 날 점심을 위한 연어 추가 조리	
Day 6		
아침	치카두(치킨 튀김)	531
점심	연어 채소 크림 수프	544
저녁	구운 삼겹살과 채소 볶음	558
Day 7		
아침	송어를 넣은 케저리	533
점심	연어를 채운 양송이	546
저녁	민트와 회향 샐러드를 곁들인 간 구이	560

조용한 육식 식단
식사 계획

Day 1		레시피 페이지
아침	소고기와 양고기를 넣은 버거	555
점심	오리기름에 졸인 새우	536
저녁	닭다리살	549

Day 2		
아침	가장 간단한 미트볼	526
점심	걸쭉한 육수를 곁들인 참치	538
저녁	양고기 어깨살 압력 요리	550
사전 준비	다음 날 점심을 위해 여분의 양고기 남겨놓기	

Day 3		
아침	바삭한 오리가슴살	527
점심	(전날에 남겨둔 양고기)	.
저녁	구운 닭고기	552
사전 준비	다음 날 점심을 위해 여분의 닭다리살 남겨놓기	

Day 4		
아침	팬에 구운 돼지갈비	528
점심	잘게 썬 닭고기	541
저녁	소고기와 양고기를 넣은 버거	555

Day 5		
아침	베이컨을 곁들인 닭 간	530
점심	빠르게 익힌 양고기 볶음	543
저녁	촉촉한 연어말이	556
사전 준비	다음 날 아침과 저녁을 위한 닭날개와 삼겹살 조리	

Day 6		
아침	팬에 구운 닭날개	532
점심	꽃등심 스테이크	545
저녁	바삭바삭하게 구운 삼겹살	559
사전 준비	다음 날 아침을 위해 돼지고기 남겨놓기	

Day 7		
아침	가리비 수프	534
점심	연어 머핀	547
저녁	양고기와 간 볶음	562

아침
식사

(채소 오믈렛)

<u>1인분</u>　오리기름 2큰술, 얇게 썬 작은 리크 1개(85g), 강판에 간 샐러리 뿌리 ½컵, 얇게 썬 양송이버섯 2개, 달걀 3개, 말린 백리향 1티스푼, 소금과 후추, 얇게 썬 아보카도 ½개

요리법
1. 프라이팬에 오리기름을 두르고 중불로 가열한다.
2. 리크, 샐러리 뿌리, 양송이버섯을 부드러워질 때까지 5~10분간 볶는다.
3. 달걀과 백리향을 섞고 소금과 후추를 넣어 간을 한다.
4. 달걀 혼합물을 채소 위에 붓고 뚜껑을 덮은 후 달걀이 익을 때까지 5~7분간 부드럽게 조리한다.
5. 얇게 썬 아보카도로 장식한다.

　1회 제공량당 영양 성분: 지방 54g, 단백질 27g, 총 탄수화물 28g, 섬유질 8g, 680칼로리, 지방 72%, 단백질 16%, 탄수화물 12%

케토 식단으로 변형

∘ 샐러리 뿌리는 생략해라.

　1회 제공량당 영양 성분: 지방 54g, 단백질 26g, 총 탄수화물 13g, 섬유질 7g, 610칼로리, 지방 80%, 단백질 17%, 탄수화물 3%

∘ 단백질 계산하기: 달걀 1개 = 단백질 6g

망고 살사를 곁들인 간단한 미트볼

1인분　우지 또는 양지 2큰술, 다진 브로콜리 1개(56g), 다진 작은 양파 1개(56g), 풀을 먹여 키운 다진 소고기 141g, 간 오레가노* 1티스푼, 소금 ½티스푼, 후추

요리법

1. 프라이팬에 우지 또는 양지를 녹이고 브로콜리와 양파를 중불에서 볶는다. 부드러워질 때까지 대략 3분 정도 볶는다.
2. 볶은 채소를 믹싱볼에 옮기고 남은 재료를 모두 넣어 손으로 잘 섞는다.(프라이팬에는 약간의 기름을 남겨둔다.)
3. 섞은 재료를 4~6개의 미트볼 형태로 만들어 중불에서 익힌다(작을수록 빨리 익는다). 약 6분 동안 뚜껑을 덮고 가끔 뒤집으며 완전히 익을 때까지 조리한다.
4. 망고 살사와 함께 먹는다(아래 레시피 참조).

망고 살사

깍둑썰기한 망고 ½컵(85g), 잘게 다진 고수 잎 1큰술, 라임즙 1큰술

요리법

1. 망고와 다진 고수, 라임즙을 함께 섞는다.

   1회 제공량당 영양 성분: 지방 56g, 단백질 29g, 총 탄수화물 24g, 섬유질 5g, 700칼로리, 지방 71%, 단백질 17%, 탄수화물 12%

케토 식단으로 변형: 더 간단한 미트볼

망고 살사를 생략해라. 원한다면 마요네즈(535쪽 레시피 참조)나 머스터드를 드레싱으로 사용해도 좋다.

---

* 　톡 쏘는 맛이 특징인 식물로, 지중해 음식에 널리 쓰인다.

1회 제공량당 영양 성분: 지방 55g, 단백질 27g, 총 탄수화물 9g, 섬유질 3g, 640칼로리, 지방 78%, 단백질 17%, 탄수화물 5%

육식 식단으로 변형: 가장 간단한 미트볼

우지 또는 양지 2큰술, 다진 소고기 255g, 소금과 후추는 입맛에 맞게

요리법

1. 미트볼 8개를 빚어 기름에 넣고 중불로 익힌다.
2. 약 6분간 뚜껑을 덮고 가끔씩 뒤집으며 완전히 익을 때까지 조리한다.

    1회 제공량당 영양 성분: 지방 53g, 단백질 52g, 총 탄수화물 0g, 섬유질 0g, 690칼로리, 지방 70%, 단백질 30%, 탄수화물 0%

    ◦ 단백질 계산하기: 다진 소고기 28g = 단백질 5g

(오리가슴살을 넣은 고소한 수프)

<u>2인분</u>　오리기름 4큰술, 오리가슴살 한 덩이(226g), 다진 마늘 2쪽, 잘게 자른 작은 고구마 1개(113g), 소금과 후추, 잘게 다진 콜리플라워 2개(28g), 사골육수 1컵, 시금치 잎 1컵, 얇게 썬 아보카도 1개

요리법

1. 프라이팬에 오리기름을 녹인다. 오리가슴살을 껍질이 아래로 가게 놓고 중불에서 조리해 지방을 녹인다.
2. 껍질이 갈색으로 변하고 바삭해지면 팬에서 오리를 꺼내 접시에 담는다.
3. 고구마, 콜리플라워, 마늘을 사골육수와 함께 푸드프로세서*에 넣고 부드러워질 때까지 섞는다.

---

*　식재료를 자르고 섞을 때 쓰는 만능 조리 기구.

4. 육즙이 남은 프라이팬에 소스를 부어 섞는다.(팬이 뜨거우면 기름이 튈 수 있으니 잠시 뒤로 물러나라). 불을 줄이고 시금치를 넣어 숨이 죽을 때까지 놔둔다.

5. 오리가슴살을 다시 넣고 원하는 만큼의 익기로 조리한다(조리 온도는 미디엄 레어의 경우 50℃, 미디엄의 경우 60℃를 추천한다).

6. 오리가슴살을 반으로 자르고 그 위에 육수를 부어 얇게 썬 아보카도와 함께 그릇에 담는다.

∘ 걸쭉한 소스를 선호한다면 사골육수를 ½컵만 넣고 원하는 농도가 될 때까지 조금씩 추가해라. 육수를 줄이면 총 단백질이 약간 감소한다.

1회 제공량당 영양 성분: 지방 53g, 단백질 25g, 총 탄수화물 25g, 섬유질 8g, 630칼로리, 지방 75%, 단백질 16%, 탄수화물 9%

케토 식단으로 변형

∘ 고구마는 생략해라.

1회 제공량당 영양 성분: 지방 53g, 단백질 24g, 총 탄수화물 14g, 섬유질 6g, 590칼로리, 지방 81%, 단백질 16%, 탄수화물 3%

육식 식단으로 변형: 바삭한 오리가슴살

1인분 오리가슴살 한 덩이(226g), 소금, 오리기름 1큰술

요리법

1. 가슴살을 키친타월로 두드려 물기를 제거하고 껍질에 십자 모양으로 칼집을 낸 다음(이렇게 하면 껍질이 더 바삭해진다) 소금으로 간을 한다.

2. 프라이팬에 오리기름을 두른다.

3. 가슴살 껍질이 아래로 향하도록·놓고 껍질이 갈색으로 변하고 바삭바삭해질 때까지 중불에서 조리한다(전체 조리 시간 중 75%는 껍질 쪽을 익혀야 한다).

4. 가슴살을 뒤집어 원하는 정도로 고기를 익힌다(조리 온도는 미디엄 레어

55℃, 미디엄 60℃).

5. 팬에서 오리를 꺼내 그릇에 담는다.

1회 제공량당 영양 성분: 지방 43g, 단백질 34g, 총 탄수화물 0g, 섬유질 0g, 520칼로리, 지방 74%, 단백질 26%, 탄수화물 0%

◦ 단백질 계산하기: 오리가슴살 28g = 단백질 5g

(팬에 구운 돼지갈비)

<u>2인분</u> 돼지갈비 2개(각각 140g 정도. 약간 얇은 고기를 골라라), 라드 6큰술, 소금과 후추, 잘게 다진 대파 또는 쪽파(알뿌리 포함) 2개, 생 무화과 4개(씻어서 4등분), 얇게 썬 표고버섯 2컵(170g), 신선한 백리향 6줄기, 신선한 로즈마리 1큰술, 사골육수 ½컵

요리법

1. 시간 여유가 있다면 돼지갈비를 조리하기 전에 실온에 20~30분 정도 꺼내둬라. 키친타월로 두드려서 수분을 제거해라.
2. 프라이팬에 라드 3큰술을 넣고 돼지갈비를 한 면당 3~4분씩 갈색이 될 때까지 구워준다. 소금과 후추로 가볍게 간을 한 뒤 갈비를 접시에 옮기고 호일로 덮어 따뜻하게 유지해라.
3. 프라이팬에 파, 버섯, 허브를 넣고 육즙과 함께 5분 정도 볶는다.
4. 프라이팬에 사골육수를 넣고 데운 후 무화과를 넣어 끓인다. 불을 줄이고 나머지 라드를 넣어 저으면서 몇 분 더 끓인다.
5. 돼지갈비를 다시 프라이팬에 넣는다. 뚜껑을 덮고 2분간 끓인다.

◦ 원한다면 더 많은 허브를 곁들여도 좋다.

1회 제공량당 영양 성분: 지방 62g, 단백질 45g, 총 탄수화물 24g, 섬유질 5g, 830칼로리, 지방 67%, 단백질 22%, 탄수화물 11%

∘ 표고버섯을 1컵으로 줄이고 무화과를 생략한다.

1회 제공량당 영양 성분: 지방 63g, 단백질 43g, 총 탄수화물 5g, 섬유질 2g, 760칼로리, 지방 74%, 단백질 23%, 탄수화물 3%

육식 식단으로 변형

<u>1인분</u> 돼지갈비 1개(170g), 소금, 라드 1큰술, 사골육수 ¼컵

요리법

1. 시간 여유가 있다면 돼지갈비를 조리하기 전에 실온에 20~30분 정도 꺼내둬라. 키친타월로 두드려서 수분을 제거해라.
2. 프라이팬에 라드를 녹이고 돼지갈비를 한 면당 4분 정도씩 갈색이 될 때까지 구워준다. 프라이팬에서 돼지갈비를 꺼내 한 입 크기로 자르고 소금으로 살짝 간을 한 후 접시에 따로 담는다.
3. 프라이팬에 사골육수를 부어 육즙과 섞고 끓인다. 충분히 끓으면 돼지 갈비 위에 부어 마무리한다.

1회 제공량당 영양 성분: 지방 53g, 단백질 49g, 총 탄수화물 0g, 섬유질 0g, 690칼로리, 지방 70%, 단백질 30%, 탄수화물 0%

∘ 단백질 계산하기: 돼지갈비 28g = 단백질 8g

신선한 채소를 곁들인 프리타타[*]

<u>1인분</u> 잘게 다진 대파 1개(알뿌리 포함), 작은 조각으로 자르거나 깍둑 썰기한 땅콩호박 ½컵, 잘게 썬 생 아스파라거스 줄기 5개, 올리브유 2큰 술, 소금과 후추, 달걀 4개, 반으로 자른 칼라마타올리브[**] 4개, 다진 마 늘 1쪽, 말린 로즈마리 1큰술

---

[*] 오믈렛과 비슷한 이탈리아 요리.

[**] 그리스의 남부 도시 칼라마타에서 나는 블랙 올리브.

요리법

1. 올리브유를 두른 팬에 양파, 호박, 아스파라거스를 넣고 중불로 볶는다. 팬을 덮고 불을 약간 줄여 채소가 부드러워질 때까지 가끔 저어주며 조리한다.
2. 접시에 달걀을 넣고 올리브, 마늘, 로즈마리, 소금, 후추를 넣고 섞는다.
3. 약 5분 후 채소가 어느 정도 부드러워지면 달걀 혼합물을 추가하고 달걀이 익을 때까지 약 10분 동안 약불에서 중불로 끓인다. 황금빛의 멋진 갈색 크러스트를 선호한다면 오븐에서 마무리해도 된다.

   1회 제공량당 영양 성분: 지방 54g, 단백질 30g, 총 탄수화물 24g, 섬유질 6g, 680칼로리, 지방 71%, 단백질 18%, 탄수화물 11%

케토 식단으로 변형

∘ 땅콩호박은 생략해라.

   1회 제공량당 영양 성분: 지방 54g, 단백질 29g, 총 탄수화물 11g, 섬유질 4g, 630칼로리, 지방 77%, 단백질 18%, 탄수화물 5%

∘ 단백질 계산하기: 달걀 1개 = 단백질 6g

베이컨을 곁들인 닭 간(육식 식단)

<u>1인분</u>　라드 2큰술, 사골육수 56g, 소금, 닭 간 140g, 1인치 두께로 자른 가공되지 않은 베이컨 85g(약 6줄)

요리법

1. 프라이팬에 라드를 녹인 뒤 사골육수를 넣고 끓인다.
2. 간과 베이컨을 넣고 고기의 색이 변할 때까지 센 불에서 2분 이내로 조리한다.
3. 불을 줄이고 몇 분간 더 끓인다. 간이 부드러움을 유지하도록 너무 익히지는 마라. 소금으로 간을 해서 마무리한다.

1회 제공량당 영양 성분: 지방 62g, 단백질 55g, 총 탄수화물 0g, 섬유질 0g, 780칼로리, 지방 72%, 단백질 28%, 탄수화물 0%

- 단백질 계산하기: 닭 간 28g = 단백질 5g
- 단백질 계산하기: 베이컨 한 줄 = 단백질 5g

치카두(치킨 튀김)

1인분 라드 3큰술, 사골육수 ½컵, 작은 닭가슴살 한 덩이(85g), 중간 크기 당근 2개(감자칼로 길게 썰어서 준비), 얇게 썬 아보카도 ½개, 다진 신선한 고수풀 5개, 얇게 썬 배추 1컵(85g), 소금과 후추

요리법

1. 프라이팬에 라드와 사골육수를 넣고 끓인다.
2. 육수가 끓으면 닭가슴살을 넣고 고기가 하얗게 될 때까지 익힌다.
3. 배추와 당근을 넣은 뒤 뚜껑을 덮고 닭고기가 완전히 익을 때까지 10~15분간 끓인다.
4. 얇게 썬 아보카도를 올리고 뚜껑을 덮은 후 2~3분간 기다린다.
5. 소금, 후추로 간을 한다.
6. 다진 고수로 먹음직스럽게 장식해 마무리한다.

1회 제공량당 영양 성분: 지방 53g, 단백질 34g, 총 탄수화물 26g, 섬유질 10g, 680칼로리, 지방 70%, 단백질 20%, 탄수화물 10%

케토 식단으로 변형

- 배추와 당근은 생략해라.

1회 제공량당 영양 성분: 지방 53g, 단백질 28g, 총 탄수화물 12g, 섬유질 5g, 600칼로리, 지방 79%, 단백질 18%, 탄수화물 3%

- 단백질 계산하기: 닭가슴살 28g = 단백질 8g

팬에 구운 닭날개(육식 식단)

__사전 준비__
∘ 최상의 결과를 얻으려면 닭날개에 라드와 소금을 문지르고 접시로 덮은 다음 밤새 냉장고에 재워두는 것이 좋다. 그러면 고기가 더 부드러워진다.

__1인분__ 사골육수 ½컵, 라드 2큰술, 닭날개 4개(각 56g), 소금

__요리법__
1. 라드를 프라이팬에 데운다.
2. 라드가 충분히 뜨거워지면 양념한 닭날개를 넣고 센 불로 양면을 2분 정도 구워준다.
3. 불을 약하게 줄이고 고기가 부드러워질 때까지 15분 정도 계속 조리한다. 뚜껑으로 덮을 경우 반드시 김이 나올 틈이 있어야 한다. 조리하는 동안 닭날개를 세 번 정도 뒤집어라.
4. 프라이팬을 불에서 내려 닭고기를 꺼내고, 사골육수를 넣는다. 바닥에 눌러붙은 것들이 육수와 잘 섞이게 해라.
5. 닭날개와 사골육수를 따로 담아 제공한다(육수로 인해 날개가 눅눅해질 수 있다).

    1회 제공량당 영양 성분: 지방 64g, 단백질 58g, 총 탄수화물 0g, 섬유질 0g, 820칼로리, 지방 70%, 단백질 30%, 탄수화물 0%
∘ 단백질 계산하기: 닭날개 1개(56g) = 단백질 14g

송어를 넣은 케저리

◦ 이 요리는 일반적으로 훈제 생선, 달걀, 양파, 버터나 쌀을 넣어 만드는 고대 인도 요리인 케저리를 변형한 버전이다.

<u>2인분</u> 오리기름 6큰술, 송어 필레 1개(170g), 잘게 다진 중간 크기 붉은 양파 1개(200g), 4등분한 버섯 2컵(170g), 소금과 후추, 잘게 다진 신선한 바질 또는 레몬밤 잎 10개, 얇게 썬 콜리플라워 4컵, 생 시금치 1컵, 잘게 다진 신선한 고수풀 4줄기, 4등분한 삶은 달걀 4개

<u>요리법</u>
1. 송어를 오리기름에 넣고 중불에서 3~4분간 굽는다. 팬에서 꺼내 6등분으로 자른다. 식지 않게 계속 따뜻하게 유지해야 한다.
2. 콜리플라워를 잘게 다지거나 믹서기를 이용해 밥처럼 만든다. 프라이팬에 양파, 버섯, 시금치, 콜리플라워를 넣는다.
3. 허브를 넣고 소금과 후추로 간을 한 후 가끔 저어주면서 약 5~10분간 조리한다.
4. 송어 조각을 다시 넣고 5분간 더 볶는다. 4등분한 달걀을 위에 얹거나 섞어서 먹어라.

   1회 제공량당 영양 성분: 지방 53g, 단백질 37g, 총 탄수화물 20g, 섬유질 6g, 680칼로리, 지방 69%, 단백질 22%, 탄수화물 9%

케토 식단으로 변형

◦ 콜리플라워를 브로콜리 3컵(255g)으로 바꾸고 양파는 생략해라.

   1회 제공량당 영양 성분: 지방 53g, 단백질 37g, 총 탄수화물 13g, 섬유질 5g, 660칼로리, 지방 72%, 단백질 22%, 탄수화물 6%

◦ 단백질 계산하기: 송어 필레 28g = 단백질 6g

∘ 대부분의 조개류는 지방 함량이 매우 낮으므로 다른 요리에서 얻은 기름을 추가하거나 오리 또는 기타 기름을 적당량 추가하는 것이 좋다.

<u>1인분</u>　돼지고기 요리에서 얻은 기름(6일차 저녁에 저장해둔) 또는 기타 기름 5큰술, 사골육수 ½컵, 가리비 280g, 소금

<u>요리법</u>
1. 사골육수에 녹인 라드를 넣고 데운다.
2. 가리비를 넣고 육수가 끓으면 중불로 4분 정도 삶아준다. 원할 경우 가리비를 라드를 두른 프라이팬에 볶아 노릇노릇하게 만들 수도 있다.
3. 소금으로 간을 잘 맞추면 끝이다.

　1회 제공량당 영양 성분: 지방 63g, 단백질 52g, 총 탄수화물 0g, 섬유질 0g, 775칼로리, 지방 73%, 단백질 27%, 탄수화물 0%

∘ 단백질 계산하기: 가리비 28g = 단백질 5g

점심
식사

(마요네즈를 곁들인 새우볶음)

<u>2인분</u>　올리브유 2큰술, 껍질을 벗긴 새우 200g, 잘게 다진 브로콜리 2컵(170g), 얇게 썬 중간 크기 당근 3개(170g), 홈메이드 마요네즈 3큰술 (아래 레시피 참조), 중간 크기 애호박 1개(200g)(얇게 썰거나 갈아서 준비), 후추 ¼티스푼, 으깬 아보카도 1개, 큰 양상추 잎 4장, 레몬즙 2큰술, 소금 1티스푼

<u>요리법</u>
1. 프라이팬에 올리브유를 두르고 중불로 가열한다. 새우를 넣고 분홍색이 될 때까지 3~4분간 볶는다.
2. 브로콜리, 당근, 애호박, 소금, 후추를 추가한다. 뚜껑을 덮고 채소가 부드러워질 때까지 10분간 조리한다.
3. 마요네즈(아래 레시피 참조)를 만들어 으깬 아보카도와 섞는다.
4. 양상추 잎을 곁들인 볶음 요리에 마요네즈, 으깬 아보카도와 레몬즙을 얹어 마무리한다.

(홈메이드 마요네즈)

<u>1컵 정도</u>　마일드 올리브유(유기농) 1컵, 잘게 다진 마늘 ½쪽, 소금과 후추, 사과식초 2티스푼, 아주 신선한 달걀 1개

요리법

1. 올리브유 1큰술에 마늘을 부드러워질 때까지 볶고 충분히 식힌다.

2. 모든 재료를 입구가 좁은 병에 넣고 기름이 위로 올라오게 한다. 달걀은 냉장고에서 바로 꺼내서 사용한다.

3. 핸드 믹서기나 침지 믹서기를 병 안쪽 깊숙이 넣고 작동한다. 마요네즈가 유화되기 시작할 때까지 약 20초간 가만히 놓고 기다린다. 그런 다음 믹서기를 병에서 천천히 분리하고, 전체 혼합물이 걸쭉하고 크림 같은 질감이 될 때까지 몇 번 흔든다.

4. 냉장고에 최대 3일까지 보관할 수 있다.

   1회 제공량당 영양 성분: 지방 57g, 단백질 27g, 총 탄수화물 31g, 섬유질 12g, 700칼로리, 지방 74%, 단백질 16%, 탄수화물 10%

케토 식단으로 변형

∘ 브로콜리를 1컵만 넣고 당근은 생략해라.

∘ 마요네즈를 4큰술 사용해라.

∘ 아보카도는 ⅓개만 써라.

  1회 제공량당 영양 성분: 지방 59g, 단백질 25g, 총 탄수화물 13g, 섬유질 5g, 650칼로리, 지방 81%, 단백질 15%, 탄수화물 4%

∘ 단백질 계산하기: 새우 28g = 단백질 6g

오리기름에 졸인 새우(육식 식단)

1인분 사골육수 ½컵, 껍질을 벗긴 새우 140g, 오리기름 3큰술, 연어 85g(3조각으로 잘라서 준비)

요리법

1. 얕은 팬에 육수를 데운다.

2. 육수가 뜨거워지면 오리기름, 새우, 연어를 넣고 빠르게 끓인다.

3. 새우와 연어가 완전히 익을 때까지 중불로 끓인다. 맛을 보고 소금을
   적당히 첨가해라.

   1회 제공량당 영양 성분: 지방 50g, 단백질 50g, 총 탄수화물 0g,
   섬유질 0g, 640칼로리, 지방 70%, 단백질 30%, 탄수화물 0%

   ◦ 단백질 계산하기: 새우 28g = 단백질 6g, 연어 28g = 단백질 6g

$$\boxed{\text{딜(허브) 참치 샐러드}}$$

사전 준비

팔레오 식단으로 조리할 경우 고구마를, 케토 변형 식단일 경우 호박을
전날 밤에 미리 익히고 냉장고에 차갑게 보관한다.

<u>2인분</u>　⅓인치 크기로 깍둑썰기한 중간 크기 고구마 1개(약 200g), 올리
브유 6큰술, 잘게 찢은 중간 크기 상추 1개, 기름기가 없는 참치 통조림
200g(물기를 뺀 것), 케이퍼* 2큰술, 통조림에 든 아티초크 하트** 6개(물
기를 빼고 잘게 썬 것), 사과식초 2큰술, 홈메이드 마요네즈 2큰술(535쪽 참
고), 다진 딜 10줄기, 소금과 후추

요리법

1. 고구마에 올리브유 1큰술을 넣고 유산지 위에 올린다. 부드러워질 때
   까지 220℃에서 약 15분간 굽고 냉장고에 넣어 식힌다.
2. 그릇에 양상추, 차가운 고구마, 참치를 넣고 섞는다.
3. 그 위에 케이퍼와 다진 아티초크를 뿌린다.
4. 별도의 그릇에 식초, 마요네즈, 올리브유 5큰술을 넣고 딜, 소금, 후추

---

*　　케이퍼의 꽃봉오리를 이용해 만든 향신료로 겨자 같은 매운맛이 난다.

**　　아티초크의 심 부분을 말하며, 특유의 향기와 부드러운 식감 때문에 가장 맛있는 부위로
　　　일컬어진다.

로 간을 한 후 샐러드 위에 붓는다.

5. 가볍게 섞어서 먹는다.

　1회 제공량당 영양 성분: 지방 59g, 단백질 28g, 총 탄수화물 25g,
　섬유질 5g, 730칼로리, 지방 72%, 단백질 16%, 탄수화물 12%

케토 식단으로 변형

∘ 고구마를 대신 얇게 썰거나 깍둑썰기한 중간 크기 애호박(255g) 1개를
　사용한다. 올리브유 1큰술을 뿌리고 유산지에 올린 뒤 살짝 부드러워지
　도록 180℃에서 약 5분간 구운 후 식힌다. 아티초크 하트는 10개를 사
　용해라.

　1회 제공량당 영양 성분: 지방 59g, 단백질 29g, 총 탄수화물 9g,
　섬유질 3g, 670칼로리, 지방 79%, 단백질 17%, 탄수화물 4%

∘ 단백질 계산하기: 물기를 뺀 참치 통조림 28g = 단백질 7g

걸쭉한 육수를 곁들인 참치(육식 식단)

<u>1인분</u>　　사골육수 ¼컵, 골수(소고기 등) 56g, 기름기가 없는 참치 통조림
200g(물기를 뺀 것), 소금

<u>요리법</u>

1. 골수가 뼈에 붙어 있는 경우 센 불에서 10~15분 정도 구워 분리한 뒤
　골수를 퍼낸다.

2. 사골육수를 데우고 골수를 넣어 끓인다. 소금으로 적당히 간을 맞춘다.

3. 믹서기에 육수와 골수를 넣고 크림 같은 질감의 '소스'를 만든다. 소스
　의 진하기는 육수의 양으로 조절해라.

4. 참치를 넣고 5분 정도 더 가열해 마무리한다.

　1회 제공량당 영양 성분: 지방 54g, 단백질 59g, 총 탄수화물 0g,
　섬유질 0g, 740칼로리, 지방 69%, 단백질 31%, 탄수화물 0%

∘ 단백질 계산하기: 참치 통조림 28g = 단백질 7g

달걀 샐러드

사전 준비

전날 밤에 감자를 조리한 뒤 냉장고에 차갑게 보관한다.

<u>2인분</u> 아보카도유 1큰술, 아주 잘게 다진 작은 붉은 양파 1개, 달걀 6개, 홈메이드 마요네즈 4큰술(535쪽 참조), 잘게 다진 딜 10줄기, 잘게 다진 샐러리 2줄기, 껍질을 벗긴 삶은 감자 1컵(잘게 다져서 준비), 소금과 후추

<u>요리법</u>

1. 프라이팬에 아보카도유를 두르고 양파가 부드러워질 때까지 볶는다.
2. 달걀을 찬물이 담긴 큰 냄비에 넣고 6분간 끓인다. 조심스럽게 물기를 빼고 프라이팬째로 싱크대로 옮긴다.
3. 흐르는 찬물에 달걀을 1분간 식힌다. 그런 다음 다시 프라이팬에 넣고 찬물을 채워 충분히 식을 때까지 10분 정도 기다린다. 식은 달걀을 1인치 정도의 작은 조각으로 잘라 그릇에 넣는다.
4. 마요네즈와 딜을 섞은 뒤 달걀이 담긴 그릇에 넣는다. 샐러리, 감자, 붉은 양파를 넣고 부드럽게 섞는다. 소금과 후추로 간을 하면 끝난다.

   1회 제공량당 영양 성분: 지방 48g, 단백질 23g, 총 탄수화물 26g, 섬유질 3g, 620칼로리, 지방 70%, 단백질 15%, 탄수화물 15%

케토 식단으로 변형

∘ 감자를 얇게 썬 오이 ½컵으로 대체한다.

   1회 제공량당 영양 성분: 지방 48g, 단백질 21g, 총 탄수화물 8g, 섬유질 2g, 540칼로리, 지방 80%, 단백질 26%, 탄수화물 4%

∘ 단백질 계산하기: 달걀 1개 = 단백질 6g

샐러리 뿌리와 사과 샐러드를 곁들인 치킨 랩

사전 준비

이 식사를 위해 3일차의 구운 닭고기 요리에서 닭다리살을 따로 빼둬라. 샐러리 뿌리는 미리 익힌 뒤 차갑게 보관한다.

<u>2인분</u>　오리기름 1큰술, 생 시금치 1컵, 익힌 닭다리살 2개(뼈를 제거하고 잘게 썬다), 아이스버그 양상추 큰 잎 6~8개, 얇게 썬 오이 1컵

요리법

1. 프라이팬에 오리기름을 두르고 시금치와 썰어둔 닭고기를 넣고 볶는다. 닭고기가 약간 따뜻해질 때까지 1~2분 동안 볶는다(너무 뜨거우면 양상추가 눅눅해질 수 있다).
2. 볶은 재료들을 양상추 잎 위에 놓는다.
3. 얇게 썬 오이를 얹고 쌈을 싸서 맛있게 먹는다.
4. 샐러리 뿌리와 사과 샐러드를 곁들인다(아래 레시피 참조).

샐러리 뿌리와 사과 샐러드

<u>2인분</u>　껍질을 벗기고 ½인치 크기로 깍둑썰기한 샐러리 뿌리 1컵, 올리브유 5큰술, 잘게 다진 신선한 파슬리 15줄기, 레몬즙 3큰술, 소금과 후추, 작은 사과 1개(반으로 잘라 얇게 썬다)

요리법

1. 샐러리 뿌리에 올리브유 1큰술을 넣고 버무린 후 유산지 위에 올려 굽는다. 부드러워질 때까지 220°C에서 10~15분 동안 구운 뒤 냉장고에 넣어 식힌다.
2. 올리브유 4큰술, 파슬리, 레몬즙을 섞는다.
3. 소금과 후추로 간을 하고 사과와 샐러리 뿌리를 함께 버무린다.

1회 제공량당 영양 성분: 지방 58g, 단백질 32g, 총 탄수화물 17g, 섬유질 4g, 700칼로리, 지방 74%, 단백질 18%, 탄수화물 8%

케토 식단으로 변형: 아티초크 타프나드*를 곁들인 치킨 랩

∘ 샐러리 뿌리와 사과 샐러드를 아티초크 타프나드로 대체한다. 닭고기와 시금치가 거의 다 익었을 때 타프나드를 추가하면 된다.

아티초크 타프나드

<u>2인분</u> 올리브유 3큰술, 레몬즙 1큰술, 칼라마타 올리브 4개, 병이나 캔에 담긴 잘게 썬 아티초크 하트 3개, 프로방스 허브** 2티스푼

<u>요리법</u>

1. 모든 재료가 부드러워질 때까지 섞고(이렇게 적은 양을 섞을 때는 침지 믹서기가 가장 좋다) 필요한 경우 소금을 추가한다.

1회 제공량당 영양 성분: 지방 56g, 단백질 31g, 총 탄수화물 10g, 섬유질 5g, 650칼로리, 지방 77%, 단백질 19%, 탄수화물 4%

육식 식단으로 변형: 잘게 썬 닭고기

<u>1인분</u> 오리기름 3큰술, 뼈 없는 닭다리살 2개, 소금

<u>요리법</u>

1. 프라이팬에 오리기름을 데운다. 포크나 손을 사용해 뼈에 남은 닭고기를 잘게 찢어준다. 이렇게 하면 지방이 고기에 흡수되기가 더 쉬워진다.
2. 고기를 몇 분간 저으면서 다시 데우고, 소금으로 간을 해 마무리한다.

*   타프나드는 블랙 올리브, 케이퍼, 앤초비 혹은 참치에 올리브유를 넣고 갈아 만든 페이스트를 말한다.
**   바질, 마조람, 로즈마리, 백리향, 오레가노 등을 혼합해 만든 프랑스 프로방스 지역의 향신료.

1회 제공량당 영양 성분: 지방 60g, 단백질 53g, 총 탄수화물 0g, 섬유질 0g, 760칼로리, 지방 72%, 단백질 28%, 탄수화물 0%

$$\boxed{\text{새콤한 샤르물라를 곁들인 허브 피자}}$$

<u>2인분</u>   다진 양고기 255g, 다진 마늘 2쪽, 잘게 다진 신선한 로즈마리 2줄기, 소금과 후추, 작은 고구마 1개(113g), 라드 2큰술, 얇게 썬 버섯 1컵 (85g), 얇게 썬 작은 양파 1개(113g), 샤르물라 1인분(아래 레시피 참조)

<u>요리법</u>
1. 오븐을 175°C로 예열한다.
2. 다진 양고기를 마늘, 로즈마리, 소금, 후추와 함께 잘 섞는다.
3. 섞은 재료를 유산지를 깐 베이킹 팬 위에 올리고 손으로 최대한 얇게 누른다.
4. 살짝 갈색이 될 때까지 10분 정도 굽는다.
5. 고구마를 감자칼로 길게 썬다. 그냥 잘게 다지는 것도 괜찮다.
6. 프라이팬에 라드를 데우고 양파, 고구마, 버섯을 원하는 정도로 볶아 준다. 소금과 후추로 간을 한다.
7. 고기가 다 익으면 그 위에 샤르물라 1인분을 뿌리고 채소를 얹는다.

$$\boxed{\text{샤르물라}}$$

◦ 이 소스는 다양한 요리에 풍미와 영양분을 추가해준다. 이 레시피는 아주 유연하기 때문에 각자가 원하는 '최적의 지점'을 찾을 때까지 적당히 조정하고 수정하면 된다. 맛이 제대로 들려면 만든 후 시간이 다소 흐른 뒤에 사용하는 것이 좋다. 1인분에 200칼로리이며, 순 탄수화물은 1g에 불과하고 건강한 지방은 21g이나 들어 있다.

4인분(위의 레시피에는 1인분만 필요하다. 나머지는 냉장고나 냉동고에 보관해라.) 잘게 다진 마늘 2쪽, 올리브유 6큰술, 잘게 다진 신선한 고수 잎 ½묶음(28g), 신선한 파슬리 ½묶음(28g, 잔가지 20개 정도), 신선한 민트 ¼묶음(28g), 레몬즙 1큰술, 레몬 껍질 1큰술, 소금과 후추

요리법

1. 올리브유 1티스푼에 마늘을 부드러워질 때까지 볶고 충분히 식힌다. 모든 재료를 믹서기에 넣고 퓨레로 만든다. 다소 묽어 보일 수 있지만 냉장고에 몇 분 넣어두면 단단한 반죽이 된다(원하는 정도에 따라 조절해라).

   1회 제공량당 영양 성분: 지방 53g, 단백질 27g, 총 탄수화물 21g, 섬유질 5g, 660칼로리, 지방 72%, 단백질 17%, 탄수화물 11%

케토 식단으로 변형

∘ 버섯의 양을 2컵으로 늘린다.
∘ 양파 대신 잘게 다진 아티초크 8개를 사용한다.
∘ 고구마는 생략한다.

   1회 제공량당 영양 성분: 지방 53g, 단백질 26g, 총 탄수화물 7g, 섬유질 3g, 600칼로리, 지방 80%, 단백질 18%, 탄수화물 2%

빠르게 익힌 양고기 볶음(육식 식단)

1인분   우지나 양지 2큰술, 사골육수 28g, 양고기 엉덩이살 스테이크 280g(결 방향으로 ½인치 조각으로 자른), 소금과 후추

요리법

1. 프라이팬에 우지나 양지를 녹인 후 사골육수를 살짝 넣는다.
2. 육수가 끓으면 양고기를 넣고 입맛에 맞게 익을 때까지 2~3분간 볶는

다. 간을 해서 마무리한다.

1회 제공량당 영양 성분: 지방 58g, 단백질 58g, 총 탄수화물 0g,
섬유질 0g, 750칼로리, 지방 72%, 단백질 28%, 탄수화물 0%

∘ 단백질 계산하기: 양고기 엉덩이살 85g = 17g

(연어 채소 크림 수프)

사전 준비

5일차 저녁 식사 때 연어 한 꾸러미를 추가로 준비해둬라.

<u>2인분</u> 라드 4큰술, 녹색 부분을 포함해 잘게 다진 작은 리크 1개(85g),
다진 브로콜리 1컵(85g), 다진 중간 크기 파스닙 1개(170g), 다진 작은 애
호박 2개(226g), 사골육수 2컵, 소금 2티스푼, 간 후추 ½티스푼, 미리 익혀
둔 중간 크기 연어 필레 2개, 잘게 다진 신선한 고수 잎 10개

요리법

1. 라드를 중불로 가열하고 리크가 부드러워질 때까지 약 3분간 볶는다.
2. 나머지 채소와 사골육수를 넣고 소금과 후추로 간을 맞춘다.
3. 팔팔 끓으면 바로 불을 줄이고 약하게 15분 동안 끓인다. 푸드프로세
   서로 옮겨 잘 섞은 후 프라이팬에 다시 넣는다.
4. 연어를 잘게 썰어 수프에 넣는다. 완전히 가열될 때까지 5분간 더 조
   리한 후 고수로 장식해 마무리한다. 아주 걸쭉한 질감을 선호한다면
   푸드프로세서에 수프를 넣기 전에 연어를 추가해도 된다.

1회 제공량당 영양 성분: 지방 45g, 단백질 32g, 총 탄수화물 29g,
섬유질 9g, 630칼로리, 지방 63%, 단백질 22%, 탄수화물 15%

케토 식단으로 변형

∘ 파스닙 대신 샐러리 줄기 3개를 사용해라.

1회 제공량당 영양 성분: 지방 44g, 단백질 32g, 총 탄수화물 14g, 섬유질 5g, 560칼로리, 지방 71%, 단백질 23%, 탄수화물 6%

(꽃등심 스테이크)

<u>1인분</u>   꽃등심 1개, 대략 1인치의 두께로 준비(약 280g), 우지나 양지 2큰술, 소금 1~2티스푼

<u>요리법</u>

1. 고기를 실온에 꺼낸다(고기 상태는 이때부터 변하기 시작한다).

2. 두드려서 물기를 제거한 뒤 1큰술의 우지나 양지와 소금으로 넉넉히 문지른다. 이렇게 하면 우리가 원하는 놀라운 바삭한 표면이 형성된다. 고기를 밤새 재워놔도 좋다.

3. 남은 기름을 깊은 프라이팬에 넣고 연기가 올라오면 스테이크를 넣는다. 기름이 튀는 것을 피하려면 잠시 뒤로 물러나 있어라.

4. 미디엄 레어 스테이크를 원할 경우 12분 정도 구우면 좋다. 5~6분쯤 되었을 때 한 번 뒤집어준다. 고기 온도계(자세한 내용은 다음 페이지 참조)를 사용하면 원하는 식감으로 스테이크를 요리할 수 있다. 스테이크 측면에 구멍을 뚫고 온도를 모니터링해라.

5. 고기 온도계를 사용할 경우 원하는 온도에 도달하기 전에 스테이크를 스토브에서 꺼낸다. 꺼낸 뒤에도 온도가 계속 올라가기 때문이다.

6. 꺼낸 스테이크는 5분간 휴지시킨 후 유산지로 살짝 덮는다. 이렇게 하면 육즙이 고기에 다시 흡수된다. 이는 모든 단백질 요리의 '필수 단계'라고 할 수 있다.

1회 제공량당 영양 성분: 지방 75g, 단백질 50g, 총 탄수화물 0g, 섬유질 0g, 875칼로리, 지방 77%, 단백질 23%, 탄수화물 0%

○ 온도 지침(출처: https://steakschool.com/learn/steak-temp-chart/)

익힘 정도	스토브에서 꺼냈을 때	휴지시킨 후
레어	47°C	48°C
미디움 레어	51°C	54°C
미디움	57°C	60°C
미디움 웰던	61°C	65°C

연어를 채운 양송이

사전 준비

전날 밤에 고구마를 미리 익혀둬라.

<u>2인분</u>　오리기름 2큰술, 다진 마늘 2쪽, 양송이버섯 340g(큰 것 4개 또는 작은 것 6개), 물기를 뺀 붉은 자연산 연어 1캔(170g), 작은 고구마 1개(113g, 익히고 두껍게 썰어서 준비), 홈메이드 마요네즈 4큰술(535쪽 참조), 소금과 후추, 다진 신선한 딜 4줄기

요리법

1. 프라이팬에 오리기름을 두르고 중불로 가열한 후 마늘과 버섯을 윗면이 아래로 향하게 넣는다. 마늘과 버섯이 타거나 팬 바닥에 달라붙지 않도록 가끔 저어주면서 뚜껑을 덮고 5분간 천천히 조리한다.
2. 버섯을 뒤집어 5분간 더 조리한다.
3. 핸드 믹서기나 푸드프로세서로 연어를 갈아준다. 뼈가 없는지 확인하고 고구마를 넣고 잘 섞는다.
4. 연어와 고구마 혼합물에 마요네즈를 넣고 섞어준다. 입맛에 맞게 소금과 후추로 간을 한다.
5. 버섯을 뒤집어 연어 믹스로 속을 채우고 뚜껑을 덮은 팬에 5~10분 더 방치해 전체적으로 데운다. 더 뜨겁게 먹고 싶으면 오븐에 데워도 좋다.

6. 다진 딜을 뿌려 색을 내 마무리한다.

> 1회 제공량당 영양 성분: 지방 55g, 단백질 31g, 총 탄수화물 18g, 섬유질 2g, 680칼로리, 지방 72%, 단백질 18%, 탄수화물 10%

케토 식단으로 변형

◦ 고구마 대신 아보카도 ½개(75g)를 사용해라.

> 1회 제공량당 영양 성분: 지방 60g, 단백질 31g, 총 탄수화물 12g, 섬유질 3g, 690칼로리, 지방 78%, 단백질 18%, 탄수화물 4%

◦ 단백질 계산하기: 자연산 연어 통조림 28g = 단백질 6g

연어 머핀(육식 식단)

<u>1인분</u>　오리기름 4큰술, 소금물에 담그고 물기를 뺀 자연산 연어 1캔 (170g), 소금 1티스푼

요리법

1. 오븐을 160°C로 예열한다.
2. 모든 재료를 믹서기에 넣고 부드러워질 때까지 섞는다.
3. 섞은 재료를 실리콘 머핀 팬에 넣고 너무 마르지 않도록 최대 20분간 굽는다.
4. 입맛에 맞게 소금으로 간을 하면 끝이다.

> 1회 제공량당 영양 성분: 지방 63g, 단백질 60g, 총 탄수화물 0g, 섬유질 0g, 800칼로리, 지방 71%, 단백질 29%, 탄수화물 0%

◦ 단백질 계산하기: 자연산 연어 통조림 28g = 단백질 6g

저녁
식사

올리브와 다채로운 채소가 들어간 레몬 치킨

<u>4인분</u>　뼈 없는 닭다리살 8개(껍질 포함 각 85g 정도, 소금과 후추로 잘 양념한다), 오리기름 2큰술, 얇게 썰거나 다진 중간 크기 양파 2개, 소금 1티스푼, 간 후추 ¼티스푼, 사프란 한 꼬집(선택 사항), 사골육수 ½컵, 씨를 제거한 올리브 ¾컵, 껍질을 벗기고 얇게 썬 레몬 2개, 다진 신선한 파슬리, 다진 신선한 고수

<u>요리법</u>

1. 오븐을 175°C로 예열한다.
2. 스토브와 오븐에서 모두 사용 가능한 뚜껑이 있는 냄비를 사용한다. 적당히 센 불에 오리기름을 넣고 갈색 닭 껍질이 아래로 향하게 구운 뒤 팬에서 꺼내어 따로 보관한다.
3. 중불로 줄이고 양파를 넣어 5분간 뚜껑을 덮은 상태로 둔다.
4. 소금, 후추, 사프란을 넣고 잘 저어준 후 닭고기를 다시 냄비에 넣는다. 육수, 올리브, 레몬도 추가한다. 팔팔 끓인 후 뚜껑을 덮고 오븐에서 40분간 더 굽는다.
5. 곁들여 먹을 샐러드와 드레싱을 준비한다(아래 레시피 참고).
6. 닭고기가 익으면 뚜껑을 열고 파슬리와 고수를 넣고 볶는다. 소스를 닭고기 위에 얹어 마무리한다.

잘게 다진 마늘 1쪽, 엑스트라버진 올리브유 4큰술, 사과식초 2큰술, 신선한 레몬즙 1큰술, 소금 ¼티스푼, 후추 한 꼬집, 신선하거나 건조한 백리향 2티스푼, 씻어서 잘게 찢은 버터헤드 양상추 1개, 갈아서 조리한 비트 ½컵, 석류 1개(석류알만)

요리법

1. 올리브유 1큰술에 마늘을 부드러워질 때까지 볶은 뒤 충분히 식힌다.
2. 남은 올리브유, 사과식초, 레몬즙, 마늘, 소금, 후추, 백리향을 믹서기에 넣고 부드러운 드레싱을 만든다.
3. 큰 그릇에 양상추와 비트를 가볍게 버무린다.
4. 채소 위에 드레싱을 붓고 잘 버무린 후 석류알을 얹어 마무리한다.

   1회 제공량당 영양 성분: 지방 50g, 단백질 26g, 총 탄수화물 23g, 섬유질 6g, 620칼로리, 지방 72%, 단백질 17%, 탄수화물 11%

케토 식단으로 변형

- 샐러드만 해당. 닭고기는 앞의 레시피대로 요리한다.
- 비트 뿌리와 석류는 생략한다.
- 얇게 썰거나 깍둑썰기한 중간 크기 오이 ½개를 추가한다.
- 깍둑썰기한 아보카도 ½개도 추가한다.

  1회 제공량당 영양 성분: 지방 52g, 단백질 25g, 총 탄수화물 13g, 섬유질 5g, 600칼로리, 지방 78%, 단백질 17%, 탄수화물 5%

- 단백질 계산하기: 뼈 없는 닭다리살 28g = 단백질 8g

닭다리살(육식 식단)

1인분　오리기름 1큰술, 뼈 없는 닭다리살 4개(각 85g 정도), 사골육수 ½컵, 소금과 후추

요리법

1. 오븐을 175°C로 예열한다.
2. 스토브와 오븐에서 모두 사용 가능한 뚜껑이 있는 냄비를 사용한다. 닭다리살을 껍질 부분이 아래로 향하게 해 오리기름과 함께 중불로 굽는다.
3. 육수를 넣고 팔팔 끓으면 오븐으로 옮겨 뚜껑을 덮고 40분간 굽는다.
   1회 제공량당 영양 성분: 지방 69g, 단백질 51g, 총 탄수화물 0g, 섬유질 0g, 840칼로리, 지방 75%, 단백질 25%, 탄수화물 0%
   ◦ 단백질 계산하기: 뼈 없는 닭다리살 28g = 단백질 8g

(양고기 어깨살 압력 요리)

4인분   굵은 소금 4티스푼, 다진 마늘 2쪽, 간 후추 ½티스푼, 라드 ¾컵, 양고기 어깨살 450g(1인치로 깍둑썰기해 준비), 얇게 썬 작은 붉은 양파 1개, 신선한 로즈마리 2큰술, 말린 세이지 또는 오레가노 2큰술, 말린 백리향 2티스푼, 유기농 사골육수 2컵, 잘게 다진 호박 2컵, 중간 크기 흰 감자 2개(425g, 껍질을 벗기고 4등분해 준비), 반으로 자른 버섯 2컵(170g)
◦ 호박이 제철이 아닐 경우 샐러리 뿌리, 애호박, 또는 탄수화물 함량이 비슷한 다른 종류의 호박으로 대체해도 된다.

요리법

1. 조리 시작 1시간 전에 천일염, 마늘, 후추를 고기에 잘 문지른다.
2. 압력솥을 '볶음' 기능으로 가열하고 라드 3~4큰술을 녹인다(압력솥에 이 기능이 없는 경우 프라이팬을 이용한다).
3. 잘게 자른 양고기를 갈색으로 변할 때까지 5분 정도 굽고, 양파와 허브를 넣고 1분 더 볶아준다.
4. 사골육수 1컵을 부어 냄비 바닥에 들러붙은 것들을 불린다. 호박과 감자를 넣고 5분간 끓인다(5단계가 끝날 때까지).

5. 믹서기에 육수, 버섯, 남은 라드를 넣고 부드러운 소스로 변할 때까지 갈아준 후 압력솥에 넣는다.

6. 압력솥 사용법에 따라 완전히 밀봉하고 압력을 가해 25분간 조리한다. 고기를 더 맛있고 부드럽게 만들고 싶다면 저온조리기*에서 8시간 동안 조리해도 좋다.

   1회 제공량당 영양 성분: 지방 59g, 단백질 28g, 총 탄수화물 26g, 섬유질 4g, 740칼로리, 지방 72%, 단백질 15%, 탄수화물 13%

케토 식단으로 변형

◦ 감자는 생략한다.

   1회 제공량당 영양 성분: 지방 59g, 단백질 26g, 총 탄수화물 8g, 섬유질 2g, 660칼로리, 지방 81%, 단백질 16%, 탄수화물 3%

육식 식단으로 변형

2인분 굵은 소금 8티스푼, 라드 4큰술, 양고기 어깨살 450g(1인치로 깍둑 썰기해 준비), 사골육수 2컵

요리법

1. 고기에 굵은 소금을 듬뿍 발라준다.
2. 압력솥을 '볶음' 기능으로 가열하고 라드를 녹인다(압력솥에 이 기능이 없는 경우 프라이팬을 이용한다).
3. 잘게 자른 양고기를 5분 정도 굽는다.
4. 사골육수를 부어 냄비 바닥에 들러붙은 것들을 불린다.
5. 압력솥 사용법에 따라 완전히 밀봉하고 압력을 가해 25분간 조리한다. 고기를 더 맛있고 부드럽게 만들고 싶다면 저온조리기에서 8시간 동안 조리해도 좋다.

---

*   스튜 같은 음식을 아주 천천히 요리하는 전기냄비.

6. 육수와 고기를 그릇에 담아 마무리한다.

∘ 앞서 소개한 식사 계획을 따르고 있다면 3일차 점심을 위해 1회분 분량을 남겨둬라.

  1회 제공량당 영양 성분: 지방 66g, 단백질 48g, 총 탄수화물 0g, 섬유질 0g, 790칼로리, 지방 76%, 단백질 24%, 탄수화물 0%

∘ 단백질 계산하기: 양고기 어깨살 28g = 단백질 5g

구운 닭고기

4인분(그리고 다음 끼니를 위한 여분) 잘게 다진 중간 크기 당근 4개(226g), 4등분한 큰 양파 1개(255g), 두껍게 썬 돼지감자 2컵, 생 마늘 4쪽, 신선한 백리향 10개, 말린 로즈마리 1큰술, 닭 1마리(1.8kg), 반으로 자른 레몬 1개, 소금 1티스푼(입맛에 맞게 더 추가), 간 후추 ½티스푼, 레드와인 식초 1큰술, 사골육수 ½컵

요리법

1. 오븐을 190℃로 예열한다.
2. 로스팅 팬 중앙에 당근, 양파, 돼지감자, 마늘, 허브를 넣는다. 닭고기의 가슴 부분이 아래로 향하도록 채소 위에 올려놓고, 레몬을 닭고기 위에 짜낸 다음 레몬 반쪽을 닭 속에 넣는다. 소금과 후추로 간을 맞춘다.
3. 팬을 유산지나 알루미늄 호일로 덮고 30분간 구운 다음 호일을 제거하고 오븐 온도를 175℃로 낮춘다.
4. 닭고기를 가볍게 뒤집어 레드 와인 식초를 뿌린 후 사골육수를 닭고기와 채소 위에 부어준다. 다시 간을 맞추고 40분간 더 조리한다.
5. 채소가 타지 않도록 주의한다(조금 일찍 꺼내 뚜껑을 덮은 팬에 담아 따뜻하게 보관해도 된다).
6. 오븐을 끄고 문을 연 후 유산지나 알루미늄 호일을 씌워 닭을 10분간 휴지시킨다. 다리 부위는 이리저리 자유롭게 움직여야 하며, 다리와

가슴 사이를 자르면 맑은 육즙이 흘러나와야 한다.

7. 다리 2개는(껍질 포함) 4일차 점심으로 남겨둔다. 닭가슴살과 날개를 떼어낸 후 나머지 고기(껍질 포함)에서 뼈를 발라내 이번 식사로 먹는다.

8. 닭고기와 채소에 팬에서 꺼낸 닭고기 기름과 약간의 국물을 곁들여 먹는다.

   1회 제공량당 영양 성분: 지방 49g, 단백질 37g, 총 탄수화물 29g, 섬유질 5g, 700칼로리, 지방 63, 단백질 21%, 탄수화물 16%

케토 식단으로 변형

∘ 양파 대신 다진 대파 2개(56g)를 사용한다.

∘ 돼지감자는 반으로 자른 회향 구근 2개(450g)로 대신한다.

   1회 제공량당 영양 성분: 지방 46g, 단백질 32g, 총 탄수화물 17g, 섬유질 7g, 610칼로리, 지방 68%, 단백질 21%, 탄수화물 11%

∘ 단백질 계산하기: 뼈 없는 닭다리살 1개(85g) = 단백질 20g, 닭가슴살 1개(140g) = 단백질 42g, 닭날개 1개(56g) = 단백질 14g

육식 식단으로 변형

<u>4인분</u>(그리고 다음 끼니를 위한 여분)   닭 1마리(1.8kg), 소금, 사골육수 ½컵

요리법

1. 오븐을 190℃로 예열한다.

2. 닭고기의 가슴 부분이 아래로 향하도록 조리용 트레이에 넣는다. 소금으로 넉넉히 간을 한다.

3. 트레이를 유산지나 알루미늄 호일로 덮고 약 30분간 굽는다. 그다음 호일을 제거하고 온도를 175℃로 낮춘다.

4. 조리용 트레이를 살짝 기울여 빠져나온 닭고기 기름을 유리병에 담는다. 닭고기를 뒤집고 사골육수를 그 주변에 부어준다. 다시 간을 맞추고 40분간 더 조리한다.

5. 오븐을 끄고 문을 연 후 유산지나 알루미늄 호일을 씌워 닭을 10분간 휴지시킨다. 다리 부위는 이리저리 자유롭게 움직여야 하며, 다리와 가슴 사이를 자르면 맑은 육즙이 흘러나와야 한다.
6. 다리 2개는(껍질 포함) 4일차 점심으로 남겨둔다. 닭가슴살과 날개를 떼어낸 후 나머지 고기(껍질 포함)에서 뼈를 발라내 이번 식사로 먹는다.
7. 날개 한쪽과 닭가슴살 대략 110g을 잘 잘라 병에 담가놓았던 닭고기 기름과 함께 국물에 담아낸다.

    1회 제공량당 영양 성분: 지방 56g, 단백질 52g, 총 탄수화물 0g, 섬유질 0g, 710칼로리, 지방 70%, 단백질 30%, 탄수화물 0%

(볼로네제 스파게티)

4인분　올리브유 4큰술, 다진 양고기 450g, 잘게 다진 중간 크기 붉은 양파 1개(200g), 다진 마늘 2쪽, 다진 샐러리 줄기 2개, 잘게 간 중간 크기 당근 5개(280g), 말린 로즈마리 1티스푼, 말린 백리향 1티스푼, 말린 오레가노 1티스푼, 소금과 후추, 반으로 자른 버섯 2컵(170g), 잘게 다진 작은 비트 1개(85g), 사골육수 1컵

요리법

1. 큰 프라이팬에 올리브유를 두르고 센 불로 가열한다. 뜨거워지면 양고기를 넣고 센 불에서 2~3분간 볶는다.
2. 중불로 줄이고 양파, 마늘, 샐러리, 당근, 허브, 소금, 후추를 추가한 뒤 팬을 덮는다.
3. 버섯, 비트, 사골육수를 푸드프로세서에 넣어 부드러워질 때까지 조리한 후 다진 양고기에 넣고 잘 섞는다.
4. 볼로네제 소스를 중불로 15~20분간 더 끓인다. 소금과 후추로 맛을 내 면과 함께 먹는다(아래 레시피 참조).

볼로네제 면

<u>4인분</u>　중간 크기 애호박 4개(680g), 신선한 레몬즙 1큰술, 우지나 양지 2큰술, 소금과 후추

<u>요리법</u>

1. 채소 제면기*를 사용해 호박을 길게 자른다. 제면기가 없으면 감자칼을 사용해도 된다.
2. 큰 냄비에 우지나 양지를 살짝 데운 후 애호박면을 넣고 중불에서 10분 정도 볶는다. 면 위에 레몬즙을 짜내고 입맛에 맞게 양념한 후 볼로네제 소스와 함께 먹는다.

   1회 제공량당 영양 성분: 지방 62g, 단백질 28g, 총 탄수화물 21g, 섬유질 8g, 730칼로리, 지방 76%, 단백질 16%, 탄수화물 8%

케토 식단으로 변형

◦ 볼로네제 소스에 당근을 2개만 넣어라.
◦ 면으로 쓸 호박을 중간 크기로 줄인다.

   1회 제공량당 영양 성분: 지방 61g, 단백질 26g, 총 탄수화물 14g, 섬유질 5g, 690칼로리, 지방 79%, 단백질 15%, 탄수화물 6%

◦ 단백질 계산하기: 다진 양고기 28g = 단백질 5g

소고기와 양고기를 넣은 버거(육식 식단)

◦ 이 버거는 소고기와 양고기 중 하나를 사용하거나 두 가지를 혼합해 더 풍부한 맛을 낼 수 있다. 두 고기를 모두 사용할 경우 우지나 양지의 양을 2배로 늘리고 2인분으로 요리한다.

---

*　　채소를 국수처럼 가늘고 길게 써는 기구.

<u>1인분</u>(패티 2개)   다진 소고기 280g(지방은 20% 정도) 또는 다진 양고기 255g(지방 15%), 코셔 소금,* 우지나 양지 1큰술

요리법
1. 고기를 조심스럽게 패티 형태로 만든다. 고기가 너무 많이 들어가면 버거가 질겨질 수 있으니 주의해라. 소금으로 넉넉히 간을 한다.
2. 무쇠 팬에 연기가 나기 시작할 때까지 센 불로 가열한 후 우지나 양지와 패티를 넣는다. 중불로 줄이고 패티가 바삭해질 때까지 기다린다(약 3분). 반대로 뒤집은 뒤 원하는 정도까지 구워 마무리한다(온도 지침은 546쪽 참조).

   1회 제공량당 영양 성분: 지방 69g, 단백질 49g, 총 탄수화물 0g, 섬유질 0g, 820칼로리, 지방 76%, 단백질 24%, 탄수화물 0%
   ◦ 단백질 계산하기: 다진 소고기 또는 양고기 28g = 단백질 5g

$$\boxed{\text{촉촉한 연어말이}}$$

<u>4인분</u>   작은 콜리플라워 ½개(280g), 작은 고구마 4개, 생 마늘 1쪽, 오리 기름 ½컵, 껍질이 있는 중간 크기 연어 필레 4개(각 140g), 신선한 바질 잎 8개, 신선한 고수 가지 12개, 4등분한 라임 1개, 라임즙 2큰술, 올리브유 4큰술, 소금 2티스푼(입맛에 따라 추가해도 좋다), 간 후추 ½티스푼

요리법
1. 오븐을 190°C로 예열한다.
2. 콜리플라워와 고구마를 잘게 썬다. 마늘과 함께 베이킹 판에 올리고 소금과 후추로 넉넉하게 간을 한 다음 오리기름으로 덮는다. 가끔씩 저어주면서 20분간 굽는다.

---

*   요오드 같은 첨가물을 넣지 않은 거친 소금.

4부 희망은 식단에

3. 연어 필레를 큰 직사각형의 유산지 위에 올린다. 이때 연어 조각은 접을 수 있을 정도로 길고 얇아야 한다. 바질 잎 2개, 고수 가지 3개, 라임 한 조각으로 각 필레를 채운다.
4. 연어 필레에 약간의 라임즙과 올리브유 1큰술을 뿌리고 소금과 후추로 간을 맞춘다. 필요한 경우 유산지에 싸서 끈으로 느슨하게 묶는다.
5. 베이킹 판에 연어말이를 넣고 물 3~4큰술을 뿌린 후 10~15분 동안 굽는다. 가운데 부분이 '레어'로 조리되길 바란다면 10분 정도 굽고, 완전히 익히고 싶으면 15~20분 동안 구워라. 어느 쪽이든 부드럽고 촉촉할 것이다.
6. 구운 채소를 곁들여 먹는다.

1회 제공량당 영양 성분: 지방 49g, 단백질 34g, 총 탄수화물 22g, 섬유질 4g, 650칼로리, 지방 67%, 단백질 21%, 탄수화물 12%

케토 식단으로 변형

◦ 작은 콜리플라워 1개를 전부 사용한다(560g).
◦ 고구마 대신 버섯 3컵을 사용한다.

1회 제공량당 영양 성분: 지방 49g, 단백질 36g, 총 탄수화물 10g, 섬유질 4g, 610칼로리, 지방 72%, 단백질 24%, 탄수화물 4%

◦ 단백질 계산하기: 연어 필레 28g = 단백질 6g

육식 식단으로 변형

1인분 껍질이 있는 중간 크기 연어 필레 2개(각 140g), 오리기름 2큰술, 소금 1티스푼

요리법
1. 오븐을 190°C로 예열한다.
2. 연어 필레를 큰 직사각형의 유산지 위에 올린다. 이때 연어 조각은 접을 수 있을 정도로 길고 얇아야 한다.

3. 오리기름과 소금을 섞는다. 오리기름이 너무 굳으면 팬에 넣어 살짝 녹여준다.
4. 각 필레에 기름을 고르게 펴 바른다. 필요한 경우 유산지에 싸서 끈으로 느슨하게 묶는다.
5. 베이킹 판에 연어말이를 넣고 물 3~4큰술을 뿌린 후 10~15분 동안 구우면 끝이다.

   1회 제공량당 영양 성분: 지방 61g, 단백질 58g, 총 탄수화물 0g, 섬유질 0g, 770칼로리, 지방 70%, 단백질 30%, 탄수화물 0%

구운 삼겹살과 채소 볶음

◦ 삼겹살은 지방이 가장 많은 부위 중 하나이며 단백질 함량은 매우 낮다. 껍질이 없는 삼겹살을 사용하면 지방과 단백질 양을 조정할 수 있다(아래 단백질 계산 참조).

<u>4인분</u> 레몬 제스트* 4개, 다진 마늘 5쪽, 잘게 다진 신선한 파슬리 한 줌, 생 삼겹살 560g, 소금과 후추, 잘게 다진 작은 붉은 양파 1개(56g), 잘게 찢은 배추 5컵(425g), 1cm 크기로 깍둑썰기한 큰 고구마 1개(280g), 잘게 다진 신선한 쪽파 1큰술, 말린 백리향 1큰술

<u>요리법</u>
1. 오븐을 230°C로 예열한다.
2. 레몬 제스트, 마늘 4쪽, 파슬리를 섞어 그레몰라타**를 만든다. 삼겹살에 소금과 후추로 밑간을 한 후 그 위에 그레몰라타를 올린다. 삼겹살을

---

*　　시트러스 계열 과일의 껍질을 갈아서 가루처럼 만든 것. 주로 향을 첨가하는 용도로 쓰인다.

**　　레몬 제스트, 마늘, 파슬리를 섞어 만드는 이탈리아의 전통 양념.

롤케이크처럼 말아 가운데와 양쪽 끝을 끈으로 단단히 묶어 고정한다.

3. 45분 동안 구운 다음 불을 135℃로 낮추고 2시간 더 굽는다.

4. 3단계가 끝나기 40분 전에 프라이팬에 돼지고기 지방을 조금 넣고 양파와 남은 마늘 한 쪽을 살짝 볶는다. 양배추와 고구마도 추가해 잘 섞은 후 뚜껑을 덮고 약불에서 30분간 조리한다. 중간중간 저어주는 것이 좋다.

5. 소금, 후추로 간을 하고 마지막에 허브를 뿌리면 끝이다.

1회 제공량당 영양 성분: 지방 79g, 단백질 17g, 총 탄수화물 20g, 섬유질 4g, 850칼로리, 지방 83%, 단백질 8%, 탄수화물 9%

케토 식단으로 변형

◦ 잘게 썬 양배추 2컵을 추가한다(총 7컵).

◦ 고구마는 생략한다.

1회 제공량당 영양 성분: 지방 74g, 단백질 16g, 총 탄수화물 7g, 섬유질 3g, 790칼로리, 지방 89%, 단백질 8%, 탄수화물 3%

◦ 단백질 계산하기: 삼겹살 28g = 단백질 3g(지방 15g), 껍질 없는 삼겹살 85g = 단백질 6g(지방 3g)

바삭바삭하게 구운 삼겹살(육식 식단)

사전 준비

키친타월을 이용해 삼겹살의 물기를 제거하고 날카로운 칼로 칼집을 낸다. 뚜껑을 덮지 않은 채로 밤새 냉장고에 보관해 건조시켜라.

4~5인분 삼겹살 560g, 사골육수 ½컵, 소금 2티스푼

요리법

1. 오븐을 250℃로 예열한다.

2. 삼겹살에 소금을 넉넉히 뿌려 잘 묻힌다.

3. 껍질 부분을 위로 향하게 로스팅 팬에 넣는다. 40~50분 동안 굽되 30분쯤 되었을 때부터는 가끔 들여다보며 너무 많이 구워지지 않는지 확인해라. 껍질은 노릇노릇하고 아주 바삭바삭해야 한다.

4. 오븐 온도를 150°C로 낮추고 돼지고기를 오븐 상단 선반에 올린다. 육즙을 담을 수 있도록 아래 선반에는 빈 쟁반을 놓는다.

5. 이대로 2~4시간 더 익힌다. 2시간이 지나면 고기가 부드러워져 자르기 더 쉬워진다. 4시간이 지나면 풀드포크*로 만들 수 있을 만큼 부드러워진다.

6. 사골육수와 돼지고기 육즙을 섞고 데워서 디핑 소스로 사용한다.

◦ 앞서 소개한 식사 계획을 따르고 있다면 남은 돼지 지방 중 일부를 7일 차 아침 식사를 위해 따로 보관해둬라. 이 레시피에서 유의할 점은 껍질이 있는 삼겹살 110g 또는 껍질이 없는 삼겹살 140g를 기준으로 한다는 것이다.

1회 제공량당 영양 성분: 지방 74g, 단백질 40g, 총 탄수화물 0g, 섬유질 0g, 830칼로리, 지방 80%, 단백질 20%, 탄수화물 0%

◦ 단백질 계산하기: 삼겹살 85g = 단백질 8g(지방 45g), 껍질 없는 삼겹살 85g = 단백질 17g(지방 8g)

(석류, 민트, 회향 샐러드를 곁들인 간 구이)

<u>4인분</u>('머핀' 모양의 간 약 12개)   닭간 420g, 달걀 4개, 오리기름 ½컵(85g), 올리브유 4큰술, 중간 크기 사과 1개(170g), 작은 양파 2개(110g), 소금 1티스푼, 간 후추 ¼티스푼, 말린 백리향 1티스푼

*   손으로 쉽게 뜯어질 정도로 연해질 때까지 장시간 서서히 구운 돼지고기.

요리법

1. 오븐을 160℃로 예열한다. 모든 재료를 강력한 믹서기에 넣고 매끄러운 액체 반죽이 될 때까지 간다.
2. 12개짜리 실리콘 머핀 팬에 붓고 15~25분 동안 굽는다. 머핀 팬이 없으면 유산지를 깐 작은 오븐용 접시를 사용해도 된다. 그럴 경우 반죽이 조금 더 얇게 퍼져 굽는 데 시간이 덜 걸린다.
3. 구운 간을 접시에 뒤집어놓고 석류, 민트, 회향 샐러드와 함께 먹는다.

석류, 민트, 회향 샐러드

올리브유 4큰술, 얇게 썬 회향 구근 2개(170g), 잘게 다진 샐러리 1개(대략 7줄기), 석류알 12큰술(작은 석류 2개, 340g 정도), 소금과 후추, 잘게 다진 신선한 민트 15개, 잘게 다진 신선한 타라곤 20개, 레몬즙(레몬 1개)

요리법

1. 프라이팬에 올리브유를 두르고 회향과 샐러리가 부드러워질 때까지 15분 정도 천천히 조리한다. 그다음 충분히 식힌다.
2. 석류알과 허브를 섞은 후 샐러드 위에 레몬즙을 얹어 마무리한다.

   1회 제공량당 영양 성분: 지방 59g, 단백질 28g, 총 탄수화물 22g, 섬유질 7g, 690칼로리, 지방 76%, 단백질 16%, 탄수화물 8%

케토 식단으로 변형

∘ 간 구이를 만들 때 작은 사과(85g)를 사용한다.
∘ 샐러드의 경우 석류알을 생략하고 레몬즙은 사과식초 3큰술로 대체한다.

   1회 제공량당 영양 성분: 지방 59g, 단백질 27g, 총 탄수화물 11g, 섬유질 4g, 660칼로리, 지방 81%, 단백질 16%, 탄수화물 3%

∘ 단백질 계산하기: 닭간 28g = 단백질 5g

양고기와 간 볶음(육식 식단)

<u>1인분</u>　우지나 양지 1큰술, 다진 양고기 140g, 얇게 썬 양고기나 소고기 또는 송아지 간 140g, 소금 1티스푼

<u>요리법</u>
1. 프라이팬에 식용유를 두르고 다진 양고기를 중불에서 볶는다.
2. 고기가 노릇노릇해지면 썰어둔 간을 넣고 최대 3~5분 정도 볶는다. 간이 부드럽고 먹음직스러운 질감을 유지할 수 있게 너무 익히지는 마라.
3. 소금으로 간을 잘 맞춰서 마무리한다.

　　1회 제공량당 영양 성분: 지방 62g, 단백질 53g, 총 탄수화물 0g, 섬유질 0g, 770칼로리, 지방 72%, 단백질 28%, 탄수화물 0%
- 단백질 계산하기: 다진 양고기 28g = 단백질 5g
- 양간 28g = 단백질 6g

천천히 익힌 닭고기

- 닭고기를 저온조리기에 요리해놓으면 일주일 동안의 요리 부담을 크게 줄일 수 있다. 조리된 그대로 먹어도 좋고, 치카두, 치킨 랩 샌드위치, 잘게 찢은 닭고기 같은 요리로 활용할 수 있다. 또한 치킨 스톡으로 대량 얼려둬도 좋다.

<u>4인분</u>(그리고 다음 끼니를 위한 여분)　오리기름 1큰술, 닭 1마리(1.8kg), 말린 로즈마리 1큰술, 소금 3티스푼, 신선한 로즈마리 4큰술,
<u>요리법</u>
1. 저온조리기에 오리기름을 데우고 '튀김' 기능을 이용해 닭고기를 갈색으로 구워준다. 이 기능이 없을 경우 프라이팬을 사용해 노릇노릇하게 만든 다음 저온조리기에 옮겨 소금으로 간을 맞춘다.

2. 닭고기에 물을 붓고 로즈마리를 넣는다. 뚜껑을 덮고 약불에서 최소 6~8시간 동안 밤새 조리한다. 날개를 움직여 닭고기가 완전히 익었는지 확인한다. 날개가 아주 헐거우면 잘 익었다는 표시다. 조리를 마친 닭고기는 부드럽고 육즙이 풍부해야 하며, 뼈와 살을 쉽게 분리할 수 있어야 한다.

1회 제공량당 영양 성분: 지방 56g, 단백질 52g, 총 탄수화물 0g, 섬유질 0g, 710칼로리, 지방 70%, 단백질 30%, 탄수화물 0%

감사의 말

이 책은 내 곁에 있는 많은 사람의 아이디어, 재능, 노고 덕분에 세상에 나올 수 있었다.

더 크게 생각하며 새로운 질문을 던지고, 기존 신념에 도전하고, 각자의 소임을 다하며 지식을 발전시켜준 나의 지적 영웅들이 있다. 니나 타이숄스, 앰버 오헌, 벤 비크만, 게리 타우브스, 제이슨 펑, 데이브 펠드만, 마이크 이즈, 벨린다 페트케, 토마스 사이프리드, 니콜렛 한 니먼, 팀 녹스 박사에게 감사드린다.

임상 연구를 함께한 동료들에게도 감사하다. 이들은 기존 치료의 한계를 받아들이기를 거부하고 언제나 열린 마음과 호기심을 유지했다. 또 환자를 믿고 존중하며 늘 배우려는 겸손한 태도를 갖고, 환자를 도울 새로운 방법을 모색하기 위해 최선을 다했다. 이 영웅들은 다른 사람에게 도움을 줄 수 있도록 각자의 연구 결과를 꼼꼼히 분석해 출판했다. 사라 홀베르그, 스티븐 핀니, 제프 볼렉, 에릭 웨스트먼, 데이비드 언윈 박사에게 감사의 말을 전한다.

대사정신의학 분야의 선구적인 동료들은 지금도 우리가 정신 질환에 대해 생각하고, 느끼고, 연구하고, 치료하는 방식을 바꾸기 위해 땀 흘리고 있다. 이안 캠벨, 시바니 세티, 신시아 칼킨, 이그나시오 쿠아란타, 비튼 존슨, 젠 언윈 박사에게 감사드린다. 그리고 이 책의 9장을 전문가의 시선으로 검토해준 스티븐 커네인 교수와 아드리안 소토-모타 박사에게 특별히 감사하다. 설탕과 초가공된 음식 중독에 관해 알려주고 다른 여러 일을 도와준 비튼 존슨, 하이디 기어에버, 젠 언윈 박사에게도 감사드린다. 내 작업뿐만 아니라 이 흥미롭고 새로운 분야에 종사하는 많은 사람의 작업을 소중히 여기고 지원하며 우리를 협력적인 집단으로 묶어준 잔 엘리슨 바주키에게 깊이 감사드린다. 당신이 대사정신의학 혁명을 이끌었다. 우리는 당신보다 더 유능한 투사를 찾을 수 없을 것이다. 내 마음속에서 늘 특별한 지위를 차지하는 앨버트 다낭 박사도 빼놓을 수 없다. 헌신적으로 환자를 보살피던 그는 세계 최대 규모의 입원 환자 연구에서 케토제닉 식단이 심각한 정신 질환 환자를 치료하는 효과가 있다고 발표했고 이 분야 최고봉에 올랐다. 앨버트 씨, 제가 당신의 작업이 빛날 수 있게 도울 수 있었음을 지금도 큰 영광이자 특권으로 생각하고 있답니다.

내 곁에는 훌륭한 영양 전문가들도 있다. 이 독립적인 사상가들은 기존의 틀을 과감하게 깨며 대사적으로 건전한 식이 전략을 어떻게 삶에서 실천할 수 있는지 능숙하게 전파하고 있다. 데니스 포터, 릴리 니콜스, 다이애나 로저스, 에이미 버거, 프란지스카 스프리츨러, 아델 하이트, 조이 하르컴, 울리케 곤더, 줄리아 툴리판, 미리암 칼라미안에게 감사드린다. 특히 이 책에서 내 독특한 식이요법 철학을 실제 레시피와 식사 계획으로 변신시켜준 패트리샤 달리에게 감사드리며, 케토제닉 식단의 과학이나 실행을 다룬 장을 주의 깊게 검토해준 전문가 중의 전문가 베스 주펙-카니아에게도 감사드린다.

나를 멋진 무대와 온라인 플랫폼으로 초대해 많은 청중으로부터 영감을 받을 수 있게 도와준 여러 회의 주최자, 커뮤니티 담당자, 영향력 있는 임상의들에게도 감사하다. 특히 더그 레이놀즈, 팜 데빈, 아론 블래이스델, 제프 거버, 로드 테일러, 안드레아스 엔펠트, 타이오 프라세티오, 존 스쿤비, 켄 베리, 제임스 그린블랫, 데이비드 펄머터, 폴 메이슨, 브렛 셔, 셈 펠트햄, 리네케 반더 그린트, 안젤라 포프, 빅토르 필드, 돔 디어고스티노, 그리고 《사이콜로지 투데이》의 편집자 카자 페린에게 감사드린다. 스위스 알프스에서 마법 같은 회의를 경험할 수 있게 해줬으며 독일 부르크하우젠에 나를 첫 번째 상주 과학자로 초대해 이 책 프로젝트를 지원해준 조세핀과 스티븐 바바리노에게도 특별히 감사하다.

이 책을 위해 자신의 생생한 경험을 아낌없이 공유해 다른 사람을 도울 수 있게 해준 사람들이 있다. 이안 캠벨, 칼 윈딘우드, 페니 피그트리, 프란, 에릭, 리사와 익명의 사람들에게 정말 감사하다. 그리고 지난 20년 이상 동안 함께 일할 수 있었던 모든 환자에게도 감사하다. 당신들은 나에게 가장 큰 영감의 원천이자 가장 위대한 스승이었다.

스튜어트 호로비츠, 에밀리 헤크만과 '하케트/GCP 밸런스 출판사'의 모든 직원을 포함해 이 책이 출판될 수 있도록 시간과 능력을 투자해준 출판 전문가들에게 감사드린다. 특히 처음부터 이 프로젝트를 믿고 일반인들을 대상으로 발전시킬 수 있도록 도와준 저작권 대행업자 알렉스 글라스와 편집자 나나 튜마시에게 감사하다. 그들은 나에게 어지러운 출판 과정을 참을성 있게 안내해주었다.

내가 자발적으로 시도한 일 중 가장 어려웠던(처음에는 이럴 줄 몰랐다) 이 작업을 무사히 마칠 수 있게 격려해주고, 너그럽게 이해하며 도와준 소중한 친구, 가족, 동료들에게도 감사의 말을 전한다. 너무 오랫동안 함께할 수 없었던 점에 대해 다시 한번 미안하다. 기울어진 저울의 균형을 다시 맞추려면 해야 할 일이 많다는 것을 잘 알고 있다. 내가 잠시 여유를 가지며 웃고 즐길 수 있도록 시간을 들여 초안을 검토해준 테리 코로저, 간결한 논평을 해준 제인 팔리 박사, 임상의와 일반 독자 사이에 있을 수 있는 관점 차이를 알려준 글로리아 네거스에게 빚을 졌다. 과학적 배경이 없는 독자들을 위해 귀중한 조언을 해준 아일린 라코스커스에게도 감사하다. 그녀는 이 프로젝트의 시작부터 끝까지 함께하며 물질적, 감정적, 정신적 지원을 제공해줬다. 또 팔레오 식사 계획이 잘 진행되게 도와주고, 마감일이 다가왔을 때 잔심부름을 대신 해주고, 원고를 읽고 또 읽으며 명확성을 높이고 중요한 순간에 반복해 귀 기울여줬다. 어떤 독자들은 그저 뭘 해야 하는지를 듣고 싶어 한다고 상기시켜준 크리스틴 플래너리에게도 감사하다. 그리고 우리가 원고를 완성하는 동안 네덜란드에 있는 자택에 초대해준 리네케 반더 그린트 박사와, 육식 식단을 다룬 장을 전문적으로 검토해준 앰버 오헌에게도 감사하다. 또한 독수리처럼 예리한 눈으로 1장을 전문적으로 검토하고 '아가Aga'* 오븐 레인지로 맛있는 음식(정말 맛있었다)을 요리해준 젠 언윈과, 사냥 올빼미, 위협적인 소, 그리고 다시 야생으로 변한 영국 시골을 아름답게 산책하도록 이끌며 집필 중간중간 끼어든 데이비드 언윈에게도 감사드린다.

연구를 지원해준 예비 박사 제니퍼 블록에게 감사드린다. 또 나의 레지던트 시절 이후로 늘 함께해주고, 전통적인 정신의학과 치료의 경계를 넘어 영양과 대사정신의학이라는 황량한 서부로 모험을 떠났을 때 현명한 조언을 제공해준 게일 고렌, 미케일라 밀롯, 제니퍼 해리스 박사에게도 감사드린다.

내 여동생 체리 에데에게도 고마운 마음을 전한다. 셀 수 없이 많은 시간 동안 이 책의 레시피를 검사하고 수정해준 것은 물론, 특별히 주의가 필요한 장을 기록하거나 주석을 다는 등 유무형의 다양한 도움을 줬다. 체리, 너의 지원이 없었다면 아무것도 이룰 수 없었을 거야. 그리고 이 책이 출판될 때쯤 아흔을 맞이하는 나의 어머니 메리 에데에게도 깊은 감사를 드린다. 세심한 전문 간병인이자 지적 장애가 있는 성인을 위한 맹렬한 옹호자인 어머니, 그녀의 감성 지능, 직업 윤리, 친절, 창의성, 관대함, 유머 감각은 내 개인적, 직업적 삶에서 구현하고 싶은 모습이다. 어머니, 늘 곁에서 저를 믿어

---

* 무쇠로 만든 영국산 레인지 겸 히터의 상표명.

568

주시고, 스스로를 너무 심각하게 여기지 않도록 도와주셔서 감사해요. 제가 어머니의 딸이라는 것이 정말 자랑스럽습니다.

그리고 언제나 나의 동반자로서 이 책에 나만큼 관심을 가지고, 희생하고, 노력해준 수지 스미스에게 감사하다. 부족한 점이 많은 나를 무한히 인내해주고 변함없는 사랑과 지원을 전해줘서 고맙다. 또 지난 10년 동안 내가 했던 모든 일을 더 매력적이고, 소화하기 쉽고 재미있게 만들어준 모든 순간에 감사하다. 우리의 친구인 젠 언윈 박사는 "누구에게나 수지가 필요하지"라고 즐겨 말한다.

부록 A
권장하는 검사들

실험실 검사

공복 ▪ 검사: 종합대사패널검사^{CMP}는 공복 혈당 측정을 포함한다. 또한 산-염기 균형, 전해질 균형, 신장 기능이나 간 기능 검사도 포함한다.

공복 ▪ 지질 패널 검사: '콜레스테롤 검사'라고도 한다.

> ▪ 참고: 공복 검사를 할 때는 채혈 전 12~14시간 동안 물과 약을 제외하고는 어떤 것도 먹지 말아야 한다. 카페인, 다이어트 음료 등도 금지된다.

헤모글로빈A1C 검사: 지난 3개월 동안의 평균 혈당 수치를 추정한다.

비타민 B12 검사: 수치가 220pg/ml 미만이면 비타민 B12 결핍을 의미한다. 이상적인 수치는 500pg/ml 이상이다(이는 표준 실험실 보고서에 나열된 기준치보다 훨씬 높다). 수치가 220pg/ml에서 500pg/

ml 사이일 경우 다소 의심스러워 추가적인 평가가 필요하며, 이 경우 메틸말론산MMA 수치를 확인해야 한다. 메틸말론산 수치가 정상(270nmol/l 미만)이면 비타민 B12가 충분함을 의미하고, 다소 높은 수준(370nmol/l 이상)이면 비타민 B12 결핍을 의미한다. 영양가 있는 동물성 식품을 많이 섭취했음에도 비타민 B12 수치가 낮다면 담당 의사와 상담해라. 여러 일상적인 건강 문제와 약물이 비타민 B12 처리나 흡수를 방해할 수 있다.

혈청 페리틴 검사: 이 검사는 빈혈로 진행되기 전 철분 결핍의 초기 단계를 감지한다. 표준 실험실 보고서에 나열된 정상 범위와는 달리 100ng/ml 이상이어야 좋다.[1] 그것보다 적으면 철분이 부족한 상태다. 높은 페리틴 수치는 인슐린 저항성의 일반적인 징후이며,[2] 지나치게 높을 경우 혈색소증(철 축적 질병)일 수 있다.[3]

갑상선 기능 검사: 여기에는 TSH, T3, T4, 유리T3, 유리T4, 항갑상선 과산화효소 항체anti-TPO나 항티로글로불린 항체TgAb 검사가 포함될 수 있다. 이는 해석하기 복잡하므로, 하나라도 '비정상'으로 나오면 의사와 상담해라. T3(활성 갑상선 호르몬) 수치는 케토제닉 식단을 할 때 감소하는 경향이 있지만 그것이 갑상선 기능 손상이나 갑상선기능저하증이 임박했음을 알리는 신호일 가능성은 낮다.[4]

C-반응성 단백질CRP 검사: 염증을 확인하는 검사로, 1.0mg/ml 이하가 이상적이다.

전체 혈구 수치CBC 검사: 빈혈, 염증, 면역 체계 문제를 검사한다.

공복 비타민 B6 검사: 이는 흔하고 쉽게 교정할 수 있는 영양 결핍이다. 30nmol/l 이상이 적절하다.

호모시스테인 검사: 비타민, 아미노산, 신경전달물질이나 항산화 대사와 관련된 경로에 문제가 있는지 검사한다. 호모시스테인 수치를 높이는 요인은 다양하므로 수치가 너무 높다면(15µmol/l 이상) 담당 의사와 상담해라.

유리 카르니틴 검사: 카르니틴 수치가 낮으면 지방을 에너지로 연소하는 데 어려움을 겪는다.

실리악 검사 패널(지난 3년간 실시하지 않은 경우): 여기에는 조직 트랜스글루타미나제 IgA$^{anti-tTg}$나 총 혈청 IgA 검사가 포함된다.

약물 농도 검사: 다음 약물 중 하나를 복용하고 있는 경우, 식단을 변경하기 전에 약물 수준을 확인해라. 특히 팔레오를 넘어 저탄수화물, 케토제닉, 육식 식단으로 전환하는 경우 더욱 그렇다. : 리튬, 클로자핀, 삼환계 항우울제, 항경련제 기분 안정제(발프로에이트, 라모트리진 등)[5]

개인 건강 상황에 따라 추가 검사가 도움이 될 수 있다. 전문가에게 문의해보길 권한다.

정신건강 자가 평가 설문지

이 설문지는 새로운 식단을 도전하기 직전에 1차 작성하고, 6~12주 후에 다시 작성하는 것이 좋다. 이런 설문지에는 아쉬운 점이 많으므로 질문이 이상해 보이거나 자신에게 적용되지 않는 것 같으면 그냥 생략하거나 개인적인 느낌을 적어봐라. 설문지를 두 번째로 작성할 때는 상당에 제시된 기간을 무시하고 '지난 주'를 기준으로 답하면 된다.

- Modified Yale Food Addiction Scale-2.0 (MYFAS-2.0) https://sites. lsa.umich.edu/fastlab/yale-food-addiction-scale/

- Altman Self-Rating Mania Scale (ASRM) https://psychology-tools. com/test/altman-self-rating-mania-scale

- Adult ADHD Self-Report Scale (ASRS) https://www.apaservices. org/practice/reimbursement/health-registry/self-reporting-symp-tom-scale.pdf

- Beck Depression Inventory (벡우울척도) https://www.ismanet.org/ doctoryourspirit/pdfs/Beck-Depression-Inventory-BDI.pdf

- Generalized Anxiety Disorder Assessment-7 (GAD-7) https://adaa. org/sites/default/files/GAD-7_Anxiety-updated_0.pdf

- Obsessive-Compulsive Inventory-Revised (OCI-R) https://simple-andpractical.com/wp-content/uploads/2020/02/OCI-R.pdf

- Self-Administered Gerocognitive Exam (SAGE) test for cognitive impairment https://wexnermedical.osu.edu/brain-spine-neuro/ memory-disorders/sage/download-the-sage-test

부록 B
선별된 자료

내가 운영하는 웹사이트 '식단 진단하기(https://www.diagnosisdiet.com)'에서 영양과학, 케토제닉 식단, 정신건강에 관한 자료를 찾아볼 수 있다.

일반 영양과학과 대사건강

- 《지방의 역설》, 니나 타이숄스 (시대의창, 2016)
- 《왜 아플까》, 벤자민 빅먼 (북드림, 2022)
- 《굿 칼로리, 배드 칼로리》, 게리 타우브스 (도도, 2014)
- 《임신을 위한 찐 먹거리》, 릴리 니콜스 (슬기정, 2022)
- 《비만코드》, 제이슨 펑 (시그마북스, 2018)

정신건강

○ 《알츠하이머병 해독제The Alzheimer's Antidote》, 에이미 버거 (Chelsea Green, 2017)

○ 《그레인 브레인》, 데이비드 펄머터 (시공사, 2023)

○ 《알츠하이머의 종말》, 데일 브레드슨 (토네이도, 2018)

○ 《거식증에 답하다Answers to Anorexia》, 제임스 그린블랫 (2nd ed. Friesen Press, 2021)

○ 《브레인 에너지Brain Energy》, 크리스토퍼 파머 (BenBella, 2022)

팔레오 식단

○ 《구석기 다이어트》, 로렌 코데인 (황금물고기, 2012)

○ 《음식으로 시작하다It Starts with Food》, 댈러스 하르트비히·멀리사 하르트비히 어번 (Victory Belt, 2014)

○ 《팔레오 솔루션The Paleo Solution》, 롭 울프 (Victory Belt Publishing, 2017)

팔레오 요리법

○ 《30일 식사 계획The Whole30》, 멀리사 하르트비히 어번·댈러스 하르트비히 (Houghton Mifflin Harcourt, 2015)

○ 《맛있는 팔레오Nom Nom Paleo》, 미셸 탐·헨리 퐁 (Andrews McMeel Publishing, 2013)

케토제닉 식단

- 대사 마인드(https://www.metabolicmind.org): 바주키 연구소에서 대사정신의학 분야의 여러 정보와 자원을 공유하기 위해 설립한 선구적인 비영리 단체.

- 버타 헬스 블로그(https://www.virtahealth.com/blog): 대사건강 분야의 선도적인 과학자들이 제작한 교육 콘텐츠.

- 찰리 재단의 케토제닉 치료법(https://charliefoundation.org): 뇌전증 관리에 중점을 둔 베테랑 비영리 단체.

- 케토모조(http://www.keto-mojo.com): 케토제닉 식단과 케톤 모니터링을 주로 다루는 방대한 정보를 가진 웹사이트.

- 레벨 헬스 정신건강 블로그(www.levelshealth.com/blog/category/mental-health)

- 켄 베리 박사의 유튜브 채널(https://www.youtube.com/KenDBerry-MD)

- 《케토제닉 식사와 대사 치료법 Ketogenic Diet and Metabolic Therapies》, 수전 마지노 (2nd ed., Oxford, 2022)

- 《뇌전증 및 기타 질환에 대한 케토제닉 식사요법 Ketogenic Diet Therapies for Epilepsy and Other Conditions》, 에릭 코소프 (7th ed. Demos Health/Springer, 2021)

- 《케토제닉 Ketogenic》, 티머시 노크스·영양학 네트워크 (Academic Press, 2023)

- 《케토제닉이 답이다》, 게리 타우브스 (알마, 2022)

케토제닉 요리법

○ 《유제품 없는 간단한 케토제닉 레시피Easy Dairy Free Ketogenic Recipes》
(Victory Belt, 2018)를 포함한 마리아 에머리히의 다양한 케토제닉
요리책.

○ 《케토제닉 주방The Ketogenic Kitchen》, 도미니 캠프·패트리샤 달리
(Chelsea Green, 2016)

케토제닉과 운동 성능

○ 《저탄수화물 기능의 기술과 과학The Art and Science of Low Carbohydrate
Performance》, 제프 볼렉·스티븐 핀니 (Beyond Obesity, 2012)

건강 전문가를 위한 지속 교육 자료

○ 정신건강 임상의 양성 프로그램을 위한 케토제닉 식단(https://
www.diagnosisdiet.com/training)은 공인된 의료 및 영양 전문가인
조지아 에데 박사가 운영한다.

○ 케토제닉 마스터하기(https://www.ketomastery.pro)는 영양 및 식
이요법 학회의 공인을 받은 베스 주펙 카니아·데니스 포터가 개
발했다.

○ 유럽 케토 라이브 센터(https://www.european-keto-live-centre.
com)는 비전염성 질환에 대한 케토제닉 대사요법에 초점을 맞춰
라이브를 진행하고 기록한다.

○ 대사건강 계획(https://www.metabolicinitiative.com)은 영양, 대사,
임상 관리 및 인체 기능에 중점을 둔 라이브와 디지털 콘텐츠를

제작한다.

○ 영양 네트워크(nutrition-network.org)는 임상의와 코치를 위한 온라인 저탄수화물 영양 교육을 제공한다.

○ 대사건강 실천가 협회(https://thesmhp.org)는 저탄수화물 실천가들을 위한 임상 합의 지침과 전문 정보, 교육 콘텐츠 및 인증 과정을 제공한다.

○ 식단 전문가(https://www.dietdoctor.com/cme)는 안드레아스 엔펠트·브렛 셔·아델 하이트·프란지스카 스프리츨러가 고안한 무료 CME 과정으로, 탄수화물을 제한하는 치료법으로 대사증후군, 제2형 당뇨병, 비만에 대처한다.

임상의를 위한 지침

○ 정신건강 임상의 및 지도자들을 위한 케토제닉 활용법(https://www.diagnosisdiet.com/directory)이 조지아 에데의 사이트에 소개되어 있다. 정신건강 치료를 위해 케토제닉 식단을 활용하는 실무자들을 위한 지침이다.

○ 식단 전문가 사이트의 저탄수화물 임상 지침(https://www.diet-doctor.com/low-carb/doctors)

○ 대사건강 실천가 협회의 저탄수화물 임상 지침(https://thesmhp.org/directory)

다량 영양소 계산하기

○ 나에게 맞는 다량 영양소 비율을 계산해볼 수 있는 무료 온라인

케토제닉 식단 계산기

○ 마리아의 심신건강 식단 계산기(https://mariamindbodyhealth.com/new-keto-calculator)

○ 케토모조 식단 계산기(https://keto-mojo.com/mymojomacros-keto-macro-calculator)

육식 식단

○ 앰버 오헌의 웹사이트(https://www.mostly-fat.com/eat-meat-not-too-little-mostly fat)

○ 저스트미트(https://www.justmeat.co): 육식 식단 자료 모음

○ 《육식 다이어트The Carnivore Diet》, 숀 베이커 (Victory Belt, 2019)

○ 《육식 요리법The Carnivore Cookbook》, 마리아 에머리히·크레이그 에머리히 (Victory Belt, 2020)

기타

음식 중독

○ 《포크 인 더 로드Fork in the Road》, 젠 언윈 (FITR Publishing, 2021)

○ 《정크푸드Food Junkies》, 베라 터먼 (2nd ed. Dundurn, 2019)

○ 비튼 존슨은 전체론적 중독 의학의 관점에서 음식 및 설탕 중독에 초점을 맞춘 인증된 교육(https://www.bittensaddiction.com/en/professional-training)을 제공한다.

히스타민 불내증

- "신선도 수치: 히스타민 불내증"(https://www.diagnosisdiet.com/full-article/histamine-intolerance)
- "히스타민 불내증: 과학의 이해"(https://www.diagnosisdiet.com/full-article/histamine-intolerance-science)

콜레스테롤

- 지질연구원 데이브 펠드만의 웹사이트(https://cholesterolcode.com)는 콜레스테롤 검사를 이해하고 싶은 사람들에게 교육, 역량 강화, 지원을 제공한다.
- 데이비드 다이아몬드·벤자민 비크먼·폴 메이슨, 〈저탄수화물 식단에서 LDL콜레스테롤이 높은 사람은 스타틴요법이 필요하지 않다〉,《내분비학, 당뇨병, 비만에 대한 최신 의견》 29, no. 5 (2022): 497-511(https://doi.org/10.1097/MED.0000000000000764).

윤리와 환경에 대한 우려

- 《소고기를 위한 변론》, 니콜렛 한 니먼 (갈매나무, 2022)
- 《신성한 소》, 다이애나 로저스·롭 울프 (더난출판사, 2021)

BMI 계산기

- 미국질병통제예방센터의 성인 BMI 계산기(https://www.cdc.gov/healthyweight/assessing/bmi/adult_bmi/english_bmi_calculator/bmi_calculator.html)

부록 C
필수 미량 영양소와 뇌 대사

4장과 5장에서 논의했듯 미량 영양소는 뇌 대사라는 기적을 이루는 길을 만들고 태우는 데 없어서는 안 될 요소다. 이 자료의 목표는 각 영양소가 수행하는 흥미로운 작업을 설명하고 각각이 정신 건강 유지에 어떻게 기여하는지 특별히 주의를 기울이는 것이다. 이 기특한 선수들에게 생명을 불어넣는 과정이라고 할 수 있다.

이 목록을 필요한 보충제의 목록이라고 생각하면 안 된다. 이는 우리가 **식단**에서 얻어야 할 필수 성분이다. 이런 영양소들은 분리된 농축 추출물이 아닌 자연식품으로 섭취할 때 가장 잘 흡수되고 활용되며 균형을 이룰 수 있다.

비타민 A(레티놀과 관련 화합물): 활성형 비타민 A 화합물은 지용성 호르몬 계열에 속한다(당근이나 다른 다채로운 식물성 식품에서 발견되는 베타카로틴 혹은 유사 화합물과 혼동하지 마라). 이들의 역할은 다양하다. 눈의 건강, 특히 야간 시력과 색상 인식을 가능하게 해준다.[1] 잘 알려지지 않은 사실은 비타민 A가 모든 세포의 성장과 발달에 관여하는 유전자에 영향을 미치므로 뇌 전체의 발달과 유지에도 중요하다는 점이다. 학습과 기억 능력 또한 뉴런을 새로운 패턴으로 연결해 지식을 강화할 때 비타민 A에 크게 의존한다.[2] 어린 시절의 비타민 A 결핍은 자폐증 위험을 증가시키며, 비타민 A 신호 전달에 문제가 있으면 조현병이 발생할 수 있다. 비타민 A 신호는 보통 나이가 들수록 감소하기 때문에 노년기에 인지 장애를 일으킬 수도 있다.

비타민 B: 전혀 비슷해 보이지 않고 하는 일도 모두 다르지만 비타민 B는 종종 'B 복합체'라는 이름으로 함께 묶인다. 이들은 모두 세포가 음식에서 에너지를 추출하고 필수물질들을 조립하는 것을 돕는 조효소(효소 보조자) 역할을 하기 때문이다.[3] 즉 우리 몸이 여러 경로를 만들거나 태울 때 없어서는 안 될 존재다. 간에 저장되는 비타민 B12를 제외하면 대부분의 비타민 B는 조직에 저장되지 않기 때문에 비타민 B가 풍부한 음식을 정기적으로 섭취해야 한다. 뇌는 고에너지 기관이기 때문에 비타민 B군 중 단 하나만 결핍되어도 기능이 느려지고 피로, 무감동, 불면증과 같은 모호하고 흔한 정신과적 증상을 유발할 수 있다.

비타민 B1(티아민): 물질들을 결합하거나 끊어내는 것을 돕는다. 해당과정(엔진 G)과 시트르산 회로(엔진 M의 일부)에서 필수적인 역할을 하며, 피루브산을 아세틸 CoA로 전환해 두 경로를 연결한다. 또한 오탄당 인산염 경로가 DNA와 RNA를 만드는 것을 돕고 신경전달물질인 아세틸콜린, 글루타메이트, 가바의 생성을 돕는다. 티아민은 포도당을 처리할 때도 필요하므로 탄수화물 함량이 높은 식단을 먹으면 티아민 요구량도 늘어난다. 쌀 등 전분식품에 대한 의존도가 높고 티아민이 풍부한 단백질 공급원을 얻기 어려운 세계 일부 지역에서는 여전히 티아민 결핍이 만연하다.[4]

비타민 B2(리보플라빈): 전자전달 사슬로 전자를 운반하는 FAD의 필수적인 부분이다. 리보플라빈은 항산화물질을 생성하고 비타민 B3를 합성하는 것을 도우며, 비타민 B6이나 B9를 활성화할 때도 필요하다.[5]

비타민 B3(니아신): NAD의 필수적인 부분으로, 수백 가지 효소가 분자 사이로 전자를 이동시키는 것을 지원한다. 니아신 결핍이 심각하면 우울증, 정신병, 섬망이나 치매로 이어질 수 있는 '니코틴산결핍증후군'이 나타날 수 있다.

비타민 B5(판토텐산): CoA(조효소 A)의 필수적인 부분으로, 큰 분자의 모양을 변화시켜 화학 반응을 보다 쉽게 수행하도록 돕는다. 비타민 B5는 신진대사에 광범위하게 참여하지만 특히 성장을 위한 구성 요소들을 조립할 때 중요하며, 엽산(비타민 B9)을 활성화하는 데도 필요하다.[6]

비타민 B6(피리독신): 분자 간에 탄소 구성 요소를 전달하는 수십 가지 효소의 일을 돕는다. 비타민 B6는 포도당 생성, 아미노산 처리나 비타민 B3, DNA, RNA, 세로토닌, 도파민, 노르에피네프린, 가바를 만들 때도 필요하다.[7]

비타민 B7(비오틴): 분자에 탄소 구성 요소를 추가하고, 유전자 활동을 조절하며, 포도당 생성을 지원해 혈당을 높인다.[8]

비타민 B9(엽산): 비타민 B12가 DNA, 수초나 세로토닌, 도파민, 노르에피네프린을 포함한 특정 신경전달물질을 만들 때 필요한 탄소 구성 요소를 공급한다.[9] 세포는 DNA 없이 증식할 수 없으므로 성장이나 발달이 필요한 상황(임신 등)이나 세포를 자주 보충하는 신체 부위(적혈구가 생성되는 골수 등)에서 엽산 요구량이 훨씬 더 높다. 따라서 엽산이 결핍되면 빈혈(낮은 적혈구 수)이나 척추 이분증 같은 신경관 결함이 일어날 수 있다. 대부분의 국가에서는 밀가루나 시리얼을 권장하는 프로그램으로 엽산 결핍을 예방하는 데 성공했지만, 이런 프로그램은 보통 식품에서 발견되는 천연 엽산 대신 합성 엽산을 사용한다. 엽산을 풍부하게 제공하는 최고의 동물성 식품은 간이고, 식물 공급원 중에는 시금치, 아스파라거스, 아보카도가 적절하다.

비타민 B12(코발라민): 대부분의 비타민 B는 수십에서 수백 가지 대사 반응에 참여하는 반면 비타민 B12는 두 가지 효소에서만 쓰인다. 따라서 평소 필요성이 크지 않으며 보유량이 고갈되는 데 수년이 걸릴 수 있다. 한 효소는 비타민 B9(엽산)가 분자 간에 탄소 구성 요소를 이동시켜 신경전달물질과 DNA를 만드는 것을 도우며 (이 때문에 엽산 결핍과 마찬가지로 비타민 B12 결핍도 빈혈을 유발할 수 있다) 다른 효소는 수초를 생성하는 데 사용된다.[10] 비타민 B12 결핍은 부유한 국가에서도 흔하게 일어난다. 약물 오남용이나 나쁜 건강 상태가 비타민 B12 흡수를 방해하고, 동물성 식품이 부족한 식단은 점점 더 널리 퍼지고 있기 때문이다. 비타민 B12 결핍은 우울증, 정신병, 기억력 감소, 성격 변화 등 다양한 정신과적 증상을 유발할 수 있다.[11] 비타민 B12는 동물성 식품에서만 발견되며 좋은 공급원으로는 조개류, 생선, 붉은 고기가 있다.

비타민 C(L-아스코르브산): 콜라겐(혈액뇌장벽의 구성 요소)을 만드는 데 필요한 보조 효소이며 뇌 회로를 절연하는 수초 생성을 조절하는 데 도움을 준다.[12]

비타민 D3(콜레칼시페롤): 비타민 D3는 햇빛을 충분히 받으면 피부에서도 생성되기 때문에 엄밀히 말하면 식단에 필수적이지는 않다. 비타민 D는 뇌 발달, 칼슘 균형, 항산화 방어, 신경가소성(새로운 경험에 반응해 새로운 뉴런 네트워크를 생성하는데, 이는 학습과 기억을 위한 핵심 활동이다)에 영향을 미치는 지용성 호르몬이다.[13] 비타민 D 결핍은 특히 인슐린 저항성이 있는 사람들에게 매우 흔하며, 임신 중 결핍은 자폐증 위험을 높인다.[14] 가장 좋은 공급원은 생선과 돼지고기다.

비타민 E(알파토코페롤): 불포화지방산(단일 혹은 다중불포화지방산)을 산화 손상으로부터 보호하고, 세포막의 모양을 유지하는 데 도움을 주며, 세포막 기능 보호에 관여하는 유전자를 조절한다.[15]

비타민 K1: 응고 단백질에 탄소 그룹을 추가해 칼슘과 결합할 수 있게 한다. '응고 연쇄 반응'을 시작하여 과다 출혈을 예방한다.[16]

비타민 K2: 많이 간과되는 지용성 호르몬이다. 뇌세포의 성장이나 생존에 관여하는 단백질을 활성화하고 수초를 만드는 데 필요한 지방, 필수 막지방(스핑고지질) 생산을 돕는다.[17] 비타민 K2의 형태는 다양하지만 인간 두뇌에 있는 K2의 98%는 MK-4 형태다.[18] 최고의 식이 공급원은 간과 달걀 노른자다.

칼슘: 칼슘은 우리 몸의 정찰병이다. 에너지 수요, 신경전달물

질 공급이나 세포의 건강과 관련된 일들을 확인해 뉴런 외부에서 미토콘드리아와 핵(세포의 명령 센터) 내부 깊은 곳까지 전달한다. 덕분에 우리 몸은 변화하는 상황에 빠르게 적응할 수 있다.[19] 글루타메이트와 가바 수용체도 칼슘을 사용하며, 칼슘의 신호 전달은 학습과 기억(신경가소성), 신경전달물질 방출, 심지어 세포 생존에도 중요한 요소다. 바이러스에 감염되거나 산소가 부족할 때, 또는 기타 심각한 위협으로 인해 세포가 심각한 상황에 처하면 다량의 칼슘이 유입되어 세포 사멸이 시작된다.[20]

염화물: 우리 뇌의 주요 음전하 이온이다. 체액 균형과 세포량 조절을 돕고 나트륨과 협력해 뉴런의 발화 준비 상태를 유지한다.[21]

콜린: 대부분의 콜린은 세포막의 필수 구성 요소인 포스파티딜콜린을 만드는 데 사용된다. 또한 수초, DNA 분자, 신경전달물질인 아세틸콜린을 만들 때도 쓰인다. 콜린은 1998년에야 필수 영양소로 인정되었기 때문에 콜린 결핍이 정신건강에 어떤 영향을 미치는지는 거의 알려지지 않았다. 그러나 초기 연구들은 콜린 결핍이 주의력과 기억력에 영향을 미칠 수 있다고 본다. 이는 아마 콜린이 생산하는 아세틸콜린이 이런 뇌 기능에 매우 중요하기 때문일 것이다.[22] 연구에 따르면 미국에서 생활하는 대다수의 사람은 콜린을 충분히 섭취하지 않는 것으로 나타났다. 가장 좋은 공급원은 붉은 고기, 간, 달걀, 생선알이다.

구리: 전자전달 사슬은 ATP를 생성할 때 큰 효소 복합체(시토크롬 C 산화효소)를 통해 전자를 끌어당기기 위해 구리가 필요하다. 도파민을 노르에피네프린으로 전환시키는 효소도 구리의 도움을 받

는다.[23]

요오드: 갑상선 호르몬의 필수적인 부분으로, 생애 초기 뇌 발달의 주요 조정자일 뿐만 아니라 평생에 걸쳐 건강한 뇌 대사를 지원한다.[24] 요오드 결핍은 갑상선기능저하증(낮은 갑상선 호르몬 활동)을 유발한다. 임신 중에 이런 일이 발생하면 발달 중인 아기에게 돌이킬 수 없는 인지 장애를 일으킬 수 있다. 요오드 결핍은 미국과 유럽을 포함한 전 세계에 널리 퍼져 최대 20억 명의 사람들에게 영향을 미치고 있으며, 예방 가능한 지적 장애의 주요 원인이다.[25] 성인의 경우 갑상선기능저하증은 무관심, 피로 등 우울증 증상을 유발할 수 있으며 뇌의 포도당 대사 부진으로 인해 가역적 치매를 유발할 수도 있다.[26] 요오드는 생선, 새우, 해초 또는 요오드 첨가 소금에 풍부하게 들어 있다.

철분: 보통 철분이라고 하면 혈액을 떠올리지만, 이 미네랄은 적혈구를 통해 뇌에 산소를 운반하는 것 이상의 역할을 한다. 철은 서로 다른 두 가지 전하 상태로 존재하는 능력이 있어 전자를 쉽게 주고받을 수 있다. 이 특별한 재능은 DNA, 수초, 그리고 신경전달물질인 세로토닌, 도파민, 노르에피네프린을 구성하는 데 사용되며, 전자전달 사슬과 기타 많은 경로에 없어서는 안 될 요소다.[27] 철분 결핍은 전 세계에서 가장 흔한 영양 결핍으로 전체 인구의 25% 이상이 앓고 있으며 대부분은 임산부와 아주 어린 아이들이다. 철분은 DNA와 수초를 만드는 데 필요하기 때문에 임신 중 철분 결핍은 아이의 지능, 기억력, 주의력에 돌이킬 수 없는 영향을 미칠 수 있다. 자폐증과 조현병의 위험도 커진다.[28] 철분 결핍을 예방하려

면 붉은 고기, 간, 홍합, 굴을 섭취하는 것이 좋다.

마그네슘: 마그네슘의 작은 크기와 강한 양전하는 자기적 특성이 있어 에너지와 단백질을 생성하고 유전자 안정화를 돕는 수백 가지 화학 반응에 기여한다. 마그네슘은 칼슘, 아연과 균형을 이루며 어느 한 가지가 파괴적인 영향을 미치지 않게 억제한다. 마그네슘의 가장 흥미로운 임무는 글루타메이트 수용체(정확히는 NMDA 수용체) 내부에 단단히 고정되어 연결성을 높이고 양이온이 세포로 들어가지 않게 방지하는 것이다. 강한 전기 신호가 일어났을 때 마그네슘은 샴페인 코르크처럼 튀어나와 이온이 쏟아져 들어가고 뉴런이 발화할 수 있게 한다. NMDA 수용체는 학습, 기억이나 건강한 생활 리듬(수면 패턴)에 특히 중요하다.[29]

망간: 활성산소의 공격으로부터 미토콘드리아를 보호하는 항산화 효소인 슈퍼옥사이드 디스뮤타제는 망간을 함유한다. 글루타민, 글루타민산염, 가바를 제조하고 뇌에서 글루타민산염과 암모니아를 해독하는 데 사용되는 다목적 효소인 글루타민 합성효소에도 망간이 필요하다.[30].

몰리브덴: 신체의 네 가지 효소만이 몰리브덴을 필요로 한다. 이 효소들은 DNA 돌연변이를 예방하고 건강한 요산 수치(산화 스트레스로부터 뇌를 보호하는)를 유지하는 것을 돕는다.

인: 세포막, DNA나 RNA, ATP 분자(P가 인산염을 나타낸다), 그리고 뼈의 필수 구성 요소다. 또한 여러 화학 반응에 참여하며 혈액의 산도(pH)를 조절하는 것을 돕는다.

칼륨: 뉴런 내부의 주요 양전하 이온으로, 뉴런의 발화 준비 상

태를 유지하기 위해 내부 농도가 외부보다 약 30배 더 높게 유지된다.[31] ATP에서 에너지를 방출하는 효소도 칼륨의 도움을 받는다.

셀레늄: 여러 항산화 효소는 산화 스트레스를 포함한 다양한 스트레스로부터 뇌를 보호하기 위해 글루타티온 퍼옥시다제를 포함한 셀레늄을 가지고 있다.[32]

나트륨: 뉴런 외부의 주요 양전하 이온으로, 뉴런의 발화 준비 상태를 유지하기 위해 외부 농도가 내부보다 약 10배 더 높게 유지된다.[33]

유황: 인슐린과 글루타티온(뇌에서 가장 중요한 항산화제 중 하나)의 필수 성분이다. 또한 2개의 아미노산(시스테인과 메티오닌)을 만드는 데 필요하며 전자전달 사슬로 전자를 안내하는 일을 돕는다.

아연: 특정 단백질이 올바른 모양으로 접히도록 하고, 특정 효소의 촉매 역할을 한다. 아연은 면역 체계가 건강히 기능하게 해주고 신경전달물질의 활동을 돕는다. 고유한 역할 중 하나는 신호를 완충하기 위해 글루타메이트(자극성 신경전달물질)와 함께 작은 저장 공간에서 시냅스를 향해 폭발적으로 분비되는 것이다. 또한 천연 도파민 재흡수 억제제 역할을 해 시냅스에서 도파민 신호 전달을 연장한다. 아연은 새로 생성된 '뇌유래신경영양인자(BDNF)' 물질을 성숙시켜 발달하는 뉴런을 수정시킴으로써 신경가소성 과정을 지원한다. 또한 자가포식 과정의 핵심이다. 미토콘드리아 또는 기타 중요한 세포 구성 요소가 복구할 수 없을 정도로 손상되어 파괴해야 할 때, 아연은 의도적으로 활성산소를 생성해 내부에서 공격을 마무리함으로써 칼슘이 사멸 스위치를 켜도록 돕는다.[34]

옮긴이의 말

저자는 하버드 의대 부속 매사추세츠 종합병원에서 정신과 전문의 수련을 받은 후 하버드와 스미스 대학 주치의 포함 30여 년 정신과 전문의로 일하며 환자를 살펴왔다. 대학에서 학생들을 보살피던 그는 정신건강이 취약한 학생들이 나날이 늘어가는 심각한 현상을 목격했다. 그리고 젊은 시절 비슷한 상황에서 우연히 케토제닉 식단을 적용해 크게 개선된 경험을 바탕으로 이 책을 집필하게 되었다.

조지아 에데 박사가 쓴 《식단 혁명》은 이 분야 걸작이다. 나는 정신과 의사는 물론 다양한 분야의 의사들, 의약학계·생물학계 전문가와 학생들, 장차 의약학 분야에 종사하고자 하는 중·고등 학생들, 그리고 건강에 관심이 많은 일반인까지 이 책을 읽어보라고 권한다. 이 책은 일반적인 대사작용에 대한 이해력을 높이고, 당뇨병 같은 대사 질환뿐만 아니라 심장병, 뇌경색, 정신병에 시달리는 환자들에게도 큰 도움을 줄 것이다.

에데 박사는 케토제닉 식단이 신체건강뿐만 아니라 정신건강에도 매우 강력한 치료 효과가 있다고 주장하는 선구적인 임상의다. 그가 동물성 식단을 주장하는 까닭은 일차적으로는 자신의 임상경험에 바탕을 두고 있지만, 그를 뒷받침하는 이론은 지극히 상식적인 의학적·생물학적 사실에 기반하며 논리가 매우 타당하다.

이 주제에 관한 한 가지 쟁점은 케토제닉과 LDL콜레스테롤 상승의 관계다. 식물성 식단을 주장하는 사람들은 동물성 식단, 즉 소위 저탄고지 식단이 LDL콜레스테롤을 높이고 그 결과 혈관에 콜레스테롤이 침착하여 동맥경화증을 유도한다고 주장한다. 그러나 이에 정면으로 반박하는 연구들이 속속 등장하고 있다.

케토제닉 식단을 실천하는 사람이 많아지면서 그들의 혈액을 분석하는 연구가 다수 진행되었다. 식물성 식단 연구자들의 주장과는 달리 그들의 LDL콜레스테롤은 그다지 높지 않았다. 다만 일부 마른 사람들에게서 LDL콜레스테롤이 높게 나타나, 그것이 동맥경화증과 심혈관 질병으로 이어질 수 있는지 세밀히 연구되고 있다. 지금까지의 연구 결과로는 관계가 없다고 알려져 있다.

일반적으로 식물성 식단에 풍부하다고 여겨지는 비타민 등의 미량 영양소도 오히려 동물성 식단에서 더 많이 얻을 수 있다. 특히 뇌가 많은 양을 요구하는 오메가-3 지방산인 EPA, DHA은 식물성 식품에는 거의 없기 때문에 동물성 식품을 반드시 섭취해야 한다. 식물성 식단 옹호자들마저 임신부와 어린이에게는 동물성 식품을 권장하는 이유도 이 때문이다. 이러한 사실을 고려하면 동물성 식단이 식물성 식단보다 우월한 것은 사실이라고 볼 수 있다.

한국은 탄수화물을 주식으로 한다. 그리고 사회가 발전하면서 신체활동이 급감함에 따라 전 인구의 20·40%가 당뇨병과 당뇨병 전단계 상태다. 자살률이 세계 최고일 정도로 정신건강도 위협받고 있다. 이 모든 질병은 고혈당과 인슐린 저항성으로 인해 발생하며, 현대 의약품으로는 완치가 불가하고 관리만 가능하다. 고혈당과 인슐린 저항성의 근본적인 치료는 일차적으로 혈당을 올리지 않는 식사, 즉 탄수화물을 줄인 지방 위주의 식사로써만 가능하다. 에데 박사는 이와 관련해 상세한 이론뿐만 아니라 실제로 어떤 음식을 어떻게 요리해 먹어야 하는지 아주 자세히 알려준다. 이 책은 고혈당, 인슐린 저항성으로 인해 다양한 질병에 시달리고 있는 환자들에게 큰 도움이 될 것이다.

대사증후군 환자뿐만 아니라 우울증을 포함한 경증·중증 정신과 질환으로 고통받는 환자들에게도 이 책을 강력히 권한다. 먼저 혈당과 혈중 인슐린 농도를 측정한 후 이상 소견이 있으면 이 책에서 소개하는 식단을 실천하며 경과를 살펴보길 바란다.

케토제닉 식단을 시도해서 손해 볼 일은 없다. 대사 질환이나 정신 질환으로 고통받고 있는 환자들은 밑져야 본전이라는 가벼운 마음으로 저자의 안내를 따라보라. 저자가 말하듯 단 4~6주만이라도 고기를 주식으로 삼으면 몸과 마음의 변화를 느낄 수 있을 것이다.

2024. 10. 1.

옮긴이 김성수, 김아라

추천의 글

"건강이 걱정되는데, 왜 의사는 음식에 대한 조언은 하지 않나요?" 어느 세미나에서 받은 질문이다. "보통 의사는 음식에 관한 조언은 하지 않습니다"라고 대답했지만 속으로는 건강에 관련된 음식 조언이 담긴 책이 있으면 좋겠다고 생각했다. 그러던 중 이 책을 만났다.

20년 이상 정신과 의사로 일한 저자는 단순히 체중 조절 수단으로 생각했던 음식 선택이 정신건강에 매우 중요하며, 영양학에 관해 기존에 알고 있던 거의 모든 것이 틀렸다고 고백한다. 나도 30년간 '엄격한 의과학'을 도구로 당뇨병과 미토콘드리아를 연구해온 사람으로서 책장을 넘길수록 저자의 고백에 동의할 수밖에 없었다.

이 책은 음식과 영양에 관해 상식 혹은 고정관념을 가진 사람에게는 충격일 것이고, 그동안 진리로 믿어왔던 개념을 완전히 바꿔놓을 것이다. 나는 독자들에게 저자의 서문을 먼저 읽고 책에 대한 기본 그림을 그린 뒤 책 읽기를 시작하라고 권유하고 싶다. 전문적인 지식으로 채워진 본문은 전 세계를 강타하고 있는 정신건강 문제와 뇌, 영양, 대사, 미토콘드리아에 대한 지식을 더해줄 것이다. 정제된 탄수화물, 정제된 식물성 기름의 위험성과 인슐린 저항성, 치매, 정신병, 식료품, 항산화제, 과일, 채소의 관계에 대한 내용은 그야말로 충격이다. 저자는 먹어도 되는 식품과 조심해야 할 식품을 논리적이고 과학적으로 설명해주고, 지켜야 할 식단과 실행 방법(심지어 요리법까지)도 꼼꼼하게 안내해준다. 난 아직까지 이런 책을 읽어본 적이 없다.

이 책은 어쩌면 과학을 모르는 독자들에게는 약간 어려울 수도 있다. 하지만 의학, 의과학, 약학, 간호학, 영양학 등 관련 분야를 전공한 분들에게는 정말 좋은 지침서가 될 것이다. 또한 정신건강 문제로 상담과 치료를 받고 있는 환자, 당뇨병과 대사증후군 환자와 그 가족들, 체중 감량에 계속 실패한 사람들에게 해결책을 알려줄 길잡이가 될 책이다.

김영미

경희의대 교수

전 여성생명과학기술포럼 회장

과학기술진흥 유공자 과학기술부 장관 표창 수상

올해의 여성과학기술인상 진흥상 수상

과학기술진흥 국무총리 표창 수상

1998년부터 우울증 환자를 진료하면서 우울증으로 고통받고 또 회복을 경험한 사람들을 만나왔다. 우울증에 빠지면 마치 황무지에 선 듯 나와 주변과 미래가 보이지 않는 절망에 빠지기도 하고, 고통에서 벗어날 유일한 방법은 생을 중단하는 것이라 생각하기도 한다. 이러한 상태가 진단 기준에 포함될 정도로 그리 만만치 않은 질환이다. 하지만 대개 우울증은 치료가 가능하고 그 정의부터 '우울삽화'라고 하여 결코 영원히 지속되지 않는다. 하지만 치료저항성 우울증이라는 이름으로 약물 치료와 정신 치료를 반복해도 낫지 않는 분들이 다수 존재한다. 이를 극복하는 과정은 본인뿐만 아니라 가족과 친구에게도 매우 눈물겹다.

이제 우리나라도 정신과에 방문하는 국민이 2022년 기준 연 434만 명으로 급증하였다. 눈에 띄는 변화가 있다면 우울증을 가진 사람들이 자신의 이야기를 전하기 시작했다는 것이다. 그중 가장 인상적인 부분은 식단에 대한 내용이었다. '무엇을 먹는가'가 우리를 구성하는 중요한 재료임에도 정신건강 전문가들조차 우울할 때 어떻게 먹어야 할지 큰 관심을 가지지 못했다는 생각이 들었다. 이런 시점에 같은 학교 김성수 교수님께서 조지아 에데 박사의 《Change Your Diet, Change Your Mind》를 번역하여 출간하신다는 소식에 커다란 기대감을 가지고 살펴보게 되었다.

항상 치료법의 근거를 따지는 전문가 입장에서 이 책은 매우 포괄적이고 근거 중심적이다. 에데 박사의 글은 뇌를 위한 영양의 기초부터 식단, 조리법까지 포괄하는 매우 친절한 안내서다. 오로지 체중 감량을 목적으로 하는 근거가 부족한 식단이 넘치는 현실에서 잘못된 상식에 대한 경고와 함께 정신건강을 개선할 수 있는 최적화된 방식을 제시해준다.

물론 이러한 접근도 아직 근거가 충분치 못하다는 반론이 존재할 수 있다. 또 이를 맹신하여 약물 치료를 포함한 적절한 치료를 중단하는 것도 피해야 할 일이다. 그러나 식단을 선택하고 실제 효과를 스스로 모니터링하는 일은 치유 과정에서 매우 중요한 부분이며 그간 우리가 제대로 다루지 못했던 영역이라는 점에서 이 책의 가치는 매우 높다. 따라서 마음건강에 관심을 가진 모든 사람과, 일반적인 식단 가이드라인만 이야기해왔던 전문가들에게 새로운 시작을 열 기회가 될 것으로 믿어 의심치 않는다.

백종우
경희대병원 정신건강의학과 교수
국회자살예방포럼 자문위원장
전 보건복지부 중앙자살예방센터장
전 한국트라우마스트레스학회장

지금까지 음식이 건강에 미치는 영향은 어디까지나 신체에 국한해 왔다. 그러나 저자는 음식이 정신건강에도 영향을 줄 수 있음을 과학적 증거에 근거하여 확신을 가지고 기술한다. 여태껏 그 누구도 음식의 효능을 정신건강과 관련하여 심도 있게 연구하고 정리한 바가 없다고 생각한다. 이런 의미에서 이 책은 음식의 작용을 새로운 차원에서 관찰했다는 새로운 학문적 의미를 가진다.

이 책은 정신질환으로 고통받는 최상위 국가인 우리나라 국민에게 또 다른 의미를 가진다. 우리나라의 우울증 유병율은 36.8%로 OECD 국가 중 가장 높다. 자살율은 인구 10만 명당 23.6명으로 OECD 평균 11.1명의 2배 이상인 세계 최상 수준이다. 이 책은 정신건강을 위해 생활 속에서 실천 가능한 지식과 지침을 담고 있어 정신 질환으로 고통받는 우리 국민의 정신건강 지킴이 역할을 할 것이라고 기대된다. 모든 국민이 필독하기를 바라는 마음이 간절하다.

의학을 공부한 사람으로서 건강은 약보다는 음식으로 다스리는 것이 최선임을 잘 알고 있다. 이런 원칙에 의해 이 책을 읽고 실천하기를 권하고 싶다.

정명희
서울대 부총장, 가천대 의무부총장 역임
대한의학회 분쉬의학상, 한국 카톨릭 생명의 신비상 수상
현 서울대학교 명예 교수, 가천대학교 석좌 교수

대한민국의학한림원(의학한림원)은 의학 및 관련 전문분야의 석학 단체로서 의학 발전과 국민 건강증진에 이바지하기 위하여, 과학적 근거에 기반하여 어느 쪽으로도 편향되지 않는 객관적이고 가치중립적인 시각으로 사안을 바라봄으로써 우리 사회를 위하여 신뢰할 만한 지식과 정보를 제공하고 건설적 제안을 하고자 노력하고 있습니다. 이러한 노력을 통하여 그동안 회원 각 개인이 사회로부터 받았던 혜택을 사회에 다시 환원하고자 하는 단체입니다.

이번에 의학한림원 회원이신 김성수 교수께서 정신건강의학과 의사이자 영양-대사 학자인 조지아 에데 박사가 집필한 저서를 번역하여 《식단 혁명: 신진대사를 바로잡는 궁극의 식사》라는 서적을 발간하셨기에 의학한림원의 전체 회원과 임직원을 대표하여 이를 축하드립니다.

이 책은 그간 다소 근거가 부족하였던 동물성 식품과 지방 성분에 대한 지나친 기피, 채식 위주의 식단의 과도한 권장 등의 문제점을 지적하면서 올바른 식이에 대한 중요성을 강조하고 있습니다. 특히, 유전자학이 급속하게 발달하면서 대부분의 생화학자들이 영양과 대사에 관심을 가지지 못하고 멀리하고 있는 시기에, 이 책은 일상생활에 밀접하며 눈여겨보고 다시 생각해봐야 할 식생활 개선 방안을 특히 정신건강 차원에서 독자들에게 자세하고 이해하기 쉬운 설명을 통하여 과학적으로 제안하고 있습니다. 앞으로 심층적으로 검증될 부분이 많다고 생각하지만, 저자가 보여준 바와 같이 기존의 지식을 당연한 것으로 받아들이지 않고 그것의 과학적 배경을 들여다보고 비판하며, 자신과 타인의 경험과 냉철한 사고를 통하여 반론을 제기하는 것이 과학적 진리를 탐구하는 데에 중요한 과정이라는 점에서 이를 높이 평가하며 여러분들이 귀 기울여보시기를 권합니다.

이 책이 우리나라 국민들이 보다 열린 마음으로 과학적 근거를 생각하며 건강한 먹거리를 선택하는 데 많이 기여하기를 바랍니다.

왕규창
신경외과 전문의
대한민국의학한림원 원장
전 서울의대 학장

100세 시대가 AI와 함께 다가오고 있다. AI는 인간의 영역 가운데 생각의 속도를 단축한다. 따라서 인간은 AI가 가져다준 단축된 생각의 속도 속에서 더 깊게, 더 멀리 사고하여야 한다. 그런 생각의 작용은 곧 뇌의 운동이므로 뇌가 하는 역할이 아주 중요하다. 그렇다면 뇌를 건강하게 100세까지 유지하려면 어떻게 해야 할까? 이 책은 그에 대한 해답이다.

영양과 정신건강의 역학관계를 설명한 이 책은 건강한 100세 시대를 위해 무엇을 어떻게 먹어야 할지 우리들 식단의 등대가 되어줄 것이다.

박영선
2대 중소벤처기업부 장관
4선 국회의원-첫 여성 원내대표
하버드 케네디스쿨 시니어 펠로우
현 서강대학교 멘토링센터 공동 센터장

1장 정신건강 문제의 원인은 무엇일까

1   "Mental Disorder," Fact Sheet, World Health Organization, last modified June 2, 2022, https://www.who.int/news-room/fact-sheets/detail/mental-disorders.

2   "Mental Health: Burden," World Health Organization, published December 19, 2019, https://www.who.int/health-topics/mental-health.

3   "Mental Health: Burden."

4   "The Deteriorating Mental Health of U.S. College Students: Part 1," Imagine America, March 2, 2020, https://www.imagine-america.org/deteriorating-mental-health-u-s-college-students-part/.

5   Kelly Wester, Heather Trepal, and Kelly King, "Nonsuicidal Self-Injury: Increased Prevalence in Engagement," *Suicide & Life-Threatening Behavior* 48, no. 6 (2018): 690–8, https://doi.org/10.1111/sltb.12389.

6   "450% Increase in Student Mental Health Declarations Over Last Decade but Progress Still Needed to Address Declarations Stigma," Universities and Colleges Admissions Service, June 17, 2021, https://www.ucas.com/corporate/news-and-key-documents/news/450-increase-student-mental-health-declarations-over-last-decade-progress-still-needed-address.

7   Hui Zheng and Paola Echave, "Are Recent Cohorts Getting Worse? Trends in US Adult Physiological Status, Mental Health, and Health Behaviors Across a Century of Birth Cohorts," *American Journal of Epidemiology* 190, no. 11 (2021): 2242–55, https://doi.org/10.1093/aje/kwab076.

8   A. M. Foerschner, "The History of Mental Illness: From *Skull Drills to Happy Pills,*"

Inquiries 2, no. 9 (2010): 3–4, http://www.inquiriesjournal.com/articles/1673/3/
the-history-of-mental-illness -from-skull-drills-to-happy-pills.

9   Henry Maudsley, *The Physiology and Pathology of the Mind* (New York: D. Appleton and
    Company, 1867), 201.

10 Anne Harrington, *Mind Fixers: Psychiatry's Troubled Search for the Biology of Mental Illness*
    (New York: W. W. Norton & Company, 2019), chap. 1, EPUB.

11 Henrik Walter, "The Third Wave of Biological Psychiatry," *Frontiers in Psychology* 4
    (2013): 582, https://doi.org/10.3389/fpsyg.2013.00582.

12 Edward Shorter, "The History of Lithium Therapy," *Bipolar Disorders* 11, suppl 2
    (2009): 4–9, https://doi.org/10.1111/j.1399-5618.2009.00706.x.

13 R. Cancro, "The Introduction of Neuroleptics: A Psychiatric Revolution,"
    Psychiatric Services 51, no. 3 (2000): 333–5, https://doi.org/10.1176/appi.ps.51.3.333.

14 Jerome Groopman, "The Troubled History of Psychiatry," *The New Yorker*, May 20,
    2019, https:// www.newyorker.com/magazine/2019/05/27/the-troubled-history-
    of-psychiatry.

15 James McCormack and Christina Korownyk, "Effectiveness of Antidepressants,"
    BMJ (Clinical Research edition) 360 (2018): k1073, https://doi.org/10.1136/bmj.k1073.

16 McCormack and Korownyk, "Effectiveness of Antidepressants."

17 Joanna Moncrieff et al., "The Serotonin Theory of Depression: A Systematic
    Umbrella Review of the Evidence," *Molecular Psychiatry*, (2022), https://doi.org/10.1
    038/s41380-022-01661-0.

18 Stefan Leucht et al., "Sixty Years of Placebo-Controlled Antipsychotic Drug
    Trials in Acute Schizophrenia: Systematic Review, Bayesian Meta-Analysis, and
    Meta-Regression of Efficacy Predictors," *American Journal of Psychiatry* 174, no. 10
    (2017): 927–42, https://doi.org/10.1176/appi.ajp.2017.16121358.

19 Sung Woo Ahn et al., "Long-Term Response to Mood Stabilizer Treatment and
    Its Clinical Correlates in Patients with Bipolar Disorders: A Retrospective
    Observational Study," *International Journal of Bipolar Disorders* 5, no. 1 (2017): 24,
    https://doi.org/10.1186/s40345-017-0093-5.

20 Roy H. Perlis et al., "Predictors of Recurrence in Bipolar Disorder: Primary
    Outcomes from the Systematic Treatment Enhancement Program for Bipolar
    Disorder (STEP-BD)," *American Journal of Psychiatry* 163 (2006): 217–24, https://
    doi.org/10.1176/appi.ajp.163.2.217.

21 Gregory A. Roth, "Global Burden of Cardiovascular Diseases and Risk Factors,
    1990–2019: Update from the GBD 2019 Study," *Cardiology* 76, no. 25 (2020):
    2982–3021, https://doi.org/10.1016/j.jacc.2020.11.010.

22 Cheryl D. Fryar, Margaret D. Carroll, and Joseph Afful, "Prevalence of
    Overweight, Obesity, and Severe Obesity Among Adults Aged 20 and Over:
    United States, 1960–1962 Through 2017–2018," *NCHS Health E-Stats*, 2020,
    https://www.cdc.gov/nchs/data/hestat/obesity-adult-17-18/obesity-adult.htm.

23 National Academies of Sciences, Engineering, and Medicine; Health and
    Medicine Division; Food and Nutrition Board; Roundtable on Obesity Solutions;
    Callahan EA, editor. *Current Status and Response to the Global Obesity Pandemic: Proceedings*

of a Workshop (Washington (DC): National Academies Press, 2019) 2, Global Trends in Obesity, https://www.ncbi.nlm.nih.gov/books/NBK544130.

24   Cardiovascular disease: Sebastian Steven et al., "Vascular Inflammation and Oxidative Stress: Major Triggers for Cardiovascular Disease," *Oxidative Medicine and Cellular Longevity* (2019): 7092151, https://doi.org/10.1155/2019/7092151; obesity: Prasenjit Manna and Sushil K. Jain, "Obesity, Oxidative Stress, Adipose Tissue Dysfunction, and the Associated Health Risks: Causes and Therapeutic Strategies," *Metabolic Syndrome and Related Disorders* 13, no. 10 (2015): 423–44, https://doi.org/10.1089/met.2015.0095; type 2 diabetes: Antonio Ceriello and Enrico Motz, "Is Oxidative Stress the Pathogenic Mechanism Underlying Insulin Resistance, Diabetes, and Cardiovascular Disease? The Common Soil Hypothesis Revisited," *Arteriosclerosis, Thrombosis, and Vascular Biology* 24, no. 5 (2004): 816–23, https://doi.org/10.1161/01.ATV.0000122852.22604.78.

2장 새로운 과학의 희망

1   US Department of Agriculture and US Department of Health and Human Services, *Nutrition and Your Health: Dietary Guidelines for America* (Washington, D.C.: USDA, 1980), 1, https://www.dietaryguidelines.gov/sites/default/files/2019-05/1980%20DGA.pdf.

2   David Grotto and Elisa Zied, "The Standard American Diet and Its Relationship to the Health Status of Americans," *Nutrition in Clinical Practice* 25, no. 6 (2010): 603-12, https://doi.org/10.1177 /0884533610386234.

3   Grotto and Zied, "The Standard American Diet."

4   Malcolm Peet, "Nutrition and Schizophrenia: An Epidemiological and Clinical Perspective," *Nutrition and Health* 17, no. 3 (2003): 211-19, https://doi.org/10.1177/026010600301700304.

5   Peet, "Nutrition and Schizophrenia."

6   F. C. Dohan, et al., "Is Schizophrenia Rare If Grain Is Rare?" *Biological Psychiatry* 19, no. 3 (1984): 385-99.

7   Angelos K. Sikalidis, Anita H. Kelleher, and Aleksandra S. Kristo, "Mediterranean Diet," *Encyclopedia* 1, no. 2 (2021): 371-87, https://doi.org/10.3390/encyclopedia1020031.

8   Nina Teicholz, *The Big Fat Surprise* (New York: Simon & Schuster, 2014), 185–89.

9   Mauro Finicelli, Anna Di Salle, Umberto Galderisi, and Gianfranco Peluso, "The Mediterranean Diet: An Update of the Clinical Trials" *Nutrients* 14, no. 14 (2022): 2956, https://doi.org/10.3390/nu1414 2956.

10   Lisa Tussing-Humphreys et al., "Effect of Mediterranean Diet and Mediterranean Diet Plus Calorie Restriction on Cognition, Lifestyle, and Cardiometabolic Health: A Randomized Clinical Trial," *Preventive Medicine Reports* 29 (2022): 101955, https://doi.org/10.1016/j.pmedr.2022.101955.

11   Felice Jacka et al., "A Randomised Controlled Trial of Dietary Improvement for Adults with Major Depression (the 'SMILES' trial)," *BMC Medicine* 15, no. 1 (2107): 23, https://doi.org/10.1186/s12916-017-0791-y; Natalie Parletta et

al., "A Mediterranean-Style Dietary Intervention Supplemented with Fish Oil Improves Diet Quality and Mental Health in People with Depression: A Randomized Controlled Trial (HELFIMED)," *Nutritional Neuroscience* 22, no. 7 (2019): 474-87, https://doi.org/10.1080/1028415X.2017.1411320; Heather M. Francis et al., "A Brief Diet Intervention Can Reduce Symptoms of Depression in Young Adults—A Randomised Controlled Trial," *PloS ONE* 14, no. 10 (2019): e0222768, https://doi.org/10.1371/journal.pone.0222768.

12   Wolfgang Marx et al., "Diet and Depression: Exploring the Biological Mechanisms of Action," *Molecular Psychiatry* 26, no. 1 (2021): 134-50, https://doi.org/10.1038/s41380-020-00925-x.

13   Hadley Leggett and Shebani Sethi, "5 Questions: Shebani Sethi on the Connection between Metabolism and Mental Health," Stanford Medicine News Center, November 15, 2022, https://med.stanford.edu/news/all-news/2022/11/metabolic-psychiatry.html.

14   David Unwin et al., "What Predicts Drug-Free Type 2 Diabetes Remission? Insights from an 8-Year General Practice Service Evaluation of a Lower Carbohydrate Diet with Weight Loss," *BMJ Nutrition, Prevention & Health* 0 (2023): e000544, https://doi.org/10.1136/bmjnph-2022-000544.

15   Kirsty J. Martin-McGill et al., "Ketogenic Diets for Drug-Resistant Epilepsy," *The Cochrane Database of Systematic Reviews* 11, no. 11 (2018): CD001903, https://doi.org/10.1002/14651858.CD001903.pub4.

16   Tanya J. W. McDonald and Mackenzie C. Cervenka, "Ketogenic Diets for Adult Neurological Disorders," *Neurotherapeutics* 15, no. 4 (2018): 1018-31, https://doi.org/10.1007/s13311-018-0666-8; Diana Pietrzak et al., "The Therapeutic Role of Ketogenic Diet in Neurological Disorders," *Nutrients* 14, no. 9 (2022): 1952, https://doi.org/10.3390/nu14091952.

3장 대부분의 영양 지침이 잘못된 이유

1   Graham Sutton, "Putrid Gums and 'Dead Men's Cloaths': James Lind aboard the *Salisbury*," *Journal of the Royal Society of Medicine* 96, no. 12 (2003): 605-8, https://doi.org/10.1177/014107680309601213.

2   Kenneth J. Carpenter, *The History of Scurvy and Vitamin C* (Cambridge: Cambridge University Press, 1986), 253.

3   James A. Lind, *A Treatise of the Scurvy. In Three Parts. Containing an Inquiry into the Nature, Causes and Cure, of that Disease. Together with a Critical and Chronological View of What Has Been Published on the Subject* (Edinburgh: Sands, Murray and Cochran for A Kincaid and A Donaldson, 1753), 191.

4   Lind, *A Treatise of the Scurvy*, 192 .

5   "Science and Technology," *Oxford Reference,* accessed April 9, 2022, https://www.oxfordreference.com/page/scienceandtech/science-and-technology.

6   Kenneth J. Carpenter, "A Short History of Nutritional Science: Part 1 (1785-1885)," *The Journal of Nutrition* 133, no. 3 (March 2003): 638-45, https://doi.org/10.1093/jn/133.3.638.

7   Mohammad Hassan Murad, Shahnaz Sultan, Samir Haffar, and Fateh
     Bazerbachi, "Methodological Quality and Synthesis of Case Series and Case
     Reports," *BMJ Evidence-Based Medicine* 23 (2018): 60–63, http://dx.doi.org/10.1136/
     bmjebm-2017-110853.

8   Matthew C. L. Phillips et al., "Randomized Crossover Trial of a Modified
     Ketogenic Diet in Alzheimer's Disease," *Alzheimer's Research & Therapy* 13, no. 1
     (2021): 51, https://doi.org/10.1186/s13195-021-00783-x.

9   Ambika Satija, Edward Yu, Walter C. Willett, and Frank B. Hu, "Understanding
     Nutritional Epidemiology and Its Role in Policy," *Advances in Nutrition* 6, no. 1
     (2015): 5–18, https://doi.org/10.3945/an.114.007492.

10   Daniel Steinberg, "In Celebration of the 100th Anniversary of the Lipid
     Hypothesis of Atherosclerosis," *Journal of Lipid Research* 54, no. 11 (2013): 2946–9,
     https://doi.org/10.1194/jlr.R043414.

11   William E. Stehbens, "An Appraisal of Cholesterol Feeding in Experimental
     Atherogenesis," *Progress in Cardiovascular Diseases* 29, no. 2, (1986): 107–28, https://do
     i.org/10.1016/0033-0620(86)90021-6.

12   Aysha Akhtar, "The Flaws and Human Harms of Animal Experimentation,"
     Cambridge Quarterly of Healthcare Ethics 24, no. 4 (2015): 407–19, https://doi.org/10.10
     17/S0963180115000079.

13   A. White and E. Ernst. "The Case for Uncontrolled Clinical Trials: A Starting
     Point for the Evidence Base for CAM," *Complementary Therapies in Medicine* 9, no. 2
     (2001): 111–16, https://doi.org/10.1054/ctim.2001.0441.

14   Walter Willett, *Nutritional Epidemiology,* 3rd ed. (New York: Oxford University Press,
     2013), 1.

15   Willett, *Nutritional Epidemiology,* 2.

16   Elizabeth E. Devore, Jae Hee Kang, Monique M. B. Breteler, and Francine
     Grodstein, "Dietary Intakes of Berries and Flavonoids in Relation to Cognitive
     Decline," *Annals of Neurology* 72, no. 1 (2012): 135–43, https://doi.org/10.1002/
     ana.23594.

17   Ryan Jaslow, "Eating Blueberries and Strawberries Staves Off Memory Decline,
     Study Suggests," *CBS News,* April 26, 2012, https://www.cbsnews.com/news/
     eating-blueberries-and-strawberries-staves-off-memory-decline-study-suggests.

18   Alice Park, "Brain Food: Berries Can Slow Cognitive Decline," *TIME,* April 26,
     2012, https://healthland.time.com/2012/04/26/brain-food-berries-can-slow-
     cognitive-decline.

19   Jessica Maki, "Berries Keep Your Brain Sharp," *The Harvard Gazette,* April 26,
     2012, https://news.harvard.edu/gazette/story/2012/04/berries-keep-your-brain-
     sharp.

20   H. Russell Bernard, Peter Killworth, David Kronenfeld, and Lee Sailer, "The
     Problem of Informant Accuracy: The Validity of Retrospective Data," *Annual
     Review of Anthropology* 13 (1984): 495–517, https://doi.org/10.1146/annurev.a
     n.13.100184.002431.

21   David J. Mela and Jacqueline I. Aaron, "Honest But Invalid: What Subjects Say

about Recording Their Food Intake," *Journal of the American Dietetic Association* 97, no. 7 (July 1997): 791–93.

22 Edgar Bright Wilson Jr., *An Introduction to Scientific Research* (New York: McGraw-Hill, 1952), 232.

23 *Merriam-Webster.com Dictionary,* s.v. "semiquantitative," accessed August 29, 2023, https://www.merriam-webster.com/dictionary/semiquantitative.

24 Alessandra Malito, "Grocery Stores Carry 40,000 More Items Than They Did in the 1990s," MarketWatch, June 17, 2017, https://www.marketwatch.com/story/grocery-stores-carry-40000-more-items-than-they-did-in-the-1990s-2017-06-07.

25 John P. Ioannidis, "The Challenge of Reforming Nutritional Epidemiologic Research," *JAMA* 320, no. 10 (2018): 969–970, https://doi.org/10.1001/jama.2018.11025.

26 Satija, Yu, Willett, and Hu, "Understanding," 8.

27 Austin Bradford Hill, "The Environment and Disease: Association or Causation?," *Proceedings of the Royal Society of Medicine* 58 no. 5 (1965): 295–300.

28 Satija, Yu, Willett, and Hu, "Understanding," 9.

29 Hill, "The Environment."

30 Andrew Mente, Lawrence de Koning, Harry S. Shannon, and Sonia S. Anand, "A Systematic Review of the Evidence Supporting a Causal Link Between Dietary Factors and Coronary Heart Disease," *Archives of Internal Medicine* 169, no. 7 (2009): 659–69, https://doi.org/10.1001/archinternmed.2009.38.

31 Ioannidis, "The Challenge," E1.

32 Devore, Kang, Breteler, and Grodstein, "Dietary," 135.

33 Park, "Brain Food."

34 U.S. Department of Agriculture and U.S. Department of Health and Human Services, *Dietary Guidelines for Americans, 2020–2025.* 9th ed. (December 2020), https://www.DietaryGuidelines.gov.

35 IARC Working Group on the Evaluation of Carcinogenic Risks to Humans, *Red Meat and Processed Meat,* IARC Monographs on the Evaluation of Carcinogenic Risks to Humans Volume 114, (Lyon, France: International Agency for Research on Cancer, World Health Organization, 2018), https://publications.iarc.fr/Book-And-Report-Series/Iarc-Monographs-On-The-Identification-Of-Carcinogenic-Hazards-To-Humans/Red-Meat-And-Processed-Meat-2018. A summary article was published in 2015: Véronique Bouvard et al., "Carcinogenicity of Consumption of Red and Processed Meat," *The Lancet. Oncology* 16, no.16 (2015): 1599–600, https://doi.org/10.1016 /S1470-2045(15)00444-1.

36 Walter Willett et al., "Food in the Anthropocene: The EAT-Lancet Commission on Healthy Diets from Sustainable Food Systems," *Lancet (London, England)* 393, no. 10170 (2019): 447–92, https//www.doi.org/10.1016/S0140-6736(18)31788-4.

37 American Society for Nutrition, "Millions of Cardiovascular Deaths Attributed to Not Eating Enough Fruits and Vegetables," *American Society for Nutrition,* June 8, 2019, https://nutrition.org/millions-of-cardiovascular-deaths-attributed-to-not-eating-enough-fruits-and-vegetables.

38 Cheryl Bond-Nelms, "Your Fries May Be Deadly," *AARP,* June 13, 2017, https://www.aarp.org/health/healthy-living/info-2017/french-fries-bad-for-health-fd.html.

39 University College London, "People Who Eat Dark Chocolate Less Likely to Be Depressed," *ScienceDaily,* August 2, 2019, https://www.sciencedaily.com/releases/2019/08/190802145458.htm.

4장 뇌 속으로 떠나는 여행

1   Elizabeth M. Lillie et al., "Evaluation of Skull Cortical Thickness Changes with Age and Sex from Computed Tomography Scans," *Journal of Bone and Mineral Research: The Official Journal of the American Society for Bone and Mineral Research* 31, no. 2 (2016): 299–307, https://doi.org/10.1002/jbmr.2613.

2   Steven T. Proulx, "Cerebrospinal Fluid Outflow: A Review of the Historical and Contemporary Evidence for Arachnoid Villi, Perineural Routes, and Dural Lymphatics," *Cellular and Molecular Life Sciences: CMLS* 78, no. 6 (2021): 2429–457, https://doi.org/10.1007/s00018-020-03706-5.

3   Lauren N. Telano and Stephen Baker, "Physiology, Cerebral Spinal Fluid," in *StatPearls* (Treasure Island, FL: StatPearls Publishing, Jan 2022-), updated July 9, 2021, https://www.ncbi.nlm.nih.gov/books/NBK519007.

4   Richard Daneman and Prat Alexandre, "The Blood-Brain Barrier," *Cold Spring Harbor Perspectives in Biology* 7, no. 1 (2015): a020412, https://doi.org/10.1101/cshperspect.a020412.

5   Michel A. Hofman, "Evolution of the Human Brain: When Bigger Is Better," *Frontiers in Neuroanatomy* 8 no. 15 (2014), https://doi.org/10.3389/fnana.2014.00015.

6   Telano and Baker, "Physiology."

7   Jasleen Kaur et al., "Waste Clearance in the Brain," *Frontiers in Neuroanatomy* 15, no. 665803 (2021), https://doi.org/10.3389/fnana.2021.665803.

8   Ruth O'Gorman Tuura et al., "Sleep-Related and Diurnal Effects on Brain Diffusivity and Cerebrospinal Fluid Flow," *NeuroImage* 241 (2021): 118420, https://doi.org/10.1016/j.neuroimage.2021.118420.

9   Frederico A. C. Azevedo et al., "Equal Numbers of Neuronal and Nonneuronal Cells Make the Human Brain an Isometrically Scaled-Up Primate Brain," *The Journal of Comparative Neurology* 513, no. 5 (2009): 532–541, https://doi.org/10.1002/cne.21974.

10 Christopher S. von Bartheld, Jami Bahney, and Suzana Herculano-Houzel, "The Search for True Numbers of Neurons and Glial Cells in the Human Brain: A Review of 150 Years of Cell Counting," *Journal of Comparative Neurology,* 524, no. 18 (2016): 3865–3895, https://doi.org/10.1002/cne.24040.

11 Krishnagopal Dharani, "Chapter 2: Physiology of a Neuron," in *The Biology of Thought: A Neuronal Mechanism in the Generation of Thought— A New Molecular Mode*l (Internet: Elsevier, 2014), http://dx.doi.org/10.1016/B978-0-12-800900-0.00002-6.

12   Krishnagopal Dharani, "Chapter 6: Dendrites and Primary Thought," in *The Biology of Thought: A Neuronal Mechanism in the Generation of Thought— A New Molecular Model* (Internet: Elsevier, 2014), http://dx.doi.org/10.1016 /B978-0-12-800900-0.00006-3.

13   Aliya L. Frederick and Gregg D. Stanwood, "Drugs, Biogenic Amine Targets and the Developing Brain," *Developmental Neuroscience* 31, no. 1-2, (2009): 7-22, https:// doi.org/10.1159/000207490.

14   C. Fernando Valenzuela, Michael P. Puglia, and Stefano Zucca, "Focus On: Neurotransmitter Systems," *Alcohol Research & Health: the Journal of the National Institute on Alcohol Abuse and Alcoholism* 34, no. 1 (2011):106-120.

15   Frederick and Stanwood, "Drugs."

16   Yann S. Mineur and Marina R Picciotto, "The Role of Acetylcholine in Negative Encoding Bias: Too Much of a Good Thing?," *The European Journal of Neuroscience* 53, no. 1 (2021): 114-125, https://doi.org/10.1111/ejn.14641; Juhee Haam and Jerrel L. Yakel, "Cholinergic Modulation of the Hippocampal Region and Memory Function," *Journal of Neurochemistry* 142, Suppl 2 (2017): 111-121, https:// doi.org/10.1111/jnc.14052 .

17   Sheng Peng et al., "Glutamate Receptors and Signal Transduction in Learning and Memory," *Molecular Biology Reports* 38, no. 1 (2010): 453-460, https://doi.org/10 .1007/s11033-010-0128-9.

18   Kresimir Krnjević, "How Does a Little Acronym Become a Big Transmitter?" *Biochemical Pharmacology* 68, no. 8 (2004): 1549-55, https://doi.org/10.1016/ j.bcp.2004.06.038.

19   Joanna Moncrieff et al., "The Serotonin Theory of Depression: A Systematic Umbrella Review of the Evidence," *Molecular Psychiatry,* (2022), https://doi.org/10.1 038/s41380-022-01661-0.

20   Bo Wang et al., "Firing Frequency Maxima of Fast-Spiking Neurons in Human, Monkey, and Mouse Neocortex," *Frontiers in Cellular Neuroscience* 10 (2016): 239, https://doi.org/10.3389/fncel.2016.00239.

21   Mikael Simons and Klaus-Armin Nave, "Oligodendrocytes: Myelination and Axonal Support," *Cold Spring Harbor Perspectives in Biology* 8, no. 1 (2015): a020479, https://doi.org/10.1101/cshperspect.a020479.

22   Celeste Silveira et al., "Neuropsychiatric Symptoms of Multiple Sclerosis: State of the Art," *Psychiatry Investigation* 16, no. 12 (2019): 877-88, https:// doi.org/10.30773/pi.2019.0106.

23   Yonghee Kim, Jinhong Park, Yoon Kyung Choi, "The Role of Astrocytes in the Central Nervous System Focused on BK Channel and Heme Oxygenase Metabolites: A Review," *Antioxidants* 8, no. 5 (2019): 121, https://doi.org/10.3390/ antiox8050121.

24   Debasis Nayak, Theodore L. Roth, and Dorian B. McGavern, "Microglia Development and Function," *Annual Review of Immunology* 32 (2014): 367-402, https://doi.org/10.1146/annurev-immunol-032713-120240.

25   Elena A. Ponomarenko et al., "The Size of the Human Proteome: The Width and

Depth," *International Journal of Analytical Chemistry* 2016 (2016): 7436849, https://doi.org/10.1155/2016/7436849.

26   Harris Ripps and Wen Shen, "Review: Taurine: A "Very Essential" Amino Acid," *Molecular Vision* 18 (2012): 2673-86.

27   Steven R. Hertzler, Jacqueline C. Lieblein-Boff, Mary Weiler, and Courtney Allgeier, "Plant Proteins: Assessing Their Nutritional Quality and Effects on Health and Physical Function," *Nutrients* 12, no. 12 (2020): 3704, https://doi.org/10.3390/nu12123704.

28   H. McIlwain and H. S. Bachelard, *Biochemistry and the Central Nervous System* (Edinburgh: Churchill Livingstone, 1985).

29   Johannes Weickenmeier et al., "The Mechanical Importance of Myelination in the Central Nervous System," *Journal of the Mechanical Behavior of Biomedical Materials* 76 (2017): 119-124, https://doi.org/10.1016/j.jmbbm.2017.04.017.

30   Prasanna Kandel et al., "Oleic Acid Is an Endogenous Ligand of TLX/NR2E1 That Triggers Hippocampal Neurogenesis," *Proceedings of the National Academy of Sciences of the United States of America* 119, no. 13 (2022): e2023784119, https://doi.org/10.1073/pnas.2023784119.

31   Timothy J. Tracey, Frederik J. Steyn, Ernst J. Wolvetang, and Shyuan T. Ngo, "Neuronal Lipid Metabolism: Multiple Pathways Driving Functional Outcomes in Health and Disease," *Frontiers in Molecular Neuroscience* 11 (2018): 10, https://doi.org/10.3389/fnmol.2018.00010.

32   Michael A. Crawford, Walter F. Schmidt, C. Leigh Broadhurst, and Yiqun Wang, "Lipids in the Origin of Intracellular Detail and Speciation in the Cambrian Epoch and the Significance of the Last Double Bond of Docosahexaenoic Acid in Cell Signaling," *Prostaglandins, Leukotrienes, and Essential Fatty Acids* 166 (2021): 102230, https://doi.org/10.1016/j.plefa.2020.102230.

33   Crawford, Schmidt, Broadhurst, and Wang, "Lipids," 1.

34   Akhlaq A. Farooqui, Lloyd A. Horrocks, and Tahira Farooqui, "Modulation of Inflammation in Brain: A Matter of Fat," *Journal of Neurochemistry* 101, no. 3 (2007): 577-99, https://doi.org/10.1111/j.1471-4159.2006.04371.x.

35   Wade T. Johnson et al., "Lipid-Based Regulators of Immunity," *Bioengineering & Translational Medicine* 7, no. 2 (2021):e10288, https://doi.org/10.1002/btm2.10288.

36   Ann G. Liu et al., "A Healthy Approach to Dietary Fats: Understanding the Science and Taking Action to Reduce Consumer Confusion," *Nutrition Journal* 16, no. 1 (2017): 53, https://doi.org /10.1186/s12937-017-0271-4.

37   Uram Jin, Soo Jin Park, and Sang Myun Park, "Cholesterol Metabolism in the Brain and Its Association with Parkinson's Disease," *Experimental Neurobiology* 28, no. 5 (2019): 554-67, https://doi.org/10.5607/en.2019.28.5.554.

38   Jin, Park, and Park, "Cholesterol Metabolism in the Brain."

5장 뇌 대사의 마법

1   Zhuo Fu, Elizabeth R. Gilbert, and Dongmin Liu, "Regulation of Insulin Synthesis and Secretion and Pancreatic Beta-Cell Dysfunction in Diabetes,"

Current Diabetes Reviews 9, no. 11 (2014): 25–53.

2   Tiannan Wang et al., "Current Understanding of Glucose Transporter 4 Expression and Functional Mechanisms," *World Journal of Biological Chemistry* 11, no. 3 (2020): 76–98, https://doi.org/10.4331/wjbc.v11.i3.76.

3   Sander Kersten, "The Impact of Fasting on Adipose Tissue Metabolism," *Biochimica et biophysica acta. Molecular and Cell Biology of Lipids* 1868, no. 3 (2023): 159262, https://doi.org/10.1016/j.bbalip.2022.159262.

4   Jørgen Jensen, Per Inge Rustad, Anders Jensen Kolnes, and Yu-Chiang Lai, "The Role of Skeletal Muscle Glycogen Breakdown for Regulation of Insulin Sensitivity by Exercise." *Frontiers in Physiology* 2, no. 112 (2011), https://doi.org/10.3389/fphys.2011.00112.

5   Ann G. Liu et al. "A Healthy Approach to Dietary Fats: Understanding the Science and Taking Action to Reduce Consumer Confusion," *Nutrition Journal* 16, no. 1 (2017): 53, https://doi.org/10.118 6/s12937-017-0271-4.

6   Laura R. Rich, William Harris, and Angus M. Brown, "The Role of Brain Glycogen in Supporting Physiological Function," *Frontiers in Neuroscience* 13 (2019): 1176, https://doi.org/10.3389/fnins.2019.01176.

7   Peter Schönfeld and Georg Reiser, "Brain Energy Metabolism Spurns Fatty Acids as Fuel Due to Their Inherent Mitotoxicity and Potential Capacity to Unleash Neurodegeneration," *Neurochemistry International* 109 (2017): 68–77, https://doi.org/10.1016/j.neuint.2017.03.018.

8   I. Fritzsche, P. Bührdel, R. Melcher, and H. J. Böhme, "Stability of Ketone Bodies in Serum in Dependence on Storage Time and Storage Temperature," *Clinical Laboratory* 47, no. 7–8 (2001): 399–403.

9   Alexandre Courchesne-Loyer et al., "Inverse Relationship between Brain Glucose and Ketone Metabolism in Adults during Short-Term Moderate Dietary Ketosis: A Dual Tracer Quantitative Positron Emission Tomography Study," *Journal of Cerebral Blood Flow and Metabolism* 37, no. 7 (2017): 2485–93, https://doi.org/10.1177/0271678X16669366.

10   Janice J. Hwang et al., "Blunted Rise in Brain Glucose Levels during Hyperglycemia in Adults with Obesity and T2DM," *JCI Insight* 2, no. 20 (2017): e95913, https://doi.org/10.1172/jci.insight.95913.

11   Shayne Mason, "Lactate Shuttles in Neuroenergetics-Homeostasis, Allostasis and Beyond," *Frontiers in Neuroscience* 11 (2017): 43, https://doi.org/10.3389/fnins.2017.00043.

12   Hermann Koepsell, "Glucose Transporters in Brain in Health and Disease," *Pflugers Archiv: European Journal of Physiology* 472, no. 9 (2020): 1299–343, https://doi.org/10.1007/s00424-020-02441-x.

13   Stephen C. Cunnane et al., "Can Ketones Compensate for Deteriorating Brain Glucose Uptake During Aging? Implications for the Risk and Treatment of Alzheimer's Disease." *Annals of the New York Academy of Sciences* 1367, no. 1 (2016): 12–20, https://doi.org/10.1111/nyas.12999.

14   Alexandre Courchesne-Loyer et al., "Inverse Relationship."

15   Mark P. Mattson et al., "Intermittent Metabolic Switching, Neuroplasticity and Brain Health," *Nature Reviews: Neuroscience* 19, no. 2 (2018): 63-80, https://doi.org/10.1038/nrn.2017.156.

16   Xiao-Hong Zhu et al., "Quantitative Imaging of Energy Expenditure in Human Brain," *NeuroImage* 60, no. 4 (2012): 2107-17, https://doi.org/10.1016/j.neuroimage.2012.02.013.

17   Miroslav Oborník, "Organellar Evolution: A Path from Benefit to Dependence," Microorganisms 10, no. 1 (2022): 122, https://doi.org/10.3390/microorganisms10010122.

18   Oborník, "Organellar Evolution."

19   Shona A. Mookerjee, Akos A. Gerencser, David G. Nicholls, and Martin D. Brand, "Quantifying Intracellular Rates of Glycolytic and Oxidative ATP Production and Consumption Using Extracellular Flux Measurements." *The Journal of Biological Chemistry* 292, no. 17 (2017): 7189-207, https://doi.org/10.1074/jbc.M116.774471.

20   Thomas Misgeld and Thomas L. Schwarz, "Mitostasis in Neurons: Maintaining Mitochondria in an Extended Cellular Architecture," *Neuron* 96, no. 3 (2017): 651-66, https://doi.org/10.1016/j.neuron.2017.09.055.

21   Vincent J. Miller, Frederick A. Villamena, and Jeff S. Volek, "Nutritional Ketosis and Mitohormesis: Potential Implications for Mitochondrial Function and Human Health." *Journal of Nutrition and Metabolism* 2018 (2018): 5157645, https://doi.org/10.1155/2018/5157645.

22   Yuri Zilberter and Tanya Zilberter, "Glucose-Sparing Action of Ketones Boosts Functions Exclusive to Glucose in the Brain," *eNeuro* 7, no. 6 (2020), https://doi.org/10.1523/ENEURO.0303-20.2020.

23   S. J. Kierans and C. T. Taylor, "Regulation of Glycolysis by the Hypoxia-Inducible Factor (HIF): Implications for Cellular Physiology," *The Journal of Physiology* 599, no. 1 (2021): 23-37, https://doi.org/10.1113/JP280572.

24   Eloïse de Tredern et al., "Glial Glucose Fuels the Neuronal Pentose Phosphate Pathway for Long-Term Memory," *Cell Reports* 36, no. 8 (2021): 109620, https://doi.org/10.1016/j.celrep.2021.109620.

25   Paul Trayhurn, "Oxygen-A Critical, but Overlooked, Nutrient," *Frontiers in Nutrition* 6 (2019): 10, https://doi.org/10.3389/fnut.2019.00010.

26   Samina Salim, "Oxidative Stress and the Central Nervous System," *The Journal of Pharmacology and Experimental Therapeutics* 360, no. 1 (2017): 201-5, https://doi.org/10.1124/jpet.116.237503.

27   Richard L. Veech, "The Therapeutic Implications of Ketone Bodies: The Effects of Ketone Bodies in Pathological Conditions: Ketosis, Ketogenic Diet, Redox States, Insulin Resistance, and Mitochondrial Metabolism," *Prostaglandins, Leukotrienes, and Essential Fatty Acids* 70, no. 3 (2004): 309-19, https://doi.org/10.1016/j.plefa.2003.09.007.

6장 가공식품의 위험: 염증과 산화 스트레스

1   Irit Zohar et al., "Evidence for the Cooking of Fish 780,000 Years Ago at

Gesher Benot Ya'aqov, Israel," *Nature Ecology & Evolution* 6, (2022): 2016–28, https://doi.org/10.1038/s41559-022-01910-z.

2   Amaia Arranz-Otaegui et al., "Archaeobotanical Evidence Reveals the Origins of Bread 14,400 Years Ago in Northeastern Jordan," *Proceedings of the National Academy of Sciences of the United States of America* 115, no. 31 (2018): 7925–30, https://doi.org/10.1073/pnas.1801071115.

3   Sarah B. McClure et al., "Fatty Acid Specific δ¹³C Values Reveal Earliest Mediterranean Cheese Production 7,200 Years Ago," *PLoS ONE* 13, no. 9 (2018): e020280, https://doi.org/10.1371/journal.pone.0202807.

4   Patricia Huebbe and Gerald Rimbach, "Historical Reflection of Food Processing and the Role of Legumes as Part of a Healthy Balanced Diet," *Foods* 9, no. 8 (2020): 1056, https://doi.org/10.3390/foods9081056.

5   Carlos Augusto Monteiro et al., *Ultra-Processed Foods, Diet Quality, and Health Using the NOVA Classification System.* (Rome: FAO, 2019), 8, https://www.fao.org/3/ca5644en/ca5644en.pdf.

6   "Apparent Consumption of Selected Foodstuffs, Australia," Australian Bureau of Statistics, March 30, 2022, https://www.abs.gov.au/statistics/health/health-conditions-and-risks/apparent-consumption-selected-foodstuffs-australia/latest-release#summary.

7   Carlos Augusto Monteiro et al., "Household Availability of Ultra-Processed Foods and Obesity in Nineteen European Countries," *Public Health Nutrition* 21, no. 1 (2018): 18–26, https://doi.org/10.1017/S1368980017001379.

8   Federation of American Societies for Experimental Biology, "Highly Processed Foods Dominate U.S. Grocery Purchases," ScienceDaily, March 29, 2015, www.sciencedaily.com/releases/2015/03/150329141017.htm.

9   Khalil Gibran Muhammad, "The Barbaric History of Sugar in America," The New York Times, August 14, 2019, https://www.nytimes.com/interactive/2019/08/14/magazine/sugar-slave-trade-slavery.html.

10 Gary Taubes, *A Case Against Sugar* (New York: Alfred K. Knopf, 2016), 57.

11 Robert H. Lustig, *Metabolical: The Lure and the Lies of Processed Food, Nutrition, and Modern Medicine* (New York: Harper Wave, 2021), 221.

12 "What Are Whole Grains," Ask USDA, November 4, 2022, https://ask.usda.gov/s/article/What-are-whole-grains.

13 Lisa M. Sanders et al., "Whole Grain Intake, Compared to Refined Grain, Improves Postprandial Glycemia and Insulinemia: A Systematic Review and Meta-Analysis of Randomized Controlled Trials," *Critical Reviews in Food Science and Nutrition,* (2021): 1–19, https://doi.org/10.1080/10408398.2021.2017838; Kathy Musa-Veloso et al., "A Systematic Review and Meta-Analysis of Randomized Controlled Trials on the Effects of Oats and Oat Processing on Postprandial Blood Glucose and Insulin Responses," *The Journal of Nutrition* 151, no. 2 (2021): 341–51, https://doi.org/10.1093/jn/nxaa349.

14 Eugenio Butelli et al., "Noemi Controls Production of Flavonoid Pigments and Fruit Acidity and Illustrates the Domestication Routes of Modern Citrus

Varieties," *Current Biology* 29, no. 1 (2019): 158–164.e2, https://doi.org/10.1016/j.cub.2018.11.040.

15 Josh Sosland, "US Sees Gain in Per Capita Flour Consumption," Whole-Grain.com, May 18, 2023, https://www.world-grain.com/articles/18528-us-sees-gain-in-per-capita-flour-consumption.

16 Lisa M. Sanders et al., "Effects of Whole Grain Intake, Compared with Refined Grain, on Appetite and Energy Intake: A Systematic Review and Meta-Analysis," *Advances in Nutrition* 12, no. 4 (2021): 1177–95, https://doi.org/10.1093/advances/nmaa178.

17 Charles Watt, Elizabeth Sanchez-Rangel, and Janice Jin Hwang, "Glycemic Variability and CNS Inflammation: Reviewing the Connection," *Nutrients* 12, no. 12 (2020): 3906. 21 Dec. 2020, https://doi.org/10.3390/nu12123906.

18 Yuriko Kikkawa et al., "The Acute Effects of Glycemic Control on Nerve Conduction in Human Diabetics," *Clinical Neurophysiology* 116, no. 2 (2005), 270–4, https://doi.org/10.1016/j.clinph.2004.08.011.

19 Louis Monnier et al., "Activation of Oxidative Stress by Acute Glucose Fluctuations Compared with Sustained Chronic Hyperglycemia in Patients with Type 2 Diabetes," *JAMA* 295, no. 14 (2006): 1681–7, https://doi.org/10.1001/jama.295.14.1681.

20 Salvatore Bongarzone, Vilius Savickas, Federico Luzi, and Antony D. Gee, "Targeting the Receptor for Advanced Glycation Endproducts (RAGE): A Medicinal Chemistry Perspective," *Journal of Medicinal Chemistry* 60, no. 17 (2017): 7213–32, https://doi.org/10.1021/acs.jmedchem.7b00058.

21 Damon DiSabato, Ning Quan, and Jonathan P. Godbout, "Neuroinflammation: The Devil Is in the Details," *Journal of Neurochemistry* 139, Suppl 2 (2016): 136–53, https://doi.org/10.1111/jnc.13607.

22 Souhel Najjar et al., "Neuroinflammation and Psychiatric Illness," *Journal of Neuroinflammation* 10, no. 43 (2013), https://doi.org/10.1186/1742-2094-10-43.

23 Romain Troubat et al., "Neuroinflammation and Depression: A Review," *The European Journal of Neuroscience* 53, no. 1 (2021): 151–71, https://doi.org/10.1111/ejn.14720.

24 Ole Köhler et al., "Effect of Anti-Inflammatory Treatment on Depression, Depressive Symptoms, and Adverse Effects: A Systematic Review and Meta-Analysis of Randomized Clinical Trials," *JAMA Psychiatry* 71, no. 12 (2014): 1381–91, https://doi.org/10.1001/jamapsychiatry.2014.1611.

25 Köhler, "Effect of Anti-Inflammatory."

26 Sang Won Jeon and Yong-Ku Kim, "Inflammation-Induced Depression: Its Pathophysiology and Therapeutic Implications," *Journal of Neuroimmunology* 313 (2017): 92–8, https://doi.org/10.1016/j.jneuroim.2017.10.016.

27 O. Köhler-Forsberg et al., "Efficacy of Anti-Inflammatory Treatment on Major Depressive Disorder or Depressive Symptoms: Meta-Analysis of Clinical Trials," *Acta Psychiatrica Scandinavica* 139, no. 5 (2019): 404–19, https://doi.org/10.1111/acps.13016.

28   Akito Nakao, Yoshihiro Matsunaga, Katsumi Hayashida, and Nobuaki Takahashi, "Role of Oxidative Stress and Ca2+ Signaling in Psychiatric Disorders," *Frontiers in Cell and Developmental Biology* 9 (2021): 615569, https://doi.org/10.3389/fcell.2021.615569.

29   Geon Ha Kim et al., "The Role of Oxidative Stress in Neurodegenerative Diseases," *Experimental Neurobiology* 24, no. 4 (2015): 325–40, https://doi.org/10.5607/en.2015.24.4.325.

30   Nina Teicholz, *Big Fat Surprise,* (New York: Simon & Schuster, 2014), 84.

31   Teicholz, *Big Fat Surprise,* 87.

32   Teicholz, *Big Fat Surprise,* 47–48.

33   Albert Dijkstra and G. van Duijn, "Vegetable Oils: Oil Production and Processing," in *Encyclopedia of Food and Health,* eds. Benjamin Caballero, Paul M. Finglas, and Fidel Toldrá (2016): 373–80, https://doi.org/10.1016/B978-0-12-384947-2.00707-8.

34   Simon C. Dyall et al., "Polyunsaturated Fatty Acids and Fatty Acid-Derived Lipid Mediators: Recent Advances in the Understanding of Their Biosynthesis, Structures, and Functions," *Progress in Lipid Research* 86 (2022): 101165, https://doi.org/10.1016/j.plipres.2022.101165.

35   Donghee Kim, Jeong-Eun Choi, and Yongsoon Park, "Low-Linoleic Acid Diet and Oestrogen Enhance the Conversion of α-Linolenic Acid into DHA through Modification of Conversion Enzymes and Transcription Factors," *British Journal of Nutrition* 121, no. 2 (2019):137–45, https://doi.org/10.1017/S0007114518003252 .

36   Abeba Haile Mariamenatu and Emebet Mohammed Abdu, "Overconsumption of Omega-6 Polyunsaturated Fatty Acids (PUFAs) Versus Deficiency of Omega-3 PUFAs in Modern-Day Diets: The Disturbing Factor for Their 'Balanced Antagonistic Metabolic Functions' in the Human Body," *Journal of Lipids* 2021 (2021): 8848161, https://doi.org/10.1155/2021/8848161.

37   Klaus W. Lange, "Omega-3 Fatty Acids and Mental Health," *Global Health Journal* 4, no. 1 (2020): 18–30, https://doi.org/10.1016/j.glohj.2020.01.004.

38   Christopher E. Ramsden et al., "Dietary Alteration of n-3 and n-6 Fatty Acids for Headache Reduction in Adults with Migraine: Randomized Controlled Trial," *BMJ (Clinical research)* 374 (2021): n1448, https://doi.org/10.1136/bmj.n1448.

39   Jakob S. Hamilton and Eric L. Klett. "Linoleic Acid and the Regulation of Glucose Homeostasis: A Review of the Evidence," *Prostaglandins, Leukotrienes, and Essential Fatty Acids* 175 (2021): 102366, https://doi.org/10.1016/j.plefa.2021.102366.

40   Ameer Y. Taha, "Linoleic Acid—Good or Bad for the Brain?," *NPJ Science of Food* 4 (2020): 1, https://doi.org/10.1038/s41538-019-0061-9

41   K. Allison Amick et al., "Plasma Glycocholic Acid and Linoleic Acid Identified as Potential Mediators of Mitochondrial Bioenergetics in Alzheimer's Dementia," *Frontiers in Aging Neuroscience* 14 (2022): 954090, https://doi.org/10.3389/fnagi.2022.954090.

42   Peter Schönfeld and Georg Reiser, "Why Does Brain Metabolism Not Favor Burning of Fatty Acids to Provide Energy? Reflections on Disadvantages of

the Use of Free Fatty Acids as Fuel for Brain," *Journal of Cerebral Blood Flow and Metabolism* 33, no. 10 (2013): 1493-9, https://doi.org/10.1038/jcbfm.2013.128.

43 Amick et al., "Plasma Glycocholic Acid."

44 Hau D. Le et al.' "The Essentiality of Arachidonic Acid and Docosahexaenoic Acid," *Prostaglandins, Leukotrienes, and Essential Fatty Acids* 81, no. 2-3 (2009): 165-70, https://doi.org/10.1016/j.plefa.2009.05.020.

45 Ather Muneer, "The Neurobiology of Bipolar Disorder: An Integrated Approach," *Chonnam Medical Journal* 52, no. 1 (2016): 18-37, https://doi.org/10.4068/cmj.2016.52.1.18.

46 Thomas McGrath, Richard Baskerville, Marcelo Rogero, and Linda Castell, "Emerging Evidence for the Widespread Role of Glutamatergic Dysfunction in Neuropsychiatric Diseases," *Nutrients* 14, no. 5 (2022): 917, https://doi.org/10.3390/nu14050917.

47 David A. Kessler, *The End of Overeating* (New York, Macmillan, 2009), 18.

48 Ronald J. Jandacek, "Linoleic Acid: A Nutritional Quandary." *Healthcare* 5, no. 2 (2017):25, https://doi.org/10.3390/healthcare5020025.

49 Stephan J. Guyenet and Susan E. Carlson, "Increase in Adipose Tissue Linoleic Acid of US Adults in the Last Half Century," *Advances in Nutrition* 6, no. 6 (2015): 660-4, https://doi.org/10.3945/an.115.009944.

50 Rowena Field, Tara Field, Fereshteh Pourkazemi, and Kieron Rooney, "Low-Carbohydrate and Ketogenic Diets: A Scoping Review of Neurological and Inflammatory Outcomes in Human Studies and Their Relevance to Chronic Pain," Nutrition Research Reviews (2022): 1-25, https://doi.org/10.1017/S0954422422000087.

51 Krasimira Aleksandrova, Liselot Koelman, and Caue Egea Rodrigues, "Dietary Patterns and Biomarkers of Oxidative Stress and Inflammation: A Systematic Review of Observational and Intervention Studies," *Redox Biology* 42 (2021): 101869, https://doi.org/10.1016/j.redox.2021.101869; Omar Ramos-Lopez, Diego Martinez-Urbistondo, Juan A. Vargas-Nuñez, and J. Alfredo Martinez, "The Role of Nutrition on Meta-Inflammation: Insights and Potential Targets in Communicable and Chronic Disease Management," *Current Obesity Reports* 11, no. 4 (2022): 305-35, https://doi.org/10.1007/s13679-022-00490-0.

7장 대사적 혼돈: 보이지 않는 호르몬의 급격한 변화

1 A. J. Verberne, W. S. Korim, A. Sabetghadam, and I. J. Llewellyn-Smith, "Adrenaline: Insights into Its Metabolic Roles in Hypoglycaemia and Diabetes," *British Journal of Pharmacology* 173, no. 9 (2016): 1425-37, https://doi.org/10.1111/bph.13458.

2 T. W. Jones et al., "Enhanced Adrenomedullary Response and Increased Susceptibility to Neuroglycopenia: Mechanisms Underlying the Adverse Effects of Sugar Ingestion in Healthy Children," *The Journal of Pediatrics* 126, no. 2 (1995): 171-7, https://doi.org/10.1016/s0022-3476(95)70541-4.

3 D. S. Ludwig et al., "High Glycemic Index Foods, Overeating, and Obesity,"

Pediatrics 103, no. 3 (1999): E26, https://doi.org/10.1542/peds.103.3.e26.

4   David S. Ludwig, *Always Hungry?: Conquer Cravings, Retain Your Fat Cells, and Lose Weight Permanently* (New York: Grand Central Life & Style, 2016), chap. 3, EPUB.

5   Ewelina Dziurkowska and Marek Wesolowski, "Cortisol as a Biomarker of Mental Disorder Severity," *Journal of Clinical Medicine* 10, no. 21 (2021): 5204, https://doi.org/10.3390/jcm10215204.

6   David J. Unwin et al., "Substantial and Sustained Improvements in Blood Pressure, Weight and Lipid Profiles from a Carbohydrate Restricted Diet: An Observational Study of Insulin Resistant Patients in Primary Care," *International Journal of Environmental Research and Public Health* 16, no. 15 (2019): 2680, https://doi.org/10.3390/ijerph16152680.

7   Gary Taubes, *A Case Against Sugar* (New York: Alfred A. Knopf, 2016), 31.

8   Angela Jacques et al., "The Impact of Sugar Consumption on Stress Driven, Emotional and Addictive Behaviors," *Neuroscience and Biobehavioral Reviews* 103 (2019): 178–99, https://doi.org/10.1016/j.neubiorev.2019.05.021.

9   Serge H. Ahmed, Karine Guillem, and Youna Vandaele, "Sugar Addiction: Pushing the Drug-Sugar Analogy to the Limit," *Current Opinion in Clinical Nutrition and Metabolic Care* 16, no. 4 (2013): 434–9, https://doi.org/10.1097/MCO.0b013e328361c8b8.

10   Marina Brito Campos, Ida Helena Carvalho Francescantonio Menezes, Maria do Rosário Gondim Peixoto, Raquel Machado Schincaglia, "Intuitive Eating in General Aspects of Eating Behaviors in Individuals with Obesity: Randomized Clinical Trial," *Clinical Nutrition ESPEN* 50 (2022): 24–32, https://doi.org/10.1016/j.clnesp.2022.06.002.

11   Flint, Alan J et al. "Food-Addiction Scale Measurement in 2 Cohorts of Middle-Aged and Older Women," *The American Journal of Clinical Nutrition* 99, no. 3 (2014): 578–86, https://doi.org/10.3945/ajcn.113.068965; paraphrased with permission.

8장 인슐린 저항성: 뇌의 조용한 적

1   Centers of Disease Control and Prevention, "Prevalence of Prediabetes Among Adults," CDC, updated September 30, 2022, https://www.cdc.gov/diabetes/data/statistics-report/prevalence-of-prediabetes.html.

2   Centers of Disease Control and Prevention, "Prevalence of Diagnosed Diabetes," CDC, updated September 30, 2022, https://www.cdc.gov/diabetes/data/statistics-report/diagnosed-diabetes.html.

3   Xiling Lin et al., "Global, Regional, and National Burden and Trend of Diabetes in 195 Countries and Territories: An Analysis from 1990 to 2025," *Scientific Reports* 10, no. 1 (2020): 14790, https://doi.org/10.1038/s41598-020-71908-9.

4   Australian Diabetes Educators Association, "A Position Statement on Screening and Management of Prediabetes in Adults in Primary Care in Australia," April 30, 2020, https://www.adea.com.au/wp-content/uploads/2020/07/A-Position-Statement-on-Screening-and-Management-of-Prediabetes-in-Adults-in-Primary-Care-in-Australia.pdf.

5   The Canadian Diabetes Association, "Prediabetes," Diabetes Canada, 2018, https://www.diabetes.ca/recently-diagnosed/prediabetes-toolkit.

6   Kirsten Coppell et al., "What Predicts Regression from Pre-Diabetes to Normal Glucose Regulation Following a Primary Care Nurse-Delivered Dietary Intervention? A Study Protocol for a Prospective Cohort Study," *BMJ Open* 9, no. 12 (2019): e033358, https://doi.org/10.1136/bmjopen-2019-033358.

7   Zoe Sherwood, "Prediabetes: Definition, Diagnostic Criteria and Management," *Journal of Diabetes Nursing* 22, no. 3 (2018): 24, https://diabetesonthenet.com/journal-diabetes-nursing/prediabetes-definition-diagnostic-criteria-and-management.

8   Joseph R. Kraft, "Detection of Diabetes Mellitus *In Situ* (Occult Diabetes)," *Laboratory Medicine* 6, no. 2 (1975): 10–22, https://doi.org/10.1093/labmed/6.2.10.

9   Hang Xu et al., "Etiology of Metabolic Syndrome and Dietary Intervention," *International Journal of Molecular Sciences* 20, no. 1 (2018): 128, https://doi.org/10.3390/ijms20010128.

10   Coppell et al., "What Predicts Regression."

11   Gordon I. Smith et al., "Insulin Resistance Drives Hepatic De Novo Lipogenesis in Nonalcoholic Fatty Liver Disease," *The Journal of Clinical Investigation* 130, no. 3 (2020): 1453–60, https://doi.org/10.1172/JCI134165.

12   Mohamed H. Ahmed and Asif Ali, "Nonalcoholic Fatty Liver Disease and Cholesterol Gallstones: Which Comes First?," *Scandinavian Journal of Gastroenterology* 49, no. 5 (2014): 521–7, https://doi.org/10.3109/00365521.2014.894119.

13   Pedro L. Mangabeira Albernaz, "Hearing Loss, Dizziness, and Carbohydrate Metabolism," *International Archives of Otorhinolaryngology* 20, no. 3 (2016): 261–70, https://doi.org/10.1055/s-0035-1558450.

14   Valeska Ormazabal et al., "Association Between Insulin Resistance and the Development of Cardiovascular Disease," *Cardiovascular Diabetology* 17, no. 1 (2018): 122, https://doi.org/10.1186 /s12933-018-0762-4.

15   Kornelia Kotseva et al., "EUROASPIRE IV: A European Society of Cardiology Survey on the Lifestyle, Risk Factor and Therapeutic Management of Coronary Patients from 24 European Countries," *European Journal of Preventive Cardiology* 23, no. 6 (2016): 636–48, https://doi.org/10.1177/2047487315569401.

16   Hubert Kolb et al., "Insulin Translates Unfavourable Lifestyle into Obesity," *BMC Medicine* 16, no. 1 (2018): 232, https://doi.org/10.1186/s12916-018-1225-1.

17   Giliola Calori et al., "Prevalence, Metabolic Features, and Prognosis of Metabolically Healthy Obese Italian Individuals: The Cremona Study," *Diabetes Care* 34, no. 1 (2011): 210–5, https://doi.org/10.2337/dc10-0665.

18   Chung-Jyi Tsai, Michael F. Leitzmann, Walter C. Willett, and Edward L. Giovannucci, "Macronutrients and Insulin Resistance in Cholesterol Gallstone Disease," *The American Journal of Gastroenterology* 103, no. 11 (2008): 2932–9, https://doi.org/10.1111/j.1572-0241.2008.02189.x.

19   Lisa D. Yee et al., "Metabolic Health, Insulin, and Breast Cancer: Why Oncologists Should Care About Insulin," *Frontiers in Endocrinology* 11 (2020): 58,

https://doi.org/10.3389/fendo.2020.00058.

20   Paolo Giovanni Vigneri et al., "The Insulin/IGF System in Colorectal Cancer Development and Resistance to Therapy," *Frontiers in Oncology* 5 (2015): 230, https://doi.org/10.3389/fonc.2015.00230.

21   John C. Marshall and Andrea Dunaif. "Should All Women with PCOS be Treated for Insulin Resistance?," *Fertility and Sterility* 97, no. 1 (2012): 18–22, https://doi.org/10.1016/j.fertnstert.2011.11.036.

22   Wolfgang Kopp, "Diet-Induced Hyperinsulinemia as a Key Factor in the Etiology of Both Benign Prostatic Hyperplasia and Essential Hypertension?," *Nutrition and Metabolic Insights* 11 (2018): 1178638818773072, https://doi.org/10.1177/1178638818773072; J. Hammarsten and B. Högstedt, "Hyperinsulinaemia as a Risk Factor for Developing Benign Prostatic Hyperplasia," *European Urology* 39, no. 2 (2001): 151–8, https://doi.org/10.1159/000052430.

23   Rajeev Sood et al., "The Correlation Between Erectile Dysfunction and Metabolic Syndrome in an Indian Population: A Cross-Sectional Observational Study," *Arab Journal of Urology* 17, no. 3 (2019): 221–7, https://doi.org/10.1080/2090 598X.2019.1600990.

24   Peng-Fei Ding, "Insulin Resistance in Ischemic Stroke: Mechanisms and Therapeutic Approaches," *Frontiers in Endocrinology* 13 (2022): 1092431, https://doi.org/10.3389/fendo.2022.1092431.

25   David Unwin et al., "Substantial and Sustained Improvements in Blood Pressure, Weight and Lipid Profiles from a Carbohydrate Restricted Diet: An Observational Study of Insulin Resistant Patients in Primary Care," *International Journal of Environmental Research and Public Health* 16, no. 15 (2019): 2680, https://doi.org/10.3390/ijerph16152680.

26   Ming-Sheng Zhou, Aimei Wang, and Hong Yu, "Link Between Insulin Resistance and Hypertension: What Is the Evidence from Evolutionary Biology?," *Diabetology & Metabolic Syndrome* 6, no. 1 (2014): 12, https://doi.org/10.1186/1758-5996-6-12.

27   Nazik H. Hasrat and Asaad Q. Al-Yassen, "The Relationship Between Acne Vulgaris and Insulin Resistance," *Cureus* 15, no. 1 (2023): e34241, https://doi.org/10.7759/cureus.34241.

28   Hiroyuki Sagesaka et al., "Type 2 Diabetes: When Does It Start?," *Journal of the Endocrine Society* 2, no. 5 (2018): 476–484, https://doi.org/10.1210/js.2018-00071.

29   Suzanne M. de la Monte, "Type 3 Diabetes Is Sporadic Alzheimer's Disease: Mini-Review." *European Neuropsychopharmacology* 24, no. 12 (2014): 1954–60, https://doi.org/10.1016/j.euroneuro.2014.06.008.

30   "Dementia," World Health Organization, updated September 21, 2020, https://www.who.int/news-room/fact-sheets/detail/dementia.

31   "Dementia," World Health Organization.

32   Alzheimer's Association, "2017 Alzheimer's Disease Facts and Figures," *Alzheimer's Dementia* 13 (2017): 325–73, https://www.alz.org/media/images/2017-

facts-and-figures.pdf.

33   Zaven S. Khachaturian, "40 Years of Alzheimer's Research Failure: Now What?," MedPage Today, September 13, 2018, https://www.medpagetoday.com/neurology/alzheimersdisease/75075.

34   Valentin K. Gribkoff and Leonard K. Kaczmarek, "The Need for New Approaches in CNS Drug Discovery: Why Drugs Have Failed, and What Can Be Done to Improve Outcomes," *Neuropharmacology* 120 (2017): 11-9, https://doi.org/10.1016/j.neuropharm.2016.03.021; Julie Steenhuysen, "Roche Shutters Most Trials of Alzheimer's Drug After Failed Trials," Reuters, December 1, 2022, https://www.reuters.com/business/healthcare-pharmaceuticals/roche-shutters-most-trials-alzheimers-drug-after-failed-trials-2022-12-01/.

35   "Pfizer Ends Research for New Alzheimer's, Parkinson's Drugs," Reuters, January 7, 2018, https://www.reuters.com/article/us-pfizer-alzheimers/pfizer-ends-research-for-new-alzheimers-parkinsons-drugs-idUSKBN1EW0TN.

36   Jennifer Couzin-Frankel and Charles Piller, "As Some Hail New Antibody Treatment for Alzheimer's, Safety and Benefit Questions Persist," *Science*, 378, no. 6624 (2022): 1030-1, https://doi.org/10.1126/science.adg0718; Christopher H. van Dyck et al., "Lecanemab in Early Alzheimer's Disease," *The New England Journal of Medicine* 388, no. 1 (2023): 9-21, https://doi.org/10.1056/NEJMoa2212948.

37   George J. Brewer, "Alzheimer's Disease Causation by Copper Toxicity and Treatment with Zinc. *Frontiers in Aging Neuroscience* 6 (2014): 92, https://doi.org/10.3389/fnagi.2014.00092.

38   Hanns Hippius and Gabriele Neundörfer, "The Discovery of Alzheimer's Disease," *Dialogues in Clinical Neuroscience* 5, no. 1 (2003): 101-8, https://doi.org/10.31887/DCNS.2003.5.1/hhippius.

39   Alice Park, "80% of People Think Alzheimer's Is a Normal Part of Aging," TIME. June 19, 2014, http://time.com/2897084/80-of-people-mistakenly-think-alzheimers-is-a-normal-part-of-aging.

40   Eric Steen et al., "Impaired Insulin and Insulin-Like Growth Factor Expression and Signaling Mechanisms in Alzheimer's Disease: Is This Type 3 Diabetes?," *Journal of Alzheimer's Disease* 7 no. 1 (2005): 6380, https://doi.org/10.3233/JAD-2005-7107.

41   Juliette Janson et al., "Increased Risk of Type 2 Diabetes in Alzheimer Disease," *Diabetes* 53, no. 2 (2004): 474-81, https://doi.org/10.2337/diabetes.53.2.474.

42   Claudio Barbiellini Amidei et al., "Association Between Age at Diabetes Onset and Subsequent Risk of Dementia," *JAMA* 325, no. 16 (2021): 1640-9, https://doi.org/10.1001/jama.2021.4001.

43   Sarah M. Gray, Rick I. Meijer, and Eugene J. Barrett, "Insulin Regulates Brain Function, But How Does It Get There?," *Diabetes* 63, no. 12 (2014): 3992-7, https://doi.org/10.2337/db14-0340.

44   Auriel A. Willette et al., "Association of Insulin Resistance with Cerebral Glucose Uptake in Late Middle-Aged Adults at Risk for Alzheimer Disease," *JAMA Neurology* 72, no. 9 (2015):1013-20, https://doi.org/10.1001/

jamaneurol.2015.0613.

45   Cheng-Che Lee, Chiung-Chun Huang, and Kuei-Sen Hsu, "Insulin Promotes Dendritic Spine and Synapse Formation by the PI3K/Akt/mTOR and Rac1 Signaling Pathways," *Neuropharmacology* 61, no. 4 (2011): 867–79, https://doi.org/10.1016/j.neuropharm.2011.06.003.

46   Muhammad Syahrul, Anwar Zainuddin, and Sandrine Thuret, "Nutrition, Adult Hippocampal Neurogenesis and Mental Health," *British Medical Bulletin* 103, no. 1 (2012): 89–114, https://doi.org/10.1093/bmb/lds021.

47   C. A. Grillo, G. G. Piroli, R. M. Hendry, and L. P. Reagan, "Insulin-Stimulated Translocation of GLUT4 to the Plasma Membrane in Rat Hippocampus Is PI3-Kinase Dependent," *Brain Research* 1296 (2009): 35–45, https://doi.org/10.1016/j.brainres.2009.08.005.

48   A. T. Du et al., "Magnetic Resonance Imaging of the Entorhinal Cortex and Hippocampus in Mild Cognitive Impairment and Alzheimer's Disease," *Journal of Neurology, Neurosurgery, and Psychiatry* 71, no. 4 (2001): 441–7, https://doi.org/10.1136/jnnp.71.4.441.

49   Hippius and Neundörfer, "The Discovery of Alzheimer's Disease."

50   For questioning of tau hypothesis, see: Catherine M. Cowan and Amrit Mudher, "Are Tau Aggregates Toxic or Protective in Tauopathies?" *Frontiers in Neurology* 4, (2013): 114, https://doi.org/10.3389/fneur.2013.00114; for questioning the amyloid hypothesis, see: Karl Herrup, "The Case for Rejecting the Amyloid Cascade Hypothesis," *Nature Neuroscience* 18, no. 6 (2015): 794–9, https://doi.org/10.1038/nn.4017.

51   Rosebud O. Roberts et al., "Prevalence and Outcomes of Amyloid Positivity Among Persons Without Dementia in a Longitudinal, Population-Based Setting," *JAMA Neurology* 75, no. 8 (2018): 970–9, https://doi.org/10.1001/jamaneurol.2018.0629.

52   Sy Mukherjee, "Alzheimer's: A Trail of Disappointment for Big Pharma," Fortune, January 18, 2019, https://fortune.com/2019/01/18/alzheimers-a-trail-of-disappointment-for-big-pharma/; Roberts et al., "Prevalence and Outcomes of Amyloid."

53   Zenghui Wei, Jagadish Koya, and Sandra E. Reznik, "Insulin Resistance Exacerbates Alzheimer Disease via Multiple Mechanisms," *Frontiers in Neuroscience* 15 (2021), https://doi.org/10.3389/fnins.2021.687157.

54   Ying Yang and Jian-Zhi Wang. "Nature of Tau-Associated Neurodegeneration and the Molecular Mechanisms," *Journal of Alzheimer's Disease* 62, no. 3 (2018): 1305–17, https://doi.org/10.3233/JAD-170788.

55   Matthew R. Brier et al., "Tau and Aβ Imaging, CSF Measures, and Cognition in Alzheimer's Disease," *Science Translational Medicine* 8, no. 338 (2016): 338ra66, https://doi.org/10.1126/scitranslmed.aaf2362.

56   Miranda E. Orr, A. Campbell Sullivan, and Bes Frost, "A Brief Overview of Tauopathy: Causes, Consequences, and Therapeutic Strategies," *Trends in Pharmacological Sciences* 38, no. 7 (2017): 637–48, https://doi.org/10.1016/

j.tips.2017.03.011.

57 Gina M. Broom, Ian C. Shaw, and Julia J. Rucklidge, "The Ketogenic Diet as a Potential Treatment and Prevention Strategy for Alzheimer's Disease," *Nutrition* 60 (2019):118-121, https://doi.org/10.1016/j.nut.2018.10.003.

58 Harald Hampel et al., "The Cholinergic System in the Pathophysiology and Treatment of Alzheimer's Disease," *Brain: A Journal of Neurology* 141, no. 7 (2018): 1917-33, https://doi.org/10.1093/brain/awy132.

59 Kedar Batkulwar et al., "Advanced Glycation End Products Modulate Amyloidogenic APP Processing and Tau Phosphorylation: A Mechanistic Link between Glycation and the Development of Alzheimer's Disease," *ACS Chemical Neuroscience* 9, no. 5 (2018): 988-1000, https://doi.org/10.1021/acschemneuro.7b00410.

60 Peter J. Fried, Alvaro Pascual-Leone, and Nicolas R. Bolo, "Diabetes and the Link Between Neuroplasticity and Glutamate in the Aging Human Motor Cortex," *Clinical Neurophysiology* 130, no. 9 (2019): 1502-1510, https://doi.org/10.1016/j.clinph.2019.04.721.

61 Rui Wang and P. Hemachandra Reddy, "Role of Glutamate and NMDA Receptors in Alzheimer's Disease," *Journal of Alzheimer's Disease* 57, no. 4 (2017): 1041-8, https://doi.org/10.3233/JAD-160763.

62 Leif Hertz, Ye Chen, and Helle S. Waagepetersen, "Effects of Ketone Bodies in Alzheimer's Disease in Relation to Neural Hypometabolism, B-Amyloid Toxicity, and Astrocyte Function," *Journal of Neurochemistry* 134, no. 1 (2015): 7-20, https://doi.org/10.1111/jnc.13107.

63 Willette et al., "Association of Insulin Resistance."

64 Stephan C. Cunnane et al., "Can Ketones Compensate for Deteriorating Brain Glucose Uptake During Aging? Implications for the Risk and Treatment of Alzheimer's Disease," *Annals of the New York Academy of Sciences* 1367, no. 1 (2016): 12-20, https://doi.org/10.1111/nyas.12999.

65 Cunnane et al., "Can Ketones Compensate."

66 Reisa A. Sperling et al., "Toward Defining the Preclinical Stages of Alzheimer's Disease: Recommendations from the National Institute on Aging-Alzheimer's Association Workgroups on Diagnostic Guidelines for Alzheimer's Disease," *Alzheimer's & Dementia* 7, no. 3 (2011): 280-92, https://doi.org/10.1016/j.jalz.2011.03.003.

67 Tyler C. Hammond and Ai-Ling Lin, "Glucose Metabolism Is a Better Marker for Predicting Clinical Alzheimer's Disease than Amyloid or Tau," *Journal of Cellular Immunology* 4, no. 1 (2022): 15-18, https://doi.org/10.33696/immunology.4.128.

68 Kathleen T. Watson et al., "Incident Major Depressive Disorder Predicted by Three Measures of Insulin Resistance: A Dutch Cohort Study," *The American Journal of Psychiatry* 178, no. 10 (2021): 914-920, https://doi.org/10.1176/appi.ajp.2021.20101479.

69 Klara Coello et al., "Metabolic Profile in Patients with Newly Diagnosed Bipolar Disorder and Their Unaffected First-Degree Relatives," *International Journal of*

Bipolar Disorders 7, no. 1 (2019): 8, https://doi.org/10.1186/s40345-019-0142-3.

70 Jakub Tomasik et al., "Association of Insulin Resistance with Schizophrenia Polygenic Risk Score and Response to Antipsychotic Treatment," *JAMA Psychiatry* 76, no. 8 (2019): 864–867, https://doi.org/10.1001/jamapsychiatry.2019.0304.

71 Cheng-Ta Li et al., "Prefrontal Glucose Metabolism in Medication-Resistant Major Depression," *The British Journal of Psychiatry* 206, no. 4 (2015): 316–23, https://doi.org/10.1192/bjp.bp.113.140434.

72 L. Schmaal et al., "Subcortical Brain Alterations in Major Depressive Disorder: Findings from the ENIGMA Major Depressive Disorder Working Group," *Molecular Psychiatry* 21, no. 6 (2016): 806–12, https://doi.org/10.1038/mp.2015.69.

73 Holly Elser et al., "Association of Early-, Middle-, and Late-Life Depression with Incident Dementia in a Danish Cohort," *JAMA Neurology* (2023): e232309, https://doi.org/10.1001/jamaneurol.2023.2309.

74 Natalie L. Rasgon and Heather A. Kenna, "Insulin Resistance in Depressive Disorders and Alzheimer's Disease: Revisiting the Missing Link Hypothesis," *Neurobiology of Aging* 26, Suppl 1 (2005): 103–7, https://doi.org/10.1016/j.neurobiolaging.2005.09.004.

75 Chujun Wu et al., "Cerebral Glucose Metabolism in Bipolar Disorder: A Voxel-Based Meta-Analysis of Positron Emission Tomography Studies," *Brain and Behavior* 11, no. 5 (2021): e02117, https://doi.org/10.1002/brb3.2117.

76 Unn K. Haukvik et al., "In Vivo Hippocampal Subfield Volumes in Bipolar Disorder: A Mega-Analysis from The Enhancing Neuro Imaging Genetics through Meta-Analysis Bipolar Disorder Working Group," *Human Brain Mapping* 43, no. 1 (2022): 385–398, https://doi.org/10.1002/hbm.25249.

77 Breno S. Diniz et al., "History of Bipolar Disorder and the Risk of Dementia: A Systematic Review and Meta-Analysis," *The American Journal of Geriatric Psychiatry* 25, no. 4 (2017): 357–362, https://doi.org/10.1016/j.jagp.2016.11.014.

78 S. Andrea Wijtenburg et al., "Brain Insulin Resistance and Altered Brain Glucose are Related to Memory Impairments in Schizophrenia," *Schizophrenia Research* 208 (2019): 324–330, https://doi.org/10.1016/j.schres.2019.01.031.

79 Unn K. Haukvik, Christian K. Tamnes, Erik Söderman, and Ingrid Agartz, "Neuroimaging Hippocampal Subfields in Schizophrenia and Bipolar Disorder: A Systematic Review and Meta-Analysis," *Journal of Psychiatric Research* 104 (2018): 217–226, https://doi.org/10.1016/j.jpsychires.2018.08.012.

80 Sara El Miniawi, Vasiliki Orgeta, and Jean Stafford, "Non-Affective Psychotic Disorders and Risk of Dementia: A Systematic Review and Meta-Analysis," *Psychological Medicine*, 52, no. 15 (2022): 1–13, https://doi.org/10.1017/S0033291722002781.

81 A. J. Zametkin et al., "Cerebral Glucose Metabolism in Adults with Hyperactivity of Childhood On set," *The New England Journal of Medicine* 323, no. 20 (1990): 1361–6, https://doi.org/10.1056/NEJM199011153232001.

82 J. M. De La Fuente et al., "Brain Glucose Metabolism in Borderline Personality Disorder," *Journal of Psychiatric Research* 31, no. 5 (1997): 531–41, https://doi.org/10.10

16/s0022-3956(97)00001-0.

83 Sanjaya Saxena et al., "Cerebral Glucose Metabolism in Obsessive-Compulsive Hoarding," *The American Journal of Psychiatry* 161, no. 6 (2004): 1038–48, https://doi.org/10.1176/appi.ajp.161.6.1038.

84 Cynthia V. Calkin and Martin Alda, "Insulin Resistance in Bipolar Disorder: Relevance to Routine Clinical Care," *Bipolar Disorders* 17, no. 6 (2015): 683–8, https://doi.org/10.1111/bdi.12330.

85 Cynthia V. Calkin et al., "Treating Insulin Resistance with Metformin as a Strategy to Improve Clinical Outcomes in Treatment-Resistant Bipolar Depression (the TRIO-BD Study): A Randomized, Quadruple-Masked, Placebo-Controlled Clinical Trial," *The Journal of Clinical Psychiatry* 83, no, 2 (2022): 21m14022, https://doi.org/10.4088/JCP.21m14022.

86 Cynthia Calkin, email message to author, February 25, 2023.

87 Jon Tattrie, "50-Year-Old Diabetes Drug Helps Patients with Bipolar Disorder, Study Finds," CBC News, July 18, 2022, https://www.cbc.ca/news/canada/nova-scotia/50-year-old-diabetes-drug-helps-patients-with-bipolar-disorder-study-finds-1.6524070.

88 Auriel A. Willette et al., "Insulin Resistance Predicts Brain Amyloid Deposition in Late Middle-Aged Adults," *Alzheimer's & Dementia.* 11, no. 5 (2015): 504–10.e1, https://doi.org/10.1016/j.jalz.2014.03.011.

9장 정신건강을 위한 케토제닉 식단의 약속

1 Albert Danan, Eric C. Westman, Laura R. Saslow, and Georgia Ede, "The Ketogenic Diet for Refractory Mental Illness: A Retrospective Analysis of 31 Inpatients," *Frontiers in Psychiatry* 13, 951376 (2022), https://doi.org/10.3389/fpsyt.2022.951376.

2 Sookyong Koh, Nina Dupuis, and Stéphane Auvin, "Ketogenic Diet and Neuroinflammation," *Epilepsy Research* 167 (2020): 106 454, https://doi.org/10.1016/j.eplepsyres.2020.106454.

3 Antonio Napolitano et al., "The Ketogenic Diet Increases In Vivo Glutathione Levels in Patients with Epilepsy," *Metabolites* 10, no. 12 (2020): 504, https://doi.org/10.3390/metabo10120504.

4 Richard E. Frye, "Mitochondrial Dysfunction in Autism Spectrum Disorder: Unique Abnormalities and Targeted Treatments," *Seminars in Pediatric Neurology* 35, (October 2020): 100829, https://doi.org/10.1016/j.spen.2020.100829.

5 Frye, "Mitochondrial Dysfunction."

6 Krisztina Marosi et al., "3-Hydroxybutyrate Regulates Energy Metabolism and Induces BDNF Expression in Cerebral Cortical Neurons," *Journal of Neurochemistry* 139, no. 5 (2016): 769–81, https://doi.org/10.1111/jnc.13868.

7 Zoltána Sarnyai, Ann-Katrina Kraeuter, and Christopher M. Palmer, "Ketogenic Diet for Schizophrenia: Clinical Implication," *Current Opinion in Psychiatry* 32, no. 5 (2019): 394–401, https://doi.org/10.1097/YCO.0000000000000535.

8 Alessandro Ricci, Maia A. Idzikowski, Claudio N. Soares, and Elisa Brietzke,

"Exploring the Mechanisms of Action of the Antidepressant Effect of the Ketogenic Diet," *Reviews in the Neurosciences* 31, no. 6 (2020): 637–648, https://doi.org/10.1515/revneuro-2019-0073.

9   Lilianne R. Mujica-Parodi et al., "Diet Modulates Brain Network Stability, a Biomarker for Brain Aging, in Young Adults," *Proceedings of the National Academy of Sciences of the United States of America* 117, no. 11 (2020): 6170–7, https://doi.org/10.1073/pnas.1913042117.

10 Jeffrey L. B. Bohnen, et al., "Ketogenic-Mimicking Diet as a Therapeutic Modality for Bipolar Disorder: Biomechanistic Rationale and Protocol for a Pilot Clinical Trial," *Nutrients* 15, no. 13 (2023): 3068, https://doi.org/10.3390/nu15133068.

11 Alexandre Courchesne-Loyer et al., "Inverse Relationship between Brain Glucose and Ketone Metabolism in Adults during Short-Term Moderate Dietary Ketosis: A Dual Tracer Quantitative Positron Emission Tomography Study," *Journal of Cerebral Blood Flow & Metabolism* 37, no. 7 (2017): 2485–2493, https://doi.org/10.1177/0271678X16669366.

12 Zoe Harcombe, "The Science of Reversing Type 2 Diabetes with Low Carbohydrates," presentation to the All-Party Parliamentary Group for Diabetes, UK Parliament, February 6, 2019, YouTube, 12:12, https://www.youtube.com/watch?v=lQVsHtPUUQI.

13 Iain Campbell and Harry Campbell, "Mechanisms of Insulin Resistance, Mitochondrial Dysfunction and the Action of the Ketogenic Diet in Bipolar Disorder: Focus on the PI3K/AKT/HIF1-a Pathway," Medical Hypotheses 145 (2020): 110299, https://doi.org/10.1016/j.mehy.2020.110299.

14 James R. Phelps, Susan V. Siemers, and Rif S. El-Mallakh, "The Ketogenic Diet for Type II Bipolar Disorder," *Neurocase* 19, no. 5 (2013): 423–6, https://doi.org/10.1080/13554794.2012.690421; Michael Saraga, Nicole Misson, and Elaine Cattani, "Ketogenic Diet in Bipolar Disorder," *Bipolar Disorder* 22, no. 7 (2020): 765, https://doi.org/10.1111/bdi.13013.

15 Rebecca N. Adams et al., "Depressive Symptoms Improve over 2 Years of Type 2 Diabetes Treatment Via a Digital Continuous Remote Care Intervention Focused on Carbohydrate Restriction," *Journal of Behavioral Medicine* 45, no. 3 (2022): 416–27, https://doi.org/10.1007/s10865-021-00272-4.

16 Gerwyn Morris et al., "The Role of Microglia in Neuroprogressive Disorders: Mechanisms and Possible Neurotherapeutic Effects of Induced Ketosis." Progress in Neuro-psychopharmacology & Biological Psychiatry 99 (2020): 109858, https://doi.org/10.1016/j.pnpbp.2020.109858.

17 Abel Pacheco, W. S. Easterling, and Margaret W. Pryer, "A Pilot Study of the Ketogenic Diet in Schizophrenia," *American Journal of Psychiatry* 121 (1965): 1110–1, https://doi.org/10.1176/ajp.121.11.1110.

18 Bryan D. Kraft and Eric C. Westman, "Schizophrenia, Gluten, and Low-Carbohydrate, Ketogenic Diets: A Case Report and Review of the Literature," *Nutrition & Metabolism* 6 (2009): 10, https://doi.org/10.1186/1743-7075-6-10.

19   Christopher M. Palmer, "Ketogenic Diet in the Treatment of Schizoaffective Disorder: Two Case Studies," *Schizophrenia Research* 189 (2017): 208–9, https://doi.org/10.1016/j.schres.2017.01.053; Javier Gilbert-Jaramillo et al., "The Effects of the Ketogenic Diet on Psychiatric Symptomatology, Weight and Metabolic Dysfunction in Schizophrenia Patients," *Clinical Nutrition and Metabolism* 1, no. 1 (2018): 1–5, https://doi.org/10.15761/CNM.1000105; Christopher M. Palmer, Javier Gilbert-Jaramillo, and Eric C. Westman, "The Ketogenic Diet and Remission of Psychotic Symptoms in Schizophrenia: Two Case Studies," *Schizophrenia Research* 208 (2019): 439–40, https://doi.org/10.1016/j.schres.2019.03.019.

20   Zoltán Sarnyai, Ann-Katrin Kraeuter, and Christopher M. Palmer, "Ketogenic Diet for Schizophrenia: Clinical Implication," *Current Opinion in Psychiatry* 32, no. 5 (2019): 394–401, https://doi.org/10.1097/YCO.0000000000000535.

21   Jinan Zeidan et al., "Global Prevalence of Autism: A Systematic Review Update," *Autism Research* 15, no. 5 (2022): 778–90, https://doi.org/10.1002/aur.2696.

22   Richard E. Frye, "Mitochondrial Dysfunction in Autism Spectrum Disorder: Unique Abnormalities and Targeted Treatments," *Seminars in Pediatric Neurology* 35 (2020): 100829, https://doi.org/10.1016/j.spen.2020.100829.

23   Matthew Carmen et al., "Treating Binge Eating and Food Addiction Symptoms with Low-Carbohydrate Ketogenic Diets: A Case Series," *Journal of Eating Disorders* 8 (2020): 2, https://doi.org/10.1186/s40337-020-0278-7.

24   Shebani Sethi Dalai, Anika Sinha, and Ashley N. Gearhardt, "Low Carbohydrate Ketogenic Therapy as a Metabolic Treatment for Binge Eating and Ultraprocessed Food Addiction," *Current Opinion in Endocrinology, Diabetes, and Obesity* 27, no. 5 (2020): 275–82, https://doi.org/10.1097/MED.0000000000000571.

25   Corinde E. Wiers et al., "Ketogenic Diet Reduces Alcohol Withdrawal Symptoms in Humans and Alcohol Intake in Rodents," *Science Advances* 7, no. 15 (2021): eabf6780, https://doi.org/10.1126/sciadv.abf6780.

26   Robert Krikorian et al., "Dietary Ketosis Enhances Memory in Mild Cognitive Impairment," *Neurobiology of Aging* 33, no. 2 (2012): 425.e19-27, https://doi.org/10.1016/j.neurobiolaging.2010.10.006.

27   Matthew K. Taylor et al., "Feasibility and Efficacy Data from a Ketogenic Diet Intervention in Alzheimer's Disease," *Alzheimer's & Dementia* 4 (2017): 28–36, https://doi.org/10.1016/j.trci.2017.11.002.

28   Matthew C. L. Phillips et al., "Randomized Crossover Trial of a Modified Ketogenic Diet in Alzheimer's Disease," *Alzheimer's Research & Therapy* 13, no. 1 (2021): 51, https://doi.org/10.1186/s13195-021-00783-x.

10장 고기: 원조 '슈퍼푸드'

1   G. Lombardi-Boccia, B. Martinez-Dominguez, and A. Aguzzi, "Total Heme and Non-heme Iron in Raw and Cooked Meats," *Journal of Food Science*, 67, (2002): 1738-41, https://doi.org/10.1111/j.1365-2621.2002.tb08715.x.

2   Briana Pobiner, "Meat-Eating Among Earliest Humans," *American Scientist* 104, no.

2 (March-April 2016): 110–7, https://doi.org/10.1511/2016.119.110.

3   Sergio Almécija et al., "Fossil Apes and Human Evolution," *Science (New York, N.Y.)* 372, no. 6542 (2021): eabb4363, https://doi.org/10.1126/science.abb4363.

4   Joseph V. Ferraro et al., "Earliest Archaeological Evidence of Persistent Hominin Carnivory," *PLoS ONE* 8, no. 4 (2013): e62174, https://doi.org/10.1371/journal.pone.0062174.

5   Pobiner, "Meat-Eating."

6   Katherine Milton, "Nutritional Characteristics of Wild Primate Foods: Do the Diets of Our Closest Living Relatives Have Lessons for Us?" *Nutrition* 15, no. 6 (1999): 488–98, https://doi.org/10.1016/s0899-9007(99)00078-7.

7   Felipe Mora-Bermúdez et al., "Differences and Similarities Between Human and Chimpanzee Neural Progenitors During Cerebral Cortex Development," *Elife* 5 (2016): e18683, https://doi.org/10.7554/eLife.18683.

8   Leslie C. Aiello and Peter Wheeler, "The Expensive-Tissue Hypothesis: The Brain and the Digestive System in Human and Primate Evolution," *Current Anthropology* 36, no. 2 (1995): 199–221, http://www.jstor.org/stable/2744104.

9   Katharine Milton, "The Critical Role Played by Animal Source Foods in Human (Homo) Evolution," *The Journal of Nutrition* 133, no. 11 Suppl 2 (2003): 3886S–3892S, https://doi.org/10.1093/jn/133.11.3886S.

10 Alida Melse-Boonstra, "Bioavailability of Micronutrients from Nutrient-Dense Whole Foods: Zooming in on Dairy, Vegetables, and Fruits," *Frontiers in Nutrition* 7, no. 101 (2020): 101, https://doi.org/10.3389/fnut.2020.00101.

11 Victor E. Levine, "The Value of Meat as an Antiscorbutic," *The American Journal of Digestive Diseases* 8 (1941): 454–63, https://doi.org/10.1007/BF03014680.

12 Amber O'Hearn, "Can a Carnivore Diet Provide All Essential Nutrients?" *Current Opinion in Endocrinology, Diabetes, and Obesity* 27, no. 5 (2020): 312–6, https://doi.org/10.1097/MED.0000000000000576.

13 Institute of Medicine. *Dietary Reference Intakes for Energy, Carbohydrate, Fiber, Fat, Fatty Acids, Cholesterol, Protein, and Amino Acids.* (Washington, DC: The National Academies Press, 2005), https://doi.org/10.17226/10490.

14 Ludovico Alisi et al., "The Relationships Between Vitamin K and Cognition: A Review of Current Evidence." *Frontiers in Neurology* 10 (2019): 239, https://doi.org/10.3389/fneur.2019.00239.

15 Institute of Medicine. *Dietary Reference Intakes.* As retinol activity equivalents (RAEs) 1 RAE = 1 μg retinol, 12 μg β-carotene, 24 μg α-carotene, or 24 μg β-cryptoxanthin. The RAE for dietary provitamin A carotenoids is twofold greater than retinol equivalents (RE), whereas the RAE for preformed vitamin A is the same as RE.

16 K. L. Beck, "Anemia: Prevention and Dietary Strategies," in *Encyclopedia of Food and Health,* ed. Benjamin Caballero, Paul M. Finglas, and Fidel Toldrá (Academic Press, 2016), 164–8, https://doi.org/10.1016/b978-0-12-384947-2.00030-1.

17 Graham. C. Burdge and Stephen. A. Wootton, "Conversion of Alpha-Linolenic Acid to Eicosapentaenoic, Docosapentaenoic and Docosahexaenoic Acids in

Young Women," *The British Journal of Nutrition* 88, no. 4 (2002): 411–20, https://doi.org/10.1079/BJN2002689.

18 Burdge and Wootton, "Conversion of Alpha-Linolenic Acid."

19 Lierre Keith, *The Vegetarian Myth,* (Crescent City, CA: Flashpoint Press, 2009), 82, 92–3.

20 Shila Minari Hargreaves, António Raposo, Ariana Saraiva, and Renata Puppin Zandonadi, "Vegetarian Diet: An Overview through the Perspective of Quality of Life Domains," *International Journal of Environmental Research and Public Health* 18, no. 8 (2021): 4067, https://doi.org/10.3390/ijerph18084067.

21 Belinda Fettke, email to author, July 2, 2022.

22 Margaret Puskar-Pasewicz, *Cultural Encyclopedia of Vegetarianism.* (Santa Barbara, CA: Greenwood, 2012), http://www.credoreference.com/book/abcvegetarian.

23 Jim E. Banta et al., "The Global Influence of the Seventh-Day Adventist Church on Diet," *Religions* 9, no. 9 (2018): 251, https://doi.org/10.3390/rel9090251.

24 Victor W. Zhong et al., "Associations of Processed Meat, Unprocessed Red Meat, Poultry, or Fish Intake with Incident Cardiovascular Disease and All-Cause Mortality," *JAMA Internal Medicine* 180, no. 4 (2020 Apr 1): 503–12, https://doi.org/10.1001/jamainternmed.2019.6969.

25 D. A.Hobbs-Grimmer, D. I. Givens, and J. A. Lovegrove, "Associations Between Red Meat, Processed Red Meat and Total Red and Processed Red Meat Consumption, Nutritional Adequacy and Markers of Health and Cardio-Metabolic Diseases in British Adults: A Cross-Sectional Analysis Using Data from UK National Diet and Nutrition Survey," *European Journal of Nutrition,* 60, no. 6 (2021): 2979–97, https://doi.org/10.1007/s00394-021-02486-3.

26 Arne Astrup et al., "Saturated Fats and Health: A Reassessment and Proposal for Food-Based Recommendations: JACC State-of-the-Art Review," *Journal of the American College of Cardiology* 76, no. 7 (2020): 844–57, https://doi.org/10.1016/j.jacc.2020.05.077.

27 Arne Astrup et al., "Dietary Saturated Fats and Health: Are the US Guidelines Evidence-Based?" *Nutrients* 13, no. 10 (2021): 3305, https://doi.org/10.3390/nu13103305.

28 Robert A. Koeth et al., "Intestinal Microbiota Metabolism of L-Carnitine, a Nutrient in Red Meat, Promotes Atherosclerosis," *Nature Medicine* 19, no. 5 (2013): 576–85, https://doi.org/10.1038/nm.3145.

29 Véronique Bouvard et al., "Carcinogenicity of Consumption of Red and Processed Meat," *The Lancet. Oncology* 16, no. 16 (2015): 1599–600, https://doi.org/10.1016/S1470-2045(15)00444-1.

30 Fabrice Pierre et al., "Beef Meat and Blood Sausage Promote the Formation of Azoxymethane-Induced Mucin-Depleted Foci and Aberrant Crypt Foci in Rat Colons," *The Journal of Nutrition* 134, no. 10 (October 2004): 2711–6, https://doi.org/10.1093/jn/134.10.2711.

31 Fabrice H. F. Pierre et al., "Calcium and α-Tocopherol Suppress Cured-Meat Promotion of Chemically Induced Colon Carcinogenesis in Rats and Reduce Associated Biomarkers in Human Volunteers," *The American Journal of Clinical*

Nutrition 98, no, 5, (2013): 1255–62, https://doi.org/10.3945/ajcn.113.061069.

32 Nadia M. Bastide, Fabrice H. F. Pierre, and Denis E. Corpet, "Heme Iron from Meat and Risk of Colorectal Cancer: A Meta-Analysis and a Review of the Mechanisms Involved," *Cancer Prevention Research* 4, no. 2 (2011): 177–84, https://doi.org/10.1158/1940-6207.CAPR-10-0113; Denise Grotto et al., "Importance of the Lipid Peroxidation Biomarkers and Methodological Aspects FOR Malondialdehyde Quantification," *Quimica Nova* 32, no. 1 (2009): 169–74, https://doi.org/10.1590/S0100-40422009000100032.

33 Richard K. Le Leu et al., "Butyrylated Starch Intake Can Prevent Red Meat-Induced O6-Methyl-2-Deoxyguanosine Adducts in Human Rectal Tissue: A Randomised Clinical Trial," *The British Journal of Nutrition* 114, no. 2 (2015): 220–30, https://doi.org/10.1017/S0007114515001750.

34 Markus Christmann, Barbara Verbeek, Wynand P. Roos, and Bernd Kaina, "O-Methylguanine-DNA Methyltransferase (MGMT) in Normal Tissues and Tumors: Enzyme Activity, Promoter Methylation and Immunohistochemistry," *Biochimica et Biophysica Acta* 1816, no. 2 (2011): 179–90, https://doi.org/10.1016/j.bbcan.2011.06.002.

35 Michelle H. Lewin et al., "Red Meat Enhances the Colonic Formation of the DNA Adduct O6-Carboxymethyl Guanine: Implications for Colorectal Cancer Risk," *Cancer Research* 66, no. 3 (2006): 1859–65, https://doi.org/10.1158/0008-5472.CAN-05-2237.

36 Pattama Senthong et al., "The Nitrosated Bile Acid DNA Lesion O6-Carboxymethylguanine Is a Substrate for the Human DNA Repair Protein O6-Methylguanine-DNA Methyltransferase," *Nucleic Acids Research* 41, no. 5 (2013): 3047–55, https://doi.org/10.1093/nar/gks1476.

37 Marije Oostindjer et al., "The Role of Red and Processed Meat in Colorectal Cancer Development: A Perspective," *Meat Science* 97, no. 4 (2014): 583–96, https://doi.org/10.1016/j.meatsci.2014.02.011.

38 Haley Lescinsky et al., "Health Effects Associated with Consumption of Unprocessed Red Meat: A Burden of Proof Study." *Nature Medicine* 28, no. 10 (2022): 2075–82, https://doi.org/10.1038/s41591-022-01968-z; Vanessa L. Z. Gordon-Dseagu et al., "Troubling Assumptions Behind GBD 2019 on the Health Risks of Red Meat." *Lancet* 400, no. 10350 (2022): 427–8, https://doi.org/10.1016/S0140-6736(22)01283-1.

39 Jael Goldfine, "A Brief History of Impossible Foods: How 'Bleeding' Plant-Based Burgers Started a Food Industry Trend," *B2: The Business of Business,* November 5, 2020, https://www.businessofbusiness.com/articles/impossible-foods-plant-based-burgers-milk-food-industry-trend-data/.

40 David M. Klurfeld, "Research Gaps in Evaluating the Relationship of Meat and Health," *Meat Science* 109 (2015): 86–95, https://doi.org/10.1016/j.meatsci.2015.05.022.

41 Raphaëlle L. Santarelli et al., "Meat Processing and Colon Carcinogenesis: Cooked, Nitrite-Treated, and Oxidized High-Heme Cured Meat Promotes Mucin-

Depleted Foci in Rats," *Cancer Prevention Research (Philadelphia, PA)* 3, no. 7 (July 2010): 852–64, https://doi.org/10.1158/1940-6207.CAPR-09-0160.

42   Raphaëlle L. Santarelli et al., "Meat Processing and Colon Carcinogenesis: Cooked, Nitrite-Treated, and Oxidized High-Heme Cured Meat Promotes Mucin-Depleted Foci in Rats," *Cancer Prevention Research (Philadelphia, PA)* 3, no. 7 (July 2010): 852–64, https://doi.org/10.1158/1940-6207.CAPR-09-0160.

43   Geni Rodrigues Sampaio et al., "Polycyclic Aromatic Hydrocarbons in Foods: Biological Effects, Legislation, Occurrence, Analytical Methods, and Strategies to Reduce Their Formation," *International Journal of Molecular Sciences* 22, no. 11 (June 2021): 6010, https://doi.org/10.3390/ijms22116010.

44   Norman G. Hord, Yaoping Tang, and Nathan S. Bryan, "Food Sources of Nitrates and Nitrites: The Physiologic Context for Potential Health Benefits," *The American Journal of Clinical Nutrition* 90, no.1 (July 2009): 1–10, https://doi.org/10.3945/ajcn.2008.2711.

45   Małgorzata Karwowska and Anna Kononiuk, "Nitrates/Nitrites in Food-Risk for Nitrosative Stress and Benefits," *Antioxidants* 9, no. 3 (2020): 241, https://doi.org/10.3390/antiox9030241.

46   A.V. Kurpad, "Protein: Quality and Sources," in *Encyclopedia of Human Nutrition* (Third Edition), ed. Benjamin Caballero (Academic Press, 2013): 123–30, https://doi.org/10.1016/B978-0-12-375083-9.00241-5.

47   S. H. Holt, J. C. Miller, and P. Petocz, "An Insulin Index of Foods: The Insulin Demand Generated by 1000-kJ Portions of Common Foods," *The American Journal of Clinical Nutrition* 66, no. 5 (1997): 1264–76, https://doi.org/10.1093/ajcn/66.5.1264

48   Marta Guasch-Ferré et al., "Meta-Analysis of Randomized Controlled Trials of Red Meat Consumption in Comparison with Various Comparison Diets on Cardiovascular Risk Factors," *Circulation* 139, no. 15 (2019): 1828–45, https://doi.org/10.1161/CIRCULATIONAHA.118.035225.

49   David J. Unwin et al., "Substantial and Sustained Improvements in Blood Pressure, Weight and Lipid Profiles from a Carbohydrate Restricted Diet: An Observational Study of Insulin Resistant Patients in Primary Care," *International Journal of Environmental Research and Public Health* 16, no. 15 (2019): 2680, https://doi.org/10.3390/ijerph16152680.

50   Radica Z. Alicic, Michele T. Rooney, and Katherine R. Tuttle, "Diabetic Kidney Disease: Challenges, Progress, and Possibilities," *Clinical Journal of the American Society of Nephrology* 12, no. 12 (2017): 2032–45, https://doi.org/10.2215/CJN.11491116.

51   Walter S. McClellan and Eugene F. Du Bois, "Clinical Calorimetry XLV: Prolonged Meat Diets with a Study of Kidney Function and Ketosis," *Journal of Biological Chemistry* 87, no. 3 (July 1930): 651–68, https://doi.org/10.1016/s0021-9258(18)76842-7.

52   Jose Antonio and Anya Ellerbroek, "Case Reports on Well-Trained Bodybuilders: Two Years on a High Protein Diet," *Journal of Exercise Physiology* 21, no. 1 (February 2018): 14–24; Jose Antonio et al., "A High Protein Diet Has No Harmful Effects:

A One-Year Crossover Study in Resistance-Trained Males," *Journal of Nutrition and Metabolism* 2016 (2016): 9104792, https://doi.org/10.1155/2016/9104792.

53 Saeid Safiri et al., "Prevalence, Incidence, and Years Lived with Disability Due to Gout and Its Attributable Risk Factors for 195 Countries and Territories 1990–2017: A Systematic Analysis of the Global Burden of Disease Study 2017," *Arthritis & Rheumatology (Hoboken, NJ)* 72, no. 11 (2020): 1916–27, https://doi.org/10.1002/art.41404.

54 Chio Yokose, Natalie McCormick, and Hyon K. Choi, "The Role of Diet in Hyperuricemia and Gout," *Current Opinion in Rheumatology* 33, no. 2 (2021): 135–44, https://doi.org/10.1097/BOR.0000000000000779.

55 Lauren E. O'Connor et al., "Effects of Total Red Meat Intake on Glycemic Control and Inflammatory Biomarkers: A Meta-Analysis of Randomized Controlled Trials," *Advances in Nutrition* (Bethesda, MD) 12, no. 1 (2021): 115–27, https://doi.org/10.1093/advances/nmaa096.

56 Ferdinando Giacco and Michael Brownlee, "Oxidative Stress and Diabetic Complications," *Circulation Research* 107 no. 9 (2010): 1058–70, https://doi.org/10.1161/CIRCRESAHA.110.223545.

57 U.S. Department of Agriculture, Agricultural Research Service. *FoodData Central,* 2019. https://fdc.nal.usda.gov.

58 Diana Rodgers and Robb Wolf, *Sacred Cow: The Case for (Better) Meat* (Dallas TX: BenBella Books, 2020).

59 Nicolette Hahn Niman, *Defending Beef: The Case for Sustainable Meat Production* (White River Junction, VT: Chelsea Green, 2015), 81.

11장 달걀과 유제품: 자연의 성장 공식

1 Selin Sergin, "Fatty Acid and Antioxidant Profile of Eggs from Pasture-Raised Hens Fed a Corn- and Soy-Free Diet and Supplemented with Grass-Fed Beef Suet and Liver," *Foods* 11, no. 21 (2022): 3404, https://doi.org/10.3390/foods11213404.

2 E. Rochelle et al., "The Effects of 1 Egg Per Day on Iron and Anemia Status among Young Malawian Children: A Secondary Analysis of a Randomized Controlled Trial," *Current Developments in Nutrition* 6, no. 6 (June 2022): nzac094, https://doi.org/10.1093/cdn/nzac094.

3 S.-I. Ishikawa, S. Tamaki, K. Arihara, and M. Itoh, "Egg Yolk Protein and Egg Yolk Phosvitin Inhibit Calcium, Magnesium, and Iron Absorptions in Rats," *Journal of Food Science* 72, no. 6 (2007): S412–9, https://doi.org/10.1111/j.1750-3841.2007.00417.x.

4 L. Hallberg and L. Hulthén, "Prediction of Dietary Iron Absorption: An Algorithm for Calculating Absorption and Bioavailability of Dietary Iron," *The American Journal of Clinical Nutrition* 71, no. 5 (2000): 1147–60, https://doi.org/10.1093/ajcn/71.5.1147.

5 Sophie Réhault-Godbert, Nicolas Guyot, and Yves Nys, "The Golden Egg: Nutritional Value, Bioactivities, and Emerging Benefits for Human Health," *Nutrients* 11, no. 3 (March 2019):684, http://doi.org/10.3390/nu11030684.

6   Sasan Jalili-Firoozinezhad et al., "Chicken Egg White: Hatching of a New Old Biomaterial," *Materials Today* 40 (2020): 193–214, https://doi.org/10.1016/j.mattod.2020.05.022; Nicolas Guyot et al., "Antibacterial Activity of Egg White: Influence of Physico-Chemical Conditions," In 15. *European Symposium on the Quality of Eggs and Egg Products, 21. European Symposium on the Quality of Poultry Meat, Bergamo, Italy, September 2013,* World's Poultry Science Association: Italian Branch, *World's Poultry Science Journal* 69, supplement (2013): 124, https://hal.science/hal-01209474.

7   I. Seuss-Balm, "Nutritional Evaluation of Egg Components," In *XIth European Symposium on the Quality of Eggs and Egg Products, The Netherlands, May 23-26, 2005,* https://www.cabi.org/uploads/animal-science/worlds-poultry-science-association/WPSA-the-netherlands-2005/107.pdf.

8   Philip Mathew and Jennifer L. Pfleghaar, "Egg Allergy," In StatPearls [Internet]. (Treasure Island, FL: StatPearls Publishing, 2022), Updated April 30, 2022, https://www.statpearls.com/point-of-care/20931.

9   Irvine H. Page et al., "Dietary Fat and Its Relation to Heart Attacks and Strokes," *Circulation* 23, no. 1 (1961): 133–136.

10 US Senate Select Committee on Nutrition and Human Needs, *Dietary Goals,* 42.

11 US Senate Select Committee on Nutrition and Human Needs, *Dietary Goals for the United States* (Washington DC: US Government Printing Office, 1977): XXXVIII, https://naldc.nal.usda.gov/catalog/1759572.

12 US Department of Health and Human Services, *Nutrition and Your Health: Dietary Guidelines for Americans* (Washington, DC: US Department of Agriculture, 1980): 12, https://www.dietaryguidelines.gov/about-dietary-guidelines/previous-editions/1980-dietary-guidelines-americans.

13 Robert H. Eckel et al., "2013 AHA/ACC Guideline on Lifestyle Management to Reduce Cardiovascular Risk: A Report of the American College of Cardiology/American Heart Association Task Force on Practice Guidelines," *Journal of the American College of Cardiology* 63, no. 25 Pt B (2014): 2970, https://doi.org/10.1016/j.jacc.2013.11.003.

14 Dietary Guidelines Advisory Committee, "Part D Chapter 1: Food and Nutrient Intakes, and Health: Current Status and Trends," In *Scientific Report of the 2015 Dietary Guidelines Advisory Committee: Advisory Report to the Secretary of Health and Human Services and the Secretary of Agriculture* (Washington, DC: U.S. Department of Agriculture, Agricultural Research Service, 2015), 17, https://health.gov/sites/default/files/2019-09/Scientific-Report-of-the-2015-Dietary-Guidelines-Advisory-Committee.pdf.

15 Rylee T. Ahnen and Joanne L. Slavin, "Eggs as Part of a Healthy Eating Pattern," in *Eggs as Functional Foods and Nutraceuticals for Human Health,* ed. Jianping Wu (Cambridge: Royal Society of Chemistry, 2019), https://doi.org/10.1039/9781788013833-00001.

16 Brett Molina, "An Egg a Day May Reduce Heart Disease Risk, Study Finds," *USA Today,* May 22, 2018, https://www.usatoday.com/story/news/nation-now/2018/05/22/eggs-heart-disease-risk/631778002/.

17 "Eggs Raise the Risk for Heart Disease and Death," Physicians Committee for

Responsible Medicine, March 18, 2019, https://www.pcrm.org/news/health-nutrition/eggs-raise-risk-heart-disease-and-death.

18   Amy Roeder, "An Egg a Day Is OK," *Harvard Gazette,* March 4, 2020, https://news.harvard.edu/gazette/story/2020/03/moderate-egg-consumption-gets-the-green-light-again/.

19   Joe Pinkstone, "Step Away from the Omelette: Eating Just Half an Egg a Day Increases Your Risk of DEATH by 7% —Unless You Ditch the Yolks, Researchers Claim," *Daily Mail,* February 9, 2021, https://www.dailymail.co.uk/sciencetech/article-9241937/Eating-just-half-egg-day-increases-risk-DEATH-7.html.

20   Jean-Philippe Drouin-Chartier et al., "Egg Consumption and Risk of Cardiovascular Disease: Three Large Prospective US Cohort Studies, Systematic Review, and Updated Meta-Analysis," *BMJ* 368 (2020): m513, https://doi.org/10.1136/bmj.m513.

21   US Department of Agriculture and US Department of Health and Human Services. *Dietary Guidelines for Americans, 2020–2025.* 9th Edition. (December 2020): 44. Available at DietaryGuidelines.gov.

22   Uffe Ravnskov et al., "LDL-C Does Not Cause Cardiovascular Disease: A Comprehensive Review of the Current Literature," *Expert Review of Clinical Pharmacology* 11, no. 10 (2018): 959–70, https://doi.org/10.1080/17512433.2018.1519391.

23   Michael A. Gimbrone, Jr. and Guillermo García-Cardeña, "Endothelial Cell Dysfunction and the Pathobiology of Atherosclerosis," *Circulation Research* 118, no. 4 (2016): 620–36, https://doi.org/10.1161/CIRCRESAHA.115.306301.

24   Amit Sachdeva et al., "Lipid Levels in Patients Hospitalized with Coronary Artery Disease: An Analysis of 136,905 Hospitalizations in Get With The Guidelines," *American Heart Journal* 15 7, no. 1 (2009): 111-7.e2, https://doi.org/10.1016/j.ahj.2008.08.010.

25   Olga Castañer et al., "Remnant Cholesterol, Not LDL Cholesterol, Is Associated with Incident Cardiovascular Disease," *Journal of the American College of Cardiology* 76, no. 23 (2020): 2712-24, https://doi.org/10.1016/j.jacc.2020.10.008.

26   Nicholas G. Norwitz et al.,"Elevated LDL Cholesterol with a Carbohydrate-Restricted Diet: Evidence for a 'Lean Mass Hyper-Responder' Phenotype," *Current Developments in Nutrition* 6, no. 1 (November 2021): nzab144, https://doi.org/10.1093/cdn/nzab144.

27   Christopher N. Blesso and Maria Luz Fernandez, "Dietary Cholesterol, Serum Lipids, and Heart Disease: Are Eggs Working for or Against You?," *Nutrients* vol. 10, no. 4 (2018): 426, doi:10.3390/nu10040426.

28   Fred Kern Jr., "Normal Plasma Cholesterol in an 88-Year-Old Man Who Eats 25 Eggs a Day: Mechanisms of Adaptation," *New England Journal of Medicine* 324 (1991): 896-9, https://doi.org/10.1056/NEJM199103283241306.

29   Yee-Wen Huang et al., "Vegan Diet and Blood Lipid Profiles: A Cross-Sectional Study of Pre and Postmenopausal Women," *BMC Women's Health* 14 (2014): 55, https://doi.org/10.118 6/1472-6874-14-55.

30 B. Duggan and H. O'Kane, "Hypercholesterolaemia in a Vegan," *The Ulster Medical Journal* 66, no. 1 (1997): 57-8.

31 Amelie Scheu et al., "The Genetic Prehistory of Domesticated Cattle from Their Origin to the Spread Across Europe," *BMC Genetics* 16, no. 54 (2015), https://doi.org/10.1186/s12863-015-0203-2.

32 Meilan Solly, "Prehistoric Farmers' Teeth Show Humans Were Drinking Animal Milk 6,000 Years Ago," *Smithsonian Magazine,* September 11, 2019, https://www.smithsonianmag.com/smart-news/prehistoric-farmers-teeth-show-humans-were-drinking-animal-milk-6000-years-ago-180973101/.

33 Debashree Roy, Aiqian Ye, Paul J. Moughan, and Harjinder Singh, "Composition, Structure, and Digestive Dynamics of Milk from Different Species: A Review," *Frontiers in Nutrition* 7 (October 2020): 577759, https://doi.org/10.3389/fnut.2020.577759.

34 Gitanjali M. Singh et al., "Global, Regional, and National Consumption of Sugar-Sweetened Beverages, Fruit Juices, and Milk: A Systematic Assessment of Beverage Intake in 187 Countries," *PLoS ONE* 10, no. 8 (2015): e0124845, https://doi.org/10.1371/journal.pone.0124845.

35 Suvi T. Itkonen, Maijaliisa Erkkola, and Christel J. E. Lamberg-Allardt, "Vitamin D Fortification of Fluid Milk Products and Their Contribution to Vitamin D Intake and Vitamin D Status in Observational Studies—A Review" *Nutrients* 10, no. 8 (2018): 1054, https://doi.org/10.3390/nu10081054.

36 Olivia L. van der Reijden, Michael B. Zimmermann, and Valeria Galetti, "Iodine in Dairy Milk: Sources, Concentrations and Importance to Human Health," *Best Practice & Research: Clini- cal Endocrinology & Metabolism* 31, no. 4 (2017): 385-95, https://doi.org/10.1016/j.beem.2017.10.004.

37 W. P. Weiss, J. M. Pinos-Rodríguez, and M. T. Socha, "Effects of Feeding Supplemental Organic Iron to Late Gestation and Early Lactation Dairy Cows," *Journal of Dairy Science* 93, no. 5 (May 2010): 2153-60, https://doi.org/10.3168/jds.2010-3051.

38 Charles M. Benbrook et al., "Enhancing the Fatty Acid Profile of Milk Through Forage-Based Rations, with Nutrition Modeling of Diet Outcomes," *Food Science & Nutrition* 6, no. 3 (2018):681-700, https://doi.org/10.1002/fsn3.610.

39 R. Ranjan, A. Ranjan, G. S. Dhaliwal, and R. C. Patra, "L-Ascorbic Acid (Vitamin C) Supplementation to Optimize Health and Reproduction in Cattle," *The Veterinary Quarterly* 32, no. 3-4 (2012): 145-50, https://doi.org/10.1080/01652176.2012.734640.

40 Andrea S. Wiley, "Lactose Intolerance." *Evolution, Medicine, and Public Health* 2020, no. 1 (February 2020): 47-8, https://doi.org/10.1093/emph/eoaa006.

41 Christian Løvold Storhaug et al.,"Country, Regional, and Global Estimates for Lactose Malabsorption in Adults: A Systematic Review and Meta-Analysis," *The Lancet: Gastroenterology & Hepatology* 2, no. 10 (2017): 738-46, https://doi.org/10.1016/S2468-1253(17)30154-1.

42 Michael de Vrese et al., "Probiotics—Compensation for Lactase Insufficiency,"

The American Journal of Clinical Nutrition 73, no. 2 (February 2001): 421s–9s, https://doi.org/10.1093/ajcn/73.2.421s.

43　Timothy J. Wilt et al., *Lactose Intolerance and Health,* Evidence Report/Technology Assessment No. 192, Agency for Healthcare Research and Quality Publication No. 10-E004. (Rockville, MD: Agency for Healthcare Research and Quality, 2010).

44　Clair-Yves Boquien, "Human Milk: An Ideal Food for Nutrition of Preterm Newborn," *Frontiers in Pediatrics* 6 (2018): 295, https://doi.org/10.3389/fped.2018.00295.

45　Keith Bernard Woodford, "Casomorphins and Gliadorphins Have Diverse Systemic Effects Spanning Gut, Brain and Internal Organs," *International Journal of Environmental Research and Public Health* 18, no. 15 (2021): 7911, https://doi.org/10.3390/ijerph18157911.

46　Simon Brooke-Taylor, Karen Dwyer, Keith Woodford, and Natalya Kost, "Systematic Review of the Gastrointestinal Effects of A1 Compared with A2 β-Casein," *Advances in Nutrition* 8, no. 5 (2017): 739–48, https://doi.org/10.3945/an.116.013953.

47　https://pubmed.ncbi.nlm.nih.gov/28790893/.

48　Raffaele Falsaperla et al., "Epileptic Seizures as a Manifestation of Cow's Milk Allergy: A Studied Relationship and Description of Our Pediatric Experience." *Expert Review of Clinical Immunology* 10, no. 12 (2014): 1597–609, https://doi.org/10.1586/1744666X.2014.977259; Raffaele Falsaperla et al., The Gut-Brain Axis: A New Pathogenic View of Neurologic Symptoms—Description of a Pediatric Case. *Journal of Pediatric Neurosciences* 12, no. 1 (2017): 105–8, https://doi.org/10.4103/jpn.JPN_190_16.

49　Pablo José González-Domenech et al., "A Narrative Review about Autism Spectrum Disorders and Exclusion of Gluten and Casein from the Diet," *Nutrients* 14, no. 9 (2022): 1797, https://doi.org/10.3390/nu14091797.

50　C. Hoppe et al., "Differential Effects of Casein Versus Whey on Fasting Plasma Levels of Insulin, IGF-1 and IGF-1/IGFBP-3: Results from a Randomized 7-Day Supplementation Study in Prepubertal Boys." *European Journal of Clinical Nutrition* 63, no. 9 (2009): 1076–83, https://doi.org/10.1038/ejcn.2009.34.

51　Bodo C. Melnik, "Lifetime Impact of Cow's Milk on Overactivation of mTORC1: From Fetal to Childhood Overgrowth, Acne, Diabetes, Cancers, and Neurodegeneration," *Biomolecules* 11, no. 3 (2021): 404, https://doi.org/10.3390/biom11030404.

52　Hao Hong et al., "Central IGF1 Improves Glucose Tolerance and Insulin Sensitivity in Mice." *Nutrition & Diabetes* 7, no. 12 (2017): 2, https://doi.org/10.1038/s41387-017-0002-0.

53　E. Sienkiewicz-Szłapka, "Contents of Agonistic and Antagonistic Opioid Peptides in Different Cheese Varieties," *International Dairy Journal* 19, no. 4 (2009): 258–63, https://doi.org/10.1016/j.idairyj.2008.10.011.

54　Rachel L. Adams and Kenneth Shane Broughton, "Insulinotropic Effects of Whey: Mechanisms of Action, Recent Clinical Trials, and Clinical

Applications," *Annals of Nutrition & Metabolism* 69, no. 1 (2016): 56–63, https://doi.org/10.1159/000448665.

55   C. Hoppe, "High Intakes of Milk, But Not Meat, Increase S-Insulin and Insulin Resistance in 8-Year-Old Boys," *European Journal of Clinical Nutrition* 59 (2005): 393–8. https://doi.org/10.1038/sj.ejcn.1602086.

56   Walter C. Willett and David S. Ludwig, "Milk and Health," *New England Journal of Medicine* 382, no. 7 (2020): 644–54, https://doi.org/10.1056/NEJMra1903547.

57   Ian J. Wallace, Clinton T. Rubin, and Daniel E. Lieberman, "Osteoporosis," *Evolution, Medicine, and Public Health* 2015, no. 1 (2015): 343, https://doi.org/10.1093/emph/eov032.

58   J. J. Cao, "High Dietary Protein Intake and Protein-Related Acid Load on Bone Health," *Current Osteoporosis Reports* 15, no. 6 (2017): 571–6, https://doi.org/10.1007/s11914-017-0408-6.

12장 곡물, 콩, 견과류와 씨앗: 주의 대상

1   J. Salas-Salvadó, P. Casas-Agustench, and A. Salas-Huetos, "Cultural and Historical Aspects of Mediterranean Nuts with Emphasis on Their Attributed Healthy and Nutritional Properties," *Nutrition, Metabolism, and Cardiovascular Diseases: NMCD* 21, Suppl 1 (2011): S1–6, https://doi.org/10.1016/j.numecd.2010.10.013.

2   Michael Balter, "Ancient Waves of (Wild) Grain," *Science,* June 22, 2009, https://www.science.org/content/article/ancient-waves-wild-grain.

3   Valentina Caracuta et al., "The Onset of Faba Bean Farming in the Southern Levant," *Scientific Reports* 5 (2015): 14370, https://doi.org/10.1038/srep14370.

4   Marta Liber, Isabel Duarte, Ana Teresa Maia, and Hugo R. Oliveira, "The History of Lentil *(Lens culinaris subsp. culinaris)* Domestication and Spread as Revealed by Genotyping-by-Sequencing of Wild and Landrace Accessions," *Frontiers in Plant Science* 12, (2021): 628439, https://doi.org/10.3389/fpls.2021.628439.

5   Yuval Noah Harari, *Sapiens: A Brief History of Humankind* (London: Vintage, 2011), 93-4.

6   A. H. Goodman, G. J. Armelagos, and J. C. Rose, "The Chronological Distribution of Enamel Hypoplasias from Prehistoric Dickson Mounds Populations," *American Journal of Physical Anthropology* 65, no. 3 (1984): 259–66, https://doi.org/10.1002/ajpa.1330650305; Amanda Mummert, Emily Esche, Joshua Robinson, and George J. Armelagos, "Stature and Robusticity During the Agricultural Transition: Evidence from the Bioarchaeological Record," *Economics and Human Biology* 9, no. 3 (2011): 284–301, https://doi.org/10.1016/j.ehb.2011.03.004.

7   Steven R. Hertzler, Jacqueline C. Lieblein-Boff, Mary Weiler, and Courtney Allgeier, "Plant Proteins: Assessing Their Nutritional Quality and Effects on Health and Physical Function," *Nutrients* 12, no. 12 (2020): 3704, https://doi.org/10.3390/nu12123704.

8   Sara Avilés-Gaxiola, Cristina Chuck-Hernández, and Sergio O. Serna Saldívar, "Inactivation Methods of Trypsin Inhibitor in Legumes: A Review," *Journal of Food Science* 83, no. 1 (2018):17–29, https://doi.org/10.1111/1750-3841.13985.

9   Seitan and tofu score are from Yohan Reynaud et al., "True Ileal Amino Acid

Digestibility and Digestible Indispensable Amino Acid Scores (DIAASs) of Plant-Based Protein Foods," *Food Chemistry* 338 (2021): 128020, https://doi.org/10.1016/j.foodchem.2020.128020; beef is from P. Ertl, W. Knaus, and W. Zollitsch, "An Approach to Including Protein Quality When Assessing the Net Contribution of Livestock to Human Food Supply," *Animal: An International Journal of Animal Bioscience* 10, no. 11 (2016): 1883-9, https://doi.org/10.1017/S1751731116000902; tilapia is from Nazma Shaheen et al., "Amino Acid Profiles and Digestible Indispensable Amino Acid Scores of Proteins from the Prioritized Key Foods in Bangladesh," *Food Chemistry* 213 (2016): 83-9, https://doi.org/10.1016/j.foodchem.2016.06.057; all other values from Stuart M. Phillips, "Current Concepts and Unresolved Questions in Dietary Protein Requirements and Supplements in Adults," *Frontiers in Nutrition* 4, (2017): 13, https://doi.org/10.3389/fnut.2017.00013.

10 Anthony F. Domenichiello, Alex P. Kitson, and Richard P. Bazinet, "Is Docosahexaenoic Acid Synthesis From α-Linolenic Acid Sufficient to Supply the Adult Brain?," *Progress in Lipid Research* 59 (2015): 54-66, https://doi.org/10.1016/j.plipres.2015.04.002.

11 Burdge and Wootton, "Conversion of Alpha-Linolenic Acid."

12 Lorenzo Anez-Bustillos et al., "Redefining Essential Fatty Acids in the Era of Novel Intravenous Lipid Emulsions." *Clinical Nutrition* 37, no. 3 (2018): 784-9, https://doi.org/10.1016/j.clnu.2017.07.004.

13 Dinakaran Elango et al., "Raffinose Family Oligosaccharides: Friend or Foe for Human and Plant Health?," *Frontiers in Plant Science* 13 (2022): 829118, https://doi.org/10.3389/fpls.2022.829118.

14 Fernando Fernández-Bañares, "Carbohydrate Maldigestion and Intolerance," *Nutrients* 14, no. 9 (2022): 1923, https://doi.org/10.3390/nu14091923.

15 Dinakaran Elango et al., "Raffinose Family Oligosaccharides: Friend or Foe for Human and Plant He a lt h?," *Frontiers in Plant Science* 13 (2022): 829118, https://doi.org/10.3389/fpls.2022.829118.

16 Mrinal Samtiya, Rotimi E. Aluko, and Tejpal Dhewa, "Plant Food Anti-Nutritional Factors and Their Reduction Strategies: An Overview," *Food Production, Processing and Nutrition* 2, no. 6 (2020), https://doi.org/10.1186/s43014-020-0020-5.

17 N. W. Solomons, R. A. Jacob, O. Pineda, and F. Viteri, "Studies on the Bioavailability of Zinc in Man. II. Absorption of Zinc From Organic and Inorganic Sources," *The Journal of Laboratory and Clinical Medicine* 94, no. 2 (1979): 335-43.

18 Leif Hallberg, "Bioavailability of Dietary Iron in Man," *Annual Review of Nutrition* 1 (1981): 123-47, https://doi.org/10.1146/annurev.nu.01.070181.001011.

19 Mrinal Samtiya, Rotimi E. Aluko, and Tejpal Dhewa, "Plant Food Anti-Nutritional Factors and Their Reduction Strategies: An Overview," *Food Production, Processing and Nutrition* 2, no. 6 (2020), https://doi.org/10.1186/s43014-020-0020-5.

20 Juan Bernal, "Thyroid Hormones in Brain Development and Function," in

Endotext, ed. Kenneth R. Feingold et. al. (South Dartmouth (MA): MDText.com, Inc., 2000.), updated January 14, 2022, https://www.ncbi.nlm.nih.gov/books/NBK285549/.

21 Daniel R. Doerge and Daniel M. Sheehan, "Goitrogenic and Estrogenic Activity of Soy Isoflavones," *Environmental Health Perspectives* 110, Suppl. 3 (2002): 349–53, https://doi.org/10.1289/ehp.02110s3349.

22 Thozhukat Sathyapalan et al., "The Effect of Soy Phytoestrogen Supplementation on Thyroid Status and Cardiovascular Risk Markers in Patients with Subclinical Hypothyroidism: A Randomized, Double-Blind, Crossover Study," *The Journal of Clinical Endocrinology and Metabolism* 96, no. 5 (2011): 1442–9, https://doi.org/10.1210/jc.2010-2255.

23 S. Hüser et al., "Effects of Isoflavones on Breast Tissue and the Thyroid Hormone System in humans: A Comprehensive Safety Evaluation," *Archives of Toxicology* 92, no, 9 (2018): 2703–48, https://doi.org/10.1007/s00204-018-2279-8.

24 Abdelsalam Elnour, Leif Hambraeus, Mohammed Eltom, Michèle Dramaix, and Pierre Bourdoux, "Endemic Goiter with Iodine Sufficiency: A Possible Role for the Consumption of Pearl Millet in the Etiology of Endemic Goiter," *The American Journal of Clinical Nutrition* 71, no. 1 (2000): 59–66, https://doi.org/10.1093/ajcn/71.1.59.

25 Han Wang et al., "Effect of Different Processing Methods on the Millet Polyphenols and Their Anti-Diabetic Potential," *Frontiers in Nutrition* 9 (2022): 780499, https://doi.org/10.3389/fnut.2022.780499.

26 Anežka Adamcová, Kristian Holst Laursen, and Nicolai Zederkopff Ballin, "Lectin Activity in Commonly Consumed Plant-Based Foods: Calling for Method Harmonization and Risk Assessment," *Foods (Basel, Switzerland)* 10, no. 11 (2021): 2796, https://doi.org/10.3390/foods10112796.

27 Abtar Mishra et al., "Structure-Function and Application of Plant Lectins in Disease Biology and Immunity," Food and Chemical Toxicology: An International Journal Published for the British Industrial Biological Research Association 134 (2019): 110827, https://doi.org/10.1016/j.fct.2019.110827.

28 M. Lopez-Moreno and M. Miguel, "Antinutrients: Lectins, Goitrogens, Phytates and Oxalates, Friends or Foe?," *Journal of Functional Foods* 89 (2022): 104938, https://doi.org/10.1016/j.jff.2022.104938.

29 Alessio Fasano, "All Disease Begins in the (Leaky) Gut: Role of Zonulin-Mediated Gut Permeability in the Pathogenesis of Some Chronic Inflammatory Diseases," *F1000Research* 9 (2020): F1000 Faculty Rev-69, https://doi.org/10.12688/f1000research.20510.1.

30 Michael Camilleri, "Leaky Gut: Mechanisms, Measurement and Clinical Implications in Humans," Gut 68, no. 8 (2019): 1516–26, https://doi.org/10.1136/gutjnl-2019-318427.

31 Qiang Wang et al., "Identification of Intact Peanut Lectin in Peripheral Venous Blood," *Lancet (London, England)* 352, no. 9143 (1998): 1831–2, https://doi.org/10.1016/S0140-6736(05)79894-9.

32   Aristo Vojdani, Daniel Afar, and Elroy Vojdani, "Reaction of Lectin-Specific Antibody with Human Tissue: Possible Contributions to Autoimmunity," *Journal of Immunology Research* 2020 (2020): 1438957, https://doi.org/10.1155/2020/1438957.

33   L. Anselmi et al., "Ingestion of Subthreshold Doses of Environmental Toxins Induces Ascending Parkinsonism in the Rat," *NPJ Parkinson's Disease* 4 (2018): 30, https://doi.org/10.1038/s41531-018-0066-0.

34   Anežka Adamcová, Kristian Holst Laursen, and Nicolai Zederkopff Ballin, "Lectin Activity in Commonly Consumed Plant-Based Foods: Calling for Method Harmonization and Risk Assessment," *Foods (Basel, Switzerland)* 10, no. 11 (2021): 2796, https://doi.org/10.3390/foods10112796.

35   EFSA Panel on Contaminants in the Food Chain (CONTAM) et al., "Evaluation of the Health Risks Related to the Presence of Cyanogenic Glycosides in foods Other Than Raw Apricot Kernels." *EFSA Journal: European Food Safety Authority* 17, no. 4 (2019): e05662, https://doi.org/10.2903/j.efsa.2019.5662.

36   Food Standards Australia New Zealand, "Survey of Cyanogenic Glycosides in Plant-Based Foods in Australia and New Zealand 2010–13," FSANZ (April 2014): 1–78, https://www.foodstandards.gov.au/consumer/chemicals/cassava/Documents/FINAL%20report%20on%20survey%20of%20cyanogenic%20glycosides%20in%20plant-based%20foods.pdf.

37   Sergio Gutiérrez et al., "The Human Digestive Tract Has Proteases Capable of Gluten Hydrolysis," *Molecular Metabolism* 6, no. 7 (2017): 693–702, https://doi.org/10.1016/j.molmet.2017.05.008.

38   Emma Clappison, Marios Hadjivassiliou, and Panagiotis Zis, "Psychiatric Manifestations of Coeliac Disease, a Systematic Review and Meta-Analysis," *Nutrients* 12, no. 1 (2020): 142, https://doi.org/10.3390/nu12010142.

39   Marco A. Paez et al., "Delay in Diagnosis of Celiac Disease in Patients Without Gastrointestinal Complaints," *The American Journal of Medicine* 130, no. 11 (2017): 1318–23, https://doi.org/10.1016/j.a mjmed.2017.05.027.

40   Leszek Rudzki and Agata Szulc, " 'Immune Gate' of Psychopathology: The Role of Gut Derived Immune Activation in Major Psychiatric Disorders," *Frontiers in Psychiatry* 9 (2018): 205, https://doi.org/10.3389/fpsyt.2018.00205.

41   Emily G. Severance et al., "IgG Dynamics of Dietary Antigens Point to Cerebrospinal Fluid Barrier or Flow Dysfunction in First-Episode Schizophrenia," *Brain, Behavior, and Immunity* 44 (2015): 148–58, https://doi.org/10.1016/j.bbi.2014.09.009.

42   Paola Bressan and Peter Kramer, "Bread and Other Edible Agents of Mental Disease," *Frontiers in Human Neuroscience* 10 (2016): 130, https://doi.org/10.3389/fnhum.2016.00130.

43   Eleanor Busby et al., "Mood Disorders and Gluten: It's Not All in Your Mind! A Systematic Review with Meta-Analysis," *Nutrients* 10, no. 11 (2018): 1708, https://doi.org/10.3390/nu10111708.

44   Elena Lionetti et al., "Gluten Psychosis: Confirmation of a New Clinical Entity,"

Nutrients 7, no. 7 (2015): 5532–9, https://doi.org/10.3390/nu7075235.

45 Carmen Costas-Ferreira, Rafael Durán, and Lilian R. F. Faro, "Toxic Effects of Glyphosate on the Nervous System: A Systematic Review," *International Journal of Molecular Sciences* 23, no. 9 (2022): 4605, https://doi.org/10.3390/ijms23094605.

46 Maria Gloria Mumolo et al., "Is Gluten the Only Culprit for Non-Celiac Gluten/ Wheat Sensitivity?," *Nutrients* 12, no. 12 (2020): 3785, https://doi.org/10.3390/ nu12123785.

47 US Department of Agriculture and US Department of Health and Human Services. *Dietary Guidelines for Americans,* 2020–2025. 9th Edition. (December 2020): 20, 146. Available at DietaryGuidelines.gov.

48 "Starchy Foods and Carbohydrates," NHS, last updated February 26, 2020, https://www.nhs.uk/live-well/eat-well/food-types/starchy-foods-and-carbohydrates/.

49 Andrew Reynolds et al., "Carbohydrate Quality and Human Health: A Series of Systematic Reviews and Meta-Analyses," *Lancet (London, England)* 393, no. 10170 (2019): 434–45, https://doi.org/10.1016/S0140-6736(18)31809-9.

50 U.S. Department of Agriculture and U.S. Department of Health and Human Services. *Dietary Guidelines for Americans, 2020–2025.* 9th Edition. (December 2020): ix. Available at DietaryGuidelines.gov.

51 "Staple Foods: What Do People Eat?," Food and Agricultural Organization of the United Nations, accessed June 5, 2023, https://www.fao.org/3/u8480e/ u8480e07.htm.

13장 과일과 채소: 친구와 적 구별하기

1 U.S. Department of Agriculture and U.S. Department of Health and Human Services, *Dietary Guidelines for Americans, 2020–2025.* 9th ed. (December 2020), https:// www.DietaryGuidelines.gov.

2 Martin L. Cipollini and Douglas J. Levey, "Secondary Metabolites of Fleshy Vertebrate-Dispersed Fruits: Adaptive Hypotheses and Implications for Seed Dispersal," *The American Naturalist* 150, no. 3 (1997): 346–72, https:// doi.org/10.1086/286069.

3 N. H. Strickland, "Eating a Manchineel 'Beach Apple'," *BMJ (Clinical research ed.)* 321, no. 7258 (2000): 428, https://doi.org/10.1136/bmj.321.7258.428.

4 Eduardo H. Rapoport and Barbara S. Drausal, "Edible Plants," in *Encyclopedia of Biodiversity,* ed. Simon A. Levin, 2nd ed., 3 (Elsevier, 2013), 127–32, http:// dx.doi.org/10.1016/B978-0-12-384719-5.00160-X.

5 Julie Dunne et al., "Earliest Direct Evidence of Plant Processing in Prehistoric Saharan Pottery," *Nature Plants* 3 (2016): 16194, https://doi.org/10.1038/ nplants.2016.194.

6 Rapoport and Drausal, "Edible Plants."

7 W.P.T. James et al., "Nutrition and Its Role in Human Evolution," *Journal of Internal Medicine,* 285 (2019): 534, https://doi.org/10.1111/joim.12878.

8 Bressan and Kramer, "Bread and Other Edible Agents," 2.

9   Adam Drewnowski, "Concept of a Nutritious Food: Toward a Nutrient Density Score," *The American Journal of Clinical Nutrition* 82, no. 4 (2005): 721-32, https://doi.org/10.1093/ajcn/82.4.721.

10   Rebecca M. Lovell and Alexander C. Ford, "Global Prevalence of and Risk Factors for Irritable Bowel Syndrome: A Meta-Analysis," *Clinical Gastroenterology and Hepatology* 10, no. 7 (2012): 712-21.e4, https://doi.org/10.1016/j.cgh.2012.02.029.

11   Mohammad Zamani, Shaghayegh Alizadeh-Tabari, and Vahid Zamani, "Systematic Review with Meta-Analysis: The Prevalence of Anxiety and Depression in Patients with Irritable Bowel Syndrome," *Alimentary Pharmacology & Therapeutics* 50, no. 2 (2019): 132-43, https://doi.org/10.1111/apt.15325.

12   Hannah Mitchell et al., "Review Article: Implementation of a Diet Low in FODMAPs for Patients with Irritable Bowel Syndrome: Directions for Future Research," *Alimentary Pharmacology & Therapeutics* 49, no. 2 (2019): 124-39, https://doi.org/10.1111/apt.15079.

13   Amy Fedewa and Satish S. C. Rao, "Dietary Fructose Intolerance, Fructan Intolerance and FODMAPs," *Current Gastroenterology Reports* 16, no. 1 (2014): 370, https://doi.org/10.1007/s11894-013-0370-0.

14   Nancy D. Turner and Joanne R. Lupton, "Dietary Fiber," *Advances in Nutrition* 2, no. 2 (2011): 151-2, https://doi.org/10.3945/an.110.000281.

15   Kok-Yang Tan and Francis Seow-Choen, "Fiber and Colorectal Diseases: Separating Fact from Fiction," *World Journal of Gastroenterology* 13, no. 31 (2007): 4161-7, https://doi.org/10.3748/wjg.v13.i31.4161.

16   Ruben D. Acosta and Brooks D. Cash, "Clinical Effects of Colonic Cleansing for General Health Promotion: A Systematic Review," *The American Journal of Gastroenterology* 104, no. 11 (2009): 2830-6; quiz 2837, https://doi.org/10.1038/ajg.2009.494.

17   William D. Rees et al., "Regenerative Intestinal Stem Cells Induced by Acute and Chronic Injury: The Saving Grace of the Epithelium?," *Frontiers in Cell and Developmental Biology* 8 (2020): 583919, https://doi.org/10.3389/fcell.2020.583919.

18   Johnson W. McRorie, Jr. and Nicola M. McKeown, "Understanding the Physics of Functional Fibers in the Gastrointestinal Tract: An Evidence-Based Approach to Resolving Enduring Misconceptions about Insoluble and Soluble Fiber," *Journal of the Academy of Nutrition and Dietetics* 117, no. 2 (2017): 251-64, https://doi.org/10.1016/j.jand.2016.09.021.

19   Ghada A. Soliman, "Dietary Fiber, Atherosclerosis, and Cardiovascular Disease," *Nutrients* 11, no. 5 (2019): 1155, https://doi.org/10.3390/nu11051155.

20   Kathleen J. Melanson et al., "Consumption of Whole-Grain Cereals during Weight Loss: Effects on Dietary Quality, Dietary Fiber, Magnesium, Vitamin B-6, and Obesity," *Journal of the American Dietetic Association* 106, no. 9 (2006): 1380-8; quiz 1389-90, https://doi.org/10.1016/j.jada.2006.06.003.

21   Karen D. Corbin et al., "Host-Diet-Gut Microbiome Interactions Influence Human Energy Balance: A Randomized Clinical Trial," *Nature Communications* 14, no. 1 (2023): 3161, https://doi.org/10.1038/s41467-023-38778-x.

22 Ron Sender, Shai Fuchs, and Ron Milo, "Are We Really Vastly Outnumbered? Revisiting the Ratio of Bacterial to Host Cells in Humans," *Cell* 164, no. 3 (2016): 337–40, https://doi.org/10.1016/j.cell.2016.01.013.

23 Peixin Fan et al., "Metabolites of Dietary Protein and Peptides by Intestinal Microbes and their Impacts on Gut," *Current Protein & Peptide Science* 16, no. 7 (2015): 646–54, https://doi.org/10.2174/1389203716666150630133657.

24 Yun-Hee Youm et al., "The Ketone Metabolite β-Hydroxybutyrate Blocks NLRP3 Inflammasome-Mediated Inflammatory Disease," *Nature Medicine* 21, no. 3 (2015): 263–9, https://doi.org/10.1038/nm.3804.

25 Lawrence A. David et al., "Diet Rapidly and Reproducibly Alters the Human Gut Microbiome," *Nature* 505, no. 7484 (2014): 559–63, https://doi.org/10.1038/nature12820.

26 J. Horn, D. E. Mayer, S. Chen, and E. A. Mayer, "Role of Diet and Its Effects on the Gut Microbiome in the Pathophysiology of Mental Disorders," *Translational Psychiatry* 12, no. 1 (2022): 164, https://doi.org/10.1038/s41398-022-01922-0/

27 EFSA Panel on Contaminants in the Food Chain (CONTAM) et al., "Risk Assessment of Glycoalkaloids in Feed and Food, in Particular in Potatoes and Potato-Derived Products," *EFSA Journal* 18, no. 8 (2020): e06222, https://doi.org/10.2903/j.efsa.2020.6222.

28 Mahmoud Bagheri, Ali Akbar Shahnejat Bushehri, Mohammad Reza Hassandokht, and Mohammad Reza Naghavi, "Evaluation of Solasonine Content and Expression Patterns of *SGT1* Gene in Different Tissues of Two Iranian Eggplant (*Solanum melongena* L.) Genotypes," *Food Technology and Biotechnology* 55, no. 2 (2017): 236–42, https://doi.org/10.17113/ftb.55.02.17.4883.

29 Mendel Friedman, "Chemistry and Anticarcinogenic Mechanisms of Glycoalkaloids Produced by Eggplants, Potatoes, and Tomatoes," *Journal of Agricultural and Food Chemistry* 63, no. 13 (2015): 3323–37, https://doi.org/10.1021/acs.jafc.5b00818.

30 Michael Adams, Matthias Wiedenmann, Gerolf Tittel, and Rudolf Bauer, "HPLC-MS Trace Analysis of Atropine in *Lycium barbarum* Berries," *Phytochemical Analysis* 17, no. 5 (2006): 279–83, https://doi.org/10.1002/pca.915.

31 EFSA Panel on Contaminants in the Food Chain (CONTAM) et al., "Risk Assessment of Glycoalkaloids in Feed and Food, in Particular in Potatoes and Potato-Derived Products," *EFSA Journal: European Food Safety Authority* 18, no. 8 (2020): e06222, https://doi.org/10.2903/j.efsa.2020.6222.

32 Victor Fattori et al., "Capsaicin: Current Understanding of Its Mechanisms and Therapy of Pain and Other Pre-Clinical and Clinical Uses," *Molecules* 21, no. 7 (2016): 844, https://doi.org/10.3390/molecules21070844.

33 K. Czaja, G. A. Burns, and R. C. Ritter, "Capsaicin-Induced Neuronal Death and Proliferation of the Primary Sensory Neurons Located in the Nodose Ganglia of Adult Rats," *Neuroscience* 154, no. 2 (2008): 621–30, https://doi.org/10.1016/j.neuroscience.2008.03.055.

34 Michał Pasierski and Bartłomiej Szulczyk, "Beneficial Effects of Capsaicin

in Disorders of the Central Nervous System," *Molecules* 27, no. 8 (2022): 2484, https://doi.org/10.3390/molecules27082484.

35   "Too Hot Isn't Healthy—Foods with Very High Capsaicin Concentrations Can Damage Health" BfR Opinion No. 053/2011, Bundesinstitut für Risikobewertung, October 18, 2011, https://www.bfr.bund.de/cm/349/too-hot-isnt-healthy-foods-with-very-high-capsaicin-concentrations-can-damage-health.pdf.

36   Njoku Damian Ndubuisi and Ano Chukwuka Ugochukwu Chidiebere, "Cyanide in Cassava: A Review," *International Journal of Genomics and Data Mining* 2, no. 1 (2018): 118, https://doi.org/10.29011/2577-0616.000118.

37   Ndubuisi and Chidiebere, "Cyanide in Cassava."

38   Alicia A. Quinn, Harry Myrans, and Roslyn M. Gleadow, "Cyanide Content of Cassava Food Products Available in Australia," *Foods* 11, no. 10 (2022): 1384, https://doi.org/10.3390/foods11101384.

39   Phoebe H. Alitubeera et al., "Outbreak of Cyanide Poisoning Caused by Consumption of Cassava Flour—Kasese District, Uganda, September 2017," *Morbidity and Mortality Weekly Report* 68, no. 13 (2019): 308-11, https://www.cdc.gov/mmwr/volumes/68/wr/mm6813a3.htm.

40   Alitubeera et al., "Outbreak of Cyanide Poisoning,"

41   Espérance Kashala-Abotnes et al., "Konzo: A Distinct Neurological Disease Associated with Food (Cassava) Cyanogenic Poisoning," *Brain Research Bulletin* 145 (2019): 87-91, https://doi.org/10.1016/j.brainresbull.2018.07.001.

42   M. A. Prieto, Cecilia Jiménez López, and Jesus Simal-Gandara, "Glucosinolates: Molecular Structure, Breakdown, Genetic, Bioavailability, Properties and Healthy and Adverse Effects," *Advances in Food and Nutrition Research* 90 (2019): 305-350, https://doi.org/10.1016/bs.afnr.2019.02.008.

43   Prieto, López, and Simal-Gandara, "Glucosinolates."

44   Peter Felker, Ronald Bunch, and Angela M. Leung, "Concentrations of Thiocyanate and Goitrin in Human Plasma, Their Precursor Concentrations in Brassica Vegetables, and Associated Potential Risk for Hypothyroidism," *Nutrition Reviews* 74, no. 4 (2016): 248-58, https://doi.org/10.1093/nutrit/nuv110.

14장 슈퍼푸드, 보충제, 그리고 항산화에 관한 미신

1   Deanna M. Minich, "A Review of the Science of Colorful, Plant-Based Food and Practical Strategies for 'Eating the Rainbow,' " *Journal of Nutrition and Metabolism* 2019 (2019): 2125070, https://doi.org/10.1155/2019/2125070.

2   Jens Lykkesfeldt and Henrik E. Poulsen, "Is Vitamin C Supplementation Beneficial? Lessons Learned from Randomised Controlled Trials," *British Journal of Nutrition* 103, no. 9 (2010): 1251-59, https://doi.org/10.1017/S0007114509993229.

3   Irina Robinson, Daniela Gonzalez de Serna, Absalon Gutierrez, and David S. Schade, "Vitamin E in Humans: An Explanation of Clinical Trial Failure," *Endocrine Practice: Official Journal of the American College of Endocrinology and the American Association of Clinical Endocrinologists* 12, no. 5 (2006): 576-82, https://

doi.org/10.4158/EP.12.5.576.

4   Homer S. Black, Fritz Boehm, Ruth Edge, and T. George Truscott, "The Benefits and Risks of Certain Dietary Carotenoids that Exhibit Both Anti- and Pro-Oxidative Mechanisms: A Comprehensive Review," *Antioxidants (Basel, Switzerland)* 9, no. 3 (March 2020): 264, https://doi.org/10.3390/antiox9030264.

5   Deanna M. Minich, "A Review of the Science."

6   Agricultural Research Service, "Oxygen Radical Absorbance Capacity (ORAC) of Selected Foods, Release 2 (2010)," United States Department of Agriculture, Updated August 13, 2016, Accessed January 9, 2023, http://www.ars.usda.gov/Services/docs.htm?docid=15866; Archived at https://www.ars.usda.gov/northeast-area/beltsville-md-bhnrc/beltsville-human-nutrition-research-center/nutrient-data-laboratory/docs/oxygen-radical-absorbance-capacity-orac-of-selected-foods-release-2-2010/.

7   Alan Crozier, Indu B Jaganath, and Michael N Clifford, "Dietary Phenolics: Chemistry, Bioavailability and Effects on Health, *Natural Product Reports* 26, no. 8 (2009): 1001-43, https://doi.org/10.1039/b802662ap [quote is from page 1002].

8   Alan Crozier, Indu B Jaganath, and Michael N Clifford, "Dietary Phenolics."

9   Alan Crozier, Indu B Jaganath, and Michael N Clifford, "Dietary Phenolics" [quote is from page 1039].

10   Doug Bierend, "How Blueberries Became a Superfood," *Outside,* Apr 23, 2019, https://www.outsideonline.com/health/nutrition/blueberries-superfood-benefits.

11   Doug Bierend, "How Blueberries Became a Superfood."

12   Doug Bierend, "How Blueberries Became a Superfood."

13   Emma Weitkamp and Torill Eidsvaag, "Agenda Building In Media Coverage of Food Research," *Journalism Practice* 8, no. 6 (2014): 871-86, https://doi.org/10.1080/17512786.2013.865966.

14   Phuong H. L. Tran and Thao T. D. Tran, "Blueberry Supplementation in Neuronal Health and Protective Technologies for Efficient Delivery of Blueberry Anthocyanins," *Biomolecules* 11, no. 1 (2021): 102, https://doi.org/10.3390/biom11010102 .

15   Nikolaj Travica, "The Effect of Blueberry Interventions on Cognitive Performance and Mood: A Systematic Review of Randomized Controlled Trials," *Brain, Behavior, and Immunity* 85 (2020): 96-105, https://doi.org/10.1016/j.bbi.2019.04.001.

16   Joanna L. Bowtell et al., "Enhanced Task-Related Brain Activation and Resting Perfusion in Healthy Older Adults After Chronic Blueberry Supplementation," *Applied Physiology, Nutrition, and Metabolism* 42, no. 7 (2017): 773-9, https://doi.org/10.1139/apnm-2016-0550.

17   Wolfgang Marx et al., "In Response to 'There Is No Meta-Analytic Evidence of Blueberries Improving Cognitive Performance or Mood,'" *Brain, Behavior, and Immunity* 85 (2020):193, https://doi.org/10.1016/j.bbi.2019.10.001.

18   US Department of Agriculture, "FoodData Central," Agricultural Research

Service, 2019, https://fdc.nal.usda.gov.

19   Marjorie L. McCullough et al., "Hypertension, the Kuna, and the Epidemiology of Flavanols," *Journal of Cardiovascular Pharmacology* 47, Suppl 2 (2006): S103–9, https://doi.org/10.1097/00005344-200606001-00003.

20   Norman K. Hollenberg,. "Vascular Action of Cocoa Flavanols in Humans: The Roots of the Story," *Journal of Cardiovascular Pharmacology* 47, Suppl 2 (2006): S99–102, https://doi.org/10.1097/00005344-200606001-00002.

21   Hollenberg, "Vascular Action," S101.

22   Corinna Zeli et al., "Chocolate and Cocoa-Derived Biomolecules for Brain Cognition during Ageing," *Antioxidants* 11, no. 7 (2022): 1353, https://doi.org/10.3390/antiox11071353.

23   Iveta Bernatova, "Biological Activities of (-)-Epicatechin and (-)-Epicatechin-Containing Foods: Focus on Cardiovascular and Neuropsychological Health," *Biotechnology Advances* 36, no. 3 (2018): 666–81, https://doi.org/10.1016/j.biotechadv.2018.01.009.

24   M. E. Alañón et al., "Assessment of Flavanol Stereoisomers and Caffeine and Theobromine Content in Commercial Chocolates," *Food Chemistry* 208 (2016): 177–84, https://doi.org/10.1016/j.foodchem.2016.03.116.

25   Marielle Adrian and Philippe Jeandet, "Effects of Resveratrol on the Ultrastructure of Botrytis Cinerea Conidia and Biological Significance in Plant/Pathogen Interactions," *Fitoterapia* 83, no. 8 (2012): 1345–50, https://doi.org/10.1016/j.fitote.2012.04.004.

26   John M. Pezzuto, "Resveratrol: Twenty Years of Growth, Development and Controversy," *Biomolecules & Therapeutics* 27, no. 1 (2019): 1–14, https://doi.org/10.4062/biomolther.2018.176.

27   Alex J. T. Yang, Ahmed Bagit, and Rebecca E. K. MacPherson, "Resveratrol, Metabolic Dysregulation, and Alzheimer's Disease: Considerations for Neurogenerative Disease," *International Journal of Molecular Sciences* 22, no. 9 (2021): 4628, https://doi.org/10.3390/ijms22094628.

28   Alex J. T. Yang, Ahmed Bagit, and Rebecca E. K. MacPherson, "Resveratrol, Metabolic Dysregulation, and Alzheimer's Disease."

29   Philippe Jeandet, Roger Bessis, Bernard F. Maume, and Mohamed Sbaghi, "Analysis of Resveratrol in Burgundy Wines," *Journal of Wine Research* 4, no. 2 (1993): 79–85, https://doi.org/10.1080/09571269308717954.

30   José A. Hernández, Rosa C. López-Sánchez, and Adela Rendón-Ramírez, "Lipids and Oxidative Stress Associated with Ethanol-Induced Neurological Damage," *Oxidative Medicine and Cellular Longevity* 2016 (2016): 1543809, https://doi.org/10.1155/2016/1543809.

31   E. Baraona and C. S. Lieber, "Effects of Ethanol on Lipid Metabolism," *Journal of Lipid Research* 20, no. 3 (1979): 289–315, https://doi.org/10.1016/j.jhep.2018.10.037.

32   José A. Hernández, Rosa C. López-Sánchez, and Adela Rendón-Ramírez, "Lipids and Oxidative Stress Associated with Ethanol-Induced Neurological Damage," *Oxidative Medicine and Cellular Longevity* 2016 (2016): 1543809, https://

doi.org/10.1155/2016/1543809.

33　Teicholz, *The Big Fat Surprise,* 185–93.

34　W. C. Willett et al., "Mediterranean Diet Pyramid: A Cultural Model for Healthy Eating," *The American Journal of Clinical Nutrition* 61, no. 6 Suppl (1995): 1402S–6S, https://doi.org/10.1093/ajcn/61.6.1402S.

35　Verena Jeschke, Jonathan Gershenzon, and Daniel Giddings Vassão, "A Mode of Action of Glucosinolate-Derived Isothiocyanates: Detoxification Depletes Glutathione and Cysteine Levels with Ramifications on Protein Metabolism in Spodoptera Littoralis." *Insect Biochemistry and Molecular Biology* 71 (2016): 37–48, https://doi.org/10.1016/j.ibmb.2016.02.002.

36　Jed W. Fahey and Thomas W. Kensler, "The Challenges of Designing and Implementing Clinical Trials with Broccoli Sprouts . . . and Turning Evidence into Public Health Action," *Frontiers in Nutrition* 8 (2021): 648788, https://doi.org/10.3389/fnut.2021.648788.

37　Fatemeh Ghazizadeh-Hashemi et al., "Efficacy and Safety of Sulforaphane for Treatment of Mild to Moderate Depression in Patients with History of Cardiac Interventions: A Randomized, Double-Blind, Placebo-Controlled Clinical Trial," *Psychiatry and Clinical Neurosciences* 75, no. 8 (2021): 250–5, https://doi.org/10.1111/pcn.13276.

38　Greer McGuinness and Yeonsoo Kim, "Sulforaphane Treatment for Autism Spectrum Disorder: A Systematic Review," *EXCLI Journal* 19 (2020): 892–903, https://doi.org10.17179/excli2020-2487.

39　Valentina V. Huwiler et al., "Prolonged Isolated Soluble Dietary Fibre Supplementation in Overweight and Obese Patients: A Systematic Review with Meta-Analysis of Randomised Controlled Trials," *Nutrients* 14, no. 13 (2022): 2627, https://doi.org/10.3390/nu14132627.

40　Industry Research, "Global Superfoods Market Size is Projected To Reach US$ 287.75 Billion by 2027 | Superfoods Market Store, Delivery Options, Emerging Trends 2022 | Segmentation by Product Type, Applications, Regions, & Key-Players (ADM, Ardent Mills, Bunge)," Globe Newswire, February 28, 2022, https://www.globenewswire.com/en/news-release/2022/02/28/2393441/0/en/Global-Superfoods-Market-Size-is-Projected-To-Reach-US-287-75-Billion-by-2027-Superfoods-Market-Store-Delivery-Options-Emerging-Trends-2022-Segmentation-by-Product-Type-Application.html.

41　Georgia Ede, "The Antioxidant Myth," *Psychology Today,* December 30, 2017, https://www.psychologytoday.com/us/blog/diagnosis-diet/201712/the-antioxidant-myth.

15장 식물 기반 두뇌: 모험에 나서다

1　Ponmurugan Karuppiah, Muhammad Musthafa Poyil, Suresh S. S. Raja, and Imran Mohammad Mohammad, "Screening and Isolation of Vitamin B12 Producing *Pseudomonas* Sp. from Different Natural Sources," *Annals of Phytomedicine* 10, no. 1 (2021): 249–54, https://doi.org/10.21276/ap.2021.10.1.27.

2 Alice H. Lichtenstein et al., "2021 Dietary Guidance to Improve Cardiovascular Health: A Scientific Statement from the American Heart Association," *Circulation* 144, no. 23 (2021): e472–87, https://doi.org/10.1161/CIR.0000000000001031.

3 WHO European Office for the Prevention and Control of Noncommunicable Diseases, *Plant-Based Diets and Their Impact on Health, Sustainability and the Environment: A Review of the Evidence* (Copenhagen: WHO Regional Office for Europe, 2021), https:// apps.who.int/iris/bitstream/handle/10665/349086/WHO-EURO-2021-4007-43766-61591-eng.pdf.

4 "What Does Plant-Based Mean to the Public?," The Vegetarian Resource Group Blog, August 11, 2017, https://www.vrg.org/blog/2017/08/11/what-does-plant-based-mean-to-the-public/.

5 Eimear Leahy, Seán Lyonsa, and Richard S. J. Tol, "An Estimate of the Number of Vegetarians in the World," ESRI Working Paper No. 340, March 2010, https:// www.esri.ie/system/files/media/file-uploads/2015-07/WP340.pdf.

6 Georgios Paslakis et al., "Prevalence and Psychopathology of Vegetarians and Vegans: Results from a Representative Survey in Germany," *Scientific Reports* 10, (2020): 6840, https://doi.org/10.1038/s41598-020-63910-y.

7 Paslakis et al., "Prevalence and Psychopathology"; Sarah Prescott Smith and Matthew Smith, "Meet Britain's Vegans and Vegetarians," YouGov, published January 20, 2022, https://yougov.co.uk/topics/society/articles-reports/2022/01/20/meet-britains-vegans-and-vegetarians.

8 Isabel Iguacel, Inge Huybrechts, Luis A. Moreno, and Nathalie Michels, "Vegetarianism and Veganism Compared with Mental Health and Cognitive Outcomes: A Systematic Review and Meta-Analysis," *Nutrition Reviews* 79, no. 4 (2021): 361–81, https://doi.org/10.1093/nutrit/nuaa030.

9 Dean Ornish et al., "Can Lifestyle Changes Reverse Coronary Heart Disease? The Lifestyle Heart Trial," *Lancet (London, England)* 336, no. 8708 (1990): 129–33, https://doi.org/10.1016/0140-6736(90)91656-u.

10 Caldwell B. Esselstyn Jr., Stephen G. Ellis, Sharon V. Medendorp, and Timothy D. Crowe, "A Strategy to Arrest and Reverse Coronary Artery Disease: A 5-Year Longitudinal Study of a Single Physician's Practice," *The Journal of Family Practice* 41, no. 6 (1995): 560–8.

11 Matthew C. Riddle et al., "Consensus Report: Definition and Interpretation of Remission in Type 2 Diabetes," *Diabetes Care,* 44, no. 10 (2021): 2438–44, https:// doi.org/10.2337/dci21-0034.

12 Neal D. Barnard et al., "A Low-Fat Vegan Diet and a Conventional Diabetes Diet in the Treatment of Type 2 Diabetes: A Randomized, Controlled, 74-wk Clinical Trial," *The American Journal of Clinical Nutrition* 89, no. 5 (2009): 1588S–96S, https:// doi.org/10.3945/ajcn.2009.26736H.

13 Sarah J. Hallberg et al., "Effectiveness and Safety of a Novel Care Model for the Management of Type 2 Diabetes at 1 Year: An Open-Label, Non-Randomized, Controlled Study," *Diabetes Therapy* 9, no. 2 (2018): 583–612, https://doi.org/10.100 7/s13300-018-0373-9.

14 David Unwin et al., "What Predicts Drug-Free Type 2 Diabetes Remission? Insights from an 8-Year General Practice Service Evaluation of a Lower Carbohydrate Diet with Weight Loss," *BMJ Nutrition, Prevention & Health* (2023): e000544, https://doi.org/10.1136/bmjnph-2022-000544.

15 Walter Willett et al., "Food in the Anthropocene: The EAT-Lancet Commission on Healthy Diets from Sustainable Food Systems," *Lancet (London, England)* 393, no. 10170 (2019): 447–92, https://doi.org/10.1016/S0140-6736(18)31788-4.

16 Willett et al., "Food in the Anthropocene," 451–460.

17 Nicole Neufingerl and Ans Eilander, "Nutrient Intake and Status in Adults Consuming Plant-Based Diets Compared to Meat-Eaters: A Systematic Review," *Nutrients* 14, no. 1 (2021): 29, https://doi.org/10.3390/nu14010029.

18 David O. Kennedy, "B Vitamins and the Brain: Mechanisms, Dose and Efficacy: A Review," *Nutrients* 8, no. 2 (2016): 68, https://doi.org/10.3390/nu8020068.

19 Roser Granero et al., "The Role of Iron and Zinc in the Treatment of ADHD among Children and Adolescents: A Systematic Review of Randomized Clinical Trials," *Nutrients* 13, no. 11 (2021):4059, https://doi.org/10.3390/nu13114059.

20 Herng-Sheng Lee et al., "Psychiatric Disorders Risk in Patients with Iron Deficiency Anemia and Association with Iron Supplementation Medications: A Nationwide Database Analysis," *BMC Psychiatry* 20, no. 1 (2020): 216, https://doi.org/10.1186/s12888-020-02621-0.

21 Seyed Mojtaba Ghoreishy, Sara Ebrahimi Mousavi, Farzaneh Asoudeh, and Hamed Mohammadi, "Zinc Status in Attention-Deficit/Hyperactivity Disorder: A Systematic Review and Meta-Analysis of Observational Studies," *Scientific Reports* 11, no. 1 (2021): 14612, https://doi.org/10.1038/s41598-021-94124-5; Granero et al., "The Role of Iron and Zinc."

22 Matthew A. Petrilli et al., "The Emerging Role for Zinc in Depression and Psychosis," *Frontiers in Pharmacology* 8 (2017): 414, https://doi.org/10.3389/fphar.2017.00414.

23 Petrilli et al., "The Emerging Role for Zinc."

24 Elif Turan and Ozgul Karaaslan, "The Relationship between Iodine and Selenium Levels with Anxiety and Depression in Patients with Euthyroid Nodular Goiter," *Oman Medical Journal* 35, no. 4 (2020): e161, https://doi.org/10.5001/omj.2020.84.

25 Klaus W. Lange, "Omega-3 Fatty Acids and Mental Health," *Global Health Journal* 4, no. 1 (2020):18–30, https://doi.org/10.1016/j.glohj.2020.01.004.

26 Naveen Jayaram et al., "Vitamin B12 Levels and Psychiatric Symptomatology: A Case Series," *The Journal of Neuropsychiatry and Clinical Neurosciences* 25, no. 2 (2013): 150–2, https://doi.org/10.1176/appi.neuropsych.12060144.

27 Aneel Kapoor et al., "Neuropsychiatric and Neurological Problems among Vitamin B12 Deficient Young Vegetarians," *Neurosciences* 22, no. 3 (2017): 228–32, https://doi.org/10.17712/nsj.2017.3.20160445.

28 Akshata Huddar, Doniparthi Venkata Seshagiri, Subasree Ramakrishnan, and Raghavendra Kenchaiah, "Pearls & Oysters: Rapidly Reversible Dementia:

Vitamin B12 Deficiency in a 29-Year-Old Woman," *Neurology* 97, no. 6 (2021): e643–6, https://doi.org/10.1212/WNL.0000000000012102.

29 Laurie K. Mischley, "Conditionally Essential Nutrients: The State of the Science," *Journal of Food and Nutrition* 1 (2014): 1–4, http://www.jscholaronline.org/full-text/ JFN/e204/Conditionally-Essential-Nutrients-The-State-of-the-Science.php.

30 Harris Ripps and Wen Shen, "Review: Taurine: A 'Very Essential' Amino Acid," *Molecular Vision* 18 (2012): 2673–86, https://www.ncbi.nlm.nih.gov/pmc/articles/ PMC3501277.

31 Karolina Karcz and Barbara Królak-Olejnik, "Vegan or Vegetarian Diet and Breast Milk Composition—A Systematic Review," *Critical Reviews in Food Science and Nutrition* 61, no. 7 (2021): 1081–98, https://doi.o rg/10.1080/10408398.2020.1753650.

32 "Mise au Point de l'Académie royale de Médecine de Belgique sur le régime végétalien pour les enfants, femmes enceintes et allaitantes," Académie Royale de Médecine de Belgique, May 14, 2019, https://www.armb.be/fileadmin/sites/ armb/uploads/Document-site/pdf/Avis/2019/ARMB__Regime_vegetalien_.docx .pdf.

33 "Si la consommation d'un tel régime et ses conséquences sont de la responsabilité de l'adulte qui s'y soumet, il est tout à fait non recommandé médicalement et même proscrit de soumettre un enfant, en particulier lors des périodes de croissance rapides, à un régime potentiellement déstabilisant, justifiant des supplémentations et nécessitant des contrôles cliniques et biologiques fréquents. Ce concept d'alimentation où la supplémentation systématique et des contrôles sanguins obligatoires (accompagnement médical systématique par le généraliste et/ou le pédiatre) sont indispensables à l'exclusion de carences s'apparente non plus à une alimentation classique mais à une forme de « traitement » qu'il n'est pas éthique d'imposer à des enfants." From Académie Royale de Médecine de Belgique, "Régimes végétariens et végétaliens administrés aux enfants et adolescents," June 2019, 5–6, https://www.armb.be/ fileadmin/sites/armb/uploads/Document-site/pdf/Avis/2019/ARMB_re__g_ve_ _ge__talien_version_complete.pdf

34 Carol L. Cheatham, "Nutritional Factors in Fetal and Infant Brain Development," *Annals of Nutrition & Metabolism* 75, Suppl 1 (2019): 20–32, https:// doi.org/10.1159/000508052.

35 Giorgia Sebastiani et al., "The Effects of Vegetarian and Vegan Diet during Pregnancy on the Health of Mothers and Offspring," *Nutrients* 11, no. 3 (2019): 557, https://doi.org/10.3390/nu11030557.

36 Synne Grouf h-Jacobsen et al., "Vegans, Vegetarians and Pescatarians Are at Risk of Iodine Deficiency in Norway," *Nutrients* 12, no. 11 (2020): 3555, https:// doi.org/10.3390/nu12113555; Cheatham, "Nutritional Factors in Fetal."

37 Sanjay Basak, Rahul Mallick, and Asim K. Duttaroy, "Maternal Docosahexaenoic Acid Status during Pregnancy and Its Impact on Infant Neurodevelopment," *Nutrients* 12, no. 12 (2020): 3615, https://doi.org/10.3390/nu12123615.

38   Graham C. Burdge, Sze-Yen Tan, and Christiani Jeyakumar Henry, "Long-Chain n-3 PUFA in Vegetarian Women: A Metabolic Perspective," *Journal of Nutritional Science* 6 (2017): e58, https://doi.org/10.1017/jns.2017.62.

39   Robert K. McNamara, Jennifer J. Vannest, and Christina J. Valentine, "Role of Perinatal Long-Chain Omega-3 Fatty Acids in Cortical Circuit Maturation: Mechanisms and Implications for Psychopathology," *World Journal of Psychiatry* 5, no. 1 (2015): 15-34, https://doi.org/10.5498/wjp.v5.i1.15.

40   Jan Krzysztof Blusztajn, Barbara E. Slack, and Tiffany J. Mellott, "Neuroprotective Actions of Dietary Choline," *Nutrients* 9, no. 8 (2017): 815, https://doi.org/10.3390/nu9080815.

41   Jonathan G. Mun, LeeCole L. Legette, Chioma J. Ikonte, and Susan H. Mitmesser, "Choline and DHA in Maternal and Infant Nutrition: Synergistic Implications in Brain and Eye Health," *Nutrients* 11, no. 5 (2019): 1125, https://doi.org/10.3390/nu11051125.

42   Scout McWilliams et al., "Iron Deficiency and Common Neurodevelopmental Disorders: A Scoping Review," *PloS ONE* 17, no. 9 (2022): e0273819, https://doi.org/10.1371/journal.pone.0273819.

43   Aline Marileen Wiegersma et al., "Association of Prenatal Maternal Anemia With Neurodevelopmental Disorders," *JAMA Psychiatry* 76, no.12 (2019): 1294-304, https://doi.org/10.1001/jamapsychiatry.2019.2309.

44   Sigrun Henjum et al., "Iron Status of Vegans, Vegetarians and Pescatarians in Norway," *Biomolecules* 11, no. 3 (2021): 454, https://doi.org/10.3390/biom11030454.

45   Rakesh Balachandar, Raghu Pullakhandam, Bharati Kulkarni, and Harshpal Singh Sachdev, "Relative Efficacy of Vitamin D2 and Vitamin D3 in Improving Vitamin D Status: Systematic Review and Meta-Analysis," *Nutrients* 13, no. 10 (2021): 3328, https://doi.org/10.3390/nu13103328.

46   Giorgia Sebastiani et al., "The Effects of Vegetarian and Vegan Diet during Pregnancy on the Health of Mothers and Offspring," *Nutrients* 11, no. 3 (2019): 557, https://doi.org/10.3390/nu11030557.

47   Jing Wang et al., "Research Progress on the Role of Vitamin D in Autism Spectrum Disorder," *Frontiers in Behavioral Neuroscience* 16 (2022): 859151, https://doi.org/10.3389/fnbeh.2022.859151.

48   Pinky Meena et al., "Sunlight Exposure and Vitamin D Status in Breastfed Infants," *Indian Pediatrics* 54, no. 2 (2017): 105–111, https://doi.org/10.1007/s13312-017-1010-9.

49   Valentina Trimarco et al., "Insulin Resistance and Vitamin D Deficiency: A Link Beyond the Appearances," *Frontiers in Cardiovascular Medicine* 9 (2022): 859793, https://doi.org/10.3389/fcvm.2022.859793.

50   Lily Nichols, Real Food for Pregnancy: The Science and Wisdom of Optimal Prenatal Nutrition (United States?: Lily Nichols, 2018), xx.

1   Loren Cordain, *The Paleo Diet,* rev. ed. (Hoboken, NJ: John Wiley & Sons, 2011), 10.

2   Ehsan Ghaedi et al., "Effects of a Paleolithic Diet on Cardiovascular Disease Risk
    Factors: A Systematic Review and Meta-Analysis of Randomized Controlled
    Trials," *Advances in Nutrition* 10, no. 4 (2019): 634-46, https://doi.org/10.1093/
    advances/nmz007.

3   Caroline J. Tuck, Jessica R. Biesiekierski, Peter Schmid-Grendelmeier, and
    Daniel Pohl, "Food Intolerances," *Nutrients* 11, no. 7 (2019): 1684, https://
    doi.org/10.3390/nu11071684.

4   Shahir Masri, Claudia S. Miller, Raymond F. Palmer, and Nicholas Ashford,
    "Toxicant-Induced Loss of Tolerance for Chemicals, Foods, and Drugs: Assessing
    Patterns of Exposure Behind a Global Phenomenon," *Environmental Sciences Europe*
    33, (2021): 65, https://doi.org/10.1186/s12302-021-00504-z.

5   Qiuyu Zhang et al., "Antibiotic-Induced Gut Microbiota Dysbiosis Damages the
    Intestinal Barrier, Increasing Food Allergy in Adult Mice," *Nutrients* 13, no. 10
    (2021): 3315, https://doi.org/10.3390/nu13103315.

6   Akihito Harusato et al., "Dietary Emulsifiers Exacerbate Food Allergy and
    Colonic Type 2 Immune Response through Microbiota Modulation," *Nutrients*
    14, no. 23 (2022): 4983, https://doi.org/10.3390/nu14234983; Sabrine Naimi,
    Emilie Viennois, Andrew T. Gewirtz, and Benoit Chassaing, "Direct Impact of
    Commonly Used Dietary Emulsifiers on Human Gut Microbiota." *Microbiome* 9,
    no. 1 (2021): 66, https://doi.org/10.1186/s40168-020-00996-6.

7   Simon Kapaj, Hans Peterson, Karsten Liber, and Prosun Bhattacharya, "Human
    Health Effects from Chronic Arsenic Poisoning: A Review," *Journal of Environmental
    Science and Health. Part A, Toxic/Hazardous Substances & Environmental Engineering* 41,
    no. 10 (2006): 2399-428, https://doi.org/10.1080/10934520600873571; Yann
    Malaisé et al., "Oral Exposure to Bisphenols Induced Food Intolerance and
    Colitis in Vivo by Modulating Immune Response in Adult Mice," *Food and
    Chemical* 146 (2020): 111773, https://doi.org/10.1016/j.fct.2020.111773.

8   Alessio Fasano, "All Disease Begins in the (Leaky) Gut: Role of Zonulin-Mediated
    Gut Permeability in the Pathogenesis of Some Chronic Inflammatory Diseases,"
    F1000Research 9 (2020): F1000 Faculty Rev-69, https://doi.org/10.12688/
    f1000research.20510.1.

9   Stephen J. Genuis, "Sensitivity-Related Illness: The Escalating Pandemic
    of Allergy, Food Intolerance and Chemical Sensitivity," *The Science of the
    Total Environment* 408, no. 24 (2010): 6047-61, https://doi.org/10.1016/
    j.scitotenv.2010.08.047.

10 Erin Smith, Amy Foxx-Orenstein, Lisa A. Marks, and Neera Agrwal, "Food
    Sensitivity Testing and Elimination Diets in the Management of Irritable Bowel
    Syndrome," *Journal of the American Osteopathic Association* 120, no. 1 (2020): 19-23,
    https://doi.org/10.7556/jaoa.2020.008.

17장 조용한 팔레오 식단

1   Jen Unwin and David Unwin, "A Simple Model to Find Patient Hope for Positive Lifestyle Changes: GRIN," *Journal of Holistic Healthcare* 16 no. 2 (2019): 18-22, https://bhma.org/wp-content/uploads/2019/06/GRIN-Unwins-JHH-16.2.pdf; GRIN process summarized with permission.

18장 조용한 케토제닉 식단

1   Miriam Kalamian, *Keto for Cancer: Ketogenic Metabolic Therapy As a Targeted Nutritional Strategy* (White River Junction Vermont: Chelsea Green Publishing, 2017).

2   Stephen Phinney and Jeff Volek, "The Ten Defining Characteristics of a Well-Formulated Ketogenic Diet," Virta, August 13, 2018, https://www.virtahealth.com/blog/well-formulated-ketogenic-diet.

3   Jakob Norgren et al., "Ketosis After Intake of Coconut Oil and Caprylic Acid— With and Without Glucose: A Cross-Over Study in Healthy Older Adults," *Frontiers in Nutrition* 7 (2020): 40, https://doi.org/10.3389/fnut.2020.00040.

19장 조용한 육식 식단

1   Gary Taubes, *Good Calories, Bad Calories* (New York: Alfred A. Knopf, 2007), 320.

2   Zsófia Clemens, "Paleolithic Ketogenic Diet (PKD) in Chronic Diseases: Clinical and Research Data," *Journal of Evolution and Health* 3, no. 2 (2018), http://dx.doi.org/10.15310/2334-3591.1115.

3   Amber O'Hearn, "Can a Carnivore Diet Provide All Essential Nutrients?," *Current Opinion in Endocrinology, Diabetes, and Obesity* 27, no. 5 (2020): 312-6, https://doi.org/10.1097/MED.0000000000000576.

4   Philip Mathew and Jennifer L. Pfleghaar, "Egg Allergy," in *StatPearls* (internet) (Treasure Island, FL: StatPearls Publishing), updated July 23, 2022, https://www.ncbi.nlm.nih.gov/books/NBK538192.

5   "Food Allergies," US Food and Drug Administration, last modified January 10, 2023, https://www.fda.gov/food/food-labeling-nutrition/food-allergies.

6   Laura Maintz and Natalija Novak, "Histamine and Histamine Intolerance," *The American Journal of Clinical Nutrition* 85, no. 5 (2007): 1185-96, https://doi.org/10.1093/ajcn/85.5.1185; Roland Seifert et al., "Molecular and Cellular Analysis of Human Histamine Receptor Subtypes," *Trends in Pharmacological Sciences* 34, no. 1 (2013): 33-58, https://doi.org/10.1016/j.tips.2012.11.001.

20장 당신은 할 수 있다! 실용적인 팁과 자주 묻는 질문

1   Mamdouh Abdulrhman et al., "Effects of Honey, Sucrose and Glucose on Blood Glucose and C-Peptide in Patients with Type 1 Diabetes Mellitus," *Complementary Therapies in Clinical Practice* 19, no. 1 (2013): 15-9, https://doi.org/10.1016/j.ctcp.2012.08.002.

2   Emami, Mohammad Reza et al., "Acute Effects of Caffeine Ingestion on Glycemic Indices: A Systematic Review and Meta-Analysis of Clinical Trials,"

Complementary Therapies in Medicine 44 (2019): 282-90, https://doi.org/10.1016/j.ctim.2019.05.003.

3   Fawaz Alasmari, "Caffeine Induces Neurobehavioral Effects through Modulating Neurotransmitters," *Saudi Pharmaceutical Journal* 28, no. 4 (2020): 445-51, https://doi.org/10.1016/j.jsps.2020.02.005.

4   Andrew W. McHill, Benjamin J. Smith, and Kenneth P. Wright, Jr., "Effects of Caffeine on Skin and Core Temperatures, Alertness, and Recovery Sleep during Circadian Misalignment," *Journal of Biological Rhythms* 29, no. 2 (2014): 131-43, https://doi.org/10.1177/0748730414523078.

5   Vasilios G. Masdrakis, Manolis Markianos, and Panagiotis Oulis, "Lack of Specific Association between Panicogenic Properties of Caffeine and HPA-Axis Activation. A Placebo-Controlled Study of Caffeine Challenge in Patients with Panic Disorder." *Psychiatry Research* 229, no. 1-2 (2015): 75-81, https://doi.org/10.1016/j.psychres.2015.07.069.

부록 A

1   Esa T. Soppi, "Iron Deficiency Without Anemia: A Clinical Challenge," *Clinical Case Reports* 6, no. 6 (2018): 1082-6, https://doi.org/10.1002/ccr3.1529.

2   Shrey Kumar Srivastav et al., "Serum Ferritin in Metabolic Syndrome: Mechanisms and Clinical Applications," *Pathophysiology* 29, no. 2 (2022): 319-25, https://doi.org/10.3390/pathophysiology29020023.

3   Alison U. Kelly, Stephen T. McSorley, Prinesh Patel, and Dinesh Talwar, "Interpreting Iron Studies," *BMJ Clinical Research* 357 (2017): j2513, https://doi.org/10.1136/bmj.j2513.

4   Stella Iacovides et al., "Could the Ketogenic Diet Induce a Shift in Thyroid Function and Support a Metabolic Advantage in Healthy Participants? A Pilot Randomized-Controlled-Crossover Trial," *PloS ONE* 17, no. 6 (2022): e0269440, https://doi.org/10.1371/journal.pone.0269440.

5   Philip N. Patsalos, Edgar P. Spencer, and Dave J. Berry, "Therapeutic Drug Monitoring of Antiepileptic Drugs in Epilepsy: A 2018 Update," *Therapeutic Drug Monitoring* 40, no. 5 (2018): 526-48, https://doi.org/10.1097/FTD.0000000000000546; Shery Jacob and Anroop B. Nair, "An Updated Overview on Therapeutic Drug Monitoring of Recent Antiepileptic Drugs," *Drugs in R&D* 16, no. 4 (2016): 303-16, https://doi.org/10.1007/s40268-016-0148-6.

부록 C

1   Mary Ann Asson-Batres, "How Dietary Deficiency Studies Have Illuminated the Many Roles of Vitamin A During Development and Postnatal Life," *Sub-Cellular Biochemistry* 95 (2020): 1-26, https://doi.org/10.1007/978-3-030-42282-0_1.

2   Marta U. Wołoszynowska-Fraser, Azita Kouchmeshky, and Peter McCaffery, "Vitamin A and Retinoic Acid in Cognition and Cognitive Disease," *Annual Review of Nutrition* 40 (2020): 247-72, https://doi.org/10.1146/annurev-

nutr-122319-034227.

3   David O. Kennedy, "B Vitamins and the Brain: Mechanisms, Dose and
    Efficacy—A Review," *Nutrients* 8, no. 2 (2016): 68, https://doi.org/10.3390/
    nu8020068.

4   Shibani Dhir, Maya Tarasenko, Eleonora Napoli, and Cecilia Giulivi,
    "Neurological, Psychiatric, and Biochemical Aspects of Thiamine Deficiency in
    Children and Adults," *Frontiers in Psychiatry* 10 (2019): 207, https://doi.org/10.3389/
    fpsyt.2019.00207.

5   Kiran Thakur et al., "Riboflavin and Health: A Review of Recent Human
    Research," *Critical Reviews in Food Science and Nutrition* 57, no. 17 (2017): 3650–60,
    https://doi.org/10.1080/10408398.2016.1145104.

6   Thakur et al., "Riboflavin and Health."

7   Kennedy, "B Vitamins and the Brain,"

8   Janos Zempleni, Subhashinee S.K. Wijeratne, and Yousef I. Hassan, "Biotin,"
    Biofactors 35, no. 1 (20 09): 36–46, https://doi.org/10.1002/biof.8.

9   Carlos Alberto Calderón-Ospina and Mauricio Orlando Nava-Mesa, "B Vitamins
    in the Nervous System: Current Knowledge of the Biochemical Modes of Action
    and Synergies of Thiamine, Pyridoxine, and Cobalamin," *CNS Neuroscience &
    Therapeutics* 26, no. 1 (2020): 5–13, https://doi.org/10.1111/cns.13207.

10 Peter Lyon, Victoria Strippoli, Byron Fang, and Luisa Cimmino, "B Vitamins and
    One-Carbon Metabolism: Implications in Human Health and Disease," *Nutrients*
    12, no. 9 (2020): 2867, https://doi.org/10.3390/nu12092867.

11 Karin Amrein et al., "Vitamin D Deficiency 2.0: An Update on the Current
    Status Worldwide," *European Journal of Clinical Nutrition* 74, no. 11 (2020): 1498–513,
    https://doi.org/10.1038/s41430-020-0558-y.

12 Tyler C. Huff et al., "Vitamin C Regulates Schwann Cell Myelination
    by Promoting DNA Demethylation of Pro-Myelinating Genes," *Journal of
    Neurochemistry* 157, no. 6 (2021): 1759–73, https://doi.org/10.1111/jnc.15015.

13 Phoebe E. Mayne and Thomas H. J. Burne, "Vitamin D in Synaptic Plasticity,
    Cognitive Function, and Neuropsychiatric Illness," *Trends in Neurosciences* 42, no. 4
    (2019): 293–306, https://doi.org/10.1016/j.tins.2019.01.003.

14 Mónica López-Vicente et al., "Maternal Circulating Vitamin D Levels During
    Pregnancy and Behaviour across Childhood," *Scientific Reports* 9, no. 1 (2019): 14792,
    https://doi.org/10.1038/s41598-019-51325-3.

15 Jean-Marc Zingg, "Vitamin E: Regulatory Role on Signal Transduction," *IUBMB
    Life* 71, no. 4 (2019): 456–78, https://doi.org/10.1002/iub.1986.

16 Daniela-Saveta Popa, Galya Bigman, and Marius Emil Rusu, "The Role of
    Vitamin K in Humans: Implication in Aging and Age-Associated Diseases,"
    Antioxidants 10, no. 4 (2021): 566, https://doi.org/10.3390/antiox10040566.

17 Ludovico Aliso et al., "The Relationships Between Vitamin K and Cognition:
    A Review of Current Evidence," *Frontiers in Neurology* 10 (2019): 239, https://
    doi.org/10.3389/fneur.2019.00239.

18 Katarzyna Maresz, "Growing Evidence of a Proven Mechanism Shows Vitamin

K2 Can Impact Health Conditions Beyond Bone and Cardiovascular," *Integrative Medicine* 20, no. 4 (2021): 34–8.

19   Pawel Mozolewski et al., "The Role of Nuclear Ca2+ in Maintaining Neuronal Homeostasis and Brain Health," *Journal of Cell Science* 134, no. 8 (2021): jcs254904, https://doi.org/10.1242/jcs.254904.

20   Pramod Sukumaran et al., "Calcium Signaling Regulates Autophagy and Apoptosis," *Cells* 10, no. 8 (2021): 2125, https://doi.org/10.3390/cells10082125.

21   Xabier Elorza-Vidal, Héctor Gaitán-Peñas, and Raúl Estévez, "Chloride Channels in Astrocytes: Structure, Roles in Brain Homeostasis and Implications in Disease," *International Journal of Molecular Sciences* 20, no. 5 (2019): 1034, https://doi.org/10.3390/ijms20051034.

22   Steven H. Zeisel and Kerry-Ann da Costa, "Choline: An Essential Nutrient for Public Health," *Nutrition Reviews* 67, no. 11 (2009): 615–23, https://doi.org/10.1111/j.1753-4887.2009.00246.x; Jan Krzysztof Blusztajn, Barbara E. Slack, Tiffany J. Mellott, "Neuroprotective Actions of Dietary Choline," *Nutrients* 9, no. 8 (2017): 815, https://doi.org/10.3390/nu9080815.

23   Cheri M. Ackerman and Christopher J. Chang, "Copper Signaling in the Brain and Beyond," *The Journal of Biological Chemistry* 293, no. 13 (2018): 4628–35, https://doi.org/10.1074/jbc.R117.000176.

24   Marilu Jurado-Flores, Firas Warda, and Arshag Mooradian, "Pathophysiology and Clinical Features of Neuropsychiatric Manifestations of Thyroid Disease," *Journal of the Endocrine Society* 6, no. 2 (2022): bvab194, https://doi.org/10.1210/jendso/bvab194.

25   Adrienne Hatch-McChesney and Harris R. Lieberman, "Iodine and Iodine Deficiency: A Comprehensive Review of a Re-Emerging Issue," *Nutrients* 14, no. 17 (2022): 3474, https://doi.org/10.3390/nu14173474.

26   Nadia Sawicka-Gutaj, Natalia Zawalna, Paweł Gut, and Marek Ruchała, "Relationship between Thyroid Hormones and Central Nervous System Metabolism in Physiological and Pathological Conditions," *Pharmacological Reports* 74, no. 5 (2022): 847–58, https://doi.org/10.1007/s43440-022-00377-w.

27   Ana Ferreira, Pedro Neves, and Raffaella Gozzelino, "Multilevel Impacts of Iron in the Brain: The Cross Talk between Neurophysiological Mechanisms, Cognition, and Social Behavior," *Pharmaceuticals* 12, no. 3 (2019): 126, https://doi.org/10.3390/ph12030126.

28   Michael K. Georgieff, "Iron Deficiency in Pregnancy," *American Journal of Obstetrics and Gynecology* 223, no. 4 (2020): 516–24, https://doi.org/10.1016/j.ajog.2020.03.006.

29   Ryu Yamanaka, Yutaka Shindo, and Kotaro Oka, "Magnesium Is a Key Player in Neuronal Maturation and Neuropathology," *International Journal of Molecular Sciences* 20, no. 14 (2019): 3439, https://doi.org/10.3390/ijms20143439.

30   Rekha C. Balachandran et al., "Brain Manganese and the Balance between Essential Roles and Neurotoxicity," *The Journal of Biological Chemistry* 295, no. 19 (2020): 6312–29, https://doi.org/10.1074/jbc.REV119.009453; Mani Ratnesh

S. Sandhu et al., "Astroglial Glutamine Synthetase and the Pathogenesis of Mesial Temporal Lobe Epilepsy," *Frontiers in Neurology* 12 (2021): 665334, https://doi.org/10.3389/fneur.2021.665334.

31 Steven M. Chrysafides, Stephen Bordes, and Sandeep Sharma, "Physiology, Resting Potential," in *StatPearls* (Treasure Island, FL: StatPearls Publishing, 2022 Jan-), updated April 21, 2021, https://www.ncbi.nlm.nih.gov/books/NBK538338.

32 Daniel J. Torres, Naghum Alfulaij, and Marla J. Berry, "Stress and the Brain: An Emerging Role for Selenium," *Frontiers in Neuroscience* 15 (2021): 666601, https://doi.org/10.3389/fnins.2021.666601.

33 Torres, Alfulaij, and Berry, "Stress and the Brain,"

34 Alberto Granzotto, Lorella M. T. Canzoniero, and Stefano L. Sensi, "A Neurotoxic *Ménage-à-trois:* Glutamate, Calcium, and Zinc in the Excitotoxic Cascade," *Frontiers in Molecular Neuroscience* 13 (2020): 600089, https://doi.org/10.3389/fnmol.2020.600089; Rebecca F. Krall, Thanos Tzounopoulos, and Elias Aizenman, "The Function and Regulation of Zinc in the Brain," *Neuroscience* 457 (2021): 235-58, https://doi.org/10.1016/j.neuroscience.2021.01.010.

식단 혁명
신진대사를 바로잡는 궁극의 식사

초판 1쇄   2024년 10월 22일 발행
초판 2쇄   2024년 12월 2일 발행

지은이 조지아 에데
펴낸이 김현종
출판본부장 배소라 **책임편집** 이솔림 **편집도움** 안진영 **디자인** 김기현
마케팅 안형태 김예리 **경영지원** 박정아

펴낸곳 ㈜메디치미디어
출판등록 2008년 8월 20일 제300-2008-76호
주소 서울특별시 중구 중림로7길 4, 1층
전화 02-735-3308 **팩스** 02-735-3309
이메일 medici@medicimedia.co.kr **홈페이지** medicimedia.co.kr
페이스북 medicimedia **인스타그램** medicimedia

ⓒ 조지아 에데, 2024
ISBN 979-11-5706-374-1 (03510)